历史与省思

中西医药与当代中国

李 剑 ·著

全国百佳图书出版单位
中国中医药出版社
·北 京·

图书在版编目（CIP）数据

历史与省思：中西医药与当代中国 / 李剑著 . —
北京：中国中医药出版社，2023.2
ISBN 978-7-5132-7731-0

Ⅰ．①历…　Ⅱ．①李…　Ⅲ．①中国医药学—医疗保健
事业—研究—中国　Ⅳ．① R2

中国版本图书馆 CIP 数据核字（2022）第 142429 号

中国中医药出版社出版

北京经济技术开发区科创十三街 31 号院二区 8 号楼
邮政编码　100176
传真　010-64405721
三河市同力彩印有限公司印刷
各地新华书店经销

开本 710×1000　1/16　印张 31.5　彩插 0.5　字数 472 千字
2023 年 2 月第 1 版　2023 年 2 月第 1 次印刷
书号　ISBN 978-7-5132-7731-0

定价　135.00 元
网址　www.cptcm.com

服 务 热 线　010-64405510
购 书 热 线　010-89535836
维 权 打 假　010-64405753

微信服务号　zgzyycbs
微商城网址　https://kdt.im/LIdUGr
官 方 微 博　http://e.weibo.com/cptcm
天猫旗舰店网址　https://zgzyycbs.tmall.com

如有印装质量问题请与本社出版部联系（010-64405510）

内容简介

　　本书选取中华人民共和国成立初期影响医疗卫生和中医事业发展的重要政策方针、重大历史事件作为切入点，从中医政策形成和调整、医学教育和中医教育、中药材生产供应和中药整理、中医药参与传染病防控、疾病社会史等方面，充分利用一手史料，总结中华人民共和国成立初期医学发展及中医药事业发展的基本经验，解决理论研究上悬而未决及尚未触及的问题，消除对中医药事业许多问题的长期误读，从而更真切地理解新中国医学史尤其是中医药行业演进与事业发展的历史，为中国特色社会主义新时代的中医药事业健康发展提供更加可靠的政策依据，为中医高等教育、中国传统医学当代史研究提供事实确凿、逻辑清晰的理论成果，具有重要的理论价值和现实意义。

作者简介

　　李剑，广州中医药大学教授，医学博士，博士研究生导师。长期从事近、现代中国医学史研究，先后在《自然辩证法通讯》《中国科技史杂志》《中华医史杂志》等期刊发表学术论文 50 余篇。主编并出版《岭南中医药文库·典籍系列》《此生情怀寄树草》《我的配角人生：钟世镇学术自述》《半个世纪的坚守与辉煌：李国桥青蒿抗疟团队光影记忆》。曾任广东省医学会医史学分会第五届主任委员，现任中华医学会医史学分会第十六届委员会副主任委员、中华中医药学会医史文献分会副主任委员、中华中医药学会扁鹊医学与文化研究专业委员会副主任委员、中国科学技术史学会科技人物专业委员会发起委员。《中华医史杂志》第九届编委会编委、《中医文献杂志》第六届编委会常务编委。

张瑞贤序

李剑教授的大作命我写序，居然就答应了。奈何夙命忙碌，总是静不下来，各种工作、琐事耽搁烦扰，先是没时间看，有了时间心又不净。拿起放下间，转眼已是大半年。

李剑教授这部书写的是中国当代医学史。我国史学界把鸦片战争爆发后中国由封建社会沦为半殖民地半封建社会，作为中国古代史和近代史的界碑，而把"五四运动"的爆发当作了中国现代史开端。这样分期，意在凸显新旧两个民主主义革命的区别，在社会发展的历史意义非常明确。20世纪80年代以后，为避开对"现代史"的歧见，史学界又提出了"当代史"的概念，后又流行"国史"的提法。而在医学史界，则根据医学发展规律一般将历史分为古代医学史、近代医学史和现代医学史等不同时段。古代史从远古至鸦片战争前，近代史从晚清至民国，现代史为中华人民共和国建立后。这种分期符合医学史内在发展变化的大体规律，有着充分的理由，不论理解还是书写都非常明了，顺畅便利。李经纬先生主编的里程碑式的《中国医学通史》四卷本就采用了这样的分期。李剑教授的这部著作按医学史的分期属于现代史为主，涉及部分近代史。

提到中医现代史，我脑海常浮现"代沟"一词。在跟年轻学者的交流中经常发现有这样的问题。年轻人在学业上都很努力，很聪明。在对古代史、近代史的交流上很容易。但涉及现代史，经常出现理解上的差异和冲突。有一次讨论"赤脚医生"问题，有一位年轻学者认为赤脚医生就是瞎胡闹，完全不负责任。没有受过系统训练的人怎么能够随便给人看病呢！听了这些话，我感觉很震惊，在我们这些"过来人"心中，"赤脚医生"是有温度的字眼，一听到它，思绪不自觉地就会萦绕出熟悉的情景和身影：油灯下看《赤脚医生手册》，在自己身上寻找穴位针刺，夜间翻山越岭出诊，跋山涉水采药，给社员分发自己熬制的预防疾病的汤药……怎么是"瞎胡闹"呢？在恢复高考后，医学院校七七、七八级的学生中，哪个班上没有赤脚医生呢？事后忖度，年轻人讲的不能说没有道理，问题是他没有回到历史的氛围中去，没有了解当时的历史环境，他们对这段历史的理解有盲区。这种盲区是怎么造成的呢？如果一个不是从事医史专业的学生有这样的空白点不足为奇，反之则值得深思了。

我认为主要的原因是目前医学现代史的论文和著作太少了，不仅是有深度、有高度的著作少，普及类的著作也很少，比起古代史、近代史的研究，现代史的研究简直可以用"贫乏"来形容。已有的著作大部分仅仅搭起了框架，有些著作仅靠数据支撑，冰冷的数据过于概念化，不够丰满，更多地需要通过读者的猜想进行弥补。以致现在的年轻学生对于古代的了解远远多于对于现代史的了解，一些道听途说、以偏概全甚至颠倒扭曲的信息又填充了他们的视听。没有足够的了解怎能做到"了解之同情"。其实又岂止是他们，即使我们这些经历过当年一些历史过程的人，又有多少全面、清晰、准确的认识呢？往往有一种现象，我们对于越接近自己的历史越熟视无睹，所谓"久入芝兰之室而不闻其香"。就像老年人的记忆，远期记忆可以历历在目、念念不忘，近期记忆却"目茫然无见"。中华人民共和国成立以后的这段历史，离我们很近，对我们厕身其间的医学界影响巨大。无论是不曾经历的年轻人，还是沧桑过后的亲历者，这段历史都很重要，蕴含着许多值得研究的课题，值得认真研究和省思。

1949年以后，中国的医疗卫生事业有了翻天覆地的变化，人们的健康水平普遍提高，平均寿命大幅增长，伟大成就有目共睹。这些巨大的变化都是一点一滴中发生的，人们往往司空见惯，熟视无睹。曾经有部电视剧《一年又一年》，讲述了改革开放以后逐年的点滴变化，当回首时我们都会吃惊变化之大，实际上更让人吃惊的是当变化来临时的处变不惊和事后的浑然不觉，最终我们会遗忘过往，误认为向来如此。对现代医学史的认识也是如此。

中华人民共和国成立以后医药卫生事业的进步不是一蹴而就的，也不是一帆风顺的。在疾病防治、公共卫生、中医中药等具体工作中都有曲折反复，有故事，有经验，有教训。我们需要把这段历史放进长时段的历史中去考量，也需要结合当时政治、经济、社会、文化的综合因素去评价。如果我们不能及时记录、总结，许多事件、事实和细节就会被我们遗忘，该珍惜的没有珍惜，该汲取的不能汲取。

我国自古就有"当代人不写当代史"的传统，尽管不断有破例的现象。这种观念在医史界很流行。具体到现代医学史，这一观点确实有理。分析起来，大致有几条理由：第一，有些档案还在保密期，有些史料看不到，看到的也未必全面，更遑论真实性；第二，有些历史事件还未停止，故事还在发展演进中，在当时难以做出准确判断；第三，当代（现代）人写当代（现代）史难免遇到当事人还在，当事人亲属、故交、学生还在，会有情感、立场的限制，书写难免有忌讳，难以客观如实表达；第四，认为古代史需要过硬的文献功力，难度大，比起近现代史更能体现学术水准，更有成就感。种种障碍，促成医史界重视古代史、轻视现代史的状况。

通过本书我们可以看到作者是怎么去解决这些问题，克服这些困难，推翻这些成见的。

第一，现代史的资料匮乏难寻，不是轻视现代史书写的理由。本书就应用了大量而丰富的令人信服的史料，让很多人想不到的是这些史料的来源多数取自公开发表的报刊、图书。作者在搜集史料时曾经夜以继日地阅读、摘录当年的报刊，这些被多数人忽略的资料，经慧眼识别就变成了坚实的史料基础。另外，现代档案资料也陆续到了解密期，如果有心也是能找到部分相关的档案。口述史方法的引进也为当代史的研究提供了不可多得的史料。作者曾用十年时间参加"中国老科学家学术资料采集工程"研究，采用了口述史方法对3位生物学家、医学家的学术成长经历开展系统研究，对20世纪中国社会文化环境的变迁有成熟的、宏观的把握。本书中的部分内容也来自口述史方法，为本书增色不少。

第二，中华人民共和国医药卫生事业确实是一个长时段的发展过程，但是其中有很多工作、事件、过程已经终止或者告一段落。这些事情是如何发生、发展和结束的，这些事情对当时和今后的影响如何，怎样去认识这些事情，都是医史工作者不应也不能回避的问题。本书书写的就是这样的内容。这些内容对于我们今后的工作有直接的借鉴意义，有很强的社会现实意义。不认真总结这些经验教训，我们的工作中就可能会丢掉优良的传统，可能在今后重蹈覆辙。

第三，情感的确会影响立场，同样的事件，立场不同会得出截然不同的结论。面对可能出现的情感干扰，需要不偏不倚的立足点。培根在《论真理》中引述了古罗马诗人卢克莱修的话："站在岸上看船舶在海上颠簸是一件乐事；站在城堡的窗前看下面厮杀是一件乐事；但是没有一件乐事能与站在真理的高地（一座高于一切的山陵，那里的空气永远是清新而恬静的）俯视下面峡谷中的谬误、漂泊、迷雾和风雨相比拟。"（[英]弗兰西斯·培根著，徐奕春等译. 培根论人生[M]. 北京：中央编译出版社，2009：2-3.）情感的干扰来自自传体回忆录、口述史的被采访者等情感客体，也来自撰写现代医学史的我们——情感主体。面对情感的干扰，要拿出追求真理的勇气。当排除了杂念，拨开迷雾，寻觅到真相时，才能体会到史学研究的快乐。我们要做到除了尽可能多地收集各方面的史料、倾听来自不同方面的声音之外，把事件本身放到更广阔的背景之中，明确事件在背景中的地位，将着眼点跳出事件本身，登高望远，用更全面的视野纵横捭阖。这需要掌握翔实丰富的事件材料，还要熟知历史背景及其相关联事件的错综关系，需要"史识"的修养。

第四，从本书的内容不难看出，现代医学史并不是随随便便就可以写好的。与古代医学史不同的是，往往不是史料太少，而常常是面临堆积如山的史料难以取舍辨别，哪些重要？哪些不重要？哪些是真实内容，哪些属杂虚伪的东西？哪些是人为溢美，哪些是恶意贬损？甚至于哪些东西根本就是伪造的……都需要通过医学史学者的火眼金睛加以识别。除了史学的基本训练外，医学基本知识也是不可或缺的武装。从本书的很多篇论文中都可以看出作者所具备的医学知识为弄清史实、辨明事实起到了关键作用。

其实，书写现代医学史还有很多有利的因素。首先是现代医学史资料丰富，各种史料只要去找，就能找得到。当代西方史学理论和史学方法大量被介绍到国内，异彩纷呈，为我们提供了医学史研究的更广阔视角。现代医学史资料丰富，不仅有脉络骨架可循，甚至血肉肢节也异常丰满，可以大胆尝试，展开各种创新的书写实验。其次，口述史方法的引进给现代医学史的编撰带来了得天独厚的红利，这在古代史是不可想象的，你不可能当面去问李东垣蒙古军队围城的"壬辰之变"导致的是否是传染病等细节，也不可能当面去问李时珍为什么非要历尽艰辛去找王世贞赐序。现代医学史上很多事件、故事的当事人还可以找到，大量宝贵的史料存在于他们的记忆之中。第三，改革开放以来，大量具有史料价值的文献相继出版发行，如政府文件汇编、回忆录，一些医院、医学院校的院史、校史……这些资料为现代医学史研究提供了较为可靠的信息。第四，大量文献，包括录音资料、影像资料、报刊资料、地方志、年鉴资料都已实现了数字化，大大便利了文献查询。这些都是过去无法想象的。

克服困难，利用优势，医学现代史的编撰不但是可行的，而且我们有理由期待像李剑教授这样的优秀佳作纷纷涌现。这是因为医学现代史书写具有必要性和重要意义，社会需要、时代需要，广大读者也需要。首先，医学现代史是中国医学史不可或缺的重要组成部分。仅有古代史、近代史的医学史是不完整的。中华人民共和国已经成立72年（截至2021年11月），在这段历史中，医药卫生事业发生了很大变化，曾有无数的医药工作者投身其中，兢兢业业，奉献牺牲，为其作出了巨大的贡献。他们护佑了人民的健康，促进了社会的稳定发展，提高了大家的幸福指数。埋没了他们的事迹，是我们医史工作者的失职和巨大缺憾。其次，回顾既往，为的是更坚实有力地走向未来。在现代医药卫生工作中，既有成绩也有教训，既有高歌猛进也有曲折反复，应该及时总结。往往是越近的历史对当前的现代指导意义越大。第三，当代人有为后世保留史料的责任。梁启超就强调了收集保存现存实迹及口述史料的重要性，呼吁当代人应注意对现存史料之实迹及口述史料的保存："吾侪今日不能将其耳闻目见之史实，搜辑保存，得毋反欲以现代之信史，责望诸吾子孙耶？"（梁启超 . 梁启超全集［M］. 北京：北京出版社，1999：4107）保存史料的方法有多种，如实撰写医学现代史就是其中一种。

借写序之名，述说了个人对于现代医学史书写的一点想法。拉拉杂杂，是为序。

2021 年 11 月于北京望京花园

自　序

中国当代史是从 1949 年开始的。改革开放前的 30 年间的这段历史一直是有史无学，真正成为学术领域，是改革开放以后的事情。1990 年，中国社会科学院成立当代中国研究所，当代中国史研究由此肇兴。经过 30 年的发展，当代中国史研究已成为中国历史学研究中一个硕果累累的新领域。2019 年，中国历史研究院成立，体现了党和国家对历史研究的高度重视，是当今中国历史学发展史上一件值得书写的盛事，也理当成为引发国人重新反思整个人文学科，特别是历史学在当代中国发展史上独特地位和重要作用的一件大事，更意味着在一个新的高度重新提出了如何才能更好地建设当代中国历史学，如何才能更充分地发挥历史学的学术功能和社会作用的时代课题。

1991 年，关前、刘建凡提出重视当代中国医学史研究，并论及历史分期和研究方法，这是医学界最早提倡开展当代中国医学史研究的论文，医史学界由此开始致力于当代史研究，新中国的中医药发展演变的历史从一开始就是研究的重点，鸿篇巨制相继问世。王致谱、蔡景峰《中国中医药 50 年（1949—1999）》（1999）对当代中医政策的影响论述甚详，并分述中医药机构建设、基础理论、临床研究和中药学发展。孟庆云《中国中医药 50 年（1949—1999）》（1999）则将论题扩展至中医药立法、高等教育、出版事业、国际交流等方面，力求呈现当代中医药事业发展的全貌。上述成果也反映在随后出版的《中国医学通史·现代卷》（2000）、《当代中国的卫生事业》（2009）和《当代中国的医药事业》（2009）中，这3部政府组织编撰的著作全面回顾了新中国医药卫生事业的历史，对许多重要史实的叙述和评价更加平允。进入21世纪以来，更多学者投身其中，当代中国医学史研究日益繁盛。晚近出版的《中国中医药学科史》（2014）从学科建制角度论述了当代中医药学科的发展；《百年中医史》（2015）将中医置于百余年来政治、社会、文化剧烈变化的背景上，分前后30年两个历史阶段回顾了新中国中医事业的发展轨迹。但限于不同时期的客观环境，部分历史阶段仅是基本条目和史实的胪列，许多问题点到即止或未触及。

国外的研究开展的较早。Ralph C.Croizier（1968）长期关注中医学的当代变迁，论及中医学与科学的冲突、民族主义及政治环境变化的影响等。David M. Lampton（1977）借助中国大陆出版物和访谈资料，分析中国政治场域的冲突和中国卫生政策产生、变化的机制，值得参考。Kim Taylor（2005）描述了中医从20世纪初居于边缘地位的医疗实践，如何转变成为中国共产党领导下国家医疗保健体系中一个必不可少、引人注目的组成部分。

新的研究方法引入和历史学者的参与，使当代中国医学史研究水平不断提高。以杨念群《再造"病人"——中西医冲突下的空间政治（1835—1985）》（2006）、李洪河《往者可鉴：中国共产党领导卫生防疫视野的历史经验研究》（2016）为代表的一批高水平专著的涌现，产生巨大反响。这也印证了学术发展规律：具体的实证研究只有与系统的宏观研究相结合，才能相互促进，形成整体史形态。新的方法、更为开阔的学术视野为当代中国医学史研究的进一步繁荣提供了可能。

目前当代中国医学史研究仍集中在1950年代，许多研究已大大深化。中华人民共和国成立后的"中医科学化"方针成为近年研究的焦点。李洪河（2011）对中共卫生工作中"中医科学化"方针的形成和实际效果作了深入探讨。张红兰（2011）、田刚（2011）论及"中医科学化"的不同侧面。邱悦（2013）、张树剑（2014）、杨峰等（2014）探析邱茂良、朱琏、马继兴在针灸"科学化"进程中的作为，1954 年前后"中医科学化"方针的荣枯及相关个体的遭际。Kim Taylor（2005）考察了 1945～1963 年中医药的政治属性、演变特点，并重点研究了针灸"科学化"进程中的学者及其探索。

与这一时期"中医科学化"相关的"中医进修""西医学习中医"及"中西医结合"论题也成为研究热点。王文娟等（2004）回顾了北京市各历史时期的中医进修；张效霞、王振国（2005）探讨了中医进修到"西医学习中医"的转折和历史背景；毕小丽（2006）分析了中医进修成因、实效和影响。孟譞、张大庆（2008）对北京医学院开办的五年制中医进修班进行了深入研究。刘迪成（2016）注意到，新中国成立初期的牛痘接种大多由进修过的中医业者承担。王振瑞《中国中西医结合史论》（2002）及赵含森、游捷《中西医结合发展历程》（2005）对"中西医结合"历史进行了系统梳理。黄永秋（2006）、姚斯晋（2014）先后涉足该论题。《我与中西医结合事业》（1998）汇集首批"西医学习中医"人员的亲身经历，具有宝贵的史料价值。陈士奎（2004）、戴恩来、罗再琼（2012）及郭云良等（2013）从不同侧面述及这段历史。实际上，"西医学习中医"客观上加速了中医"科学化"进程，与这一进程相伴的政治化使该问题被长期误读，相关研究仍需深化。

蒋熙德（Volker Scheid）（2002）和雷祥麟（2014）讨论了当代中国传统医学遭遇的现代性问题及当前样态的复合性质。余新忠、王沛珊（2017）认为晚清至今中医循科学化、专业化路径实现了现代转型，但其内核已不复"传统"样貌。赖立里（2017）认为传统医学当代转型源自中医业者的"科学化"焦虑。《中华传统学术的现代转型——以中医为例》（2017）收录廖育群等学者的论文，论及社会环境变迁及中医教育、中医理论体系的现代转型，发人深省。Kim Taylor（2005）则分析了"传统中医"向现代"中医"的概念演变。

中医教育在传统医学当代转型中起了特殊作用。长期从事中医教育管理的刘振民、崔文志（1998）最早反思当代中医教育的经验教训，陈莲舫（2002）、严世芸（2013）也曾作深刻反思。田静（2013）以中医教育的转变为例，运用科学知识社会学方法探讨了当代中医西化问题；吴丹彤（2014）从制度变迁的角度系统研究了中医教育当代转型的历史，颇有参考价值。刘宁等（2008）提供了中医业者反思的个案。中医学现代转型的核心是理论体系的科学化。张效霞、王振国（2006）注意到统编教材在脏腑学说改造中的作用，《回归中医——对中医基础理论的重新认识》（2006）和《脏腑真原》（2010）是上述问题深入研究的成果。

综上所述，目前当代中医史研究仍集中在1950年代，尚未开展对1949～1966年中国政治、文化环境重塑中医学的学术样式、观念形态和技术体系的系统研究，尚未将这一时期传统医学演进特点与此后各历史时期作对比分析，亟待加以深入研究。随着更多学者的加入，尤其是更多历史学家的关注，有望揭示更为清晰、完整的中医"科学化"转型的图景，深化对当代中国医学史、中医药历史的整体认知。

新中国成立七十多年来，现代民族国家医疗卫生建设与传统医学的紧张关系一直存在，政治因素始终影响着中国传统医学的走向和样式，"中医科学化"是其事实上的基本取向和内在驱动力。1949～1966年奠定了当代中医药事业发展和行业演进的基本框架，完成了其合法性建构和中医学术体系的"科学化"转型，并纳入国家体制。此后中医药事业的成就和问题的根源均可溯至这一时期。认真总结1949～1966年传统医学"科学化"转型的历史经验和教训，探析中医学"科学化"取向形成和延续的历史、社会和文化根源，回顾和评价传统医学"科学化"的后果和实际影响，厘清历史真相，解决理论上悬而未决及尚未触及的问题，消除对于当代传统医学历史和学术体系许多问题的长期误读，为传统医学发展提供政策依据，为中国当代史研究提供事实确凿、逻辑清晰的理论成果，充实和完善包括教科书在内的中医学当代史表述，具有重要的理论和应用价值。

世纪之交转进当代中医史领域，是此前十余年近代中国医学史研究的延续，最初数年乏善可陈；直到21世纪第二个十年，才逐渐有了些微的收获。中华人民共和国时期医学史是离我们最近的历史，在此背景上的中医药行业和中医药学术演进历史是一个丰富多彩的研究领域。实际上，除了我们对身处其中的制度和文化的亲历感，几乎所有的历史内涵，诸如中医药行业和中医药学术与新中国成立以来七十余年间的政治、社会、文化、经济的关联与相互影响，都可以用既往的研究方法来揭示。破除了最初"当代人不治当代史"的迷思，当代中国医学史研究包括当代中医药历史研究一样可以按照历史研究的理路正常进行，包括客观性、价值评价和道德评价都不致因为我们身处这个时代而发生严重的偏离。实际上，正如我们所亲见的那样，国内外从事这一领域研究的学者和优秀成果日渐增多，学术氛围更加宽松，为更加深入地开展当代中国医学史研究提供了良好的条件。

本书是个人研究计划中已完成的部分论文，主要分为政策变迁与中医药、中药材短缺与中药整理、疾病与社会史探索、当代中医抗疫史管窥、当代中医教育史反思五个部分。研究方法上，以历史唯物主义为理论指导，以传统的历史研究方法为主，综合运用跨学科视角和方法，多角度、多层次地探寻新中国中医药事业发展与社会变迁的关系，力求完整呈现中医药事业和行业在新中国背景上的多重历史面向。

政策变迁与中医药部分的 3 篇论文，意在明确：1949 年并非区隔党的中医政策连续性的分水岭，新民主主义革命阶段一直奉行延安确立的"中医科学化"方针；中国共产党对医药卫生工作的持续关注和深度介入，对新中国卫生工作中"团结中西医"方针的形成和此后中医政策调整产生了巨大的影响。

中药材短缺曾是连续数年影响中医临床和中成药生产的历史事件，并促进了新中国背景上中药材产供销管理模式的探索，由此形成的中药材产供销体制一直延续到改革开放后。20 世纪是中、外科学界重新认识中药的世纪，由此产生的"中药整理"问题在 1949 年前后一直存在争论，并影响到中华人民共和国成立后的中药研究与利用。实际上，在现代西方学术体系引入中国的背景上，中药的科学价值从未被怀疑过，中药研究领域也是全面采用现代科学技术手段最早的领域之一。从民国时期出现的"废医存药"观点，到中华人民共和国成立后更为深入的中药知识生产中的科学规训和"中药西制"，都证实了上述观点。药品下乡中的中药品种几乎全部是"中药西制"的产物。

疾病与社会史研究是新世纪引人注目的领域，论及当代者也在逐渐增多。子宫脱垂系列是分析社会政治环境与疾病产生、诊疗之间关系的初步尝试。这种跨越三个不同历史时期、长达20余年的疾病诊疗史研究，对于深入理解中华人民共和国成立后医疗卫生工作实际情况不无帮助，其社会史内涵仍有待加强。枯痔疗法演进的历史，是了解新中国成立初期中医政策转变的一个独特侧面，从中可以体味政治力量介入传统医学领域的方式和影响；中西医结合综合快速疗法则是同类问题的另一种典型。

疫病史是疾病与社会史研究的一个特殊类型，这类疾病严重的传染性是考验国家治理能力和医疗卫生现代性的试金石，因而也是中外学者着墨最多的领域。实际上，20世纪下半叶的前三十年，人民政府和新中国医疗卫生人员为防控传染病付出巨大努力，并收到明显成效。除了最先得到控制的天花外，呼吸道传染病一直困扰着中、西医务人员，包括流行性感冒、麻疹、白喉、流行性乙型脑炎、流行性脑脊髓膜炎等，直到各种疫苗问世，流行高峰才得以削平。其中，流行性脑脊髓膜炎的2次流行高峰引人侧目，是因为这2次流行高峰正好出现在"大跃进"和"文化大革命"高潮时期，社会变迁和动荡与疫情防控直接关联，这是难得的、具有较高研究价值的问题。白喉的防治则与同时出现的"土方草药"热产生了密切关联，采风和献方运动中涌现的大量治疗白喉的草药也吸引了药学家们，这一时期广泛开展的植物药研究，为十年后的"中草药运动"提供了可能。最早的中药资源普查也是在此背景上进行的。

当代中医教育是民国时期中医教育探索的延续，但又具有新的特点，即人民政府的明确支持。经历了新中国成立初期"废止中医"的回潮，究竟建立怎样的中医高等教育体系，业界起初并没有共识，甚至缺乏必要的思想准备，最早的中医教材是给医学院校编修的《中医学概论》，反映的就是这种窘境。政治力量的深度介入，给中医的当代存续和发展提供了保障，也造成中医教育指导思想的摇摆。中医统编教材的编写实现了中医核心理论的重构，"科学化"取向也深深嵌入其中；"五老上书"的深层忧虑来自他们体悟到的中医学渐已丧失本真，中医学院培养出来的并非办学初衷所希望的"高级中医师"。同样的忧虑一直存在。一方面，不得不依凭学校这种西式机构和相应制度以提高中医行业地位；另一方面，在现代社会文化背景上以何种面目和内容实施教育教学才能存续中医理论的本真，一直众说纷纭，而实际运行的中医教育及其实际效果确乎难说与办学初衷一致。最初在"中医科学化"语境下开展的"中医进修"意在贯彻"团结、教育、改造"的方针，同时解决繁重的预防防疫任务所必需的人力资源问题；中医政策调整后提出并推动中医温课，则是重新评估中医业界实际状况后的决策。值得注意的是，尽管不再提"中医科学化"，一些地方中医温课的内容也从起初的重温中医经典，演变成后来逐步添加现代医学课程，业者心态及其对时代要求的认知值得玩味。"专科重点制"问题是一段历史公案，现在看来是非判然，置于新中国成立前后的背景上，还原历史事实，仍不失其研究价值。

20世纪80年代后期，正值西方思潮涌入中国之际，笔者有幸受教于邓铁涛教授、黄吉棠教授和周敬平教授，开始接触中国医学史专业。邓铁涛、黄吉棠两先生已作古，师恩则永留我心。那些年，带着导师的亲笔介绍信游学京、沪、蓉、宁，拜访李经纬教授、甄志亚教授、傅维康教授、郭成圩教授、陈道瑾教授、林乾良教授等医史学界前辈学者，获益匪浅。犹记傅维康教授当年特地带我到江宁路的家中，亲手给我做猪扒，授以治学之道；郭成圩教授在我盘缠告罄时施以援手，1988年夏天才得以顺利返乡；甄志亚教授一直勉励我辈安贫乐道，潜心治学；李经纬教授与家师邓铁涛教授一生厚谊深交，对我嘉惠良多。这些前辈的教诲和关爱没齿不忘，并将继续激励我前行。毕业后，领师命参与《中国医学通史·近代卷》中医部分的撰写，结合新见资料，完成了对近代中医论争及革新部分的撰写任务；《中国医学通史》出版十余年后，李经纬教授雄心不减当年，发愿重修这部巨著，我与李老门下张瑞贤、王振瑞两位师兄再续前缘，一同参与《中国医学通史·现代卷》的修订工作。

感谢《中华医史杂志》王振瑞、牛亚华两位主编，没有他（她）们的鼎力支持，拙作中的若干篇什便无由问世，他（她）们的道德勇气和学术良知一直是鼓励我前行的动力。主持《中国科技史杂志》期间，廖育群教授对中医献方等问题给予许多具体的指导，也让我对他的道德文章更加钦仰。梁永宣博士既是我中医医史文献专业的同行，也曾是我任职图书馆时的同行，她为我创造和提供了许多机会和便利；王振国校长是颇具齐鲁风范的学界领袖，一直倾力扶助和关照我，令我感佩和铭记；上海中医文献馆杨悦亚主编、南京中医药大学文库教授、沈劼主任都在我重新起步阶段给予有力的支持，在此一并致谢！感谢殷平善教授数十年来的指导和帮助！感谢沈承玲主任、韩析霖编辑的无私帮助！感谢刘鹏、刘迪成、罗菲、肖雄、师为人、李佳琪、陈红梅在拙作整理过程中的细致工作！

感谢瑞贤兄百忙中赐序！

李　剑

2022 年 6 月 13 日于广州

目　录

中药短缺与中药整理

疾病与社会史探索

当代中医抗疫史管窥

当代医学教育史反思

政策变迁与中医药

"团结中西医"方针的演变和确立：
1927～1950

"团结中西医"是中华人民共和国成立初期卫生工作三大方针之一。团结中西医，既是基于当时医疗卫生资源窘迫的考量作出的政策性选择，也是中国共产党此前 20 余年革命过程中形成的革命遗产的一部分。从最初"中西医并用"的无奈，到逐步形成"中西医合作""团结中西医"方针，都与中国革命的具体环境密切关联。延安时期不同阶段的革命卫生工作方针，带有浓厚的新民主主义革命的色彩，"中西医合作"是毛泽东深思熟虑的结果，而不是医务人员提出的职业诉求；1950 年确立的"团结中西医"方针，也是在《共同纲领》确立的新民主主义革命框架的指导下做出的调整，因而更加适合当时的国情。

作为中华人民共和国成立初期医疗卫生政策的组成部分，"团结中西医"方针既是基于当时医疗卫生资源窘迫的考量作出的政策性选择，也是中国共产党此前革命斗争实践中形成的革命遗产的一部分。如果说"面向工农兵"是强调新中国的医疗卫生工作宗旨仍然是"为人民服务"，"预防为主"旨在强调当时医疗卫生工作的重点，"团结中西医"方针则确定了中华人民共和国成立初期卫生工作的主体，实际上提出了处理中西医关系的总的原则。尤其值得注意的是，这一政策同样经历了不断发展、演进的过程，体现了中国共产党在各个不同历史时期对医疗卫生工作方针的调整。

目前所见有关论文，尽管已将 1950 年以前中国共产党所制定的中医工作方针纳入视野，但未论及其流变过程，更多的是关注 20 世纪 50 年代有关中医政策的争论和政策执行过程中的偏差和反复，甚至把"团结中西医"方针的确立时间置于 20 世纪 50 年代中期。因此，有必要对这一论题作认真的探讨，对这一方针形成和确立的过程进行全面的梳理。

一、"中西医并用"

土地革命时期红军和根据地医疗卫生工作的方针是"中西医并用"，这主要缘于当时医疗卫生资源的严重匮乏。

1927 年南昌起义和秋收起义后，随着红军和革命根据地的建立，中国共产党领导人非常重视军队医疗卫生工作。红军初创时的医疗条件相当艰苦，药品、医疗器材严重匮乏，手术台就搭在深山老林的茅棚中，红军战士用枪押着刚刚俘虏过来的白军医生，以自制的手术刀、钳子，甚至木匠用的锯子为伤员做手术。[1] 因此，毛泽东把"建设较好的红军医院"视为巩固根据地的三件大事之一。[2]1927 年 10 月，井冈山革命根据地第一所红军后方医院在茅坪成立，三位医生中有两位是中医。"当时没有西药，用中药和土方土法治疗伤病"。[3]1928 年建成的小井医院也是如此，"内科多用中草药，医务人员经常自行采集中药。"毛泽东 1928 年 11 月给中央的报告中提到："医院设在山上，用中西两法治疗，医生药品均缺"。[4] 这就是当时红军医疗卫生工作的真实写照。

军队医疗条件如此，根据地原有的医疗资源也不乐观。毛泽东著名的《才溪乡调查》中，涉及医疗卫生者寥寥数字：当地仅有"一家江西人开的药店"。[5] 为了充实医疗力量，1933 年中央领导亲自出面，动员傅连暲将其福

① 王龙. 军队医疗事业的奠基人贺诚 [J]. 炎黄春秋，2007（4）：26-34.

② 中共中央文献研究室. 毛泽东选集第 1 卷 [M]. 北京：人民出版社，1991：53-54.

③ 涂通今，张立平. 新中国预防医学历史经验第 1 卷 [M]. 北京：人民卫生出版社，1991：24.

④ 同③：25.

⑤ 史策. 八十年后才溪乡再调查：从才溪乡看农村发展的"城乡一体化"根本出路 [N]. 光明日报，2013-12-03（15）.

音医院迁至瑞金，列编为中央红色医院。该院有一位中医，即邓颖超同志的母亲。该院治疗疟疾多用小柴胡汤，治疗痢疾多用马兰根制剂等。[①]

为克服药品供应紧张的困难，1931 年成立的中国工农红军卫生学校，提倡运用中草药替代西药。如用小柴胡汤替代奎宁、阿司匹林，用饮食疗法、运动疗法替代药物治疗。该校迁至兴国县后，发动学生采集中草药并制备中成药；甚至在随军长征过草地时，该校学生和医务人员每天早晨都要去采集麻黄、贝母、知母、车前子、大黄、柴胡等，用以治疗部队常见的下肢溃疡、痢疾、疟疾、伤风感冒等疾病，获得了较好疗效，顺利完成了红军的医疗救护任务。

在川陕根据地，由于当地动员参军的从医者多是中医，红四方面军总医院于 1933 年设立了中医医院。该院共有中医百余名，大量运用中医中药、针灸等治疗伤病员。该院还动员医务人员“研究中药代替西药”。有中医业者专事采集草药、煎药及丹膏丸散的制备，以便分装携带，适应部队的机动需要。[②]

目前所见的红军时期回忆录及各革命根据地史料中，保存有大量遵循“中西医并用”原则开展红军战伤救护及根据地民众防疫、治疗的事例。尤为可贵的是，在战争环境中，除了动员被俘的白军医务人员加入红军外[③]，红军及根据地政府也特别注意动员中医参军，开办中医医院，举办中医训练班及用师带徒方式培养中医人才。[④]

1932 年 8 月 28 日，《红报》发表题为《怎样防止与救治流行的瘟疫》的社论，号召延聘草药医生，组织采药队，到各地采办各种草药以防治瘟疫。

① 李经纬.中国革命战争时期中医工作史略［J］.中医杂志，1986（8）：53.

② 同①.

③ 刘善玖，李明.论中央苏区对敌军医务人员的争取与转化［J］.赣南医学院学报，2010（5）：690–691.

④ 涂通今，张立平.新中国预防医学历史经验第 1 卷［M］.北京：人民卫生出版社，1991：42.

同日，永新县苏维埃执委会发布《动员群众帮助红军》通令："现在医院里的伤兵多用草药医治，亦觉有效……各区、乡应该组织采药队。"[①]湘赣军区卫生部与各级分医院卫生队制定了采药计划："目前应广泛地组织草药队，以草药代替中西药品。"[②]

土地革命时期，"中西医并用"由最初的应急措施逐步成为中国共产党自觉选择的卫生工作方针。广泛地使用中医中药，有效地改善了红军极度缺医少药的状况，保障了军事斗争的顺利进行，也证明了中医中药的确切效果，为党的中医政策提供了重要的实践基础。

二、中西医合作

长征结束至中华人民共和国成立的 14 年间，党领导的卫生工作实际上分为三个阶段。第一阶段从 1935 年 10 月至 1940 年 1 月毛泽东发表《新民主主义论》：此期党领导的医务工作者继续发扬土地革命时期"中西医并用"的优良传统，充分利用中医药资源，为根据地军民防治疾病。第二阶段是 1940 年 1 月到 1944 年 10 月边区文教会议举行：这一阶段，毛泽东提出建设新民主主义文化的号召，陕甘宁边区政府采取了一些初步措施，但中医、西医的真诚合作尚未实现。第三阶段是 1944 年到 1950 年：毛泽东正式提出"中西医合作"方针，边区政府积极组织开展"中西医合作"的探索，这一方针亦在其他抗日根据地推广开来，成为党的重要的卫生方针之一，并贯穿整个解放战争时期，一直沿用到中华人民共和国成立初期。

---

① 高恩显，高良，陈锦石.新中国预防医学历史资料选编（一）[M].北京：人民军医出版社，1986：50.

② 同①：152.

（一）"中西医并用"传统的继续发扬

1936 年 10 月长征结束时，红军蒙受重大损失，医疗卫生亦受到严重影响。1937 年中国共产党进驻延安时，延安没有一间正规的医疗机构，仅有六七家药铺，中医也很少。[①] 作为"落脚点"的陕甘宁边区，经济文化落后，缺医少药，所辖 150 万人口中，机关、部队西医共 200 余人（不含野战部队），中药铺及保健药社共 376 个，中医共 1074 人，兽医 54 人，而巫神竟有 2096 个。[②] 乡民有病，常常求助于巫婆神汉。

在这种情况下，土地革命时期"中西医并用"的传统得到继续发扬。1940 年初八路军制药厂在延安成立，采集中草药，提炼、制备各种中药制剂。同时，边区政府还动员各医疗单位、药房积极自制一些药品。白求恩国际和平医院"在老乡和全体工作人员协力下，采集山间土药制成丸散代替西药"；军区后方医院也成立了制药所，上山采集中草药制成中药制剂。[③]

边区政府于 1939 年 7 月组织中医成立保健药社总社，为边区民众提供中医药服务，以补西医西药不足。边区各县纷纷成立分社，许多中医参加工作，一定程度缓解了卫生资源紧张的状况。延安的军政机关医院也响应中央号召，向民众开放，免费收治边区病患。

晋冀鲁豫根据地也非常重视动员当地中医参加医疗卫生工作。野战卫生部的工作指示中，明确要求"轻视中医的思想必须克服，中医在部队中与西医应有同等地位"。部队的团卫生队、旅卫生处大都有一名至数名中医。[④]

① 欧阳竞.回忆陕甘宁边区的卫生工作（上）[J].医院管理，1984（1）：49-51.

② 朱鸿召.延安"中西医合作"运动始末 [J].档案春秋，2010（5）：22-26.

③ 侯永乐.抗战时期晋察冀边区医疗卫生事业研究 [D].河北大学，2011：26-27.

④ 涂通今，张立平.新中国预防医学历史经验第 1 卷 [M].北京：人民卫生出版社，1991：124.

（二）新民主主义文化建设与中、西医的"统一战线"

毛泽东最早概括新民主主义文化的特点和中国革命走向是在 1939 年召开的中央政治局会议上。[①] 1940 年 1 月 9 日，毛泽东在陕甘宁边区文化协会第一次代表大会上作题为《新民主主义的政治与新民主主义的文化》的长篇演讲，这篇演讲修订后发表于当年 2 月 15 日延安出版的《中国文化》创刊号及 2 月 20 日出版的《解放》杂志第 98、99 期合刊上，题目改为《新民主主义论》。

《新民主主义论》是标志着毛泽东思想成熟的重要代表作之一，是此后十数年间中国共产党的政治和文化纲领。学术界对此进行过比较全面的研究。[②] 在《新民主主义论》中，毛泽东定义了中国革命的道路及中国共产党在其中扮演的角色。文中，毛泽东用"民族的、科学的、大众的"来界定"新民主主义文化"的特点，并强调"团结"及"统一战线"的重要性。

《新民主主义论》发表后，边区政府民政厅于 1940 年 6 月召开"国医代表大会"，邀集边区各县中医代表数十人，讨论如何改进中医中药以促进边区卫生工作。边区政府卫生处欧阳竟处长到会讲话，指出："由于过去几千年长期的封建统治，使国医同其他科学一样，不能长足进展。但正是有这样悠久的历史，曾积累了丰富的经验，这点我们不能完全把它抹杀，相反的要承继祖先的遗产，扬弃它，改进它。这就需要我们有组织地进行研究，使它向着进步的科学化方向前进。"[③] 会议闭幕时宣布成立"边区国医研究会"，计划开办国医训练班，出版国医书刊，呈请政府登记全边区国药商店及国医，大量开采及炮制土产药材等。

1940 年 11 月 12 日，在中国医科大学参加纪念白求恩逝世一周年大会

---

① 逄先知.毛泽东年谱（1893—1949）上卷［M］.北京：人民出版社，1993：149.

② 吴汉全，李娜.近 10 年《新民主主义论》研究综述［J］.党的文献，2009（2）：76-79.

③ 朱鸿召.延安"中西医合作"运动始末［J］.档案春秋，2010（5）：22-26.

时，毛泽东强调必须团结中医，发挥中医的作用。[①]1941 年，陕甘宁边区政府第 63 次会议在关于卫生工作的决议中，强调加强对中医中药的研究，使中医中药的优良部分逐渐科学化。[②]

这一时期，我党领导层已开始反思及调整"五四"以后的中、外文化观，毛泽东在 1940 年至 1944 年发表的一系列讲话中，进一步提出"精华糟粕"说，并发展出后来广为流传的"批判继承"论，从而衍生出"中医科学化""西医中国化"的口号。

从现有资料看，毛泽东对边区以外有关"中医科学化"的争论情况是清楚的。他六次要求有关单位代为收集边区之外的报刊[③]，并与李鼎铭等就卫生工作多次交谈。这一点，可证之以《解放日报》对李鼎铭的专访。

但当时延安及陕甘宁边区中、西医之间并未能真正实现团结合作。西医主要为"公家人"服务，中医服务对象仍是乡村农民。双方的工作很少有交集，军政机关的西医对中医普遍存在成见，"团结中西医"仍停留在口头。[④]

（三）"中西医合作"方针的提出

1944 年 4 月，毛泽东提出"中西医合作"的号召。[⑤]4 月 29 日，《解放日报》发表《开展反对巫神斗争》的重要社论，提出中西医"应该团结起来，互相帮助，来同巫神作斗争"。5 月 24 日，毛泽东在延安大学开学典礼上再次强调中西医合作。他说："近来延安疫病流行，我们共产党在这里管事，就应当看得见，想办法加以解决。我们边区政府的副主席李鼎铭同志是中医，还有些人学的是西医，这两种医生历来就不大讲统一战线。我们大家来研究

---

① 逄先知. 毛泽东年谱（1893—1949）中卷［M］. 北京：人民出版社，2013：225.

② 李经纬. 中国革命战争时期中医工作史略［J］. 中医杂志，1986（8）：53.

③ 同①：119，126，287，294，356.

④ 朱鸿召. 延安"中西医合作"运动始末［J］. 档案春秋，2010（5）：22–26.

⑤ 常银山，常龙. 爱国典范李鼎铭［M］. 西安：陕西人民出版社，1999：94.

一下，到底要不要讲统一战线？我不懂中医，也不懂西医，不管是中医还是西医，作用都是要治好病。治不好病还有医术问题，不能因为治不好病就不赞成中医或者不赞成西医……我们提出这样的口号：这两种医生要合作。"①由此正式提出"中西医合作"的口号。

同年7月，李鼎铭接受《解放日报》专访，着重谈了中西医合作问题。他说："这是在外边斗争得异常激烈的一个问题。因为大家都是为着一个真理而工作，那就是为人民服务。只要彼此打开大门，西医不轻视国医的非科学，国医莫自持几千年丰富经验妄自尊大，而能互相尊重，互相学习，要做到密切合作是有前途的。"还提出："最好的办法还是大家一起，各献所长，每遇病证，中医能治的中医治，西医能治的西医治……两方面都必须多求接近机会，互相谅解，把各自的经验、技术毫无保留开诚布公地讲出来。"②既是中医业者，又担任边区政府副主席，素为毛泽东所推重的李鼎铭，此番议论的影响自然有别于一般业者。9月底，边区另一位著名中医裴慈云在《解放日报》发表题为《中西医合作的几个问题》的文章，从四个方面论述了中西医合作的重要性和必要性。

同年7月，延安还举办了一个大型的卫生展览会，对"中西医合作"内容作了重点展示。在展览会上，国医研究会派出12位中医名家免费给群众诊治疾病。每遇疑难病，中西医互相研究，还互相给对方推荐患者。③

实际上，上述言论和举措是与当时正在筹备的边区文教工作者会议遥相呼应的。该会议是1944年初毛泽东在中共中央宣传委员会议上提议召开的，意在加强陕甘宁边区的文化教育工作。中宣部为此专门组织了六个调查组，分赴边区六个分区，深入农村调查文教情况，以筹备边区文教工作者会议。④

---

① 中共中央文献研究室.毛泽东文集 第3卷［M］.人民出版社，1996：149.

② 佚名.边区中西医要互助合作［N］.解放日报，1944-07-14（1）.

③ 朱鸿召.延安"中西医合作"运动始末［J］.档案春秋，2010（5）：22-26.

④ 逢先知.毛泽东年谱（1893—1949）中卷［M］.北京：人民出版社，2013：501-502.

1944 年 10 月 30 日，筹备了半年多的陕甘宁边区文教工作者会议隆重召开。毛泽东到会作题为《文化工作中的统一战线》的演讲。在这次演讲中，毛泽东关于新民主主义文化中"团结"的概念又有新扩展，涵盖了边区的传统的、民间的部分。他提出，在教育、文艺和医药卫生工作中，也要实行统一战线的方针，从而使旧知识分子、旧艺人、旧医生变成革命运动的一分子，而不再是新文化建设的障碍。他说：……陕甘宁边区的人、畜死亡率都很高，许多人民还相信巫神。在这种情形之下，仅仅依靠新医是不可能解决问题的。新医当然比旧医高明，但是新医如果不关心人民的痛苦，不为人民训练医生，不联合边区现有的一千多个旧医和旧式兽医，并帮助他们进步，那就是实际上帮助巫神，实际上忍心看着大批人畜的死亡。统一战线的原则有两个：第一个是团结，第二个是批评、教育和改造……我们的任务是联合一切可用的旧知识分子、旧艺人、旧医生，而帮助、感化和改造他们。为了改造，先要团结。只要我们做得恰当，他们是会欢迎我们的帮助的。①

Croizier 将这次演讲内容视为对中医角色的"最高层裁决"②，并认为毛泽东在延安所提出的卫生工作方针，直到 20 世纪 50 年代中期都没有发生任何特别的变化。Taylor 则注意到，这些话对党内医务人员产生了深远的影响。③

同年 10 月 31 日和 11 月 1 日，文教会议组织了中、西、兽医座谈会，讨论中西医合作问题。会议分别由李富春和李鼎铭主持。时任陕甘宁边区民政厅长的刘景范发言指出："要消灭疾病和死亡，要反对巫神，必须中西医亲密合作。"来自奥地利的傅莱认为："中西医合作应是长期的，不仅仅是暂时

---

① 中共中央文献研究室. 毛泽东选集第 3 卷 [M]. 北京：人民出版社，1991：1012.

② Croizier, Ralph C.Chinese Medicine through the Ages：Traditional Medicine as a Basis for Chinese Medical Practices'.In Quinn, Joseph R.（ed.），Medicine and Public Health in the Prople's Republic of China [J].Washinton, DC：US Department of Health, Education and Welfare，1973：9.

③ Kim Taylor.Chinese Medicine in Early Communist China，1945–63：A medicine of revolution [M].London and New York：Routledge，2005：17.

的办法。"会上，李富春做了重要讲话，他强调："中西医合作、团结与改造中医以共同进行卫生建设的方针，不仅适用于边区与现在，而且适用于全国与将来，从不断发展中做到中国全部医药卫生工作的科学化中国化，才是毛主席号召的中西医合作统一战线的最后成功。"①座谈会结束时，李富春指示：成立延安中西医药研究会，吸收中西医和中西兽医参加。

至此，在毛泽东的积极倡导和大力推动下，"中西医合作"成为党领导的卫生工作的重要方针之一。尤其重要的是，这一方针"不仅适用于边区与现在，而且适用于全国与将来"，从而规定了该方针的性质和地位。这实际上是整风运动后，毛泽东的政治路线和文化路线得到进一步确立与巩固的一种表征。诚如鲁之俊所回忆的那样："参加边区文教会议，听了毛泽东、李富春的讲话，大家认识到这不仅是个技术问题，而是一项政治性的任务。把中西医合作提升到政治任务的高度，那就是理解了要执行，不理解在执行中加深理解。"②中西医之间原有的成见，被政治任务挤压到最低限度。

（四）"中西医合作"方针的贯彻实施

文教大会后不久，边区政府召集了一次边区中西医的座谈会，并在会上提出了"中医科学化、西医大众化"的口号。会上，任作田等著名中医表态愿竭诚团结，并承诺向西医传授针灸，以便西医能够深入研究针灸的治疗功效。③会后，朱琏和鲁之俊也加入学习研究针灸的行列，他们实际上是最早的一批"西医学习中医"人员。当时所有的医务人员都投身于这一运动，朱琏则坚持到了 1949 年后。她是少数几位公开发表了研究成果的人之一，从 1951 年首版的《新针灸学》可以窥见其研究动机和这一阶段的主要贡献。

---

① 卢希谦，李忠全.陕甘宁边区医药卫生史稿［M］.西安：陕西人民出版社，1994：293-298.

② 朱鸿召.延安"中西医合作"运动始末［J］.档案春秋，2010（5）：22-26.

③ 郭世余.中国针灸史［M］.天津：天津科学技术出版社，1989：292.

1945 年 3 月 13 日，边区中医药研究总会成立，聘请边区医药界有声望的 35 名中医、西医、兽医组成执委会。林伯渠指出："这个研究会的成立，是毛主席文教统一战线政策及去年边区文教会关于中西医合作方针之具体实现。"① 该会以"团结与提高边区中西医药（包括兽医）人员、助产人员、卫生人员，实行中西医药长期合作，协助政府推广边区卫生医药事业，为人民服务"为宗旨，拟开展的工作包括医药卫生调查，组织中西医学术研讨，组织医疗队下乡，征集和推广有效药方，组织中药采集、种植及研究代用品，出版医药刊物，开办中西兽医及助产训练班，提倡带徒弟以培养医务人才。该会成立后，旋即组织中西医联合医疗队赴富县、子长、延安等县扑灭疫病。5 月 20 日，该会在边区参议会大礼堂举办了首次学术报告会。此后，该会经常举办中西医座谈会交流学术，并多次组织中西医联合医疗队下乡。

这些做法后来传至其他根据地。1945 年，边区各县中西医药研究会支会陆续建立。晋察冀边区和晋冀鲁豫边区等根据地也成立了中西医药研究会，这些团体都开展了学术交流、互相帮助、共同提高、防治疾病、支援前线等活动。②

解放战争时期，军队和解放区继续执行"中西医合作"方针。1947 年 7 月，刘邓大军挺进大别山，为适应部队轻装的要求，鲁之俊运用在延安学到的针灸疗法，首先训练纵队医生掌握针灸治疗常见病的知识，然后层层负责，培训旅、团、连的医务主任、卫生队长和卫生员，使针灸治疗常见病的技术很快在部队得到普及，为部队排忧解难，作出过令人惊喜的贡献。③

---

① 卢希谦，李忠全.陕甘宁边区医药卫生史稿［M］.西安：陕西人民出版社，1994：119.

② 郭济隆.晋冀鲁豫边区太岳第四专区中西医学研究会［J］.山西文史资料，1998（2）：146-152.

③ 王发渭，陈利平，呼健，等.中医药在红军时期的运用［J］.中西医结合学报，2011（10）：1145-1149.

三、团结中西医

1949 年，随着三大战役和渡江战役的胜利，全国解放指日可待，新中国进入紧张筹备阶段。6 月，毛泽东、周恩来分别召见贺诚，委以擘画新中国卫生工作全局的重任。

接受任务后，贺诚立即组织调查组分赴宁、沪、杭、鲁实地调研。调研工作持续了 1 个多月。根据调研资料，军委卫生部于 1949 年 9 月召开全国卫生行政会议，就之后如何在全国开展医疗卫生工作进行了深入的研讨。会议历时 1 个多月，初步拟定了全国卫生建设的总方针和任务：预防为主（治疗为辅），卫生工作的重点应放在保证生产建设和国防建设方面，要面向农村、工矿、依靠群众。[①] 会议决定次年夏召开第一届全国卫生工作会议，以讨论和确定新中国医疗卫生建设的方针、政策和具体任务，随即成立了第一届全国卫生工作会议筹备委员会（以下简称筹委会）。会后，各地卫生部门纷纷投入紧张的筹备工作。

（一）毛泽东的重要指示

早在 1949 年 6 月与贺诚的谈话中，毛泽东就强调要"注意团结全国的中医，发挥各方面的力量"。[②] 同年 9 月 10 日，毛泽东接见全国卫生行政会议代表时，反复询问中国未来的卫生工作方针的讨论情况，说："发挥中西医药人员的作用，这个方针是对的。"并着重指出："你们都是西医，西医数量甚少，只有把大量中医力量发挥出来，才能担负起全国人民的卫生保健任务。今后要团结全国中医，要帮助中医提高技术。"[③]

1949 年前后，全国的医疗卫生条件非常落后，当时医务界中普遍存在轻

---

① 冯彩章，李葆定. 贺诚传［M］. 北京：解放军出版社，1984：150.

② 同①：146.

③ 同①：148.

视中医的思想，对"中西医合作"方针的贯彻造成了一定的阻碍。对此，毛泽东非常关心，强调要团结中医，充分发挥他们的作用。

（二）全国卫生会议筹备期间有关中医工作的安排

在会议筹备过程中，卫生部对中医问题给予了足够的重视。在《第一届全国卫生会议组织法》中，规定各大行政区中医出席名额不得少于 3 名，在中央直接聘请的出席者中不得少于 2 名，并在组别划分中单列中医组。[①]

在筹委会颁布的《第一届全国卫生会议筹委会为征求对今后卫生医药建设的意见及提案之参考提纲》中，明确要求"你们对团结、改造、管理各种医药卫生工作者，有何经验及意见""你区对团结改造中医有何经验及意见"，都要据实呈报。[②] 各大区据此认真开展中医工作调研，并陆续呈交中医工作提案。

卫生部领导也非常重视调研工作。1950 年 2 月 27 日，卫生部召开北京市的中医代表座谈会，听取中医代表的意见和建议，并说明政府提高中医学术水平及团结改造的方针。[③]5 月 30 日，北京中医学会正式成立。李德全、贺诚出席了成立大会，并在会上作了重要讲话。贺诚在讲话中分析了全国医疗卫生工作面临的任务和中医药的发展方向，指出"一定要做好中西医的团结，要把全国医务人员不分宗派、系统地团结在为人民服务的口号下"。[④]北京中医学会在此时成立具有明显的象征意义，也为中医工作指明了方向。

---

① 第一届全国卫生会议筹委会秘书处.第一届全国卫生会议筹备工作资料汇编（第一集）［M］.北京：第一届全国卫生会议筹委会秘书处，1950：3.

② 同①：16.

③ 吕嘉戈.挽救中医：中医遭遇的制度陷阱和资本阴谋［M］.桂林：广西师范大学出版社，2006：117.

④ 赵树屏.北京中医学会成立大会纪事［J］.北京中医，1951（5）：15-17.

（三）会议筹备期间有关中医问题的争论

会议筹备期间，医务界对于如何团结、改造中医一直存在争论。

在第五次筹委会扩大会议上，卫生部领导针对个别地区仍然排斥中医的情况提出了批评，指出："关于团结中医的问题，要从政策上、当前客观现实进行考虑。至今还有些地区在谈论'中医不科学'。事实上中医是有不科学的部分已无需争论，问题在于当前有中医存在，广大农村的疾病又多是中医治疗，如果为广大人民利益着想，如何团结改造中医为人民服务与如何补充其科学知识更好的工作。"[1] 张孜也从中医药在当前全国医疗卫生工作的实际作用的角度，指出"中医中药总是实际上担负着全民族绝大部分的医疗保健责任的"，提出中医中药业者必须团结，并施以"科学化"改造。[2]

在如何"改造中医"问题上，会议筹委会华东分会的提案较为系统，该分会提出创办中医进修学校，目的是"本预防为主、治疗为辅的总方针，授予科学医学之简要基础知识、简要预防知识及指定专科防治技能，而可转成科学医卫人员"。该分会所拟进修课程中，西医课程学时占总学时的三分之二。[3] 常州市中医协进会提出，使旧式中医不再产生，私人中医师不得再带徒。华东分会山东支会"关于中医的团结与改造案"提出，新的中医不应再加训练。[4]

河南省卫生厅的提案提出，应选择古代医书精华，汇编中医各科标准讲义，以便改进中医学术，求得中医自身的进步；并应把中医管理纳入各级卫生行政机关，"以便改进而利卫生保健工作之推行"，并提出"由中央统一规

---

① 赵树屏.北京中医学会成立大会纪事［J］.北京中医，1951（5）：15-17.

② 第一届全国卫生会议筹委会秘书处.第一届全国卫生会议筹备工作资料汇编（第二集）［M］.北京：第一届全国卫生会议筹委会秘书处，1950：4.

③ 同②：15.

④ 同②：43.

定成立中央及省、市、县、区、乡一系列之中医公会机构，以利联系便于学术之研究"。①

1950 年 7 月 27 日，潘兆鹏在《健康报》上发表《中医药走上科学道路》。他认为中医学术有存在的必要，但其中不合科学的部分要改造，提出"整理中医学术，应发挥实事求是的精神"；他还提出，中医学术是要发展的，要在"旧的经验基础上学习新的科学"。②鲁之俊将中、西医从"方便、经济、有效"三个方面进行了分析对比，指出中、西医各有优缺点，应该"实行中央人民政府卫生部所指示的中西医合作道路，是团结，不是分裂"。③

（四）"团结中西医"方针的确立

第一届全国卫生工作会议召开时，中、西医的对立依旧存在。余云岫作为特邀代表受邀参会，引起了中医代表的不满，中、西医的"团结"竟成了问题。为此，中央卫生部在中、西医之间反复斡旋和引导，并在不同场合强调中西医团结的重要性。

同年 8 月 11 日和 13 日，卫生部分别召集西医专家茶话会和中医座谈会，李德全、贺诚等亲自参加，引导中西医团结问题的讨论。强调中西医"应加强团结，共同为人民的卫生事业而努力"。在卫生部领导的引导下，大部分西医代表的态度有所转变。余云岫也表态"今后要为中西医团结，帮助中医走向科学化的道路而努力"。④在中医座谈会结束时，贺诚发言指出："过去中西医的不团结，是过去反动政府所致的。今后在一致的目标下团结起来，为了人民的健康……不单独是中医要改造，即西医也一样要改造，这样才能团结得更好"，"我们要求中西医团结得更好。只有提高，才能团结。批

---

① 第一届全国卫生会议筹委会秘书处.第一届全国卫生会议筹备工作资料汇编（第四集）[M].北京：第一届全国卫生会议筹委会秘书处，1950：6.

② 潘兆鹏.中医药走上科学道路[N].健康报，1950-07-27（2）.

③ 同①：22-23.

④ 赵洪钧.近代中西医论争史[M].北京：学苑出版社，2012：284.

评与自我批评，也是很重要的"。在逐步统一认识后，两次座谈会都在"充分地表现中西医团结的气氛中结束"。余云岫在会后发表题为《团结》的感言，表示赞成政府提出的团结中西医方针。[①]

在会议总结报告中，贺诚指出："中医、西医团结合作，在保障中国人民健康的问题上，是具有决定意义的……只要我们每个人都紧紧把握住一条总的原则，这一总的原则便是中西医团结起来，抱定预防为主的方针，为工农兵服务。"[②]这就是中华人民共和国成立初期卫生工作三大方针的雏形。自此，延安时期确立的"中西医合作"方针，在中华人民共和国成立初期的历史背景下，调整为"团结中西医"方针。

1950年9月6日，中央人民政府政务院第49次政务会议通过了李德全部长《关于全国卫生会议的报告》，"团结中西医"方针正式确立。

四、讨论

"团结中西医"方针是中国共产党对此前革命实践中卫生工作总结的重要成果，是非常宝贵的革命遗产之一。"中西医并用""中西医合作""团结中西医"方针，与各个时期我党领导的中国革命的具体历史环境密切相关。实际上，中国共产党可资利用的医药卫生资源直至中华人民共和国成立时仍然极端匮乏。这样的环境迫使中国共产党必须尽可能地动员和利用中医药解决医疗卫生问题。

中华人民共和国成立初期卫生工作方针，充分体现了《新民主主义论》所表达的理念，"选择性地采纳外国文化之有用因素是可以的，但新民主主义的文化应该是民族的和反对帝国主义的文化，能够维护中华民族的尊严和独立"，"它是我们这个民族的，带有我们这个民族的特性"。作为新民主主义革命的纲领性文件，它确立了在20世纪40年代党领导的卫生工作"中西

① 佚名.专家茶话会简记——是团结的会议，胜利的会议［N］.健康报，1950-08-17(8).

② 赵洪钧.近代中西医论争史［M］.北京：学苑出版社，2012：288.

医合作"的基本取向，并延续到 20 世纪 50 年代初。毛泽东为第一届全国卫生会议的题词强调的依然是中西医的团结和由中、西医组成的统一战线，一如延安时他所言说。

必须指出，在"团结中西医"方针形成和确立问题上，1949 年并未成为区隔中华人民共和国成立前、后中国共产党及其领导的政府卫生工作方针的时间界线。目前所见的史料也支持这一观点。

"团结中西医"方针确立了新中国卫生工作的主体，并从根本上规定了处理中西医关系的总原则。"团结中西医"方针的确立，对 1949 年后相当长一段历史时期的医疗卫生工作和中医工作产生了积极而重大的影响，在实践中也证明是具有重要指导作用的。现有资料表明，在中华人民共和国成立初期历次重大疫情防控、大规模水利工程和工业化建设，日常的预防、防疫工作，甚至抗美援朝运动中，都有大量中医药从业者的身影。如果不从国情出发，不团结和依靠数以万计的中医药从业者，在短短数年完成几乎全部国民的种痘及其他预防注射，基本控制烈性传染病和主要地方病的伟大成就，是不可想象的。

（中华医史杂志，2014，44（6）：341-347.）

中华人民共和国成立初期中医政策的拐点:

中南区第一次中医代表会议

1953 年 6 月召开的中南区第一次中医代表会议，是这一时期各地次第召开的中医代表会议中有中央人民政府卫生部官员参加的唯一一次，会议也是中医政策出现历史转折的标志。探寻此次会议前后的一些重要历史线索及由此带来的重大转变，方能更真切地理解中华人民共和国成立初期中医政策的走向。

1953 年 6 月，中南行政委员会卫生局召开了中南区第一次中医代表会议。引人注意的是，除中南区六省二市的中、西医药界代表及各省、市卫生厅（局）负责干部外，参加会议的还有中央卫生部副部长徐运北及全国各大行政区卫生局的代表。

这的确是一次不同寻常的会议。中华人民共和国成立后，这是第一次举行大区级中医代表会议。对有关中医政策执行情况的检讨和强调卫生工作中的政治思想领导，是这类会议的主题，也预示了此后两年里中央卫生部人事变动和中医药行业更多的改变，从而奠定了新中国中医政策的基本内容和中医药行业的基本格局。

一、中医政策调整的前奏

对于中华人民共和国成立初期中医药政策而言，1953 年是一个重要的年份。自 1949 年 9 月毛泽东发现卫生部门领导们忽视延安时期提出并确立的"中西医合作"方针①，已过去两年多，卫生部似乎离该方针越走越远。中医

---

① 张冰浣. 中国共产党重视中医药史料两则［J］. 中华医史杂志，2001，31（2）：122-123.

政策和卫生部领导人的调整遂于 1953 年拉开序幕，这一年 6 月举行的中南区中医代表会议就是这一重要历史进程的转折点。

（一）回归延安传统的反复提醒

1949 年 6 月和 9 月，毛泽东在与贺诚及与军队卫生领导者们的谈话中，反复强调中西医的团结合作和医疗卫生国情。当时沉浸在胜利喜悦中的军队卫生领导者们，显然未能理解毛泽东所关注的重点所在。《贺诚传》作者认为"贺诚对中医的认识同毛主席的指示存在一定的距离"[1]。毛泽东一再强调医疗卫生国情，要求遵循五年前由他提出并经由陕甘宁边区政府确立的"中西医合作"方针，是因为 1944 年 10 月李富春已代表中共中央强调该方针"不仅适用于边区与现在，而且适用于全国与将来"[2]。第一届全国卫生行政会议所制定的卫生工作方针，虽提及对中医的团结和改造，但缺少处理中、西医关系的原则。[3]

为了提醒卫生干部们回归延安传统，《健康报》在 1950 年 7 月 20 日头版重刊 1944 年陕甘宁边区文教大会通过的《关于开展群众卫生医药工作的决议》。而在随后举行的第一届全国卫生会议开幕式上，中央人民政府副主席朱德在讲话中着重阐述了"中医科学化、西医中国化"问题，并表扬延安时期开始学习针灸的鲁之俊。他主要是在说服西医，当时别无选择：广大乡村缺医少药，连中医都没有，农民自然迷信巫神，在这样的环境下，过分挑剔地争吵科学的资格毫无意义。[4] 政务院副总理郭沫若也在讲话中谈了"中

① 冯彩章，李葆定. 贺诚传［M］. 北京：解放军出版社，1984：153.

② 卢希谦，李忠全. 陕甘宁边区医药卫生史稿［M］. 西安：陕西人民出版社，1994：298.

③ 朱潮，张慰丰. 新中国医学教育史［M］. 北京：北京医科大学；中国协和医科大学联合出版社，1990：104.

④ 佚名. 为群众服务并依靠群众是卫生事业发展的正确道路——朱副主席在第一届全国卫生会议上的讲话［N］. 健康报，1950-08-10（1）.

医科学化、西医中国化"的必要性。① 中央卫生部副部长傅连暲则在闭幕式上提醒："团结中医,是我们卫生部门一项非常重要的工作。今天全国的西医不到两万,中医呢? 几十万,如果我们不注意团结中医,就等于帮助了巫神,帮助了迷信,使老百姓的健康无法获得保障。这是毛主席几次都曾指示我们的,所以我们今天要强调地、不怕重复地再谈一下。"②

（二）与"新三反"运动并行的重大转变

1953 年 1 月开始的"新三反（反对官僚主义、命令主义和违法乱纪）"运动,是中国共产党继"三反"运动后又一次大规模整风运动。其核心是反对官僚主义,而在中央一级,运动后期重点转向反对"分散主义",并导致中央机关的权力格局改变和人事变动。③

随着"新三反"运动的发动,中央军委决定在总后卫生部设立政治部,调白学光出任政治部主任。④白学光到任后,到卫生部一些直属单位调研,看到诸如浪费、医疗事故、工作人员不安心等现象,便写出一份反映卫生部领导官僚主义的报告。冯彩章等认为"这就为中共中央和毛泽东同志提供了一份严重失实的材料"。⑤

实际上,2 月 28 日《人民日报》就刊发了题为《华东行政委员会卫生局混乱现象严重》的报道及《加强党对卫生工作的领导》的社论,批评卫生工作缺乏政治领导、官僚主义问题严重。同日,毛泽东代中央起草了《在反官僚主义斗争中研究加强思想领导和政治领导》的指示,要求中央人民政府和军委各部门尽快召开会议,发动批评和自我批评,深刻揭露领导方面的官僚

---

① 佚名.郭沫若副总理的讲话［N］.健康报,1950-08-10（2）.

② 佚名.傅副部长的闭幕词（续）［N］.健康报,1950-08-24（3）.

③ 李格.1953 年反"分散主义"问题初探［J］.史学集刊（长春）,2001（4）:48-56.

④ 佚名.秦岭军事网［EB/OL］.http://www.360doc.com/content/15/0829/14/11766040_495600573.shtml.

⑤ 冯彩章,李葆定.贺诚传［M］.北京:解放军出版社,1984:210-211.

主义，在反对官僚主义的斗争中研究加强思想领导和政治领导的方法，并规定改正的具体办法。①

29日，中央卫生部直属单位立即开展为期四周的学习运动，贺诚在学习动员会上作了动员，要求通过检查工作，着重揭发和批判卫生领导机关和领导干部的官僚主义，端正思想作风，找出改进工作的办法，以求加强卫生部门的政治思想领导。②虽然是拿华东卫生局开刀，但在"新三反"高潮时动用《人民日报》，在中央卫生部引起的震动可想而知。崔义田对该报道十分重视，认真写了检讨，并对机关同志进行了教育。后来，华东局向中央反映了情况，经核实证明报道确有严重失实之处。1954年4月崔义田调任中央卫生部副部长后，一次毛泽东见到他时，说："你是好人，受了冤枉。"看似轻飘飘的一句话，远不止字面上那么简单。③

4月3日，毛泽东在白学光报告上批示，批评军委卫生部犯有"极端严重的官僚主义"，并指出："根据白学光的报告来看，军委卫生部对全军卫生工作可以说根本没有什么领导，这是完全不能容忍的，必须立即着手解决。我怀疑政府卫生部的领导工作可能和军委卫生部领导工作同样是一塌糊涂，既看不到政治领导，也看不到认真的业务和技术领导。"毛泽东责成习仲勋、胡乔木"严肃地检查一次政府卫生部的工作"，并对存在的问题提出解决方案，付诸实行。④毛泽东还在批示中特别注明，要物色"不一定学过医的同志"充任卫生部部长。⑤实际上，此后十年将在卫生部发挥巨大作用的徐运

---

① 中央文献研究室.建国以来毛泽东文稿（第4册）[M].北京：中央文献出版社，1990：69.

② 佚名.中央卫生部等单位卫生人员开展学习运动 贺诚在中央卫生部直属单位学习动员会上作了动员报告[N].人民日报，1953-03-04（3）.

③《崔义田纪念文集》编辑委员会.崔义田纪念文集[M].北京：人民卫生出版社，1996：13.

④ 同①：176-179.

⑤ 冯彩章，李葆定.贺诚传[M].北京：解放军出版社，1984：211.

北已于 1952 年 11 月 15 日经中央人民政府委员会第十九次会议通过，调任中央人民政府卫生部副部长。①

毛泽东认为军委卫生部上述问题，是由于分工不合理，主要领导兼职过多，又忽视思想政治工作造成的。要求"在此次反官僚主义斗争中，撕破脸皮，将这些彻底整垮，改换面目，建立真正能工作的机关。"②1953 年 7 月，中央军委召开会议，研究了毛主席的批示和卫生部的报告，决定贺诚不再兼任军委卫生部长，以便集中精力做好政府卫生部的工作。③

与此同时，政务院文教委对政府卫生部的领导工作也进行了 3 个月的检查，向中央写了报告。报告指出，在机关内部，"真正'饱食终日'一事不做的人还是少见，多半属于辛辛苦苦的官僚主义，或是糊糊涂涂的官僚主义。"④1954 年，中央根据两个卫生部的报告，发出《关于各级党委必须加强对卫生工作政治领导的指示》。值得注意的是，"无论是中央的这个指示，还是在讨论两个卫生部问题的中央常委会议上，都没有提出卫生部领导犯有方向、政策方面的错误。"⑤

二、中南区中医代表会议与卫生行政会议

（一）中南区中医代表会议的缘起

1952 年，中南局统战部曾召集了一次湖北省和武汉市的中医座谈会，会上反映出"大家思想上是比较混乱的，提出的问题很多，其中大部分都是正

---

① 佚名.中央人民政府委员会第十九次会议通过任命的各项名单［N］.人民日报，1952–11–17（2）.

② 中央文献研究室.建国以来毛泽东文稿（第 4 册）［M］.北京：中央文献出版社，1990：176.

③ 冯彩章，李葆定.贺诚传［M］.北京：解放军出版社，1984：211.

④ 习仲勋.习仲勋文选［M］.北京：中央文献出版社，1995：244.

⑤ 同③：212.

确的，已经引起卫生部门的密切注意"。^①中南局所在的武汉市，有约 200 名中医失业或半失业，一部分已改行转业。有了"三反"运动时"纪凯夫事件"中的经历^②，听取中医业者反映的问题后，主持中南区工作的邓子恢不敢怠慢，于 1952 年下半年在中南军政委员会提出要重视中医工作，中南军政委员会卫生局即着手筹备召开中南区中医代表会议。^③为此，中南卫生局要求所属六省二市，在 1953 年上半年都要召集中医西医的座谈会，以掌握更多基层的情况，利于中南区中医代表会议的召开。

调查结果显示，中南区突出的问题是中医失业和半失业；中医参加种痘、水利工程没有报酬，难以维生；公费医疗不准报销中药费，税务局对西医联合诊所免税，对中医联合诊所不免税，中医联合诊所有因纳税而垮掉者；换领行医执照有诸多窒碍；有业者认为中医进修是淘汰中医，消灭中医等。^④

4～5 月间，中央卫生部在京召开了几次有关中医工作的座谈会，了解到中医进修和中医行业存在的一些问题。^⑤其实，早在 1952 年，毛泽东已召见京城名医孔伯华，询以中、西医学问题。孔当晚上书毛，云："今欣逢毛主席洞察其旨，使祖国医学这一备受摧残、苟延残喘之数千年中华民族最丰富的文化遗产，得到发扬，幸何如之！愿尽绵薄，努力发掘，以期臻于至善。"显然，当时毛泽东对于中医处境及此后的处理办法已成竹在胸了。^⑥稍后的 1953 年春，周恩来也专门邀请另一位京城名医施今墨到中南海，讨论同样

① 中南行政委员会卫生局．中南区中医代表会议报告材料汇编［B］．湖北省档案馆，档号：MNM345，1953：7.

② 蒋伯英．邓子恢传［M］．上海：上海人民出版社，1986：439.

③ 同①．

④ 同②．

⑤ 方药中．从"团结中西医"与中医进修工作中所存在的问题谈到中医学术系统问题［J］．江西中医药杂志，1953（1）：17.

⑥ 田景福．京城名医孔伯华［J］．科学中国人，1995（1）：49.

问题。①

可见，中南区第一次中医代表会议举行之前，中央领导人已掌握了中医业者反映的主要问题，并在构想解决方案。尽管中南区卫生部与中央卫生部之间沟通的具体细节尚不得其详，按照"新三反"的工作要求，徐运北出现在这次会议上，就不足为奇了。②

（二）会议的主要内容及经过

经过认真筹备，中南区第一次中医代表会议于 1953 年 6 月 10 日上午在武汉开幕，14 日闭幕。出席代表 148 名，除中南区六省二市的中医、中药界代表 108 人，西医界代表 8 人，及各省市人民政府卫生厅、局、处长 16 人参加外，中央卫生部副部长徐运北及中南行政委员会、中南文教委、中南局统战部等部门首长也到会讲话，全国各大行政区卫生局也都派员参加。会议组织代表们参加了武汉市中医药联合改进会的欢迎茶话会及大会举行的经验交流座谈会，并参观了武汉市主要医院和联合诊所等机构。会前还召开了中南卫生局中医委员会成立会议。③

会上，中南行政委员会副主席陈铭枢、中央卫生部副部长徐运北、中南行政委员会卫生局局长齐仲桓都着重指出中医有悠久的历史，丰富的经验，中医学术也有一定的科学内容。各地卫生行政干部应认真加强团结中医工作，帮助中医努力学习，进一步提高学术水平。中南行政委员会文教委副主任潘梓年也强调："我们要以对待祖国宝贵遗产的态度，严肃地对待中医，帮助中医学术的整理与提高。"④

---

① 邢思邵．京门名医施今墨［J］．国医论坛，1987（3）：16.

② 中共中央文献研究室．毛泽东文集第 6 卷［M］．北京：人民出版社，1990：253.

③ 刘之康．中南区第一届中医代表会议传达报告［J］．江西中医药杂志，1954（7）：12.

④ 佚名．中南行政委员会卫生局召开第一届中医代表会议着重讨论了组织发挥中医力量、中医进修及整理中医学术问题，指出该区今后中医工作努力方向［N］．健康报，1953-07-02（1）.

会议传达了第二届全国卫生会议的精神，检查了三年来中南区执行中医政策的情况，代表们讨论并通过了中南行政委员会卫生局提出的关于组织发挥中医力量、中医进修和整理中医学术问题的三个工作草案。

会上还宣布，中南行政委员会卫生局关于中医工作的咨询机构中医委员会已在 6 月 8 日成立，共有 16 位委员。

"由于党政首长正确的领导和启发，提高了全体代表们的政治思想觉悟，会议情况热烈，充分发扬了民主，展开了批评与自我批评，暴露了不少存在的问题，提出了很多具体意见。"[①]中医代表对中医的地位、待遇问题、生活问题和组织联合诊所等问题提出了不少意见和困难，特别是反映基层在执行中医政策上的偏向。[②]

（三）会议关于主要问题的结论

代表们的意见得到了主办方的回应。会议闭幕时，齐仲桓在总结报告中承认，"三年多来，中医同志们的力量还没有得到充分发挥，主要原因是由于卫生行政领导部门，首先是中南卫生局对中医的领导工作还有许多缺点"。[③]具体而言：

（1）对中医的认识不够明确，不够客观：中国医药有悠久历史，几千年来，人民依靠中医解决医疗问题，它是有科学内容的。所以对中医的认识，是一个关键问题，也是影响中西医团结合作和影响今后共同进步提高的关键问题，过去我们在这一点上，有

---

① 刘之康.中南区第一届中医代表会议传达报告［J］.江西中医药杂志，1954（7）：12—17.

② 佚名.中南行政委员会卫生局召开第一届中医代表会议 着重讨论了组织发挥中医力量、中医进修及整理中医学术问题指出该区今后中医工作努力方向［N］.健康报，1953-07-02（1）.

③ 中南行政委员会卫生局.中南区中医代表会议报告材料汇编［B］.湖北省档案馆，档号：MNM345，1953：18.

不够明确的地方。

（2）对中医现有的力量认识不清楚：中南区究竟有多少中医不清楚，中医与人民的关系如何不清楚。过去常常是从一部分文化低的、作风不好的中医来了解中医，因此对中医缺乏了解；对于农民怎样的要求和依赖中医，也没有充分的认识，所以看不出中医的真正力量。

（3）领导上对中医政策的学习和认识不足：中央规定要"团结中西医"，要对中医进行团结、教育、改造。三年来，我们对于团结教育中、西医务人员重视不够，对于中南区一亿七千万人口需要依靠谁来解决疾病治疗问题认识不够，应该在爱国主义的基础上团结中西医也认识不够，团结没有明确的基础，所以流于形式；我们既然认识不够，所以不能教育省、专、市、县各级卫生人员。又如我们对中医教育改造停留在中医进修上，对进修目的、内容不明确，不结合进修工作发挥力量，对于进修以后，用什么方法继续进行教育和培养，办法少，又对如何组织中医缺乏正确认识，在这些问题上我们认识不足，自然会产生工作上的缺点。

（4）深入接触中医了解情况不够：对于中医究竟存在些什么问题，我们是不了解的，这就是领导脱离群众的官僚主义作风。又对于中医担任政府交付的临时任务，生活上没有得到适当照顾等问题，也是我们不了解情况的缘故。

作为具有示范意义的会议，上述内容实际上也是此后各级卫生部门谈及中医政策执行问题时的范本。如果没有上级的"启发"，这样承认和定性"错误"显然是不可能的。关于正确认识中医的重要性，会议主要从认识中医的"力量"和"前途"两方面加以强调。关于中医政策，齐仲桓指出：

什么是中医政策呢？总的说就是"团结中西医"。为什么要团结？因为中医是力量、有优点（原文为"良"）、有前途。需要通过团结、组织起来，以求发挥。另一方面，对于中医本身来说，所存在的弱点前面已经说过：是旧社会遗留下来的。也都需要通过团结、学习改造，互助合作，达到真正提高的目的。所以说通过团结、组织发挥好的一面，教育、改造不足的一面，这才是对中医真正的爱护和帮助，这就是中医政策的基本内容。①

在闭幕时的讲话中，徐运北肯定会议解决了"对中医工作的认识问题"，提醒卫生部门每个同志"应以严肃的态度，遵照团结的政策来慎重地对中医学术从事分析研究，而不是妄加批判的"。他还强调，会议"一致体会了中央团结中西医的政策是完全正确的。目前存在的问题，主要是在于贯彻和执行中央的政策做得怎样。如这次会上大家反映的……这说明了上级领导对下面的情况了解不够，发生问题没有去检查解决，工作中缺乏具体的指导，证明领导上存在官僚主义"。②

（四）贯彻第三届全国卫生行政会议精神与中医政策深度调整

上述会后不久，《人民日报》在京召集了一个关于中国医药问题的座谈会。8月26日，该报发表此次座谈会纪要《正确地对待中国医学遗产》，编者按认为会上"所提出的意见是正确的，卫生行政领导部门应予考虑采纳"③；9月25日，著名中医萧龙友和赵树屏在该报联名发表文章，支持上述会议纪要的观点。④

在此背景下，第三届全国卫生行政会议于1953年12月24～28日举行。

---

① 中南行政委员会卫生局.中南区中医代表会议报告材料汇编［B］.湖北省档案馆，档号：MNM345，1953：18.

② 同①：16-17.

③ 社论.正确地对待中国医学遗产［N］.人民日报，1953-08-26：（3）.

④ 萧龙友，赵树屏.对批判地接受我国医学遗产的意见［N］.人民日报，1953-09-25（3）.

这与第二届会议相隔仅一年，而第一、二届会议的间隔是两年多。各级军、政卫生部门负责人190余人参加了会议。贺诚在开幕式上的报告中，用相当的篇幅"深刻批判"了"几年来卫生工作中所存在的缺点和错误"；在5天会议期间，"经过小组讨论和大会发言，自下而上地展开了批评与自我批评，揭发和批判了各种错误，并讨论了今后的方针任务。"① 闭幕式上，中央人民政府文化教育委员会副主任习仲勋作了重要讲话。

1954年1～3月，各地先后召开了卫生行政会议，各地党政领导出席会议并作了指示，中医政策开始得到贯彻执行。② 此后，《健康报》两次报道各地召开同类会议的情况。③，④

1954年10月20日，《人民日报》发表社论《贯彻对待中医的正确政策》；次日，该报发表傅连暲撰写的社论《关键问题在于西医学习中医》；11月2日，该报发表社论《加强对中药的管理和研究工作》。上述三篇社论是对毛泽东7月30日对卫生部党组《关于加强中医工作的请示报告》的批示的进一步解读。而其主旨已由国务院文委秘书长钱俊瑞传达给这年7～8月间第一次全国高等教育会议的与会者。⑤

至此，新的中医政策的纲领基本成形。1954年12月23日，卫生部发出通知，要求各省、市卫生厅、局及医药院校进一步展开有关中医政策的

---

① 佚名.第三届全国卫生行政会议在北京举行　确定今后卫生工作的方针和任务［N］.人民日报，1953-12-31（4）.

② 佚名.华东卫生局和湖南、云南、武汉等省市先后召开卫生行政会议检查工作［N］.健康报，1954-04-02（1）.

③ 佚名.各地先后召开旧医代表会议　鼓舞了旧医为总路线服务的热情［N］.健康报，1954-05-07（1）.

④ 佚名.各地继续召开旧医代表座谈会［N］.健康报，1954-07-02（1）.

⑤ Kim Taylor.Chinese Medicine in Early Communist China1945-1963：A Medicine of Revolution.London and New York：Routledge［M］.2005：71-73.

学习。①

1955 年 2 月 4 日,《健康报》(第 371 期) 发表朱健的文章《批判王斌轻视歧视中医的资产阶级思想》。6 月 10 日, 全国文教工作会议闭幕。会上明确了文教工作的基本方针和政策, 并以中医问题为中心, 批判了卫生部某些领导人歧视和消灭中医的资产阶级思想, 指出几年来卫生部对中医问题采取了错误的政策, 是卫生部门工作中一项极为严重的方针性的错误。②

政策调整带来了中医政治地位的实质性改变。医疗卫生行业和中、高等教育全面向中医药开放, 卫生部设立了中医司, 省、市卫生厅 (局) 设立了中医处 (科); 中华医学会开始吸收中医会员, 各地成立了中医学会; 医院开始设置中医科, 公费医疗将中药纳入报销范畴。到 1956 年底, 中医药的各种机构设置已经齐备,"对待中医的正确政策"得到全面落实。

三、中南区中医代表会议的意义

1949 ～ 1953 年, 中国共产党在新民主主义革命的框架内, 对传统文化进行了有限度的改造。相对于此后不断强化的"革命"语境, 这一时期仍是有选择的。尽管如此, 中国共产党没有须臾忘却自身的崇高政治抱负, 一系列社会思想文化运动显示了执政党改造中国社会的信心和雄心。对于中医学的取向, 卫生部起初的设想实际上是与执政党改造社会和实施现代化的整体构想和逻辑是一致的, 因而与延安时期确立的"中西医合作"的方针有微妙的区别。卫生部出台的旨在有效管理中医行业, 使之更符合新国家医疗卫生工作需要的政策, 遇到了业者可想而知的抵抗, 由此派生的问题最终带来了改变。从第一届全国卫生会议上主要领导的讲话到中南区中医代表会议上齐仲桓对"中医政策"的界定, 则可看出中央对回归延安传统的关注以及对卫

---

① 佚名. 卫生部通知各地卫生部门进一步展开有关中医政策的学习 [N]. 健康报, 1954-12-24 (1).

② 该书编辑委员会. 新中国中医事业奠基人吕炳奎从医六十年文集 [M]. 北京: 华夏出版社, 1993: 5-6.

生部的不满。中南区中医代表会议上徐运北的出场，以及对此前中医工作的否定，标志着中华人民共和国成立初期中医政策出现了转折点。

如果忽视党的领导人对延安时期卫生政策的重视，脱离中华人民共和国成立初期的政治环境，就无法理解卫生部为何陷入这样的漩涡，也无法理解中医政策问题为何成了撬动卫生部这个"独立王国"的一支重要杠杆，而后来"对待中医的正确政策"又何以影响中国医疗卫生行业数十年。1955 年 11 月，中央防治血吸虫病研究委员会成立，由柯庆施等同志负责。这年晚些时候，贺诚调离卫生部。从 1952 年底开启的调整进程，至此已大大深化，卫生工作不再由卫生部专美，专业技术人员的重要性已开始下降。与此同时，中医得以进入西医的几乎所有领地，西医则被要求学习中医，现今中医行业的基本格局在此期间逐步形成。原本起于青萍之末的微风细浪，最终成为一场风暴！

（中医文献杂志，2018（4）：59-63.）

献方与采风

中医药的地域性发展和家族性传承特点，尤其是各地中药品种和使用习惯的不同，决定了民间大量单方、验方和秘方的存在。1954年后，随着"对待中医的正确政策"贯彻落实，中医业者"重获解放"，中医纷纷用献方表达喜悦和感激之情。有组织的采风、访贤始于河北省卫生厅十大中医工作部署，一些省市也同时开展了这类工作。这两项工作最终引起高层的关注，并借由卫生部的推动成为风靡大江南北的群众运动。正式及非正式出版的大量单方验方、秘方集是这一运动的副产品，部分资料在今天看来仍有价值。由此触发20世纪50年代后期药用植物研究的热潮，成为60～70年代"中草药运动"的前奏。

验方指"有效验的方药"[①]，不见载于医书，临床有效而流传于民间者，亦称偏方，以别于经方。单方专治某种疾病，通常药味简单。许多单方有确切的临床效果，亦属于验方范畴，因而，单方、验方常相提并论。[②] 单方、验方是中医药重要的民间存在形式，具有价格低廉，能治疗特殊疾病或者起到特殊治疗效果的特点。秘方包含上述两类，唯因医家或个体掌握，秘不外传而已。

献方特指1941～1959年间在党的中医政策形成和贯彻过程中，由中医业者自发献出秘方、验方、单方，扩展到政治动员下业者与普通民众贡献秘

---

① 中医药学名词审定委员会.中医药学名词2004［M］.北京：科学出版社，2005：170.

② 黄鑫，黄涛，黄华.经世致用：仍主宰着近代中医方书的发展［J］.医学与哲学（人文社会科学版），2007，28（12）：67-68.

方、验方、单方（后径以"三方"代称之）的行为。采风始于河北省访求民间良医和"三方"的"访贤采风运动"。"大跃进"期间，献方和采风演变成全国性的群众运动，产生了大量"三方"（汇选）集，并带动了新中国药用植物、中兽医的研究热潮。

目前所见的专门研究，仅有张瑞贤等《20世纪50年代的献方运动》[①]，其重点在评述1958年全国中医中药工作会议（以下简称"保定会议"）后的献方，并视之为"文革""中草药运动"的前奏。

一、中西医合作方针与延安时期的献方

党领导的中医工作中，最早的献方见于延安时期，意在配合"中医科学化"及后来毛泽东提出的"中西医合作"方针，打破传统中医的保守风气，使验方、秘方广泛流布，并借此提高中医政治地位。后来这一做法在党领导的各根据地推开。

（一）中西医合作方针的提出与李鼎铭推动献方

1941年9月，陕甘宁边区国医研究会召开第二次代表会议，讨论国医科学化及中西医共同开展医药工作等问题。与会中医人士献出治疗夜盲症、腹痛、心痛、花柳等病的"祖传秘方"十余种，这是党领导的中医工作中第一次公开献方。[②]

在推动中医业者献方方面，既是中医业者，又素为毛泽东所推重的陕甘宁边区政府副主席李鼎铭（1881—1947）发挥了重要作用。1944年7月，在接受《解放日报》记者专访时，李鼎铭系统阐述了中西医合作的必要性、长期性，指出两方面都必须为此多求接近机会，互相谅解，把各自的经验、技

---

① 张瑞贤，张卫.20世纪50年代的献方运动［J］.中华医史杂志，2009，39（5）：303.
② 卢希谦，李忠全.陕甘宁边区医药卫生史稿［M］.西安：陕西人民出版社，1994：117.

术毫无保留开诚布公地讲出来。^①他批评了中医的宗派和保守观念，表示愿以身作则，将毕生行医经验及所有良方全数贡献出来，以号召所有中医摒弃保守观念。

1944年10月16日，在参加边区文教会议的医药卫生组讨论时，李鼎铭号召中医公开各自的秘方，由政府汇集付印，分发各地采用。子洲县中医马汝林当场献出两本秘方，其他中医亦献出自己的经验和秘方。^②这则消息以《李副主席号召中医公开秘方》为题发表在10月18日的《解放日报》第1版。10月30日，毛泽东在陕甘宁边区文教大会上发表重要讲话，明确提出党在新民主主义革命时期的"中西医合作"方针。^③

11月16日，边区文教会议通过了《关于开展群众卫生医药工作的决议》，后经边区参议会批准公布。其中提到：中医应努力学习科学与学习西医，公开自己的秘方和经验。这是党领导下第一份鼓励中医献方的文件。

12月6日，李鼎铭在陕甘宁边区第二届参议会第二次大会上作《关于边区文教工作的方向》的报告。他指出，自4月毛主席提出"中西医合作"以来，边区即组织各地的医药研究会和召开医药座谈会，发现了很多模范医生，公开了很多秘方。他强调，一切部队机关的西医必须兼为群众服务；帮助、研究、改造中医中药。对一切中医劝其公开秘方与经验，劝他们努力学习科学，改造自己的业务。^④

次年3月，陕甘宁边区中西医药研究会成立。该会将"征集研究切合边区地方人畜需要之药方并介绍推广之"列入其任务中。^⑤

---

① 佚名.李副主席号召边区中西医要合作互助［N］.解放日报，1944-7-14（1）.

② 常银山，常龙.爱国典范李鼎铭［M］.西安：陕西人民出版社，1999：96.

③ 李剑."团结中西医"方针的演变和确立［J］.中华医史杂志，2014，44（6）：341–347.

④ 同②：98.

⑤ 卢希谦，李忠全.陕甘宁边区医药卫生史稿［M］.西安：陕西人民出版社，1994：192.

（二）献方在其他根据地的扩展

献方的做法直接影响其他根据地，而召集中医业者座谈并动员献方的样式也广泛仿行，直至 20 世纪 50 年代中后期。1947 年 12 月，冀鲁豫行署卫生局召开医药卫生座谈会讨论中西医合作问题，通过经验介绍和讨论，消除了中西医间的成见，并号召中西医要认真做人民的医生，明确为人民服务的观点，不要拿架子，有效的秘方广泛传播，使广大农村群众减少疾病的痛苦，降低死亡率。①

清丰②和振堂③两县先后召开了全县医生座谈会，经过动员，征集到了一批秘方、验方。冀南行署遂于当年 7 月办起了中西医学研究社，至 1949 年 3 月已有 20 名社员，社员约定：中西医生互献秘方，克服保守性。大家都明了自己献一个，就能换回大家的二十个。④

1949 年初，中医业者王曾岳提出建议，既然城乡医药资源分布不均衡，又值国家百废待兴，"医药困难一时还不可免，这种偏方在一定的时期还可以推广运用"。建议各地卫生部门制订计划，利用现有医药界的组织，使中西医相互结合，去专门搜集、研究、分析、实验，求得对偏方的正确应用方法后，再介绍给广大群众，这对目前临时解决农村买药困难，是会有帮助的。⑤

可惜这一建议没有引起卫生部门的重视。

---

① 佚名. 要为群众当医生　冀鲁豫中西医集会［N］. 人民日报，1947-12-07（2）.

② 佚名. 好好给群众看病　转变财迷旧脑筋　清丰医生座谈检讨［N］. 人民日报，1947-12-25（2）.

③ 佚名. 加强群众卫生工作　振堂成立医药研究会［N］. 人民日报，1948-06-25（1）.

④ 佚名. 冀南试办中西医务研究社　实行会诊互献良方［N］. 人民日报，1949-03-12（2）.

⑤ 王曾岳. 关于偏方问题［N］. 人民日报，1949-02-14（4）.

二、中华人民共和国成立初期的中医献方

（一）中医政策调整前后的中医献方

1. "重获解放"的喜悦和感激

中华人民共和国成立之初，中医业者对新政府寄予了极大的期望。卫生部《1950 年工作计划大纲》也曾提出：拟专门召集一次全国性的中医会议，采用科学方法研究中药验方，取其有效成分，加以精制，逐渐推广。[①]

但 1954 年之前，由于面临大量的卫生防疫工作和各种政治运动，专业研究机构暂付阙如，这项工作没能引起重视。中医业者虽然接受了政府倡导的"科学化"改造，积极参与卫生防疫等工作，卫生部门及地方政府并未给予中医业者应有的尊重和待遇，反而对中医业者加以种种限制。直至毛泽东出面干预，才逐步扭转了这一状况。通过自上而下地开展中医政策的贯彻落实，各省、市纷纷召集中医代表会议或中医座谈会，贯彻"对待中医的正确政策"，纠正此前的做法。

据《健康报》报道，1954 年 9 月至 1957 年 3 月，中医代表会议或中医座谈会由大区、省级扩展到县、区级。以华东区和上海市中医代表会议为例，会期从 1954 年 10 月 5 ～ 14 日，长达 10 天，中共中央华东局书记谭震林、宣传部副部长匡亚明、统战部副部长陈同生及中共上海市委宣传部部长彭柏山、上海市人民政府副市长金仲华先后到会讲话，显示出前所未有的重视。会议期间，许多老年中医公开交流了他们历年积累的医学经验。[②] 这期间的《健康报》报道的中医代表会议或中医座谈会，几乎都有中医业者献方环节。过去，许多中医抱着"有子传子，无子传贤；无子无贤，抱卷长眠"的思想，验方秘方不轻易外传。这方面，卫生部门的中医政策宣讲和动员发

---

① 佚名.中央人民政府卫生 1950 年工作计划大纲 [N].健康报，1950-05-04（2）.

② 佚名.华东和上海市举行中医代表会议 [N].健康报，1954-10-22（1）.

挥了重要的作用。

"通过学习……四川省郫县 70 多岁的老中医钟载阳献出祖传治疗腹水的秘方，江津县中医邱文正献出跳骨丹，江苏省第二康复医院杨雨辰医师将家传三代的验方四册献给省卫生厅研究。据河北、河南、四川、青海、贵州、湖南、湖北、热河等省的不完全统计，到（1955 年）5 月 10 日止，中医们所献的验方、秘方、单方，已有 3000 多个"。①

迟至 1957 年 3 月举行的贵州省首次中医代表会议，与会的汉、苗、侗、布依、水、回、彝等民族的中医和民族医代表献出的秘方、验方多达 580 首。②

2. 献方行为的泛政治化

贯彻"对待中医的正确政策"涉及卫生工作的各方面。1955 年 3 月召开的全国卫生科学研究委员会第一届第四次会议讨论确定的 1955 年的研究任务中，强调：

> 各医学研究、教育机构必须特别重视发扬祖国医学遗产，努力学习这份具有丰富经验的医学知识……因此，整理和发扬祖国医学遗产，对中医中药知识和中医临床经验进行整理和研究，搜集和整理中医中药书籍（包括民间验方、单方），使它提高到现代的科学水平，是我们医学科学研究工作者的光荣任务。

《健康报》专门为此编发了社论。③实际上，整理、提高中医学术及经验的使命，自延安时期就已指定由医学科学研究工作者承担，这次不过是旧话重提。

献方和献宝最终出现在国家的政治舞台上。1956 年政协全国委员会第二

---

① 佚名.许多省市的卫生人员学习中医政策收获很大［N］.健康报，1955-05-13（1）.

② 夏训炎，王祖雄.贵州省召开首届中医代表会议［N］.健康报，1957-04-02（1）.

③ 社论.加强医学科学研究工作［N］.健康报，1955-03-04（1）.

次全体会议期间，重庆市第一中医院院长吴棹仙[①]把《子午流注环周图》献给了毛泽东主席。《健康报》编发的《毛主席和中医施今墨[②]谈话》《毛主席和石家庄传染病院中医郭可明[③]握手》《重庆市第一中医院院长吴棹仙向毛主席献"子午流注环周图"》等照片，立即引起全国医药界的轰动。[④]该期《健康报》还配发了吴棹仙《我把"子午流注环周图"献给了毛主席》一文。

同年6月举行的第一届全国人大第三次会议上，卫生部部长李德全（1896—1972）在发言中提道："特别值得提出的是许多中医中药治疗方法的发现。迄今为止已发现了400多种治疗血吸虫病的单方、复方，其中有27种也经临床证实具有很好的疗效，再一次证明我国医学的医疗效果是卓越的，与疾病作斗争的经验是异常丰富的。可以设想，在消灭血吸虫病的斗争中，中医中药将发挥其更伟大的作用。"[⑤]表明了卫生部门对献方行为及验方疗效的肯定。

3. 秘、验方的整理、汇编与出版

据《健康报》报道，较早组织整理和研究验、秘方的是徐州市卫生局。1954年10月，徐州市已收集到62位中医献出的265个验方、效方。该市卫生局聘请了经验比较丰富的9名中医组成验方审查研究组，以分工负责与集体研究相结合的方式审核这些验方。经过甄审，将验方分为三类：第一类是

---

① 吴棹仙（1892—1976年），名显宗，四川巴县人，中医。1915年毕业于重庆存仁医学校，后从针灸家许直祁游，得"子午""灵龟"针法秘传。1955年以"特邀代表"参加全国政协会议，向毛主席献《子午流注环周图》。

② 施今墨（1881—1969年），祖籍浙江萧山，原名毓黔，中医临床家、教育家，近代中医领袖人物之一。长期从事中医临床，治愈了许多疑难重症，创制了许多新成药，献出700个验方。

③ 郭可明（1902—1968年），字大德，河北正定人，著名中医、温病学家，治疗流行性乙型脑炎成绩卓著。

④ 佚名.政协全国委员会第二次全体会议闭幕［N］.健康报，1956-02-10（1）.

⑤ 佚名.消灭危害人民健康最严重的疾病——李德全部长在第一届全国人大第三次会议上的发言［N］.健康报，1956-06-22（1）.

以适用常见病、易得药、认为临床应用上已证实有效者；第二类是以适用于常见病、易得药、认为临床上使用有效而尚未经科学证实者；第三类是治少见病、离奇药、临床疗效不显著者（保留之）。而后，"将第一、二类验方中选出了 18 个，结合季节，在有条件的联合诊所中做重点实验，以便肯定效用后推广。"①

为确证秘方疗效，杭州市卫生局采用了组织中西医共同讨论、分析的方式②；而南通市则召集"中医验方试用座谈会"，由中医师介绍验方试用情况并进行讨论，这些做法显然是稳妥而令人信服的。③

儒医传统丰厚的江苏省，1954～1958 年底已收集献方 3 万余张。该省循"积极整理，广泛试验，慎重推广"原则④，将各地中医师献方交江苏省中医中药学术研究会分类整理，经"卫生部门和著名的中医师进行了研究和鉴定"后，于 1956 年 4 月出版了《中医秘方验方汇编》（第一集），汇集286 名中医师贡献的 708 首秘、验方。⑤ 显然，此时尚未受到政治因素影响，秘、验方来源仅限于中医业者，复经认真的实验和研究，而汇编出版的验方不足千首。尽管该省有南通中医院的陈照（1883—? ）治疗疬方、季德胜（1898—1981）蛇药等全国著名的献方和采风成果，但儒医传统仍占据上风，"很多中医有正统观念，认为秘方、单方是偏方，不正规"；对所献处方，"有的经中医鉴定，认为中医书上没记载而否定"；对有毒中药的使用更加慎重，强调"不应贸然从事，竭力防止发生意外"。⑥ 直到保定会议结束后，江

①　秦茂林.徐州开始整理和研究中医验方［N］.健康报，1954-10-15（2）.

②　佚名.杭州市卫生局举行中西医学术座谈会讨论和分析中医外科秘方"清凉膏"［N］.
健康报，1955-05-27（2）.

③　佚名.南通市召开中医验方试用座谈会［N］.健康报，1955-05-27（2）.

④　顾尔钥.高举党的中医政策红旗　向伟大的祖国医学宝库进军［N］.健康报，1958-
12-06（3）.

⑤　佚名.《中医秘方验方汇编》出版［N］.人民日报，1956-04-12（3）.

⑥　江苏省卫生厅.搜集和整理验方秘方［N］.健康报，1958-12-13（4）.

苏省卫生厅党组副书记顾尔钥发表的文章仍坚持认为，单方、验方及一技之长固应重视，但其推广应用，必须与中医的辨证论治相结合。"中医有'法可定，方无穷'的说法，这也是值得注意的[1]。"这可谓那个时代一份难得的清醒。

据《全国总书目》，1955 年前各地均未出版由卫生主管部门和中医机构、团体编选的验、秘方集。1955 年江苏、福建两省出版了中医验方集。1956 年扩展至山西、江苏、河北、辽宁、黑龙江、福建 6 省；1957 年云南、四川、河南、广东、山东、陕西 6 省及西安市出版了这类验方集，中医研究院整理出版了《中医验方汇编（第一集）》，河北、山西、黑龙江等省则出版了续集；1958 年 11 月前，广西、吉林、安徽、贵州、青海等省和重庆市、武汉市组织出版了验方集，江苏、河南两省出版了续集。换言之，1958 年底保定会议之前，全国 27 个省级建制中已有 17 个省和 3 个市开展了收集整理工作并出版了中医验方集（另据 1958 年 12 月 14 日《人民日报》，至 1958 年 12 月时有 23 个省市出版了验方集）[2]；而从组织主体而言，有省、市、区卫生厅局，也有卫协会和中医中药研究委员会。这些工作和成果为保定会议提出更"全面深入"的全国性秘、验方采集工作奠定了重要基础。

（二）河北省卫生厅组织"访贤""采风"

1. 河北省卫生厅落实中医政策情况

1954 年中共中央发出改进中医工作的指示后，河北随即召开了全省卫生行政会议，"彻底地检查了对党的中医政策执行情况，在省的历次党代会、省委全会和省人代会，都对中医工作进行了研究和指示。"[3] 该省第一次中医

---

[1] 顾尔钥.高举党的中医政策红旗　向伟大的祖国医学宝库进军 [N].健康报，1958-12-06（3）.

[2] 佚名.采百万锦方　为万民造福　各地收集和推广的民间药方有显著疗效 [N].人民日报，1958-12-14（1）.

[3] 郗光.几年来执行中医政策的情况和经验 [J].中医杂志，1958（12）：799-805.

代表会议于 1954 年 11 月 13～20 日在保定召开，重点是"认真地自下而上地进行了批评，揭发了各级卫生行政部门和其他有关部门过去轻视、歧视和排斥中医的错误思想和行为，到会的各级卫生行政部门也自上而下地进行了检查"。此后，"逐级召开了中医代表会，征求意见，听取批评，不少县市把贯彻中医政策列入政府工作内容，在人代会、三级干部会上进行传达贯彻"。从 1955 年起，该省相继开展包括访贤求贤、采风在内的全省范围医药卫生"十大运动"，"扭转了对中医歧视、轻视、限制、排斥现象，打击了资产阶级思想，鼓舞了中医情绪，充分发挥了中医作用。"[①]

2. 组织中医拜访团深入农村

正是在上述背景下，河北省迈出具有历史意义的一步。1956 年 3 月 16 日，《健康报》刊发《河北省组织中医拜访团拜访中医》的报道，宣告这一行动的开端，其宗旨是深入农村拜访当地名医，征求他们对开展中医工作和发扬祖国医学遗产的意见。

7 月 20 日，《健康报》刊发卢晓采写的《河北省组织中医拜访团的经过》，全面介绍了这项工作的详情，并在该期头版发表社论《深入农村拜访中医》。

此举由河北省卫生厅、卫协会联合组织，抽调 33 名干部组成拜访中医工作团，分成 3 个分团，历时 30 多天，跋涉 5 千多里，"于本年 3 月初旬到 4 月初旬分赴全省各地进行拜访，深入到 9 专、3 市、116 个县，与数千群众取得了联系，拜访了 784 名中医，广泛征求了意见，进一步了解了中医情况"。[②] 拜访团出发前，组织学习了中医政策，讨论了工作方法，明确了"访贤求师"的拜访态度，提出了"访得细、访得快、访得宽"的工作要求，划分了拜访地区，做了拜访计划。在拜访过程中，3 个分团都主动地争取了当

---

① 康凤祥.陕西等省举行中医代表会或中医座谈会 黑龙江省卫生厅召开中医工作座谈会［N］.健康报，1954-11-26（2）.

② 卢晓.河北省组织中医拜访团的经过［N］.健康报，1956-07-20（3）.

地党政领导和卫协会的支持和配合。据报道，许多地区党委统战部和卫生行政部门也派员参加拜访，有的县长还亲自出马，使拜访工作得以顺利开展。为确保了解到真实的情况、推进中医工作的目的，拜访团采取了慰问中医和个别拜访漫谈、向群众打听、随访患者、召开小型座谈会、参观诊疗等方式。在短短两个月时间，拜访团在 784 名受访的中医当中，就发现了治疗经验丰富、深通医理、在群众中享有较高威信的名医 160 多位；受访中医则热情地献出了 250 多个秘方和 57 部专著。[①] 每结束一地的拜访后，拜访团还将涉及中医政策的情况向当地领导反馈，促进了中医政策更好地落实。

河北省卫生厅和卫协会组织"访贤"后，"各专、市、县、乡也相继组织拜访团，深入到广大中医群众中召开座谈会和登门访问。"[②] 这一运动到 1956 年底才结束，持续了 9 个月。除了将各地访贤中发现的有专长、有真才实学的中医延聘到国家医疗机构工作外，也借此了解并解决了诸如中医联合诊所征税、中医使用不合理等问题，使许多中医深受感动，达到了预设的目的。当时河北省卫协会介绍参加公立医疗、教学、研究机构的中医会员已有 3571 人；该省各级公立医院先后设立了中医科、中医门诊部，省级也设立了中医院、中医研究所、中医学校等，"所有这些机构的中医人才，几乎全都是经卫协会的了解、考察而推荐的"。[③]

自 1954 年以来，河北省就注意在中医代表会、座谈会、经验交流和各种中医会议上征集民间验方、宝技。1955 年秋又在全省开展过一次献方运动。河北省卫协会将几年间收集到的两万多件秘、验方汇集整理，于 1956 年 9 月由河北人民出版社出版了《中医验方汇选》（内科第一集）。[④] 该书出版后颇受好评，各方来信"有催促迅速出版其他各集的；有提出编审上的指导意

① 佚名.深入农村拜访中医［N］.健康报，1956-07-20（1）.

② 郗光.几年来执行中医政策的情况和经验［J］.中医杂志，1958（12）：799-805.

③ 杨农安.介绍河北省卫协会［N］.健康报，1957-12-20（3）.

④ 佚名.河北省卫生厅.采集百万锦方——开展全民采风运动的经验［N］.健康报，1958-12-13（4）.

见的；有把自己的秘方验方寄来希望推广的；还有不少大夫见到自己的方子膺选而表示兴奋，决心更加积极研究的。"[1] 河北人民出版社更将该书列为1956 年度读者最欢迎、最畅销的好书之一。[2] 该省卫协会后来陆续编选、出版了《中医验方汇选》《麻疹中医防治法》《流行性乙型脑炎中医治疗法》等7 种，形成较大影响。以《中医验方汇选》(外科第一集)为例，到 1962 年6 月时已第 6 次印刷，单种印数达 68900 册。

3. 更大的目标：百万锦方

随着工农业生产的"大跃进"，尤其是全国医药卫生技术革命经验交流会上卫生部党组书记兼副部长徐运北（1914—2014）提出有关要求后，河北省卫生厅于 1958 年 10 月发起了"全民采风运动"。运动的口号是：人人献计，个个献宝，把散在民间的东西挖深、挖透、挖光。此时的"全民采风"已经具备"大跃进"时期群众运动的典型特征。河北省卫生厅将该运动的主要做法总结为 5 条。

第一，书记挂帅，全党动员，逐级布置，层层发动。

第二，利用报纸、广播各种宣传工具，深入食堂、田间、工地，广泛开展宣传工作。既要打破有方不献的保守思想，造成献方光荣的空气，又要打破认为"土办法无大用，是平常事"的自卑思想。号召有宝献宝无宝找宝、人人参加献方运动。

第三，召开群众献方大会、中医献方大会、妇女座谈会、老年座谈会，发现线索，采集珍宝。经验证明，这些人因为是土生土长，谁家有方，了如指掌，完全能够挖净、挖光。

第四，一面搜集一面访问，发现了重要东西要及时深入藏家采

---

[1] 河北省卫生工作者协会.中医验方汇选·外科第一集［M］.石家庄：河北人民出版社，1957：序言.

[2] 杨农安.介绍河北省卫协会［N］.健康报，1957-12-20（3）.

集，拜访患者，证明虚实，肯定疗效。

第五，边搜集边整理。为此，有些县市专门成立了搜集单方办公室，由专人负责进行分类整理、集册成书发行推广。

其效果一如"大跃进"其他运动。河间县"苦战三天收集起来 1790 个方子，经初步审查，据 10 月底时统计，全省已采集单方、土方 162000 件。有 1092 个都是有很高价值的，其中有很多是大卫星"。① 徐水县则开展了中医三献运动（献方、献宝、献一招拿手经验）。"在最近召开的全县中医工作现场会上，不到四小时就献出秘方、验方 365 个和手抄验方一本，相当于过去五年全县献方总和的 70%"，"这些单方治疗范围很广，大多适应多快好省的方针"。② 河北省的这些措施不仅得到卫生部的肯定，也成为此后在全国推行的"规定动作"。此时的献方和采风运动已成为医药卫生"大跃进"的一部分，数量、速度和"放卫星"成为最受关注的重点。

在保定会议前，实际上许多省、市都已开展了献方、采风运动，成绩亦相当可观。江西省中医药研究所于 1958 年 8 月初组织了一支 64 人的"访问名老中医工作组"，在全省范围内进行了为期二十多天的访问工作，共访问名老中医 556 名，优秀青壮年中医及有一技之长的群众 255 名，收集老年中医整部著作 55 种，医案 469 则，验方秘方 501 种，草药标本 63 种，其他医话及短篇论文 115 篇。③ 他如福建、江苏均开展了此类工作。

（三）卫生部举办全国医药卫生技术革命经验交流会

在"大跃进"的洪流中，卫生部也努力跟上步伐。1958 年 6 月，中国共

---

① 郗光．几年来执行中医政策的情况和经验［J］．中医杂志，1958（12）：799-805.

② 佚名．继承发扬祖国医学遗产　徐水县开展中医三献运动［N］．健康报，1958-10-22（4）.

③ 佚名．江西省中医药研究所派人深入各地进行访问　整理总结名老中医学术经验［N］．健康报，1958-10-22（4）.

产党卫生部机关召开第二次代表大会，结合中国共产党八大二次会议提出的技术革命和文化革命号召，动员党员干部破除迷信，解放思想，依靠群众，发扬敢想、敢说、敢做的精神，"插红旗，拔白旗"。《健康报》专门配发了题为《破除迷信　解放思想》的社论。会上形成了《中国共产党卫生部机关第二次代表大会关于党委会的工作报告的决议》，号召所属开展卫生工作"全面大跃进"。①

1958 年 9 月 8 ～ 19 日，卫生部在北京召开全国医药卫生技术革命经验交流会议。各省、市、自治区卫生行政干部、专家及国务院有关部门的代表 930 余人参加了会议。同时举办了全国医药卫生技术革命展览会。会议的筹备"得到了中共中央和国务院正确的指示……运用大鸣大放、大争大辩、大字报的形式开展了在技术革命中社会主义和资本主义两条道路和两种方法的斗争。在伟大的技术革命中，中医中药一马当先，显示了祖国医学对防治疾病的巨大力量，进一步证明了党的中医政策的正确和祖国医学遗产的丰富多彩"。②

10 月 10 日、12 日，周恩来总理和朱德副主席在卫生部领导陪同下分别参观了展览会③，周恩来等还接见了与会代表。④《健康报》分 5 次介绍了展览会的盛况。除了"除四害"、消灭疾病的内容，尤其引人注目的是，"中医馆是北京劳动人民文化宫举行的全国医药卫生技术革命展览会的第一部分"。从"叫高血压让路""让恶性肿瘤低头""聋哑人欢呼社会主义好"等展品标题中可以看出，这些从 7401 件展品精选出来的民间中医的秘方绝技可能产

---

① 佚名.促进卫生工作全面大跃进　中国共产党卫生部机关第二次代表大会闭幕　徐运北同志在闭幕会议上讲话［N］.健康报，1958–06–21（1）.

② 徐运北.破资产阶级医药权威　立无产阶级卫生志气［J］.辽宁医学杂志，1958,1(1)：3–11.

③ 《当代中国·卫生卷》编委会.当代中国卫生事业大事记［M］.北京：人民卫生出版社，1993：89–90.

④ 佚名.中共中央副主席周恩来同志等接见矿产、医药、科学三个会议的代表［N］.人民日报，1958–09–18（1）.

生的震撼效果。① 展览会上，出自河北承德民间医生盛子章②治疗梅毒的秘方"清血搜毒丸"和"三仙丹"，石家庄中医治疗乙脑等一批中医秘、验方和经验受到极大关注。会后，由人民卫生出版社出版了9个分册的《全国医药卫生技术革命展览会资料选编》中，"验方"分册印数达2万册。这次全国性的会议结束后，许多省、市也继起仿行，分别举办了同样主题的展览会。

在此次会议的总结报告中，徐运北强调，"党的领导，政治挂帅，大破资产阶级医药权威"是医药卫生技术革命能否实现的根本关键，技术革命必须搞群众运动，并提出：

> 立即开展一个采集单方、秘方、验方和一技之长的采方运动……各地区要广泛展开宣传，运用现场会、座谈会、个别采访、号召献宝、献方等方式大搞特搞，以期在一、二年内每乡出一本单方、秘方、验方汇编，每一省总结出一本对某些疾病具有特效的验方，加以推广。③

值得注意的是，与上述会议和展览会几乎同时，1958年10月11日，毛泽东在对卫生部党组关于西医学中医离职学习班的总结报告的批示中指出：

> 中国医药学是一个伟大的宝库，应当努力发掘，加以提高。

这份批示于1958年11月18日转发给上海局，以及各省、市、自治区

---

① 佚名.祖国医学光芒万丈——全国医药卫生技术革命展览会介绍之一 [N].健康报，1958-09-19（4）.

② 盛子章（1897—1969年），河北隆化人，自幼从父学医，后在河北、内蒙行医，曾任承德市中医院副院长。1956年献"清血搜毒丸"等方，1959年获得国家金质奖章。

③ 徐运北.破资产阶级医药权威 立无产阶级卫生志气 [J].辽宁医学杂志，1958，1（1）：10.

党委。1958 年 11 月 20 日，这个批示连同卫生部党组的报告发表于《人民日报》，而此时正值保定会议期间，与会者的感受可想而知。[①] 从 "伟大宝库" 一词被引用的情况看，卫生部和媒体当已知晓这些政治操作之间的关联，并积极配合政治和卫生工作的推进。

（四）保定会议推波助澜

1957 年底，各地爱国卫生运动已出现你追我赶的热烈场面，许多地方竞相提出 "四无城" "七无市" 的口号。1958 年 1 月 3 日，毛泽东手拟《中央关于在全国开展以除四害为中心的爱国卫生运动的通知》[②]；5 日，毛泽东视察了杭州小营巷，由此大大推动了全国范围以 "除四害、讲卫生" 为口号的爱国卫生运动。2 月 4 日，看到中共河北省委办公厅 1 月 31 日报送的关于开展 "除四害" 爱国卫生运动情况的简报后，毛泽东对河北省的做法和成绩十分赞赏，当即批示《人民日报》总编辑吴冷西 "此件可发表，广播"。该简报随即改写为新闻报道，以《河北省除四害战斗兵团围歼四害，春节前全省将展开搜索战》为题发表于次日的《人民日报》上。[③] 河北不仅由此成为开展爱国卫生运动的先进典型，也成为 "贯彻中医政策的一面红旗"[④]，卫生部将全国中医中药工作会议地点选定在保定也就不足为奇了。

1958 年 11 月 17 日～12 月 3 日，卫生部组织的保定会议举行，各省、市、自治区党员卫生厅（局）长、高等医药院校长或党委书记 300 余人参加了会议。卫生部党组书记徐运北作了工作报告和会议总结，中宣部副部长张际春、国务院文教办公室副主任张稼夫到会作了重要讲话。徐运北在开幕时指出：

① 中央文献研究室 . 建国以来毛泽东文稿第 7 册［M］. 北京：中央文献出版社，1998：451–453.

② 同①：4.

③ 同①：70–71.

④ 张瑞贤，张卫 . 20 世纪 50 年代的献方运动［J］. 中华医史杂志，2009，39（5）：303.

　　这次会议是一次整风会议，是一次现场会议，也是一次组织中医中药工作大跃进的会议。①

　　保定会议目的是重点解决党内思想认识和中医中药工作中的一些问题，以深入贯彻党的中医政策。会议同时举办了河北省中医中药展览会，分5个展馆集中展示河北贯彻中医政策及采风访贤的成果，其中"采风馆""卫星馆""红旗馆"展示的16万余张单、验、秘方和一系列轰动全国的采风成果吸引了各地参观者。会上，河北省卫生厅重点介绍了开展中医工作的情况。经过16天的报告、讨论、参观，会议对今后中医中药工作做了以下安排。

　　（一）首先在卫生人员中，特别是在领导干部中开展一个中医政策的学习运动。

　　（二）大搞西医学习中医运动。

　　（三）开展群众性的采集验方、秘方的运动。

　　（四）继续办好中医学院与中医带徒弟。

　　（五）广泛开展中医研究工作。

　　（六）大力改革医院工作，充分发挥中医作用。

　　（七）大力发展中药生产，加强重要经营管理工作。②

　　实际上这与徐运北在会议开幕讲话中提到的工作要点是一致的。

----

① 佚名.全国中医中药工作会议开幕　徐运北同志向大会作报告［N］.健康报，1958-11-19（1）.

② 《当代中国·卫生卷》编委会.当代中国卫生事业大事记［M］.北京：人民卫生出版社，1993：90-91.

11月24日，《人民日报》刊发了河北省开展中医工作十大运动的报道①，并配发评论员文章《让祖国医学大放光彩》②，盛赞河北的做法，充分肯定中医的科学性，强调党对中医工作的领导和群众运动的重要性，认为河北省在中医工作中，始终抓住"发动群众"这一法宝，才"使中医工作一个高潮接着一个高潮的胜利前进"。11月28日，《人民日报》发表新华社记者采写的《伟大的祖国医学宝库——河北省中医中药展览会侧记》①，用更多的事例说明祖国医学宝库的重要和伟大。

《健康报》对保定会议作了全程报道，并先后发表《抓住思想关键　将中医药工作推向新高潮》（11月19日）、《党的中医政策的胜利》（11月26日）和《贯彻党的中医政策必须大搞群众运动》④等社论。卫生部及直属单位于12月6日开始学习贯彻保定会议精神，卫生部生物制品检定所于12月14日组织了一个百人参观团，到保定参观河北省中医中药展览会。⑤

三、采风和献方运动的回响

（一）各地积极响应

一个以采集单方、验方、秘方和一技之长的全民采风运动随即在全国展开。山西省于保定会议结束的第2天（12月3日）即颁布《山西省1959年卫生工作主要任务》，要求"在全省范围内立即开展一个群众性的收集单方、秘方、验方的运动，并加以推广应用。""要求1959年每县出一本单方、秘

---

① 孙祖年.发动群众发掘祖国医学宝库　河北省开展中医工作十大运动成绩卓著［N］.人民日报，1958-11-24（6）.

② 佚名.让祖国医学大放光彩［N］.人民日报，1958-11-24（6）.

① 虞锡珪.伟大的祖国医学宝库——河北省中医中药展览会侧记［N］，人民日报，1958-11-28（6）.

④ 社论.贯彻党的中医政策必须大搞群众运动［N］.健康报，1958-12-03（1）.

⑤ 佚名.卫生部生物制品检定所认真学习中医政策［N］.健康报，1958-12-17（1）.

方、验方汇集，各专、市出一本对某些疾病具有特效的验方的汇集，加以推广"。① 中共陕西省委于 12 月 13 日发布《关于大力开展中医中药工作的指示》，其要求与山西省大同小异。② 福建省于保定会议期间即行动员，到 12 月 13 日时，该省"已获得各种单方、验方、秘方达 70 多万件，青草药标本 2000 余种，各种医书 683 部"。"贵阳市在运用座谈会、登门拜访等形式鼓动宣传后，20 多天就收到 9600 多件，目前已达到 15.2 万多件，其中有著名的卢老太太治疗慢性肾炎的秘方，这个宝是贵阳医学院师生下乡发掘出来的"。"湖北蕲春县的除害灭病中医献宝大会，使一个一向坚持'三不传'（即不逢其人不传，不逢其时不传，不得其地不传）的余鼎新医师，献出了他父亲秘传的《女科秘要》《七十二架炉火炼丹秘法》《马郎推小儿秘诀》《古法针灸秘授小儿科》《外科秘要》5 种著作及 22 个验方单方"。③ 这些成绩的取得，《健康报》记者认为"在于认真贯彻党的中医政策，政治挂帅，贯彻群众路线，造成了一个浩大的声势，把它当成为六亿人民和人类造福、为社会主义建设、为创造我国社会主义新医学的一项重要政治任务来完成；同时，又根据广大老中医的特点和具体情况，进行耐心细致的说服教育工作，尊重他们，诚心对待他们，从而解除了他们的顾虑，一些'留一手''三不传'等陈旧保守观念，纷纷破除，从而踊跃献出自己的验方秘方"。④

（二）各行业、系统的响应

除了各地开展的采风和献方运动，波及的范围仍不断扩大。西安医学院结合当时正在进行的医学教育革命，"提出了万件献宝、千件献宝、万个卫

---

① 佚名. 山西省 1959 年卫生工作主要任务［J］. 山西政报，1958（36）：13–18.

② 佚名. 中共陕西省委关于大力开展中医中药工作的指示［J］. 陕西政报，1958（19）：585–587.

③ 佚名. 发掘祖国医学宝库珍藏 掀起群众性采风运动 灵单妙方到处有 祖传绝招显神奇［N］. 健康报，1958–12–13（1）.

④ 同③.

星上天，力争全国医药院校第一的要求，鼓励群众的斗争情绪"。截至 1958 年 12 月 13 日，据该院学生组织的 1629 人的采风队的统计，已收集了 19000 个秘方单方验方、医书 627 本、150 张穴位图、2082 枚针，其中有保存十多年到五十多年的手抄本。① 南京第一医学院、苏州医学院、南京药学院等根据江苏省委指示，分批轮流下放农村参加农村医疗卫生工作，每批半年时间。首批共 2300 多人，主要任务是参与当地除灭疾病、公共卫生、卫生宣传及收集民间单方、验方、秘方等。②

铁道部党组召开的全国铁路中医中药工作会议于 12 月 13 日在北京开幕，以"贯彻全国中医中药会议精神，检查铁路卫生部门贯彻执行党的中医政策所存在的问题"。③ 各铁路局、工程局、设计院、工厂和铁道医学院等单位的卫生行政领导干部，中心医院的党委书记、院长和中西医代表共 190 多人参加了会议，卫生部部长助理郭子化到会传达了会议精神。至 12 月上旬，全路已采集单方、验方、秘方 25 万多件。④《健康报》配发了"安东铁路医院青年采方小组"在安东开往长春的列车上 8 昼夜采集验方 3500 多个的报道。⑤

12 月 15 日，解放军总后勤部卫生部向全军各卫生机关发出了关于学习中医的指示，参加保定会议的军队代表、军事医学科学院副院长殷希彭（1900—1974）少将向军委总直属机关的卫生人员传达了保定会议精神。⑥ 全军中医中药工作经验交流会议于 1959 年举行，会议将 150 余篇会议论文分

---

① 魏明中.促进中西医合流工作的体会［N］.健康报，1958-12-13（4）.

② 佚名.贯彻党的教育方针　支援农村卫生工作　江苏医药学院师生下农村［N］.健康报，1958-12-24（4）.

③ 佚名.铁道部召开全国铁路中医中药工作会议［N］.健康报，1958-12-17（1）.

④ 同③.

⑤ 佚名.列车采方［N］.健康报，1958-12-17（1）.

⑥ 高恩显.解放军卫生部门广泛开展学习中医运动［N］.健康报，1958-12-17（1）.

为 30 余个专题编印成册，作为 1960 年军队卫生干部在职学习中医的材料。[①]

（三）中药研究热潮与中兽医验方的收集、出版

作为这一运动的副产品，药用植物受到生物学、药学学者和卫生部门的重视。在 1954 年后各地献方中，草药医献出许多草药标本及特效中药如"腹水草""龙虎草"，从而引发一轮药用植物的研究热潮。1955 年，裴鉴主编的《中国药用植物志》第 1 册出版，至 1958 年 9 月已出版至第 6 册。1959 年 9 月，中国医学科学院药物研究所编写的《中药志》第 1 册出版，至 1961 年 10 月，该书第 4 册出版。此后，此类书籍大量出版，旁及野生中药驯化及中药栽培、鉴定、炮制等分支。目前所见，地方性植物药著作最早的是 1956 年 11 月由科学出版社出版的周太炎、丁志遵《南京民间药草》。此后，新疆、山东、福建、青海、陕西、河南、安徽等省植物药著作相继出版，带动了此类图书出版的繁荣和相关机构研究工作的开展，并成为"文革"时期"中草药运动"的源头。

另一个由此带来全面复兴的领域是中兽医学。1949 ～ 1953 年未见有关中兽医书籍的出版。1954 年 9 月，《河南中兽医临床药方集》由河南人民出版社出版，1955 年 11 月，陕西省农业厅畜牧局编的《兽医中药处方汇编》由陕西人民出版社出版，由此揭开中兽医复兴的序幕。1956 年 9 月 3 日，农业部畜牧兽医总局在北京召开了全国民间兽医座谈会，鼓励搜集、研究中兽医验方。1957 年，中华书局影印出版了（唐）李石等的《司牧安骥集》及（明）喻本元、喻本亨的《元亨疗马集》（附牛驼经），财政经济出版社出版了农业部畜牧兽医总局编《中兽医验方汇编》和《兽医针灸汇编》。此后，甘肃、山西、陕西、河南、江西、贵州、湖南、浙江、河北、黑龙江等省纷纷召集中兽医座谈并整理出版了民间兽医验方集，同时，韩

---

① 中国人民解放军总后勤部卫生部．中国人民解放军中医中药工作经验交流会议资料选编［M］．北京：中国人民解放军总后勤部卫生部，1960：编辑说明．

宝仁（1897—1964）、朱盘铭等一批著名中兽医的诊疗经验和验方也整理出版。

四、对中华人民共和国成立初期采风与献方的讨论

（一）采风与献（宝）方的文化和历史根源

采风源自西周的典章制度。向民间访求诗歌、民谣，借以体察民瘼，补充乐章。《诗经》中十五国风和小雅之一部即源自采风。采风与毛泽东一向主张并身体力行的农村调查颇相吻合，井冈山时期的《长冈乡调查》（1933年）、《才溪乡调查》（1933年）等后来都是中国共产党干部培训的重要教本。

献宝多见于朝代鼎革、新旧交替之际。中华人民共和国成立伊始自然也不例外。北平和平解放不到三个月，即有贺孔才（1903—1952）通过军管会向北平图书馆及历史博物馆捐献图书 12768 件及文物 5371 件。1949 年 6 月，李德全将冯玉祥身后留下的平郊两处地产及西城井儿胡同旧求知中学全部房产、地基献给北平市人民政府。[①] 此后的十余年间，周叔弢、霍明治、丁惠康、陈叔通、马叙伦等众多政要、名人、富商向人民政府或有关机构献出珍宝，一则向新政府输诚致意，一则是要甩掉烫手山芋。[②]

中华人民共和国成立之初，中医业者对新政府抱有莫大的期许，奈何此后数年，不仅延安时期确立的"中西医合作"方针倒退为"团结中西医"，中医政策也得不到落实。业者生计日渐窘迫，停业转行者不在少数，致有中医抱怨"解放后人民翻了身，中医没翻身"。[③] 因此，在毛泽东直接干预下扭

---

① 佚名. 李德全献房地　平市府接受并予褒扬 [N]. 人民日报，1949-06-12（2）.

② 何季民. 开国时的献宝热潮 [J]. 传承，2010（7）：43.

③ 周泽昭. 周泽昭代表的发言——在全国人民代表大会上代表们的发言 [N]. 健康报，1954-10-01（2）.

转局势，中医业者倍感重获新生的喜悦，并将这次翻身与毛泽东相互关联，在各地中医座谈会上感激涕零，更献出图籍、验方、秘技等。贯彻"对待中医的正确政策"实质上是毛泽东所坚持的卫生工作中根据地遗产的延续，座谈会样式即其明显痕迹，而各地中医纷纷竭诚贡献也使得"对待中医的正确政策"的推行更具备正当性和民意基础。

（二）秘验方的整理、刊刻的固有传统

追本溯源，方书的历史在中国各类医书中可能最为久远。历代医家、学者均有将家传或收采的单方、验方、秘方刊刻、行世的传统。据薛清录主编《全国中医图书联合目录》（中医古籍出版社，1991 年），现存中华人民共和国成立前出版的中医书籍共 12124 种，其中方书 1950 种，数量居各类医书之首。方书的版本和刊刻次数也相当惊人。唐代孙思邈的《千金要方》现存版本 41 种，清代汪昂的《医方集解》79 种，清代德轩的《普济应验良方》42 种，而各种分卷本的清代鲍相璈《验方新编》有 172 种版本。① 明清两代更现方书大繁荣，以《验方新编》、清代王梦兰《秘方集验》为代表者达 222 种。另据学者统计，1840～1949 年方书刊刻和出版达到了历史高峰，国内刊刻的方书现存 1352 种，约占历代方书总数的 73.4%；其中一般方书类 165 种（占历代同类方书总数的 79.3%），歌诀、便读类 60 种（占历代同类方书总数的 77.8%），单验方类 784 种（占历代同类方书总数的 62.8%），本草附方书类 7 种（占历代同类方书总数的 53.8%），成方药目类 199 种（占历代同类方书总数的 92.5%），方剂学汇编、讲义类 38 种。② 上述数字表明，历代方书中占绝大多数是秘方、验方类，充分说明了秘方、验方的实用价值。"文革"期间及后"文革"时代中医验方再三受到重视，并成为颇受欢迎的中医

---

① 张慧芳.方书源流略述［J］.中国中医基础医学杂志，1999，5（10）：55.

② 黄鑫，黄涛，黄华.经世致用：仍主宰着近代中医方书的发展［J］.医学与哲学（人文社会科学版），2007，28（12）：67-68.

出版物，除了切实解决一部分农村缺医少药问题之外，也反复证明了这一内在传统的生命力。

（三）政治力量最终决定了采风和献方运动的样式和走向

河北省认真贯彻中医政策并积极开展"十大运动"，是这一运动升级的契机。毛泽东1958年初对河北卫生工作的关注，以及他在南宁、成都、中国共产党八大二次会议及北戴河会议等一系列党内会议上，结合批判"反冒进"，对以"除四害"和消灭血吸虫病为中心的卫生工作的反复强调，最终使"大跃进"不断升温，医药卫生领域也兴起了群众运动，为全国医药卫生技术革命经验交流会议和保定会议的举行做了最重要的铺垫。1958年下半年第一天毛泽东满怀豪情写就的《送瘟神》，所彰显的正是党的领导和群众运动的威力。这两次会议上徐运北的讲话最终给这一运动赋予了政治意义，其讲话反映了卫生工作中毛泽东的构想，因而成为压倒一切的声音。与同期开展的民歌运动一样，采风和献方最终以大规模群众运动的样式融入了"大跃进"时代。《健康报》及1957年改组后的《人民日报》对此事的报道和评论，强化了采风和献方运动的社会和政治影响，从而形成了席卷全国的采风和献方热潮。当然，浮夸风也深刻影响到1958年后的献方和采风运动，河北等省动辄十数万的"锦方"并未真正提高中医学术水平。而保定会议抬高中医，贬低西医的做法，引起了思想混乱，也受到邓小平的批评；周恩来随即指示要采取正面引导，纠正出现的"左"的错误，这就是《人民日报》1959年1月25日社论《认真贯彻党的中医政策》发表的背景。①

① 中共聊城市委党史研究室.徐运北文集［M］.北京：中共党史出版社，2014：700-701.

（四）群众运动的喧嚣并未中断中医传统

采风和献方运动起势迅猛，影响深远。饶有兴味的是，尽管中医界借此提高了政治地位，中医学术传统并未被业界完全抛却，这也可能是1958～1960年全国数以万计秘、验方的大部分没有得到中医界认可，后期研究整理未能深入进行的部分原因。

值得一提的是，由浙江中医研究所实验确证"蝌蚪避孕单方"无效的报道于1958年4月发表于《人民日报》，该报《编后》中告诫：

> 民间单方在经过科学分析、实验和研究鉴定后再进行推广，才能对人民健康有所保证！①

1958年11月《人民日报》社论要求"必须组织人力把这些民间药方分门别类地加以整理，并进行研究和鉴定"。当时已注意到民间药方使用上的风险：

> 如果不经过研究整理和实际验证，就大事推广，是不妥当的。我们必须一边把试用有效的药方先行推广，同时对另一些药方，进行去粗取精和去伪存真的研究工作，才是负责到底认真推广的态度。②

各地整理出版的大量验方集基本遵循传统规制。1956年河北人民出版社出版的河北省《中医验方汇选》于每方列明献方人、方名、来源、主治、药品、制法、用法、禁忌、治验，可谓详备之至，无怪乎受到各方欢迎。江西

---

① 社论.不要推广未鉴定的单方［N］.人民日报，1958-04-14（7）.

② 社论.让祖国医学大放光彩［N］.人民日报，1958-11-24（6）.

省在采风献宝运动中收集了几十万首中医秘、验方，各地"先后编出了数以百计的中医验方集"，但 1960 年 12 月江西省中医药研究所整理出版的《锦方实验录》仅"精选了附有治验的 255 方"。[①]时势固不可逆，而中医界终未失其法度！

（中国科技史杂志，2015，4（4）：398–412.）

---

① 江西省中医药研究所. 锦方实验录［M］. 南昌：江西人民出版社，1960：前言.

中药短缺与中药整理

中药材短缺与中药材经营管理权的变更（1949—1957）

中华人民共和国成立之初，中药材按一般商品经营管理，直到1955年才作为药品纳入国家统一管理。在最初的8年里，中药材经营管理权数度变更，加上所有制的变革和农业合作化制度的建立，影响了中药材产供销，造成持续数年的中药材短缺，最终引起中共中央的重视，中药材经营管理权移交给卫生部，才逐步摆脱了中药材短缺局面。

中华人民共和国成立初期的八年中，由于政治经济环境变换及中医药行业管理体制调整等诸多原因，两度造成中药材供应紧张，价格异常波动，并持续数年之久，严重时百余种中药材脱销，直接影响中医医疗和传染病防治的正常进行，引起中共中央和国务院的高度关注，中药材经营管理权也数度易手。后经卫生部等采取综合措施，中药材短缺的情况至1957年底方告缓解。

目前关于此题的论文尚未及见，有关中药材经营管理数度变迁的情况，可见于黄树则、林士笑主编的《当代中国的卫生事业（下）》，《当代中国卫生事业大事记》及钱信忠所著《中国卫生事业发展与决策》等书，但全面探讨持续数年的中药材短缺的深层次原因及其主管部门变动的关系，则尚未寓目。

一、第一次中药材大范围短缺与专业机构的建立

（一）建政之初中药材产供销的多头管理局面

1949年11月1日中央人民政府卫生部成立时，未设药政管理部门。

1950年，为配合禁毒及取缔伪劣药品，方在医政司下设药政处。第一届全国卫生会议结束后，军、政两卫生部及轻工业部即于1950年8月25日～9月1日联合召开了全国制药工业会议。会议确定了此后制药工业发展的方向和主要工作任务，中药材产供销未列入会议议程。[①]1951年8月13～21日，卫生部召开全国药政会议。会议确定所有药厂必须走向计划生产，实行经济核算，采取企业化经营和建立民主管理制度，也未涉及中药产供销的安排。[②]1953年5月26日，卫生部成立药政司。

中华人民共和国成立初期，国有性质的医药商业机构是随各地解放先后建立起来的，有的是在老解放区卫生部门的医药供应组织和贸易公司的基础上建立起来的，有的是接收旧政权官僚资本的贸易商行，经过改组建立起来的。由于大部分是由卫生部门的医药供应组织组成，1950年8月1日成立中国医药公司时是作为卫生部的一个事业单位进入医药市场的。在1953年前的国民经济恢复时期，由于中药材多属农副产品，当时由中国土产公司兼营。中华全国供销合作总社则负责农村中药材收购和批发业务，加上对外贸易部主管的中药进出口部分和新成立的中国医药公司经营的中成药部分，形成了当时"九龙治水"的局面，致使中药材的生产指导、市场安排、价格掌握等处于无人管理的自流状态。

当时，全国私营中药商有10.4万余户，从业人员约27万人。1954年前，由于国民经济恢复的任务繁重，国家还没将中药产供销列入日程，甚至连行业的基本情况都还没摸清[③]，县级以下药材收购人员的业务水平更让人不敢恭维。[④]由于缺乏统一领导，各部门只管购销，不管生产计划的制定和实施，对中药材产销情况掌握不准确，私商一直在起主要作用，投机、操纵、

---

① 中央人民政府轻工业部、卫生部全国制药工业会议综合报告［J］.山东政报，1950（11）：47-48.

② 该书编写组.当代中国卫生事业大事记［M］.北京：人民卫生出版社，1993：22.

③ 中国药材公司.中药工作文件汇编［M］.北京：北京市药材公司印刷所，1982：18.

④ 林祥坤.介绍一个热爱山区工作的药材收购员［J］.中药通报，1958（5）：175-176.

掺假、波动价格等不法行为还普遍存在。1953 年调整商业时，由于部分地区的国营商业和合作社商业对经营中药材的品种和比重让出过多，加之出口采取过多的补贴，私商乘机兴风作浪，市场价格极为混乱，引起高层的注意。[①]

（二）第一次中药材大范围短缺

1953 年，首次出现中药材短缺及市场异常波动，"东北区现在的白芍、川芎、川贝、白术、砂仁、黄连、红参、牛黄、当归、犀角、寸冬等 11 种常用主要品种，即比去年和今春平均价格提高 157.5%，其中白芍春天每斤价格是 1.5 万（旧币，下同），现在每斤价格是 6.5 万元，比过去提高了 333%。白术以前的价格是 7800 元，现在是 4 万元，比过去提高了 413%……其他一般药材也多数是提高，很少降低。另外就是有些在中医治疗上不可缺少的主要品种，经常脱销，根本无从买到。如今年的砂仁、川芎曾一度在整个东北市场上缺货。红参从今年 6 月脱销，直到现在还没有解决"。[②] 实际上，中药材短缺影响的范围不止东北一隅，各地均有反映。

1954 年时，全国所产药材有千余种，临床使用较多及销路较广的有 584种。其中植物类 487 种，矿物类 26 种，动物类 71 种。尽管 1954 年中国土产公司、各省市供销合作社收购及进口总值均较 1953 年有显著增加，部分中药品种供不应求的情况并未根本解决。国产药材有近 50 种、进口药材有40 余种"存在着普遍的经常脱销现象"。受此影响，天津有 93 种中成药供应不足，北京市儿科成药产量大减。[③]8 月 7 日，北京市中医学会主任委员赵树屏在全国科联关于中药问题座谈会上呼吁有关部门，要重视中药生产，及时解决供应问题。[④]

---

① 中国药材公司.中药工作文件汇编［M］.北京：北京市药材公司印刷所，1982：17.

② 樊德明.对改进中药经营和管理的我见［J］.北京中医，1953（12）：4.

③ 同①：23.

④ 佚名.全国科联召开中药问题座谈会讨论整理和研究中药工作问题［J］.药学通报，1954（9）：413-414.

据卫生部药政司分析，许多药农土改后因种药材不能当年收获，改种了其他农作物。如峨眉山区的黄连种植户，土改前达 900 户，面积约 2000 亩，年产量 20 万斤；土改后种植户仅余 60 户，面积约 70 亩，年产量降至 8000 斤。[①] 另据中国土产公司统计，610 种主要药材中野生品种占 448 种，这些品种多产于交通不便的偏僻山区，1949 年后农民生活状况日益改善，采收意愿不如以前，加之交通不便及收购价格不合理，上山采药的人逐渐减少。销售方面，由于经营中药的国营商业力量薄弱，缺乏对中药市场统一的、有计划的管理和指导，市场主要由私商把持，投机取巧、欺诈行为层出不穷。国营企业对产销关系的掌握及市场安排也存在问题，如产地单位未能照顾供应，使销地单位无力稳定市场；而销地单位利润高，产销两地价格脱节，没有通过合理牌价支持产地收购，指导农民生产。此外，国内外贸易也不衔接。[②]

关于这段历史，陈云在 1957 年初谈到，"一九五三年我们大力发展社会主义商业，割断了资本主义商业与农民的联系。我们控制着地区差价，地区之间私商不能贩运，当时中药材收购和供应发生了困难"。[③] 既要限制商业中的资本主义成分，又要填充私营中药商留下的空白，将中药材纳入国家经营管理，成立专门机构就成了不二之选。

（三）中医政策调整与中国药材公司成立

1953 年 12 月，第三次全国卫生行政会议在京召开。中医政策由此开始发生根本变化。此后半年，卫生部门和各省市组织学习"对待中医的正确政策"，全面检查中医工作。1954 年 6 月和 7 月，毛泽东两次就中医问题作出指示。7 月 9 日，刘少奇向中央文委和相关部门负责人传达了毛泽东的指示

---

① 孟谦. 对加强中药管理和研究工作的几点意见 [J]. 北京中医，1954（12）：3-4.

② 同②.

③ 中共中央文献研究室. 陈云文集（第三卷）[M]. 北京：中央文献出版社，2005：170.

精神。受命指导卫生部全面检查中医工作的中央文委，于 1954 年 10 月向中共中央提交了《中央文委党组关于改进中医工作问题给中央的报告》。《报告》要求加强对中药产销的管理，并提出组建中国药材公司专司此事，逐步掌握中药收购和批发业务，努力稳定中药价格；成立全国中药管理委员会，由卫生部负主要责任，协调商业部、农业部、林业部、中国科学院、合作总社等部门，落实报告中有关中药工作的各项措施，并就今后工作分工提出具体方案。①

当时商业部、全国供销合作总社归中央财政经济委员会（以下简称中财委）统辖。听取了中央文委传达毛泽东和刘少奇关于中医中药问题的指示后，商业部党组和全国供销合作总社党组于 1954 年 9 月 9 日联合向中财委提交了《关于中药材经营问题的报告》，上文中成立中国药材公司的建议即出自该报告。按该报告的设想，中国药材公司隶属于商业部，其具体任务是：②

（1）负责中药的全国产、销计划的安排，全国性的货源调剂，配合农业部门有计划地指导中药生产。

（2）积极组织中药的购销工作，配合市场管理，加强调查研究工作，使中药价格逐步趋向合理和配合卫生机关逐步统一中药价格管理，扩大经营品种，以利中药配方。

（3）根据需要，办理中药的进口。

（4）配合行政管理，加强业务经营，正确掌握价格政策，通过对私营中药行业的调查研究，逐步实行对私营商业的利用、限制和改造的政策。

---

① 中国药材公司.中药工作文件汇编［M］.北京：北京市药材公司印刷所，1982：13.
② 同①：17–18.

报告中建议中国药材公司采取一级管理、二级经营的形式，总公司为管理机构，下设各省（市）公司，在重点产区及主要集散地设立分支公司或采购供应站，为业务经营单位，并根据需要择地设立加工厂。报告还梳理了中国药材公司与供销合作总社、对外贸易部及中国医药公司的关系，明确了分工。①

1954年11月2日，《人民日报》发表社论，要求加强对中药的管理和研究工作。②

目前所见，关于中国药材公司的成立日期有两种说法：一说1955年3月1日③，一说1955年5月16日。④后者出自中国药材公司工作人员，并提供了一个重要史实：中国药材公司是由中华全国供销合作总社中药材总管理局基础上成立的。全国各省、自治区、直辖市亦由原供销合作社中药材经营管理处向国营商业部门移交组成药材公司，并划归国营商业部门领导。笔者以为，前说或系该公司成立的文件批准时间，而后者是该公司开始办公的时间。

这是中华人民共和国成立后设立中药材专门经营管理机构的开端。中药经营管理第一次实现了统一领导，结束了中药材分散经营和私营商业起主要作用的局面。钱信忠则将此视为中药材经营管理权的第一次转移，即由中华全国供销合作总社所辖的中药材总管理局移交给商业部所辖的中国药材公司。⑤

---

① 中国药材公司.中药工作文件汇编［M］.北京：北京市药材公司印刷所，1982：18-19.

② 《人民日报》社论.加强对中药的管理和研究工作［J］.江西中医药杂志，1954（11）：1-3.

③ 该书编写组.当代中国卫生事业大事记［M］.北京：人民卫生出版社，1993：50.

④ 任昌义.中国药材公司业已成立［J］.中药通报，1956（4）：175.

⑤ 钱信忠.中国卫生事业发展与决策［M］.北京：中国医药科技出版社，1992：607.

二、第一次药材专业会议与经营管理权的反复转移

（一）第一次药材专业会议的经过与隶属关系的再度转移

中国药材公司甫告成立，商业部即会同中华全国供销合作总社于 1955 年 4 月 26 日～5 月 23 日在京联合召开了第一次药材专业会议。会议总结了中药生产与供应、进出口、药材经营等基本情况，安排了 1955 年主要品种和大宗品种的产销平衡计划。①

会后，作为原来国内中药材收购主渠道的全国供销合作总社中药材总管理局立即采取措施，加大了收购力度，组织了各省（市）交流调剂，督促各地严格执行合同，增设批发机构。6 月份后，四川、吉林、安徽、福建、江西等省先后召开了药材会议。到 1955 年 9 月时中药材短缺情况已有所缓解。上海市年初脱销 42 种，9 月时减为 11 种；武汉、广州供应紧张的 100 余种，已减为 30 余种。②

令人费解的是，会后的报告中提出"鉴于中药材的生产分散在广大农村，供应对象主要也在农村，为了加强中药经营和有利于生产及市场的统筹安排，全国以供销合作总社经营比较方便。会议提出将中药材业务移交供销合作社统一经营并规定了交接范围和交接时间"。③ 要求涉及商业部所辖的中国药材公司、土产公司，以及卫生部所辖医药公司系统的相关业务和财产、档案计划在 7 月 1 日～8 月 15 日交接完毕。

尽管中国药材公司成立不足半年，国务院的批文中也认为"合作社经营机构薄弱，经营药材的干部少，又缺乏经验"，这份 6 月 15 日呈交国务院五

---

① 该书编写组.当代中国卫生事业大事记［M］.北京：人民卫生出版社，1993：52.

② 周家骧.全国中药供应紧张情况获得不同程度的缓和［J］.中药通报，1955（2）：95-96.

③ 中国药材公司.中药工作文件汇编［M］.北京：北京市药材公司印刷所，1982：29.

办的报告，于 8 月 5 日即获批准。[①]

1955 年 7 月 4 日，商业部所辖的中国药材公司正式移交给全国供销合作总社领导，改称全国供销合作总社中药材管理总局。[②] 即钱信忠所称的"中药材管理第二次隶属关系的变动"。[③] 个中原因，时人的文字中均避而不谈，或是原属供销合作总社的主渠道仍发挥主要作用，而中药材管理权又归商业部，名实之间产生争执？尚待史料进一步证实。

（二）中药材行业社会主义改造的需要与商业部重掌管理权

1955 年，工商业的社会主义改造正在酝酿和进行中。对于经营中药材的十万余户私商，商业部在 1955 年 6 月 15 日给国务院五办的报告中，提出了区别对待的方针：

> （1）大中城市的私营药材批发商，需要而供销合作社又能够代替者，应予以代替；目前不能代替的，可以让其继续经营，但应加强对他们的领导，并从经营品种、地区上加以指导，也可以根据需要选择其中一部分为合作社代理批发、收销业务。对改造中正在训练的人员被代替的及已经没有业务或业务很少、不能维持的私营药材批发商从业人员（包括资方实职人员）应由供销合作社根据业务需要吸收、录用，合作社安置不下者，由各省市人民委员会统一处理。
> （2）大中城市的零售饮片商，一般应采取全部维持的政策。目前一般是大型的能维持，小型的难以维持。小型因资金少，业

---

① 中国药材公司.中药工作文件汇编［M］.北京：北京市药材公司印刷所，1982：21-22.

② 该书编写组.当代中国卫生事业大事记［M］.北京：人民卫生出版社，1993：53.

③ 钱信忠.中国卫生事业发展与决策［M］.北京：中国医药科技出版社，1992：607-608.

务差，加之各地联合诊所饮片业务的发展，故维持有困难。建议中央卫生部在制定对联合诊所政策时，应对如何维持小型饮片铺问题一并结合考虑。

（3）对农村中药商，首先把他们全面安排下来，再逐步加以改造；对城乡贩运商和农村小商小贩加以积极利用，如委托他们代购或在合作社的领导下进行联购，使他们负责部分药材的调剂交流任务，对零售商主要是向其开展批发业务，供给他们货源，使其能够配成药方。

对私营药材商改造的城乡分工，城市由国营商业统一领导，合作社参加，并由合作社负责供应货源，检查价格、监督经营等经济工作的责任。乡村由合作社负责。[①]

这些安排，确实是考虑到当时公有制企业尚未能完全取代私营的部分而作出的，也顾及了国营商业部门和供销社系统各自管辖范围，是符合当时实际的。

饶有兴味的是，第一次药材专业会议形成的报告和商业部的报告竟是同一天上报国务院五办的！而两份报告的指向显然是不同的。

鉴于工商业的社会主义改造任务紧迫，而体量较大的私商又集中在大中城市，1956年初，国务院又把中药材经营管理权由全国供销合作社中药材管理总局转移给商业部，恢复了中国药材公司。这是中药材管理第三次隶属关系的变动。[②]

（三）农业合作化对中药材生产的影响

1956年2月29日～3月12日，商业部、卫生部、农业部和中华全国

---

① 中国药材公司.中药工作文件汇编［M］.北京：北京市药材公司印刷所，1982：28-29.

② 钱信忠.中国卫生事业发展与决策［M］.北京：中国医药科技出版社，1992：608.

供销合作总社联合召开了全国药材专业会议，参加会议的有各省、市、自治区商业、卫生、农业厅（局）和供销合作社中药材经营处等单位代表200多人。会议着重讨论研究了1956年中药材生产的安排、中药经营的基本任务、中医医疗机构附设药柜与中药商的安排改造如何结合等三个问题，并进行了85种主要药材的全国平衡分配与一般药材的内部交流，编制了1956年中药材购销计划，初步座谈了中药材生产的长远规划。

农业部受邀参与此次会议，表明农业合作化对中药材生产的影响已经显现。尽管《1956—1967年全国农业发展纲要（草案）》中规定"发展药材生产，注意保护野生药材，并且根据可能条件逐步地转为人工培植"，各方担忧有增无已。除个体农民纳入集体，劳动力支配权收归农业生产合作社外，"随着大量荒山、荒地被开垦，许多生长在山坡和草原的野生药材如远志、甘遂、沙参、天麻、山萸肉等将会被铲掉，使药源减少；农业合作化大片土地合并后，生长在田埂、隙地上的野生药材如野银花、蛇床子、何首乌也会被消灭；将会使生在杂草中的药材如半夏、王不留行、葶苈子、大小蓟等，以及间作中的药材如麦冬、牛膝、附子、杭菊花等受到影响。在十二年内将要消灭各种病虫害，其中有些如僵蚕、虻虫、水蛭、斑蝥等重要的药材，因之也将随之减产或消灭"。一些地区还因实行封山育林、水土保持、消灭病虫害、文物保护等政策，野生药材采收已经受到限制。[①]

实际上，此次会议联合下达的346种中药材生产意见，各省虽做了布置，但由于品种多，计划下达较迟，耽误了当年播种；某些单位认为非国家正式计划，未能引起足够的重视，致使生产所需的土地、肥料、种子、劳动力等没有得到解决，在一定程度上影响了中药材生产有计划的发展。可见，会议组织者的担心并非多余。[②]

1956年5～7月踏访7个产药省份的北京医学院药学系诚静容教授，发

① 萧戈.应该重视药材生产［J］.中药通报，1956（3）：93–94.

② 中国药材公司.中药工作文件汇编［M］.北京：北京市药材公司印刷所，1982：46.

现不少地方干部误解粮食政策，只顾增产粮食，药农怕种药无粮可吃，各地纷纷废药改种粮食。白术和怀地黄的脱销均源于此。此外，由于药材收购价格偏低，农民采药收益有限；同时，多年生根类药材经长时期无节制的采掘，野生药材几乎绝迹，而"一五"计划开始后的开荒垦殖，又毁掉了一些野生药材的基地，造成减产日益加重。中药加工、储藏和质量标准方面也存在问题。[①] 诚静容的观察也得到其他渠道的证实，"有些合作社领导干部，对药材生产认识不足，认为农民搞药材是自发的资本主义思想，使农民不再从事药材生产工作等"。[②]

三、"药荒"持续与中药材管理权第四次转移

（一）"药荒"惊动了中共中央

1956 年，全国中药材商业基本上实现了全行业的公私合营。但是，原计划 15 年左右完成的社会主义改造在短时期"完成"不可避免地造成了震荡，加上行业经营管理权的再度转移，农业合作化过程的反复，中药材产、供、销受到严重影响。[③]

1956 年 3 月 7 日，经中央同意，卫生部印发《关于改进中医工作的报告》。改进措施共 5 项，其中就包括"目前中药供不应求的情况比较突出，建议责成商业部门加强中药产销平衡工作，保证中药材供应"。[④]

1956 年初，全国脱销和紧张的品种有 80 种左右，9 月份增至 130 种左右，严重地影响临床配方和中成药生产，引起患者和中医的不满。1956 年 7 月 2 日，全国人大一届三次会议期间，卫生部邀请医药卫生界代表举行座

---

① 诚静容．目前中药工作中存在的问题［J］．中药通报，1957（1）：1-3.

② 陆伟．迅速解决药材生产、购销工作中所存在的问题［J］．中药通报，1957（1）：3-5.

③ 该书编写组．当代中国卫生事业大事记［M］．北京：人民卫生出版社，1993：57.

④ 同③：59.

谈会，会上覃波谈及广西药材供不应求，供销社收购条件太高，收购价格太低，许多人不愿意采集。叶熙春则建议成立专门中药公司，与农林部门配合种植、采集；药政司应设中药处，了解中药材生产情况，对药价高企和供应不足的现象提出了批评。① 当时浙江省断货缺货已有 120 个品种，叶熙春的发言中，直呼为"药荒"。除了植物药断货外，"外来的药品，如乳香、没药、砂仁、广木香等；贵重药如西牛黄，产量年减，打箭炉之西香、昌都康藏等处所出的麝香，去今两年锐减"，致使 30 余种内、外、儿科成药无法生产。② 由于供应紧张，许多地区中医看病后配不成方，有的农民乘车坐船到处买药，有的中医不得不减量开方；上海市 9 月间一药店每天退方 60 余贴，上百种中成药不能生产。③ 当年因治疗"乙脑"声名鹊起的石家庄传染病医院，因为鲜生地系治疗必需而采购无着，只能利用门前一片空地试种生地。④ 甘肃等地中医业者因药材紧张，只得改以其他炮制法、服法，甚至使用代用品。⑤

　　上海一样感受到"药荒"的压力，1956 年"中药断档的有五十余种，市面上连生地也买不到"。为此，颜福庆、石筱山等上海代表在人大会议的联合发言中指出，中药的产供销分属不同部门，"在业务方面既收不到团结互助之效果，而相互学习交流经验也有了隔阂，在生产计划全面安排上尤其感到困难"。提出中药、西药和医疗器械管理一定要在一个机构里，集中统一领导，才能根据统筹兼顾、适当安排的方针。⑥

---

① 佚名.卫生部邀请全国人大代表举行座谈会［N］.健康报，1956-07-03（1）.

② 佚名.叶熙春说：发展联合医疗机构，解决药材来源问题［N］.健康报，1956-07-03（2）.

③ 中国药材公司.中药工作文件汇编［M］.北京：北京市药材公司印刷所，1982：52，94.

④ 佚名.石家庄传染病医院试植中药"生地"获得效果［J］.中药通报，1956（1）：28.

⑤ 张遇春.加强"医药结合"克服药源困难［J］.中药通报，1958（5）：179-180.

⑥ 佚名.医药工业应该集中领导和管理　颜福庆、唐午园、石筱山、连瑞琦、冯少山、邓裕志、孟目的、董竹君、李达潮的联合发言［N］.人民日报，1957-03-18（2）.

（二）时人对"药荒"原因的分析

实际上，1955 年的第一次药材专业会议虽对白术、黄连、甘草等 108 种主要品种和大宗品种进行了产销平衡，但仍有 55 种药材产不敷销，缺口有进一步扩大的趋势。[①] 这次会议达成一定共识，认为原因在于国产药材生产跟不上需要，进口药材货源也不足；同时，国营商业和供销社商业均兼营药材，只注重大宗、快销、面广的品种，对产、供、销没有统一的安排，影响货源的调剂；此外，出口与内销计划也衔接得不好。[②] 陈云对此的看法是："我们管得较多较死，上下左右都管，私商、农民不能活动了。结果，生产发展受到了限制。"[③]

江西省的调研发现，"有些多年生的家种药材短期内不能收获；野生药材又因收购价格不合理，药农无利可图，产量日减。其次，各地尚未将中药纳入生产计划，有的产地因增产粮棉，忽略了中药生产……如都昌出产的刺蒺藜、吉水出产的白芷、玉川等地的牛蒡子因所需耕地和贷款得不到解决而减产，加上某些经营中药商业部门对中药产销不够重视，收购时量少的不收，麻烦的不收，不懂用途的不收"，造成中药脱销长期得不到解决。[④]

人大代表们发现中药材产供销整个链条都有问题，"合作社只片面注意增产粮食而忽略中药的种植。商业部门只片面的重视利润，压低中药收购价格而又忽视了人民与疾病作斗争的需要。还有封山为了保护森林，但又妨碍了农民的采药，以至影响药农的生活。这几种矛盾造成中药的缺乏，这是人为的一部分中药生产停止，也是中药西药生产局部的、片面的观点，是不统一领导所造成的。再看中药对外贸易不统一的现象，去年麝香天津出口（每

① 中国药材公司.中药工作文件汇编［M］.北京：北京市药材公司印刷所，1982：26.

② 同①：23.

③ 中共中央文献研究室.陈云文集（第三卷）［M］.北京：中央文献出版社，2005：170.

④ 江西省卫生厅药政科.加强中药生产和收购工作［J］.江西中医药杂志，1956（8）：1-2.

公斤 5500 元），而上海却是进口（每公斤 5690 元）"。①

1955 年 5 月，全国普遍紧张与脱销品种已有 100 种左右。②6 月，《大公报》注意到中药材生产与经营的混乱状况，并提出加强国家计划指导、组织采集和收购、注意保护药源、加强市场管理等建议。③

实际上，各地多头管理，跨省调拨困难，也是造成"药荒"的一个重要原因。叶熙春提到："河南怀庆的生地黄存货一千余担，浙江派人用证明文件以现款购货数十担，而不肯出售；又如治血吸虫必要的雷丸，北方有货，南方缺货。"④

此外，中医政策的调整，尤其是中药费用纳入公费医疗后，中药材使用量持续攀升，由此产生的中药浪费也相当惊人。"有些不需要用贵重药和补药的患者……也吃贵药和补药。尤其严重的是用大剂量、多剂量的现象到处皆是，某联合诊所医生一次就给一患者开了 40 副药，一般医生也是一次就开 10 副、20 副也屡见不鲜……药剂开得过多，有些患者吃不完就扔了。有的看了病不去拿药，或送了药不服。上海有一药店去年 11、12 两月原封不动收回的中药就有 118 帖"。"去年某些地方流行乙型脑炎，就因为买不到牛黄、麝香、全蝎等药，而使患者得不到及时治疗"。"某些医疗单位准备做些中医方面的实验，由于药物缺乏而不能实现，或做到中途因药材的短缺而中断"。⑤

为此，著名中医秦伯未在人大会议上呼吁："关于中药的使用，采取当用则用，能省则省的原则，极力避免浪费，在可能范围内多用丸剂或粉剂来减少煎剂的消耗量。"⑥上海名中医石筱山也提出："一方面我们要求各单位协助，

---

① 张遇春.加强"医药结合"克服药源困难［J］.中药通报，1958（5）：179-180.

② 李生文.做好中药材的经营管理工作为人民保健事业服务［J］.中药通报，1956（2）：46.

③ 社论.必须重视中药材生产与经营［N］.大公报，1955-06-17（1）.

④ 佚名.叶熙春说：发展联合医疗机构，解决药材来源问题［N］.健康报，1956-07-03（2）.

⑤ 《健康报》社论.杜绝公费医疗中的中药浪费［J］.中医杂志，1957（3）：113.

⑥ 秦伯未.谈谈中医工作［N］.健康报，1959-05-06（6）.

替患者讲理，一方面我们中医也要自己善于掌握，尽量把不必要用的中药节省下来。同时对中药的来源问题，希望有关的领导机构，对药农生产上大力的鼓励和支持，这也是主要的方面。"①

（三）"大计划，小自由"与中药材经营

完成"三大改造"以后，以单一公有制和计划经济为特征的经济体制，使农村市场和自由市场急剧萎缩，直接影响中药材产、供、销。主管经济工作和社会主义改造的陈云注意到这方面问题，于1956年6月提出应改变过去因社会主义改造而采取的对市场管理过严的办法，允许农村自由市场作为国家市场的补充。②

此后数月里，陈云在多个场合谈及这一对策，提出实行"大计划，小自由"，恢复1953年前的自由市场，丰富供应，增强活力。9月20日，陈云在中国共产党第八次代表大会发言中专门讲到这个问题，认为应当实行"自由收购、自由贩运的政策，及时地纠正只注意集中生产、集中经营，而忽视分散生产、分散经营的错误做法"③，并概括为"主体-补充"说。此后，湖北、广东、山西、山东、江西、四川、福建、江苏、河北9省先后在不同范围内放宽了农村市场的管理。④

中药材主产地的四川省，实际上从1956年6月份已开始实行药材自由成交、自由贩运，从而活跃了市场，药材上市量逐渐上升。江津的中药材商贩立即到成都、贵州等地药材集散市场贩运，并深入乡村零星收购。陕西、甘肃、河南、贵州等地药材商也运去了四川需要的冬花、生地等，从四川买

---

① 佚名.消除成见更好地为人民健康服务　石筱山的发言［N］.人民日报,1957-03-22（2）.

② 武力.社会主义改造完成后引入市场机制的先声——陈云与1956年农村自由市场的开放［J］.当代中国史研究，2007（5）：6-14+124.

③ 陈云.陈云文选（第2卷）［M］，北京：人民出版社，1995：321-328.

④ 中共中央文献研究室.陈云文集（第三卷）［M］.北京：中央文献出版社，2005：105-107.

去了麝香、枳壳等药材。据四川省供销合作社统计，当年第三季度全省收购药材35.6万多担，比上年同期增加10%以上，10个药材主要产地的收购量比去年同期增加将近三分之一。许多长期脱销的药材，已重新上市。成都市6月份脱销的48种药材，到10月中旬已有供应了。①

中药材自由市场开放后，对刺激生产、活跃城乡交流、缓和供应、促进经营管理的改善等都有积极作用。但也出现了争抢货源，牌市价格严重脱节的混乱现象。②农村自由市场的开放始终伴随着各方的争论，毛泽东对此并不认同。因此，当自由市场冲击了国家对农副产品的统购统销时，许多人的疑问增加了，要求加强管制的呼声最终占了上风，1957年夏季以后则关闭了事。③

（四）全国药材系统第一次物价会议

1956年10月15～29日，中国药材公司召开了全国药材系统第一次物价会议，对中药材的价格问题做了分析研究，讨论了《购销价格掌握意见》《地区差价安排意见》《全国药材系统内部调拨作价办法》《品质差价掌握意见》《全国药材系统物价商情工作暂行办法》等文件，同时研究了自由市场开放后有关药材价格的掌握问题，试算了100种左右主要品种的产销地区差价，并交流了各地经验。④

从会议内容看，这无疑是一次理顺中药材价格体系的重要会议，对此后中药材市场进行要素管理具有深刻的影响。

耐人寻味的是，这次物价会议上形成的文件，直到1957年3月1日才批转各地，此时距国务院发文转移中药材管理权不足20天。可能的解释是，

① 佚名.四川药材市场日渐活跃［N］.人民日报，1956–10–17（3）.

② 中国药材公司.中药工作文件汇编［M］.北京：北京市药材公司印刷所，1982：40.

③ 武力.社会主义改造完成后引入市场机制的先声——陈云与1956年农村自由市场的开放［J］.当代中国史研究，2007（5）：6–14+124.

④ 同②：49–70.

1956 年全国人大会议上代表们的批评惊动了中央：上百种中药材脱销问题持续经年，到了解决问题的时候了。从更大的背景上看，随着我国"三大改造"的胜利完成，已基本上实现了中药私商的公私合营，统一的社会主义市场已经形成，加上第一个五年计划顺利实施、完成，恢复我国历史上"药不离医"的条件已经具备。

（五）中药材管理权首度划归卫生部

迄至 1957 年 3 月底，在商业部领导下的中国药材公司，在各省、市已建有分支机构 1402 个，职工 41900 人；公私合营中药店有 10 万多户，从业者 20 余万人。[①]

1957 年 3 月 19 日，国务院发出《关于中药材经营管理交由卫生部门统一领导的通知》。《通知》规定：由商业部和供销合作总社领导的药材经营机构（包括药材加工厂）的人员、资金等，除了少数地区经国务院批准仍由商业部门负责外，全部移交卫生部门，与卫生部药政局合并为药政管理局，实行政企合一的领导体制。对中药材的生产安排、市场供应、价格掌握和中药商的改造等工作，全部交由卫生部门负责。[②]此举"从组织上保证使中医药密切结合起来，加强中医药的科学研究工作"。对于缺乏相关管理知识和经验的卫生部门来说，这确是一项新的工作。《通知》要求卫生部门必须拿出勇气克服困难，钻进去，从外行到内行，以革命精神把它管理好。

从目前资料看，这次管理权转移应是中共中央的决定。在上述通知出台前的 2 月 21 日，刘少奇、邓小平曾召集卫生部党组徐运北、郭子化等，听取中医工作汇报。刘少奇的指示共 7 条，其中第 6 条要求："关于中药的生产，农业部要研究，订出个计划。药价要降低。要教育中医注意不要开贵药，开贵药就等于自己反对中医，消灭中医，因为药贵了，人们吃不起，中

---

① 中国药材公司.中药工作文件汇编［M］.北京：北京市药材公司印刷所，1982：93.

② 该书编写组.当代中国卫生事业大事记［M］.北京：人民卫生出版社，1993：72.

药也就没地位了"。①

3月24日，在国务院五办的办公会议上，陈云对卫生部接管中药材工作后应注意的问题做了重要指示：

（1）药材的生产。我们是管全国产供销安排的，因此着眼点第一是生产。只有这样，才能有物质基础，不管生产就会出毛病。不能依靠农业部去指导药材生产，因为他们实在管不过来。

（2）价格和采购方法。我们发展生产的办法有两个：一个是运用价格，一个是改进采购方法……为了刺激生产，农业生产合作社挖药材的劳动作为个体副业好，还是作为集体副业好，需要进一步研究。

药材除选择必要的少数的实行统一收购外，绝大部分可以列入农副产品自由市场第三类自由采购的商品，以促进生产和物资交流。

（3）广泛地充分地利用私商经营中药材的经验。可以考虑利用私商来经营国家的中药材公司，我们管政治，私商管经济。也可以考虑允许私人开药铺，下乡采购药材，改变形式采取合作小组的办法，做到政治上联合起来，经济上分散活动。

总之，对中药材的管理要放松一点，限制少一点，做到发展生产，供应需要。②

此时是国务院通知发出后的第5天。陈云在移交事件中发挥何种作用尚未可知，但上述指示显然抓住了问题的要害。卫生部一改前数次管理权移交

---

① 该书编写组.当代中国卫生事业大事记［M］.北京：人民卫生出版社，1993：71.

② 中共中央文献研究室.陈云文集（第三卷）［M］.北京：中央文献出版社，2005：170–171.

后的做法，遵照陈云指示，组织召开了专门会议，认真查找问题的根源和解决办法，做了大量卓有成效的工作。

实际上，早在 1956 年 10 月初，中共中央决定由卫生部接管中药材工作的意向应已确定。接受 1956 年没有及时下达中药材生产计划的教训，当年第四季度初，卫生部牵头，与商业部、农业部和林业部联合提出 1957 年药材生产的初步意见，发往各地征求意见。经过意见汇总和修订后，确定了家种的园参、生地、川芎等 35 种，家野兼产的黄连、鹿茸等 15 种，野生的甘草、麝香等 50 种，共 100 种，生产总量 1012822 担又 141299 两；估算了所需土地约 49 万亩，于 1957 年 2 月 20 日联合向国务院呈交报告。国务院于 1957 年 3 月 18 日，也即管理权移交卫生部文件正式下发前 1 天，将上述报告批转给各省、市、自治区人民委员会，要求各地迅速安排中药材生产任务。[①]

四部门联合发文，是前所未有的举措，也是中药材短缺发生改观的开始。在该报告所附的《1957 年 100 种中药材生产布置说明》中，对各类中药材生产中应注意的细节作了说明，尤其是对"已呈现供应不足"，建议各地试种试养的 13 种中药材，专门指出"在实验期间，应稳步进行，着重摸索经验，不宜占地过多或投资过大，以免失败造成更大的损失。"[②] 由此开启的 1949 年后中药材引种试种（养）的生产研究热潮，对于解决中药材短缺问题无疑起到了重要作用。在后来的"大跃进"中，部分地方虽出现过乱"放卫星"现象，乱报引种"成功喜报"，但更多科研单位参与后，异地引种工作逐步走上正轨。

---

① 中国药材公司.中药工作文件汇编［M］.北京：北京市药材公司印刷所，1982：44–49.

② 同①：48.

四、卫生部初掌中药材产供销管理权及其工作成效

（一）两部一社召开的全国药材专业会议

对于经历过中医政策调整的卫生部而言，接受这样一项已造成全国性影响的艰巨任务，自然不敢稍有懈怠。1957 年初，中国药材总公司掌握的 23 种计划药材中，各地货源与需要的比例情况：19 种以担计的只满足 69.37%，以斤计的园参满足 23.8%，以两计的鹿茸、麝香、牛黄仅满足 21.75%。[①] 形势非常严峻。

经过紧张筹备，1957 年 4 月 16 ～ 24 日，卫生部、商业部和中华全国供销合作总社联合召开全国药材专业会议，讨论交接后的中药材经营管理方案，并对机构交接、市场领导、生产安排等问题进行了专题研究，提出 1957 年中药材工作的基本任务和改进工作的意见。

会前，与会代表听取了徐运北副部长在 1957 年全国卫生厅、局长会议上的总结报告；李德全部长在会议开始时对中药材业务交接问题作了重要指示。卫生部部长助理漆鲁鱼对《卫生部中药材经营方案》作了说明，中国药材公司副总经理李生文对《药材系统 1956 年工作情况与 1957 年工作安排》作了说明。[②]

李德全在讲话中指出，接管工作是党和政府的正确决定，以更好地体现医药结合，要求卫生部门的药政干部与商业部门和供销部门的企业管理干部要搞好团结，互相学习；强调当务之急是办好交接工作，"一切应该维持原来的商业部门管理办法不动，至少也是现在不动"。她还强调，交接后的"中药材经营部门仍是国营商业机构"，而不是变成社会主义的福利事业；中

---

① 中国药材公司 . 中药工作文件汇编［M］. 北京：北京市药材公司印刷所，1982：95.

② 同①：99.

药材经营"原则上不应并入联合诊所或保健站，两者的性质是不同的"。①

在会议发言中，漆鲁鱼除了强调交接后的计划、统计、财会、物价及生产、供销等要基本上按照原来的各种制度与办法执行，暂时仍实行以当地卫生行政部门与上级公司双重领导外，着重分析了中药材市场供应的严峻形势，提出1957年中药材工作的任务：恢复和发展生产，有计划地进行收购，继续完成药商的社会主义改造，加强自由市场的领导，提高供应质量，改进经营管理，逐步缩小和解决脱销品种，在医药紧密结合的原则下，更好地为人民保健事业服务。②漆鲁鱼指出，解决脱销问题的关键是组织和发展中药材生产，卫生部门必须积极主动地安排生产；收购工作要挖掘潜力，改变以前只注重大宗和计划品种，扩大到小宗和非计划品种；同时，要求各地克服本位主义，加强调拨平衡。他提出要有计划地、尽可能多吸收中药技术人员参加工作，"因为他们不但有技术，能辨别药材的真伪，而且还具有经营管理的经验"。③

（二）此次会议讨论解决的主要问题

由于过去多头管理和反复移交遗留问题较多，中药材重要产区的河北、山西、四川、浙江、北京、新疆6省区"暂时不交领导关系"。对此，其他省市区代表形成了相对一致的意见，认为机构不统一必然影响调拨、收购、供应等工作，"一致要求把机构统一起来"。会议提出应争取在1957年底前完成交接。④

关于开放药材自由市场，多数代表认为开放国家领导下的自由市场，恰当地利用价值规律调剂生产，活跃城乡交流，能起到增加品种、缓和供应紧

---

① 中国药材公司.中药工作文件汇编［M］.北京：北京市药材公司印刷所，1982：85-88.

② 同①：95.

③ 同①：96.

④ 同①：101.

张、刺激生产，促进改善经营的作用；一致认为国务院自由市场座谈会上提出的中药材全国统一收购38种的意见是正确的，应当贯彻对统一收购品种坚决管理，开放的品种坚决开放，防止管的过严过死；并须消除不必要的顾虑，更好地领导自由市场的开放。①

各地基建经费问题，就是领导关系的多次变更所致。两部一社于1957年5月20日给国务院的报告中提道，"虽然在各次交接方案中，对基建问题都作了规定，但大部分地区都没有按规定颁发执行，如1956年药材机构由供销社交商业部时，贵州、安徽等不少地区对应当随业务移交的仓库、房屋都没有移交或少交；基层供销社兼营的药材单位，一般都没有移交固定资产。今年（1957年）天津市商业局已拨给市药材公司基建款18万元，听说要移交卫生部又把款收回了"。② 据统计，当时福建省有26个县，山东有30多个县，湖南、江西各有50多个县，湖北71个县都没有自有仓库；广西壮族自治区有60%～70%的药材系租用民房保管；吉林有70%的药材露天存放。因此造成霉烂变质和失火、失盗等问题相当严重。贵州和江西1956年保管损失各在10万元左右，福建建宁等6县一年的损失达4万多元。③ 交接办法中规定，商业部1957年基建指标包括药材公司基建在内，能分清者移交，分不清者由省市商业行政主管部门与卫生厅、局协商解决；供销社系统基建已拨款者不再退回，未拨款者仍按原批准的计划执行。

最大的问题，是省级以下卫生部门药政管理机构薄弱，人员匮乏。当时全国只有两个省（市）设有药政管理处（兼管西药），16个省（市）仅设有药政科，8个省（市）药政管理组织阙如，专署、县级未设药政管理机构。④ 实际上，1956年3月27日，卫生部就曾发出《关于加强各省市药政工作及

---

① 中国药材公司.中药工作文件汇编［M］.北京：北京市药材公司印刷所，1982：97.

② 同①：42.

③ 同①：41.

④ 同①：43.

机构的通知》。明确省级药政部门承担的主要任务，但实际执行情况很不乐观。①1957年5月，薛愚曾指出，药政司是卫生部司局中最弱的一环，人员编制最少，业务范围广而职务又欠明确，药政司的上级主管首长，几年来三易其人，药政管理工作迄未走上正轨，连一个整套的药事法规也没有。②确实如此，当年效仿欧美既不合时宜，《苏联药政主要资料选编（上册）》直至1958年9月方才翻译出版，制度体系自不免落后于现实。③各省在酝酿交接时，也有不少议论。山东省卫生厅认为"中西药是商品，卫生部门不应该接管，即使接过来也是管不了和管不好的。"在机构设置上，对于是否实行政企合一，撤销原有的医药公司和药材公司，也存在分歧。④

实际上，上述问题是1949年后中药材经营管理关系一再变动带来问题的一次集中暴露。在此前商业部与供销合作社之间的管理权往复交接中，已经出现移交不彻底的情况，严重影响了两个部门干部职工的工作积极性，此次将有关工作移交给缺乏管理经验和专业管理人员的卫生部，抵触情绪相当普遍。

把药材生产摆到交接后工作的主要地位，与会代表意见是一致的，但对于生产安排能否到位及与农林部门的分工问题，担忧是普遍存在的。卫生部认为"药材供应不足的严重情况，急需着手从根本上解决，这样我们就不可能，也不应该单纯地依靠农、林部门，而必须积极主动地结合他们，在药材生产上做更多工作"，并强调"陈云副总理也是这样指示我们的"。⑤

会议结束时，漆鲁鱼进一步明确了卫生部的主要工作：合理掌握价格，

① 该书编写组.当代中国卫生事业大事记［M］.北京：人民卫生出版社，1993：61.

② 薛愚.不平则鸣［N］.健康报，1957-05-28（3）.

③ 文化部出版事业管理局版本图书馆编.全国总书目1958年［M］.北京：中华书局，1959：593.

④ 张辑五.我省实行医药结合、行政企业合一、中西药结合的情况［J］.中药通报，1958（10）：334-336.

⑤ 中国药材公司.中药工作文件汇编［M］.北京：北京市药材公司印刷所，1982：105.

改进收购方法，加强调查研究，摸清产销情况，主动提出生产安排意见，及时发现药材生产中存在的问题，联系有关部门研究解决，推动生产的发展。[①]

（三）隶属关系变更带来的新变化

1957 年 4 月 29 日，卫生部、商业部、财政部、全国供销合作总社发布《关于中药材业务统一交由卫生部领导经营的联合通知》。《通知》称，中药材的生产、供应、价格掌握以及对中药商的社会主义改造等工作，均由卫生部统一负责。[②]

6 月 29 日，卫生部通知，经国务院批准，药政司改为药政管理局。

7 月 10 日，国务院批转卫生部、商业部、财政部、全国供销合作总社《关于全国药材系统经理会议的报告》。批示指出，中药材问题比较复杂，各级人民委员会应加强对这一工作的领导，要经常了解与检查卫生部门对这一工作的执行情况，并不断总结经验。[③]

10 月 7 ～ 17 日，卫生部召开全国药材系统计划会议，检查 1957 年各项计划执行情况，研究讨论 1958 年 38 种药材的生产计划，进行 23 种计划品种的平衡分配，并编制确定了 1958 年商品流转、财务、费用三方面的计划。会议强调应进一步加强对自由市场的领导。自国务院《关于由国家计划收购（统购）和统一收购的农产品和其他物资不准进入自由市场》的规定发布后，在公安、税务、银行、铁路、公路、邮电等部门的配合下，市场混乱情况已大为改观，收购工作更加顺利。会议指出，"今后药材生产的发展，应以发展地道药材为主，注意恢复发展本省所产的各种药材，研究本省野生药材如

---

① 中国药材公司.中药工作文件汇编［M］.北京：北京市药材公司印刷所，1982：105–106.

② 该书编写组.当代中国卫生事业大事记［M］.北京：人民卫生出版社，1993：74.

③ 同②：75–76.

何变家种"。对引种也采取了较为慎重的态度。①

至 1957 年底，卫生部已召开了中药材专业会议、计划会议和物价会议等，经过一系列艰苦工作，中药材生产纳入各地农业生产计划，购销价格体系已渐成形，供应紧张情况逐步趋缓，大多数地区脱销品种已减至 20 种左右，一些地区基本上满足了配方需要。②

五、结语

中华人民共和国成立之初的 8 年里，两度出现全国性的中药材短缺，与中药材产供销国家体制的建立与完善程度密不可分。与早在 1950 年设立的中国医药公司和 1952 年设立的医药工业管理局所代表的药品贸易体系和制药工业的建立相比，作为中药饮片和中成药源头的中药材产供销直到 1955 年才纳入国家管理。尽管脱胎于国营商业系统的中国药材公司及供销总社中药材管理总局在此后两年里加大了收购和调剂的力度，但对上游的中药材生产的计划和管理始终未予足够重视，中药材生产始终难以纳入各省市（区）农业生产计划；野生药材采集则受制于价格体系已经出现的僵化，不能有效刺激农民的积极性，短缺问题始终没有真正解决，因而在 1953 年之后，再度出现 1956 年的百余个品种短缺。

1956 年的"药荒"之所以受到国家层面的重视，并进而成为解决这一问题的契机，缘于中医政策的调整和此时中药材行业中私营商业成分已大大降低；而前三次管理权变更不但没有缓解或解决中药材短缺的局面，反而使之不断加剧，甚至在历次管理权变更和交接过程中，造成了一些新问题。③ 在

---

① 全国药材会议订出明年计划并决定进一步加强自由市场的管理 [J]. 中药通报, 1957(6): 258.

② 孟谦. 发展生产, 提高质量, 组织中药材工作大跃进 [J]. 中药通报, 1958 (5): 150.

③ 中国药材公司山西省公司关于 1957 年土产药材收购工作的检查报告 [J]. 山西政报, 1958 (7): 18-20.

贯彻"对待中医的正确政策"过程中已接受教训的卫生部，工作更为扎实，从源头的中药材生产计划入手，完善了中药材产供销的整个链条，应对"药荒"的诸般措施更加全面。尤其是花大力气抓好中药材生产计划的落实，开展引种试种（养）探索，加大野生药材采收工作力度等，确立了此后中药材产供销工作的基本管理模式，并有效缓解了"药荒"。尽管1958年开始的"大跃进"打断了这一进程，并严重影响了中药材生产，但国民经济恢复乃至此后更长时期，仍然沿用了"大跃进"之前卫生部所确立的管理模式和工作方法。

（中国科技史杂志，2017：38（3）：296-308.）

20世纪50年代的"药荒"与
延续二十年的"小秋收"

鼓励采集与改善收购，是解决中药材短缺的一个重要方面。1959年，为有效应对"药荒"，解决中药材短缺问题，国务院指示各地开展"小秋收"以增加野生中药材采收。此后二十年间，"小秋收"作为野生中药材采收工作的固定模式延续下来，并产生了一定的积极成效。为更好开展这项运动，卫生部和中国科学院分别组织开展了全国性药源普查工作，并催生出第一批地方性中药志。

1958年，随着工农业"大跃进"的全面展开，农村劳动力大量投入水利工程建设和大炼钢铁，卫生部在一年前接手中药材经营管理后努力建立的产供销秩序受到严重冲击，20世纪50年代的第三次"药荒"随之出现。为缓解中药材短缺的严重局面，国务院继1958年发出利用和收集野生植物原料的指示后，于1959年提出开展"小秋收"，并将野生中药材的采收纳入其中。此后20年中，"小秋收"一直是采收野生中药材的主要途径，为缓解中药材供应紧张问题发挥了重要作用。

以"小秋收"为关键词查阅中国知网，尚未见有相关论文。

一、"药荒"的起因与"小秋收"的出现

（一）20世纪50年代的三次"药荒"

1953年，由于中药材尚未纳入国家统一管理，仅作为一般商品由中华全国供销合作总社经营，私商在中药材经营行业所占比重较多等因素，出现

了中华人民共和国成立后第一次全国性中药材短缺。①1955年成立中国药材公司后，局面虽一度好转，但由于供销合作总社与商业部之间三度变换管理权，上下机构不对应，加之农业合作化后各地农业生产合作社集中主要力量投入农业生产和农田水利建设，忽视了副业生产；有些区、乡工作人员和农业生产合作社，甚至采取了限制农民种药、采药的错误做法，导致中药材生产和采收受到影响。②1956年再度出现全国性"药荒"，100余个品种的中药材脱销。上述情况经由各地人大会议上代表的发言上达天听，引起高层的关注，持续数年的"药荒"才开始出现转机。③

1957年3月，中药材经营管理权移交给卫生部。经过近一年艰苦工作，在采取了扩大生产和收购、加强省际调剂、开放自由市场等一系列措施后，中药材短缺问题到1957年底已有效缓解，各地中药材供应转趋正常。④

1958年，经过南宁会议、成都会议等一系列高层会议的推动，"大跃进"作为赶超英美的主要样式在全国轰轰烈烈地开展起来。北戴河会议后，大炼钢铁占用了更多劳动力资源，各行各业的正常秩序受到冲击。虽然国务院于1958年10月发出指示，提出中药材"就地生产，就地供应"的方针，中药材生产和供应仍不可避免地受到严重冲击。20世纪50年代的"药荒"第三度降临。

1958年上半年，"全国的药材收购只完成了年计划的三分之一，比去年同期还下降了四分之一。这样，就使得某些中药材的供应出现了紧张的情况，如除四害用的马钱子，消灭血吸虫病用的木香、槟榔、红花，防疫避瘟用的朱砂、薄荷，治疗乙型脑炎和梅毒用的麝香等都不能满足需要，有的品

---

① 李剑.中药材短缺与中药材经营管理权的变更（1949—1957）[J].中国科技史杂志，2017，38（3）：294-308.

② 国家计委计划经济研究所.中华人民共和国经济大事记（初稿）（专辑二）[J].计划经济研究，1983（20）：12.

③ 佚名.叶熙春说：发展联合医疗机构，解决药材来源问题 [N].健康报.1956-07-03（2）.

④ 孟谦.发展生产 提高质量 组织中药材工作大跃进 [J].中药通报，1958（5）：150.

种距离满足需要还很远"。①

（二）缘于轻工业原料短缺的"小秋收"

中华人民共和国成立初期，由于集中力量于粮棉增产，对油料作物生产重视不够，导致油料短缺。1953 年油料作物产量仅为抗战前的 70% ~ 80%。1953 年 12 月 25 日，国务院发出《关于增产油料作物的指示》，要求扩大种植面积，提高产量。②农业合作化后的 1956 年，油料供应更加紧张，向"野生植物进军"的口号由此提出。1957 年 3 月，食品工业部和中华供销合作总社指示加大野生植物油脂油料的收购工作，以解决工业及民用油料短缺问题。③

"大跃进"开始后，油料、化工、纺织、造纸、食品等轻工业原料供应先后告急，甚至影响到正常生产。为此，1958 年 4 月 7 日由周恩来签发国务院指示，要求各地调研野生植物资源情况，进行全面规划，采取充分利用、积极发展的方针。④

据第二商业部调查，当时已知的一千多种野生植物原料中，分野生纤维、野生油料、野生淀粉、野生化工原料和药材五类，全国的总量尚不清楚。据湖北省巴东县初步调查，该县全部野生植物原料，"可以换到五马力的锅驼机一千六百余部"。但第二商业部负责人并未谈及中药材资源情况。⑤

---

① 佚名.国务院关于发展中药材生产的指示［J］.药学通报，1958（12）：551.

② 《中华人民共和国经济大事记（初稿）》（专辑二）［J］.计划经济研究，1983（20）：12.

③ 佚名.食品工业部、中华供销合作总社关于进一步加强野生植物油脂油料收购工作的指示［J］.中华人民共和国国务院公报，1957（11）：201-202.

④ 佚名.把野生植物充分利用起来　国务院指示各地全面规划统一安排定期检查［N］.人民日报，1958-04-10（1）.

⑤ 佚名.不用是草　用起来是宝　第二商业部负责人谈野生植物资源［N］.人民日报，1958-04-10（3）.

此后一段时间，《人民日报》陆续介绍了黄连籽、薯莨、栓皮、山苍子（荜澄茄）、乌籽、椿树籽、罗布麻、胡麻等野生植物原料。[①] 全国范围的野生植物原料采集随即开展起来。

据 1959 年 3 月召开的全国土产废品会议统计，上年全国收购的各种野生植物原料约有两千万担，价值一亿五千多万元，比 1957 年增加三倍多。"这些野生植物的采集和利用，不仅对解决国家某些工业原料不足问题起了一定的作用，而且增加了人民的收入，促进了人民公社多种经营的发展。"[②]

（三）国务院的补充通知和发展中药材生产的指示

国务院指示下发后，收到一定成效，对工业生产不无小补。但不久后，国务院注意到，"近来发现有些地区将中药材，特别是一些供应紧张的药材采用为工业原料，如吉林省采用五味子酿酒，又以名贵的中药材人参、鹿茸等制高级糖果和各种露酒；甘肃、天津以枸杞子制酒，均已在不同程度上影响了医疗需要"。这些做法都与国务院正努力解决"药荒"的措施相抵触，遂于 1958 年 7 月 11 日发出《国务院关于各地在充分利用野生植物原料的同时对于中药材的供应必须予以注意的通知》，强调"对于生产不足的中药材，在药用和其他需要发生矛盾的时候，应当首先保证药用"。并提出了药食两用的中药材的使用原则，国内留用与组织出口的分配原则。[③]

由于当年正值白喉、流感、流脑等呼吸道传染病流行高峰，中药材短缺情况不断加剧。1958 年 10 月 31 日，国务院发出《关于发展中药材生产问题的指示》，除强调各级人民委员会加强对中药材经营工作的领导，中药材经营由卫生部门领导外，该指示针对中药材短缺提出两项根本性的措施：实

---

① 佚名.介绍几种野生植物［N］.人民日报，1958-04-12（2）.

② 佚名.野生植物——取之不尽的财宝［N］.人民日报，1959-03-29（6）.

③ 佚名.国务院关于各地在充分利用野生植物原料的同时对于中药材的供应必须予以注意的通知［J］.甘肃政报，1958（22）：33.

行"就地生产、就地供应"方针，及"积极地有步骤地变野生动、植物药材为家养家种"。[1] 前者打破了地道药材不能易地引种和非地道药材不处方、不经营的"迷信思想"，以缩短产供销流程，降低储运成本；后者用以解决487种常用植物药中占八成以上（392种）的野生药材采收量极不稳定的问题。这两项措施对缓解当时"药荒"有一定帮助，但都是以牺牲中药材质量和中医医疗质量为代价的。后来，随着"药荒"的缓解以至解除，地道药材才重新得到重视。

（四）中药材采收纳入"小秋收"

1956年"药荒"时，河北永清县干部听取药农意见后，就曾在《人民日报》上提出组织老人和妇女采集药材的建议。并"希望供销合作社和医药公司能把所需要的药材和收购价格告诉农民，并拿药材标本给农民看，以便使采集药材的工作顺利开展起来"。[2]

1958年上半年，劳动力紧张局面已相当严重，中药材生产、收购都受到影响，上半年的收购计划只完成了33.2%，黄连只能供应17%，人参27%，鹿茸33%，麝香19%，还有60种左右的药材仍需由国外部分或全部进口，如槟榔、伏毛、砂仁、犀角、广角、乳香、没药等。[3] 4月份在山东召开的全国医药结合现场会议和药材业务协作会议上，与会者"都认为是劳动力不足的问题"，药政管理局也认为"这是实际情况"，"主要是我们对工农业'大跃进'之后，出现的新情况、新问题认识不足，没有事先提出相应的措施"。[4] 到下半年，情况愈加严重。但"各项工作任务已经压得很紧，又当精

---

[1] 佚名. 国务院关于发展中药材生产的指示 [J]. 药学通报，1958（12）：551–552.

[2] 郝德俊，王建国. 组织农民采药材 [N]. 人民日报，1956–07–09（3）.

[3] 孟谦. 打破迷信 技术革新 多快好省地做好中药材的生产供应工作 [J]. 中药通报，1958（9）：298.

[4] 李生文. 药政管理、药材经营工作要服务于工农业的发展 [J]. 中药通报，1958（10）：330–331.

简机构，缺乏人手”，“现在工农业生产‘大跃进’，要发展药材，势必与工农业争时间、争劳力、争地”，而商业部门职工也认为“中药材野生多，规格复杂，很多品种用量小，销路窄，交通不便，经营困难，利少弊多，吃力不讨好”。^①在“大跃进”面前，解决“药荒”问题只能退居其次。

卫生部药政总局曾在1958年秋提出充分利用中小学生在假期突击采收蝉蜕、土鳖虫、全蝎、蜈蚣、斑蝥、虻虫等，以及“利用农业社间歇时间采取农忙小动，农闲大动的突击采集方法”。^②但局势已经失控，“药荒”日渐严重。1958年冬，由于动手较迟，雪季来得早，不少地方药材未能收集起来。^③

1959年1月，《健康报》发表评论，要求发动群众采收野生药材，以弥补中药材产量不足。^④到当年秋，尽管采取了一些扩大中药材生产的措施，但相当数量的中药材源自多年生的动、植物，短时间供应不上，“药荒”已相当严重。安徽省已有近百种药材供应发生紧张或脱销，其中野生药材占半数以上，因而该省也号召开展全省性的野生药材采收运动。^⑤

8月21日，卫生部发出《关于抓紧时机在秋季大力开展中药材生产和收购工作的通知》。《健康报》为此编发了社论，呼吁重视“药荒”。^⑥

10月11日，商业部、农业部、卫生部等七部委发出通知，称前数年“小秋收”采集经济作物和中药材，“取得了辉煌战果，给国家提供了大量

---

① 赵林清.高山远山药材山　荒山荒地变药园［J］.药学通报，1959（5）：213.

② 孟谦.打破迷信　技术革新　多快好省地做好中药材的生产供应工作［J］.中药通报，1958（9）：299.

③ 佚名.卫生部通知抓紧秋冬季大力开展药材生产和收购工作［J］.药学通报，1959（9）：453.

④ 佚名.依靠群众大采野生药材［N］.健康报，1959-01-14（1）.

⑤ 佚名.安徽省人民委员会关于广泛开展野生药材采集工作的指示［J］.安徽政报，1959（1）：4.

⑥ 佚名.大抓秋冬季药材生产和收购工作［N］.健康报，1959-08-26（1）.

工业原料、市场商品和出口货源"，要求各地开展声势更为浩大的"小秋收"运动，并将中药材正式纳入"小秋收"采收范围。[①]此后这一方式延续下来，国务院及有关部委每年下发文件，甚至将"小秋收"时间扩展为"从5月开始至大秋之前"，采集品种也不断增多，成为短缺经济时代的一道奇观。

1977年"药荒"再度现身，国务院发出通知，号召继续搞好"小秋收"。[②]《人民日报》为此配发了社论。[③]这年秋天，延边朝鲜族自治州和通化地区重现"万人上山，百宝下山"的热闹景象。[④]1982年，100余种中药材脱销，中国药材公司于8月17日发出《关于认真抓好中药材小秋收的通知》，仍在开展此类工作。[⑤]

二、中药材"小秋收"的概貌

"小秋收"具有"大跃进"时代群众运动的典型特征。1959年秋冬，党的八届八中全会已经结束，各地正在"反右倾、鼓干劲"，于是仍循"大跃进"的动员和组织模式，开展了声势浩大的"小秋收"运动。"小秋收"被定义为"一个短期的群众性的漫山遍野的采集野生植物原料的突击运动"。[⑥]

---

① 佚名.商业部、纺织工业部、林业部、粮食部、轻工业部、卫生部、农业部关于开展秋季野生植物采集收购加工群众运动的指示［J］.中华人民共和国国务院公报,1960（19）: 373-375.

② 佚名.国务院向各省、市、自治区发出通知　发动群众适时搞好"小秋收"［N］.人民日报, 1977-09-15（3）.

③ 本报评论员.抓好"小秋收"［N］.人民日报, 1977-09-15（3）.

④ 佚名.吉林抓紧有利时机开展"小秋收"［N］.人民日报, 1977-09-15（3）.

⑤ 佚名.中国药材公司发出小秋收通知［J］.中药材科技, 1982（5）: 2.

⑥ 佚名.国务院指示各地开展一个声势浩大的"小秋收运动"广泛采集充分利用野生植物［N］.健康报, 1959-10-14（1）.

（一）"小秋收"的组织与宣传

与那个时代开展其他工作一样，"小秋收"是由国务院发文，各地人民委员会转发或另行发文，自上而下逐级动员、部署，直至公社、生产队；中央和地方报刊配合营造一次热烈的媒体盛宴，掀起以野生中药材采收为主要目标的群众运动。

1959 年 10 月 11 日国务院开展"小秋收"的指示中，要求各地"应当根据国务院 1958 年 4 月《关于利用和收集我国野生植物原料的指示》，进一步贯彻执行'调查研究、全面规划、充分利用、积极发展'的方针。"强调"野生药材是我国人民历来采集、加工和服用的药物，现在和今后更必须加强这个工作，绝对不能忽视"。[①]并对劳动力调配、收入分配原则、植物资源保护、收购与加工等做了明确的指示。

《人民日报》为此发表社论，《健康报》和各地报纸均作了转载。《人民日报》社论对国务院的指示作了详细的解读。引人注目的是，该社论强调指出，开展好这项运动的关键，"一是政治挂帅；一是合理评工记分、正确分配收益"。采集工作"必须实行集体经营和个人经营同时并举的方针，并且采取多劳多得和适当奖励的制度；在个人经营方面，是指生产队或公社应当根据实际情况，在分配上实行谁采谁得或公私分成的原则"，才能把集体的和个人的积极性都充分动员起来。同时，鉴于此前数年各地出现的破坏中药材资源的情况，要求各地加强保护。"一方面要教育群众注意不要伤害了野生植物的生机，不要为了一时增加收入而枯本竭源；另一方面，还要在可能条件下提倡人工培育，改进品种质量，变野生为家生，以保证繁殖，增加生产，适应需要"。社论还就商业部门组织收购、加工和加强指导等环节作了

---

① 佚名.国务院指示各地开展一个声势浩大的"小秋收运动"广泛采集充分利用野生植物［N］.健康报，1959-10-14（1）.

说明。①

此后数年，每逢秋冬，《健康报》都刊载大量各地开展"小秋收"的报道，直至 1965 年秋。以 1959 年《健康报》为例，从下列标题就可以想见当时的盛况：《抓紧良好时机　夺取天然财富　河南四十万社员上山采药》（1959-10-17（1））、《边宣传　边发动　边采集　边收购　山西出现群众性采药收药热潮》（1959-10-24（4））。

1959 年 12 月召开的全国药政会议上，总结了各地"小秋收"经验，要求各地"继续跃进"。②1960 年 3 月，卫生部发出指示，以进一步推动野生中药材采集。③

（二）"小秋收"的基本做法

为了解当年"小秋收"运动的概貌，兹以河北省张家口市龙关县为例略述之。龙关县境内多山，森林茂密，中药材资源丰富。1959 年春，该县即开展了"春季突击采刨野生药材运动"。10 月，该县在完成秋粮入库后，对三秋、水利、药材生产等工作进行了全面部署，抽出三成劳力，提出"大干一周，采收药材 134 万斤"的口号。为此成立了专门办公室，由县委书记和县长挂帅，公社、生产队也相应成立了指挥机构，展开了"群众性的秋季药材突击采刨夺红旗运动"。县委为此连开了 7 次电话会议。全县投入干部群众共 32 万人。经过 7 天苦战，全县共采刨药材 210 万斤，超额完成全年计划。与此同时，商业部门抽出了 80% 的力量，与公社、生产队、信用社密切协作，组成 1100 多人的收购大军，白天组织生产，夜间灯笼火把开展收购，做到快生产、快收购。

---

① 社论.大家都来"小秋收"［N］.健康报，1959-10-14（1）.

② 佚名.总结工作经验　提高思想认识　确定药政任务　继续组织跃进　全国药政工作会议闭幕［N］.健康报，1959-12-26（1）.

③ 佚名.卫生部发出指示　大抓春季药材下种落实和采集野生药材［N］.健康报，1960-03-19（1）.

为使"小秋收"顺利进行，该县采取政治、组织、经济三管齐下的措施，以政治挂帅，开展多种形式的宣传鼓动；加强组织领导，层层分配任务，任务、品种落实到生产队；在突击运动中，实行大宗药材收入二八分成，零星小品种药材收入全部归个人的分配办法，提高了社员的积极性。此外，县委还对商业、加工、运输等环节作了合理安排，确保了"小秋收"的成效。到11月11日，全县采收药材420万斤，提前50天超额完成全年采收任务。①

除上述做法外，各地还组织标本和中药样品展览，编印野生中药材手册发到社队；在县里物资交流会上搭设席棚进行了展览，介绍鉴别和采刨技术，做到家喻户晓。②

（三）商业部门积极配合

各地商业部门千方百计配合"小秋收"的开展，许多地方的医药公司、商业部门和卫生部门都密切配合，提供技术指导，尽量方便群众。上海市金山县国药商店从宣传入手，将收购药材的品名、规格、金额写成大字报贴在公共集会场所、茶坊、汽车站等地方，并配以样品陈列。同时，营业员在柜台上随时随地向群众口头宣传，扩大收购工作影响。此外，还利用公社广播站，将主要收购药材的品种及价格，进行广播宣传。其收购办法也比较灵活，如增加收购点，随到随收，大小、零整、鲜干齐收。③

除医药公司等到基层设点收购外，各地普遍采取农村供销社代收、基层卫生院、所设收购点等办法扩大收购，方便基层群众。1961年秋，据河南省三门峡等4县市的统计，就增加了药材收购点92个。鹿邑县的中药材基层

---

① 张作岑，赵建华. 河北龙关县组织药材采收工作全面大跃进的经验［J］.药学通报，1959（12）：603.

② 史政民. 野生动植物——重要的原料资源［N］.人民日报，1961-01-07（3）.

③ 顾景明. 金山国营商店广泛宣传积极收购［N］.健康报，1961-08-09（1）.

收购点达 548 处。[①]

"大跃进"后，各地价格政策已有所松动。晋东南地区除国家掌握的一些主要药材品种的价格实行统一管理外，对一部分药材品种的收购价格采取了产销见面、议价收购、自由出售的办法；对部分药材品种的收购价格，适当进行了调整。严格执行"优质优价、分等论价"的价格政策，具体规定议价的办法，实行现款交易。[②]

早在 1957 年，卫生部药政管理局就注意到，"由于干部业务生疏、技术水平低，收假药和不合规格药材的现象较为普遍，有的地区以土豆当天麻收，以黄花根当麦冬收；有的以牛骨当虎骨收，以翻白草当白头翁收；有的以柏子仁当柏子米收"。其实，1955 年全国收进假药和不合规格药材的损失即达数十万元。1956 年此类案例仍层出不穷，仅湖北巴东县收进假药损失即达 4.6 万元，江西石城县药材公司误把梧桐子当吴茱萸样品进行宣传。由于某些干部不懂鉴别品质，又怕带来损失，对收购业务采取消极做法，影响了收购。[③]"大跃进"期间，由于大量在基层设点收购，这类事例时有发生。某些收购人员"只知道益母草是方茎，不知道是方茎方心，秋后才开蓝花，结果收了方茎但系空心、周围已经开了白花的假货二百多斤……延庆县将 1958 年收起的臭荆芥 63 斤也送到公司，一点香味也没有，根本起不到散风的作用"。[④]为此，各地组织有关人员进行业务培训，以避免不必要的损失。[⑤]而在 1958 年 11 月召开的全国药政会议上，规格等级问题终于提上日程，并形

---

① 狄德彪.合理分配收益　医药紧密结合　河南各地加强领导贯彻政策积极采收药材［N］.健康报，1961-09-27（1）.

② 何傅，张允中.政策兑现　技术指导跟上　晋东南地区抓紧产新季节结合小秋收积极采收野生药材［N］.健康报，1961-09-27（1）.

③ 岳峻.响应增产节约号召，学习技术，提高业务水平［J］.中药通报，1957（3）：99-100.

④ 北京市药材公司.总结经验　吸取教训　提高收购药材质量［J］.药学通报，1959（8）：377.

⑤ 谭在洋.介绍重庆市中药人员业务学习的经验［J］.中药通报，1957（6）：230-235.

成了《中药材商品规格等级改进方案（初步草案）》，乱象逐步得到控制。[①]

（四）各行业的响应和参与

实际上，由于"药荒"严重，1958年秋冬已有部分地区发动群众采集野生中药材。旅大市立第二医院、结核病防治院、传染病医院、大连医学院医院和沙河口区中西医联合诊所等单位广泛发动职工，在二十多天中就采挖了中药材3.7万斤。[②]湖南宁县在突击采药运动中，数百个卫生单位参与收购工作。[③]江苏江阴县发动12个公社的社员和68所学校的学生共一万余人次，在半个月中，利用工余课余时间采挖野生药材七百多担。群众利用工余假日采药所得归己，因而积极性很高。[④]

总后卫生部在1958年12月保定会议后即进行部署，要求部队各医疗单位进一步健全和加强中药材的供应和管理工作，自力更生，就地取材，积极地自采、自种、自制和自用，满足全军对中药材的需要。到1959年8月，为了保证临床和研究需要，许多部队医院已经设立中药房；全军各部队半年已采集药材一千多种（共计150多万斤），种植药材二百多种（占地440多亩）；很多医疗单位自己开设了小型制药厂，把经过鉴定的药材加工成膏、丹、丸、散等，供医疗使用。[⑤]

① 佚名.中药材商品规格等级改进方案（初步草案）［J］.中药通报，1959（2）：47-48.

② 孙镇.旅大发动群众采集种养中药材　黑龙江省祖国医药研究所编写一部中药志［N］.人民日报，1959-01-30（6）.

③ 佚名.宁县突击采药运动蓬勃发展　数百卫生单位普遍开展收购工作［N］.健康报，1959-10-14（1）.

④ 陈炳如.贯彻药材生产政策的一些体会［N］.健康报，1961-07-26（2）.

⑤ 佚名.解放军后勤部卫生部召开中医中药工作经验交流会议　总结经验　鼓足干劲　继续前进［N］.健康报，1959-08-22（1）.

（五）药农归队

中国很早就有药农，他们长期从事中药种植或采集，积累了丰富的经验，熟悉本地药材的分布情况，也掌握了一般药材的生产规律和加工常识，是一支重要的基层中药材技术力量。农业合作化后，个体药农归入当地公社，种植、加工或采集方面的特长受到限制。1957年后，中药材生产和采集受到重视，各地在中药种植、引种试种及野生中药材的采集中，上述限制愈显其不合理，各地纷纷实行药农"归队"，成为"小秋收"中一支重要的基层技术力量。

1. 广东的经验

1959年2月，广东省提出各县组织老药农、老药工归队，每个公社设立中药材生产专业队，种植和采集中药材。[①] 8月，广东省多数县药农已归队，并组成许多药材专业队。据该省47个县市的统计，共有药农8100余名。其中100名以下的有15个县市，100名以上的有19个县市，200名以上的有5个县市，300～600名的有8个县市。[②]

药农归队的作用是明显的。广东从化县在研究管理野生药材场地时，由药农会议提供线索，很快就把成片的山栀子、蔓荆子、冬君子等几千亩野生药材管理起来。连阳县寨岗公社凤江药材场组织起36名药农，根据各种不同药材的性能，自己采苗，成功地实行移植、嫁接、播种，种植本地药材100多种，共500多亩。

各地安排药农的任务有所不同，或专事种植，或专事采药，或专事加工，或采种结合。广东省卫生厅认为，应充分利用药农特长，实行查、采、种、管、加工多方面结合的办法较为适当。边勘查药源和采药加工，边找苗

---

① 佚名. 广东以公社为中心开展讲卫生运动　力争做到哪里有人哪里有医药 [N]. 人民日报, 1959-02-28（6）.

② 广东省卫生厅药政局. 组织药农队伍的情况和经验 [N]. 健康报, 1959-08-19（1）.

种植，边管理野生药材，这样既充分发挥药农的作用，有利于药材生产，又能保证专业队的长短期收入，便于药农队伍的巩固和发展。

广东对药农队伍实行双重管理，行政领导归公社和生产队，业务领导归卫生系统，便于公社在药农基干队伍中吸取工作经验，根除药农工作自流现象。该省在公社与生产大队均设药材专业队，公社的交卫生院管理，大队的交卫生所（站）管理。卫生院设立药政股，卫生所（站）指定专职或兼职干部加强对药农的领导。药农分设大队、分队、小队，各级都吸收年青的药农徒弟。这样既有经常性的采药人力，发动群众突击采集季节性药材的时候，药农又能发挥骨干作用。

为防止药农离队散伙等现象，广东采用了粮食、工资等供给关系随人转移的办法，由集中单位统筹安排，统一核算，一般都比农业人员待遇稍高。同时，考虑药农上山采药的特点，适当增多其粮食定额或增多杂粮供应，适当解决药农生产工具如锄、刀、铲、绳、箩等及其生活必需品如雨衣、竹帽、草鞋、茶壶、药品等。这是组织药农队伍中普遍遇到的问题。

工资级别待遇，原则上不低于原来待遇，工作表现较好、技术较熟悉者比原待遇高一些。各地采用较多的办法有"保留原来待遇暂时不变""根据收入情况死级活值""按月评奖，按季一级""固定工资附加奖励"等。药农每人每月采药定额 20 至 50 元不等，并按超额完成部分提奖 20% ~ 40%。随着各种制度的建立和健全，药农的觉悟、药农的技术水平和生产积极性也随之提高。《健康报》曾专门介绍广东经验，要求各地认真推广，组织药农归队。

2. 各地的做法和经验

至 1961 年，江苏省归队的药农逾 900 人。由于野生药材采挖技术性强，"这些人为数不多，影响农业劳动不大，组织这些药农归队，可收到事半功倍之效"。该省采用两种归队形式：一种是把药农组织在药场里，实行采种并举，药农的口粮由大队供给；另一种是药农仍在生产队，但专搞药材采挖，由生产队规定采药定额，给药农记工分，药农参加生产队的分配，其所采药超过定额的部分，全部或大部归个人所有。药农的口粮也由生产队按重农活的标准供应。① 这一措施也获卫生部的认可，并推荐各地施行。②

各地充分发挥药农作用，组织药材资源勘察队③，请他们传授采药技术，提高了采药的效率④，组织药农交流技术和经验。⑤ 江西省铜鼓县召集老药农，采取"三算"（即算土地、劳力、种子）和"四抓"（即抓计划、抓播种、抓积肥、抓田间管理）措施，运用群众智慧，使药材生产与农业生产共同发展。⑥

衡阳县渣江公社潭西大队药农黄永才调到公社卫生院当采药员后，热情很高，把技能传授给30多个徒弟。他踏遍衡阳地区几乎所有的高山，"先后挖掘了400来种药材，其中沙参、土人参、土黄芪等常用药物就有60种；论重量，各种药总共在三万斤以上。这些药材不仅保证了本公社防病治病的需要，还远销到衡山、邵阳、双峰等县市"。⑦ 山西沁水县下川公社医院的中医师张守业，就是一位既"是医生、是宣传员，又是采药指导员"的代表。他经常和社员一起上山采药，现场传授技术，又兼任药材收购员，培养出药材技术员13名。⑧

---

① 陈炳如.贯彻药材生产政策的一些体会［N］.健康报，1961-07-26（2）.

② 佚名.发展药材生产　进一步适应防病治病需要　卫生部在京召开中药材生产计划会议［N］.健康报，1961-12-02（1）.

③ 佚名.边勘察边采集［N］.健康报，1961-04-05（4）.

④ 佚名.向老药农问计［N］.健康报，1961-04-01（1）.

⑤ 董效儒等.交流老药农生产经验［N］.健康报，1961-03-29（2）.

⑥ 邓尚勤.铜鼓县药材人员和老药农共同研究　算好三笔账促进药材春播生产［N］.健康报，1961-04-26（4）.

⑦ 全杞.深山密林中的采药人［N］.健康报，1961-02-08（4）.

⑧ 中共沁水县委文教部通讯组.是医生、是宣传员，又是采药指导员——记中医张守业管医又管药的工作片段［N］.健康报，1961-09-16（2）.

（六）中药材资源危机与保护

尽管楼之岑①、水佳②和林臻③早就对中药的采挖应注意的问题提出过忠告；苏联专家基里扬诺夫 1957 年已注意到内蒙古的甘草、麻黄无序采挖现象，并提出了保护野生药源的具体措施④，各地无序采挖野生药材的情况仍然出现了。1959 年 4 月举行的全国中西药生产四川现场会议上，崔义田副部长指出，"对野生药材的资源，应在采集工作中加以保护，不要采集得断了种"，须"变野生为家种家养与保护野生药源同时并举"，才能保证供应。⑤在会后给国务院的报告中，他也指出"在积极地进行引种试种和野生变家家养的同时，对野生药材，要采取'边采集、边保护、边种植'的方针，以防采尽挖绝"。⑥但这些声音都被淹没在"大跃进"的洪流中。

"小秋收"所处的时代及其群众运动特点，造成当时野生中药的粗放采集，许多野生中药并非最佳采收时节，或者并非药用质量最好时也一并收回，不选择药用部分，不根据药用植物的规格要求，只图达成政治效果或完成上级任务，因而造成大量浪费，对野生药源也造成严重破坏。⑦直到"大跃进"过后，一些有良知的声音才重新出现在媒体上。

甘肃武都县本着"靠山吃山，吃山养山，培养保护，长期利用"原则，开展了野生动植物保护的宣教，如对金丝猴等珍稀动物，一律禁止乱捕乱

① 楼之岑 . 中药在科学技术上存在的问题［J］. 科学通报，1954（12）：14.

② 水佳 . 植物性生药采收时间问题［J］. 中药通报，1956（5）：180–182.

③ 林臻 . 中药的采集［J］. 中药通报，1956（6）：227.

④ А.П. 基里扬诺夫著，黄俊华译 . 野生药用植物的人工栽培问题［J］. 中药通报，1958（8）：255–261.

⑤ 崔义田 . 发展中西药生产　满足人民需要［J］. 药学通报，1959（5）：207.

⑥ 佚名 . 国务院批转卫生部、商业部、化学工业部、农业部关于全国中西药生产四川现场会议的报告的通知［J］. 甘肃政报，1959（18）：280.

⑦ 金华 . 掌握中药采集时机，注意保护药源［J］. 药学通报，1960（3）：139.

捉；对一部分靠子实繁殖的野生植物药，边采边种；对根块繁殖的，挖大留小，间采间留，或划定地区，挖一处，留一处；对一些难于识别和过于分散的，在生长条件适合的荒山地区，重点进行育苗种植或移植，以便于保护管理，计划生产。[①]

这类话题更多地出现在《人民日报》上，是在 1962 年以后。经过几年大量采挖，周绪鑫发现江西南丰一些原来遍布山野的野生品种"现在变得很少了，甚至绝了种"，"主要原因是有些人在采挖野生植物的时候，认为这是野生的，自生自长，就不分大小老嫩一采挖就是一扫光。这样一次又一次的采挖，当然就越来越少了"。[②]他建议利用物资交流会、农村集市等，举办中药材样品展览，向群众灌输资源保护意识，帮助群众学会采药的本领。[③]

野蛮采挖也引发了生态环境的破坏。内蒙古自治区兴和县南部，当年遍布黄芪、柴胡等中药，除当地人外，山西天镇、阳高和河北怀安、尚义等县的农民也去采挖。1964 年，不仅黄芪苗株逐渐减少，植被也遭严重破坏，加剧了荒漠化。这才有人建议由当地公社负责，划区轮流采掘；并由三省区有关部门协商制定办法，向各地群众宣传解释，共同遵守。[④]

青海玉树州治多县 1958～1962 年每年平均猎取 150 多万斤各种野生动物肉和 1 万多张野生皮张，使野生动物大幅减少。1963 年，青海成立省级狩猎业管理委员会，次年又成立了国营狩猎队。后在祁连山麓、青海湖畔的州、县成立了 10 多个管理狩猎业的专门组织，对野生动物的合理利用、计划生产起了一定作用。该省 1963 年猎取各种野生动物 236000 多只，鹿茸、麝香、熊胆等贵重动物药材 13000 多两。即使是这样的速度和数量，今天看来仍是触目惊心的。后来该省发展起野生动物的繁殖饲养业，驯养白唇鹿、

① 史政民. 野生动植物——重要的原料资源［N］. 人民日报，1961-01-07（3）.

② 周绪鑫. 采挖野生植物要有长远打算［N］. 人民日报，1962-02-04（2）.

③ 周绪鑫. 帮助群众学会采药［N］. 人民日报，1962-04-19（2）.

④ 徐允. 保护野生药材资源［N］. 人民日报，1964-06-14（6）.

野驴、盘羊等 10 多种经济价值较高的野生动物，开展了家畜、野畜边缘杂交试验，才逐渐将打鹿砍茸改为养鹿锯茸，使其发挥更大的经济效益。[①]

三、普查中药资源和编印中药材手册

（一）第一次全国性中药资源普查

1. 1958 年以前的中药资源调查

中华人民共和国成立后，部分单位就曾开展过中药资源调查。中国科学院有关单位分别于 1954 年和 1956 年对江西省萍乡县北部丘陵地区[②]、山西省运城县及附近中条山的药用植物进行了采集和探查。[③]浙江医学院药学系于 1955 年 8 ～ 11 月在该省主要产区进行了药用植物采集和调查。[④]1958 年结合该省经济植物资源调查，该院进行了以天目山为中心的全省药用植物的普查。[⑤]此外，中国药学会武汉分会曾于 1955 年 7 月组织一支生药采集队，赴咸宁县汀泗桥采集。[⑥]由湖北省卫生厅和武汉医学院等五个单位组成的考察团曾深入鄂西山区 8 县了解中药材分布、生长和发展情况，搜集药材标本，研究整理后向中国科学院汇报。[⑦]但这类调查重在植物分类学，药用植物资源分布并非其重点所在。

---

① 佚名 . 青海合理利用野生动物资源［N］. 人民日报，1964-06-16（2）.

② 王文采 . 萍乡丘陵的一些药用植物［J］. 中药通报，1956（5）：198-200.

③ 畅行若，贾精一 . 运城及其附近中条山的药用植物［J］. 中药通报，1957（1）：32-33.

④ 浙江医学院药学系生药教研组 . 浙江地区药用植物采集报告［J］. 中药通报，1956（1）：18-21.

⑤ 林云青，赵怀峰等 . 浙江省中草药研究概况［J］. 浙江中医学院学报，1980（3）：65-67.

⑥ 丁忠誉 . 湖北咸宁药用植物采集记［J］. 中药通报，1956（5）：200-203.

⑦ 佚名 . 鄂西山区的药材考察团［N］. 人民日报，1956-07-28（3）.

2. 卫生系统组织的野生药源普查

1959 年 12 月全国药政会议上，药源普查问题再次提上议程。经会议讨论，卫生部于 1960 年 3 月 11 日发出《关于普查野生药源问题的通知》，要求在 3 年内（1960—1962）完成全国野生药材的资源普查，并随文下发了普查方案。[①]

此后几年里，中国医学科学院药物研究所深入各地调查药源，在西藏调查中，共发现常用中药材 252 种和制药原料植物，其中蕴藏量大、利用价值较高的有胡黄连、大黄、党参、天麻、黄芪、天门冬、薯蓣、喜马拉雅东莨菪、麻黄及小檗碱的原料植物等。有关部门根据这些调查资料，对 21 种中药材进行采集、收购和生产。在调查药用植物资源的同时，该所还对藏医用药进行了较系统的调查了解，整理了藏医的常用处方，为进一步研究藏医药提供了丰富的资料。[②]

自 1958 年开始，新疆维吾尔自治区卫生厅会同中国医学科学院药物研究所、中国医学科学院新疆分院和新疆医学院等单位组成药材普查队，走遍天山南北的 9 个专区、自治州和 35 个县的重点山区和平原，找到野生与家种药材 200 多个品种，民族医用药 52 种；其中大宗的常用药材贝母、大芸、甘草、麻黄、元胡、麦角等的资源极其丰富。普查队还采集了大量标本用作进一步研究和鉴定。[③]

1962 年 1 月，中国医学科学院药物研究所举行学术委员会扩大会议，药用植物资源调查项目通过了学术鉴定。至此，第一次全国性中药资源普查宣

① 佚名.卫生部关于普查野生药源问题的通知［J］.中华人民共和国国务院公报，1960（12）：195–197.

② 佚名.中国医学科学院药物研究所深入边疆沿海　辛勤勘察药用植物资源　认真研究人参、蛔蒿等栽培技术和甾体激素合成方法［N］.健康报，1962–02–28（1）..

③ 侯知才.药材普查队勘察证实新疆药材资源丰富［N］.健康报，1961–12–27（1）.

告结束。①

3. 各地组织的野生药源普查

各地也组织开展了调查工作。福建的药源普查得到了中国科学院药物研究所的支持，并以龙溪专区 4 县为试点，先对普查工作进行了全面的学习和摸索，使普查专业队员都掌握了普查技术；在普查方法上，采用边调查、边宣传、边采集、边访问、边估产、边圈植、边代验和边整理鉴定；在勘查的步骤上，先重点后一般，先山区后平原；先抓热带、亚热带药材，后抓一般药材，收到很好效果。②

云南腾冲县由药材经营部门干部、中医、土专家等 160 多人组成普查队，深入高黎贡山，发现大量野生药源。到 1959 年底，全县普查了 180 多平方公里的山地，基本摸清了全县药材资源分布，发现多种中药材。该县还制作了全境药材分布的模型，并采用摆样本、挂标本、实物展览、黑板报等进行广泛宣传。许多群众参观后感叹："不懂是柴草，懂了就是宝。"③

江苏卫生部门和科委也开展了普查，并有许多重要发现。④

普查的结果最终服务于"小秋收"。山西省沁水县组织技术力量多次勘察野生药源，初步摸清了全县野生药材达 170 余种，并具体地调查了各种野生药材分布和采刨时间。在此基础上，因地、因时、因药、因人制宜地采取了定领导、定人数、定品种、定任务、定时间、定质量、定价格的"七定"办法，将采刨任务层层下达，具体落实到人，收到很好效果。为使广大群众识别药材，掌握采刨季节，该县还组织了药材公司的技术人员和医生，采取

① 佚名.中国医学科学院药物研究所深入边疆沿海　辛勤勘察药用植物资源　认真研究人参、蛔蒿等栽培技术和甾体激素合成方法［N］.健康报，1962-02-28（1）.

② 佚名.边调查　边采集　边整理鉴定　福建普查全省药源［N］.健康报，1961-05-13（1）.

③ 云南省卫生厅药政管理局.唤醒深山　开发药源［J］.云南医学杂志，1960（2）：26-28.

④ 佚名.江苏野生药材资源丰富　野生药材有五百多种，在新发现品种中有五味子、麦冬等常用重要药材［N］.人民日报，1961-11-08（2）.

短期培训、实物展览、巡回技术传等方法，使5万余人初步掌握了采刨药材技术，有7万人通过参观、听课可以识别3至7种野生药材。[①]

（二）编印药用植物志和中药（材）手册

到1958年，植物分类学传入我国仅有40年。当时美国的植物分类学已有近200年的历史，到1958年尚未完成全美植物志；日本的植物分类研究已有80多年，到1958年也还没有全套植物志。我国是植物种类最丰富的国家之一，高等植物约有三万种；与此形成对照的，是植物分类学人才稀缺，编著植物志也较别国更为艰难。裴鉴主编的《中国植物志》，自1954年出版第一册后，一直在全力进行中。原计划在12年内完成该书准备工作，第四个五年计划期间开始编写，在几十年内完成，这样的速度原已不算慢。后迫于"大跃进"形势，也只好"解放思想""放卫星"。[②]

所幸药用植物仅占植物总数的三分之一左右。裴鉴等主编的《中国药用植物志》，自1951年9月出版第一册后，至1965年已出版了第八册。分省药用植物志方面，1957年前仅完成《云南的药用植物》。[③]1959～1962年，江苏、吉林等省及杭州、延边等市也先后出版了药用植物志。

1957年6月，为解决中药材产供销中遇到的药材鉴别、同名异物、品种差异等问题，卫生部发出收集中药手册资料的通知，指示全国各省、市卫生厅（局），负责收集总结当地药工人员的经验，并指定卫生部药品检验所中药室具体负责《中药材手册》编写工作。各地组织了有经验的中药人员、药材经营部门、药检机构、药学会和有关研究单位，采用开座谈会、调查访问包括产区调研，开展了一些工作。"大跃进"中，药品检验所将其列为1959

---

① 沁水县卫生局.积极组织群众采收野生药材　沁水安排得当上半年已采收十万多斤[N].健康报，1961-08-09（1）.

② 佚名.中国植物分类学工作者大丰收　几十年的事十年办到　中国植物志明年国庆节开始出版[N].人民日报，1958-05-12（7）.

③ 佚名.《云南的药用植物》编成[N].人民日报，1956-04-09（3）.

年中心工作之一，作为国庆十周年献礼项目。审稿定稿时，卫生部专门组织了审核小组，并请各地老药工到京座谈，提出修订意见。该书收载 517 种常用中药材，原计划 1962 年完成，后在形势催迫下，计划一再缩短，最后仅用 8 个月，于 1958 年 7 月 20 日完稿。总体而言，编写工作集中了当时国内主要研究机构和人员，各地毫无保留地提交了原始资料，充分开展了行业的全国协作，尤其是老药工贡献的鉴别经验，多是行之有效的。[①]

据《全国总书目》，1957～1965 年间，以"地方药材"为名出版者，先后有新疆、青海、河南、陕西、安徽、河北、广西、辽宁、内蒙古、江苏等地。1959～1963 年，以"地方中药"为名出版者，计有黑龙江、山东、河南、江西、广东、重庆等省市。以"地方中药（材）手册"为名出版者，先后有河北、甘肃、浙江、河南、湖北、张家口等省市。实际上，其中大部分是 1960 年以后出版的。

四、结语

开展"小秋收"运动，是"大跃进"时期解决中药材短缺的一项重要措施。这一做法经 1959～1962 年的实施和完善，作为野生中药材采收工作的模式固定下来，并延续 20 余年。[②] 毫无疑问，"小秋收"对于有效缓解"药荒"起到了明显的作用。

"小秋收"运动具有"大跃进"时期的典型特征，文件治理是"小秋收"运动的主要方式。从国务院发文到省、地、县发文，同时借助从中央到地方的媒体鼓动舆情，最终形成各级党委领导下的群众运动。虽然"小秋收"的正式开展是中国共产党八届八中全会结束以后的事，在这项运动中逐步引入经济杠杆，调整分配原则，实际上反映了各级干部对"一大二公"弊端的某

---

① 卫生部药品检验所中药室. 编写中药材手册的几点体会和希望［J］. 药学通报，1959（10）：536–538.

② 佚名. 立即开展一个大规模的"小秋收"运动 抓紧时机大力采集收购药材 农业部、卫生部、林业部联合发出通知［N］. 健康报，1960–09–24（1）.

种纠偏。此后，相关政策逐渐放宽①，中药材收购价格也做了调整②，"小秋收"也更有成效。③当然，在采收野生中药材过程中出现的诸如品种混乱、品质不高、资源破坏等问题，也源于那个特殊的年代。

为此开展的第一次全国性的中药资源普查，尽管基础薄弱，工作成效并不真正令人满意，这些普查成果仍为后来更为缜密的中药材普查提供了宝贵的资料，也为"小秋收"更有成效的开展提供了科学技术保障。

（中华医史杂志，2017，47（5）：291–297.）

---

① 佚名.嵩县合理安排劳力开展冬季采药运动 把可能采到的药材都采集回来［N］.健康报，1961-01-28（1）.

② 何僖，张允中.政策兑现 技术指导跟上 晋东南地区抓紧产新季节结合小秋收积极采收野生药材［N］.健康报，1961-09-27（1）.

③ 佚名.平顺县组织群众采集野生药材 陇县山区中药材生产连年扩大［N］.人民日报，1961-09-23（7）.

20世纪50、60年代的中药材生产"大跃进"

1953、1956年两度出现全国性"药荒",中医医疗、中成药生产受到严重影响。卫生部接管中药材经营管理后,为从源头解决"药荒"问题,促使中药材生产纳入农业生产计划,扩大中药种植面积,1958年后更号召大量开展中药引种试种、野生变家种家养的尝试,建设生产基地,形成了中药材生产的"大跃进"。多措并举之下,中药材供应至1962年恢复正常,并为此后数十年中药材生产奠定了制度基础。

1953年和1956年,中药材供应两度出现全国性紧缺。虽然1955年成立了中国药材公司,但由于管理权在中华全国供销合作总社和商业部之间反复转移,而两个部门的关注点都在购、销而非生产环节。1957年3月,卫生部受命接管中药材经营管理权,方将中药材生产作为工作重点。[①] 扩大种植面积,提高单位面积产量,引种试种及野生变家种家养,是加强中药材生产的主要措施。1958年后,与各行各业一样,卫生部也提出开展中药材生产"大跃进",上述措施得到进一步加强。尽管受到"大跃进"的影响,各地中药材生产先后纳入农业生产计划,中药材短缺局面逐步得到扭转,并奠定了此后中药材生产基地布局的基本框架。

---

① 李剑.中药材短缺与中药材经营管理权的变更(1949—1957)[J].中国科技史杂志,2017,38(3):294-308.

一、"药荒"与医药卫生"大跃进"

（一）"药荒"第三度现身

进入 1958 年，"大跃进"浪潮席卷全国，包括农业和中药材种植在内的原有格局和平衡受到冲击，中药材产供销受到严重影响。"上半年全国药材收购只完成了年计划的三分之一，比去年同期还下降了四分之一"。"药荒"第三度现身。据山西省商业厅统计，1958 年 1 ～ 11 月全省中药材总销售量较 1957 年同期增长 45%，但同期中药材收购量仅完成全年收购任务的 39%，较上年同期下降 57%。12 月时，山西省大路中药材品种脱销者约在 200 种，严重影响医疗工作。[①] 从这一时期各省发出有关加强中药材收购工作的文件来看，这种情况相当普遍。[②]

进入 1959 年，局面仍未见好转。"由于药材的品种多，生产分散，季节性强，即便层层下达了计划，根据以往的情况，如果不深入检查，发现问题并及时请示党政解决，也是会落空的，特别是中小药材，容易被挤掉"。[③] 卫生部药政管理局于 1959 年 6 月中旬组织 5 个工作组分赴东北、华东、西北、中南、华北了解各地有关厅、局检查工作的情况。中药材生产受影响的局面至此已相当严重。[④]

---

① 佚名 . 山西省人民委员会关于加强中药材收购问题的通知 [J] . 山西政报，1959（3）：13.

② 佚名 . 江西省人民委员会关于加强中药材收购工作做好医药供应的通知 [J] . 江西政报，1959（16）：7–8.

③ 佚名 . 商业部、农业部、卫生部关于抓紧时机进一步检查药材生产落实的通知 [J] . 中华人民共和国国务院公报，1959（15）：299–301.

④ 药政管理局通讯组 . 卫生部药政管理局派员赴各地了解生产落实和药品质量情况 [J] . 药学通报，1959（7）：373–374.

（二）"跃进会议"与跃进计划

1958 年 3 月 24 ～ 29 日，卫生部在京召开了全国药材系统各省、市、自治区的经理会议（以下简称全国药材经理会议），"这个会议以跃进的姿态，以反浪费、反保守为纲，安排了 1958 年的各项工作和第二个五年的跃进规划"。

卫生部长李德全在会上作了题为《深入开展反浪费、反保守运动，促进中药材经营工作的"大跃进"》的报告。而后各地代表"首先大鸣大放三天，运用了大字报、座谈会的形式，对中药材系统的保守、浪费、官气、暮气、阔气、骄气、娇气等方面进行了无情的揭发"。代表们写出 1166 张大字报，针对药材经营机构多头领导、药材生产和调拨、物价、中国药材总公司和卫生部药政局的工作作风和方法等开展"鸣放"，卫生部领导和中央各有关部门的代表都数次详看了大字报，大会抽调专人做了分类整理，各方都感到了压力。①

在"中药材工作第二个五年计划"讨论中，计划中各项"保守"指标，受到代表们的批评，并在狂热的氛围中不断拔高；关于以发展地道药材为主的发展方向，有代表认为是清规戒律，会妨碍药材生产的发展。多数代表认为必须以发展地道药材为主，才能使生产有计划性，保证药品的质量，才容易解决生产上的技术问题。经过辩论，会议确定了以发展地道药材为主的方向；并提出平原地区主要是提高单位面积产量和质量，药材发展的重点仍应放在山区。代表们还提出，要完成第二个五年计划任务，必须先解决土地、肥料、种子、技术指导、科学研究等生产要素问题。中药材生产已受此困扰多年，此时提出也很难乐观。

像当年其他行业的会议一样，各地代表相互挑战、应战，提出比先进、比干劲、比产供销的跃进协议书。最后由徐运北副部长作了指示，孟谦局长

---

① 岳竣 . 促进中药材全面大跃进的会议 ［J］. 中药通报，1958（5）：151.

作了总结报告。[①]

（三）国务院发文推动中药材生产

10月31日，国务院发出《关于发展中药材生产问题的指示》,《指示》除强调各级人民委员会加强对中药材经营工作的领导，中药材经营仍由卫生部门领导之外，提出两项根本性的措施：实行"就地生产、就地供应"方针，及"积极地、有步骤地变野生动、植物药材为家养家种"。[②]前者打破了地道药材不能易地引种和非地道药材不处方、不经营的"迷信思想"，以缩短产供销流程，降低储运成本；后者用以解决487种常用植物药中占八成以上（392种）的野生药材采收量极不稳定的问题。这两项措施对缓解当时"药荒"确有一定帮助，促使各地探索和生产原本并无生产基础的中药材，加大引种试种、野生变家种（养）力度，但都是以牺牲中药材质量和中医医疗质量为代价的。

全国药材经理会议后，各地中药材生产随即开展了"大跃进"。河北省1958年召开的全省药材生产收购工作现场会议上，发动了"赶云贵、赛川广，道地药材河北长；野生药材家培植，鸟兽虫鱼变家养"的运动，当年即在安国、平泉、山海关等地建立了数十处药材试验场，开办了药材技术学校，并称红花、生地等27种地道药材引种成功，野生的黄芪、甘草等25种动植物药材家养成功后开始大量培植、饲养。[③]

为确保大宗药材的生产任务落实，1959年6月，商业部、农业部、卫生部联合通知各地，抓紧时机进一步检查药材生产落实情况。[④]1960年3月，

---

① 岳竣.促进中药材全面大跃进的会议［J］.中药通报，1958（5）：151–152.

② 佚名.国务院关于发展中药材生产的指示［J］.药学通报，1958（12）：551–552.

③ 佚名.祖国医药连放异彩药材生产大步跃进［J］.药学通报，1958（12）：556.

④ 佚名.商业部、农业部、卫生部联合通知各地抓紧时机进一步检查药材生产落实情况［N］.健康报，1959–06–17（1）.

卫生部又下发指示，要求各地落实中药春播工作。[①]

二、建立生产基地，提高药材产量

（一）"大跃进"期间大办药材场

开办中药试验场，利用国营农（林）场发展中药材生产，建立中药材生产基地，是着眼长远，从根本上解决多年生中药材短缺的举措。1954 年，北京医学院药学系楼之岑教授就提出："尤其是对于农民缺乏栽培经验的野生植物和国外植物，国家可以考虑利用荒地、山地，设立专业的栽培场来进行培植。"[②] 后来苏联专家也推荐过此类做法。[③]1954 年春，卫生部门在杭州西湖北高峰南麓设立了地方国营杭州药物种植场，引种洋地黄和颠茄等国外植物药，以解决从国外进口原料药物问题。该场"规模虽然不大，确是我国药物种植史上的新开端"。[④]

但 1958 年前这类国营药材种植场仅有浙江杭州、湖北利川等少数几处。[⑤] 国务院《指示》下发后，各地纷纷建立国营药材场，成立专业中药生产队，以确保中药生产的长期稳定。

1958 年 12 月初，全国中医中药工作会议（以下简称保定会议）结束后，各地出现了一轮贯彻该会议精神的高潮。河北省卫生厅提出的计划中，要求"各县和各中医院校，都要建立中药种植场，实行野药家种，南药北移，以

---

① 佚名.卫生部发出指示大抓春季药材下种落实和采集野生药材［N］.健康报，1960-03-19（4）.

② 楼之岑.中药在科学技术上存在的问题［J］.科学通报，1954（12）：14.

③ А.П.基里扬诺夫.介绍苏联药用植物研究的情况，并建议中国加强机构研究中药［J］.中药通报，1957（4）：133-135.

④ 谷季声.我国第一个新型药物种植场在成长中［N］.健康报，1955-05-27（3）.

⑤ 文乐然.湖北利川国营药材场生产情况［J］.中药通报，1957（2）：66.

就地供应"。① 河北安国县 1956 年种植 23 种药材 3303 亩，比 1955 年增长 12.5%；1957 年达 4597 亩，43 个品种。1958 年，该县在原有药材试验场的基础上，扩建成占地 4 万亩的"神农药场"，由县里统一部署，农林、卫生、当地人民公社、药材公司合力兴办，因而较好地解决了土地、劳力和物资问题。据称 1959 年第一季度，该县特产的白芷调往云、贵、闽、新疆即达 3 万余斤。②

具有中药材生产基础的四川省巫溪县，在"大跃进"高潮的 1959 年，全县在 47 个公社、483 个生产大队中，建立了 6 个药材专业公社，20 个药材专业大队，被卫生部树立为全国发展药材生产的先进典型。③

1959 年上半年，江苏省已有 27 个市县开办了药材试种场，面积达 5830 亩，试种了技术比较复杂和多年生的药材。④ 该省中药材生产的组织形式有三种：一是公社直接领导的中药种植场，由公社抽调有采集、种植经验的药农，组成专业队伍，划出一定土地，种植已经引种成功的，当年能收获的品种，临近各大队在培植和采集季节给予劳力和肥料的支持；二是由国营农场、林场组织中药专业种植组，重点培植木本和多年生的中药品种，以辅助公社中药种植场的不足；三是由公社医院建立 5～10 亩中药材试验田，主要研究试种转野生药材为家种和引种外省品种，一边总结经验，同时作为医院知识分子劳动锻炼场所。⑤

需要指出的是，当时各地开展工作的基础是十分薄弱的。一些中药材生产试验场，是在"四缺"（缺经验、缺技术、缺劳力、缺基建材料）的情况

---

① 社论.把中医工作推向新高潮［N］.健康报，1959-01-21（4）.

② 孟谦.河北省安国县中药材生产大跃进［J］.中药通报，1958（12）：400-401.

③ 赵林清.高山远山药材山荒山荒地变药园［J］.药学通报，1959（5）：215.

④ 王如光.江苏药政工作的新面貌［J］.药学通报，1959（11）：553.

⑤ 张继泽.江浦县大力发展中药材生产［J］.江苏中医，1959（5）：40.

下，因陋就简创办起来的。[①]

（二）"林药结合"以解决用地问题

农业合作化以后，中药种植与粮食生产争地问题一直未能很好解决，利用山区、林地发展中药材生产成为唯一的突破口。1959 年 12 月，湖南省林业厅和卫生厅联合召开了全省重点林场药材生产会议，总结了林区发展药材生产的优势和成效，要求各地林场以林带药，家野并举、大小并举、贵贱并举、生产采挖和封山育林同时并举，确定了 1960 年该省林区药材生产任务为 10 万亩，并指定慈利、新宁、江华等 10 县的国营林场为药材生产基地。[②]湖南江华林场设立药材场后，组织了药材专业队，专事药材栽培及采挖。该林场根据药材生产季节，分月提出具体生产指标，实行任务到队、到组、到人；工作定质、定量、定时；专业队包采挖、包种植、包加工的管理办法，中药种植产量和采挖量有大的提升。[③]1961 年 2 月 25 日，湖南省人民委员会发出《关于建立药材生产基地的通知》，选择生产条件较好的平江等 12 个县作为白术等 16 种主要大宗药材的生产基地，实行省级统筹，重点建设。[④]

当时我国森林面积 1.07 亿公顷，约占全国土地面积的 11%；全国国营林场、人民公社和生产队办的林场七八万个。为保证中药材生产，避免与农业争地，利用林地成为一个重要选项。1960 年 8 月，林业部和卫生部发出通知，要求各地加强林药结合，发展药材生产。[⑤]

① 孔宪瑶，郑益民．建立巩固药材生产基地天台等地有计划地发展药材生产［N］．健康报，1961-01-18（4）．

② 卫生部药政管理局计划处．湖南省林业厅、卫生厅联合召开全省重点林场药材生产会议［J］．药学通报，1960（3）：136．

③ 吕侠卿．湖南江华林场组织药材专业队［J］．药学通报，1960（2）：111．

④ 佚名．湖南省人民委员会关于建立药材生产基地的通知［J］．湖南政报，1961(z1):5-6．

⑤ 佚名．林业部和卫生部发出通知加强林药结合发展药材生产［N］．健康报，1960-08-27（1）．

1961 年 1 月全国药政会议时，各地建立的药材生产基地，种植面积比 1959 年增加近 60%；不少地区还推行了林药间作、套种等办法。仅湖南、山西两省统计，林药间作面积就达 13 万亩，其中党参、黄芪、银花、杜仲、木瓜等一、二类药材共 30 多个品种。[①] 这项措施的成效是显而易见的。同年 3 月 19 日，国家计委、农业部、林业部、卫生部联合发出通知，加强中药材生产，推行林药间作。[②] 据湖南、山西、湖北、辽宁、四川、江西 6 省统计，实行林药间作的面积有 30 多万亩，种植的药材有黄连、党参、黄芪、金银花等 30 多种。[③] 为切实推进林药间作，广东省卫生、林业两厅还曾联合举办了全省林业系统药材生产技术训练班，重点讲授适合山区种植的 30 余种中药材的生产技术。[④]

（三）生产基地建设及其远期影响

当时国家规定，中药集中产地不承担粮食征购任务，采用农业税折征代金，药农的口粮和经济收入都能得到充分保证，农民种植中药的积极性很高。宁夏中宁县的枸杞种植就是在这样政策的扶助下得以稳定发展的。1962 年以后，枸杞集中产区虽承担部分粮食征购任务，同时规定每售一斤枸杞奖售粮食 6 斤，肥料粮（青豆）1 斤；药农与城区菜农的口粮水平持平，基地的生产得到维持。[⑤]

当年建立的基地演变为后来国家中药生产的战略基地。到 1980 年，全

---

① 佚名.全国药政会议确定今年药材工作任务狠抓生产做好供应福建向山林地区发展药材生产取得经验［N］.健康报，1961–01–11（1）.

② 佚名.因地制宜切实发展药材生产国家计委、农业部、林业部、卫生部联合发出通知加强中药材生产推行林药间作［N］.健康报，1961–03–22（1）.

③ 佚名.湖南等地林药间作两全其美龙山林场实行林药间作效果良好药材生长茂盛［N］.健康报，1961–03–22（1）.

④ 刘波.学习药材生产技术［N］.健康报，1961–04–12（3）.

⑤ 王钟人.中宁县枸杞产量为什么连年下降？［N］.人民日报，1979–01–03（2）.

国中药材生产基地有"五六百个，分布在四百多个地、县，产量、质量比较稳定"，向全国提供了大量中药材。[①] 到 2009 年时，已在重点产区建立了近70 个品种、560 个中药材生产基地，遍布 26 个省、市、自治区。[②]

以甘肃省岷县为例，1958 年后，该县当归生产虽经历三起两落，基地建设仍显示了成效。1978 年当归种植面积稳定在 30000 多亩，总产量达 800 余万斤，每年调拨全国各地的当归 500 余万斤，供应出口 100 万斤。每年当归收入占该县多种经营总收入的 80% 左右。[③]

三、普遍开展的中药引种试种

（一）国务院文件下发前有关"地道药材"的争论

对于中药引种的看法经历了数次反复。1958 年初，药政管理局局长孟谦提出"应当注意发展地道药材和发展本省产各种药材"，还提醒"开始试种时品种及种植面积不宜过多，待取得一定的经验后逐步推广。对发展地道药材的引种，应以临近省份的接壤地区试种，必须研究当地气候、土壤，以及各种自然条件是否适宜，栽后能否成长等问题，以防止盲目的投入生产"。[④]告诫各地在中药材生产中"特别注意地道药材的生产"。[⑤]

到 6 月底，卫生部举行第二次党代会的同时，直属单位还临时筹办了一个"思想解放工作跃进展览会"，以响应各行各业"大跃进"的要求。[⑥]

---

① 关舟.发挥中药优势广开生产门路［J］.中成药研究，1980（5）：2.

② 耀文.新中国第一个中药行业管理机构——中国药材公司［N］.中国医药报，2009-10-15（B02）.

③ 中共甘肃省岷县委员会.认真执行党的政策　积极发展当归生产［N］.人民日报，1978-02-21（4）.

④ 孟谦.谈谈目前中药生产工作中的几个问题［J］.中药通报，1958（2）：37.

⑤ 孟谦.发展生产，提高质量，组织中药材工作大跃进［J］.中药通报，1958（5）：150.

⑥ 佚名.卫生部直属单位思想解放工作跃进展览会［J］.中药通报，1958（9）：300.

　　形势逼人，药政管理局不得不"解放思想"。孟谦撰文说，各地中药材生产不足主要是"以往卫生部对发展中药材指导思想上有保守，强调发展'地道药材'并提出'防止遍地开花'，因此限制了地方生产的积极性和主动性"。"为了做好这项工作，必须首先解放思想，破除'地道药材'的迷信，积极地组织中药材生产大跃进"，"历史上所谓'地道药材'的含意，不外乎产地、质量好两个概念，我们不加分析的强调生产'地道药材'并提出'防止遍地开花'的清规戒律是错误的"。"破除迷信'地道药材'的思想，必须从中医大夫、中药经营部门和生产部门三方面着手，打破非地道药材不处方，不是地道药材不经营、不生产的思想障碍"。[①] 上述说法或只是应急纾困，但"破除迷信"最终出现在国务院 10 月的指示中。

　　谢宗万曾撰文论述"道地药材"，对历史上"道地药材"产地时有变更提供了文献依据，论证"就地取材"的植物学依据并提供了历史上"就地取材"的记载。谢文结合收购中出现的以伪乱真现象，提出"就地取材"应注意的七个方面，指出："发展药材生产，首先是发展道地药材的生产；在供应不足的情况下，适当的'就地取材'是必要的措施。就地取材有它的历史前例，有它的科学论据，按照一定的准则进行就地取材，对人民保健和国民经济均有所裨益。"[②]

（二）"发展中药材生产的锁钥"

　　1958 年 10 月的最后一天，国务院下发《关于发展中药材生产问题的指示》。《指示》提出，中药材生产要实行"就地生产、就地供应"的方针。"必须打破'地道药材'不能易地引种和非'地道药材'不处方、不经营的迷信思想"。此时各地已引种"成功"了部分品种，"对于这部分引种的药

---

① 孟谦.打破迷信　技术革新　多快好省地做好中药材的生产供应工作［J］.中药通报，1958（9）：299.

② 谢宗万.论"道地药材"与"就地取材"［J］.上海中医药杂志，1958（6）：27–31，45.

材，各地应当对其质量进行鉴定，凡是有医疗价值的药材，都要使用"。"为了保证疗效，还应当请当地医生研究，在处方时，根据药材的性能和质量，对其分量多寡，斟酌使用"。言下之意，地道药材历经时间和临床实践考验，易地引种的质量自然难以同日而语；而且，并非所有引种品种均能成功。"因此，原有的'地道药材'生产基地必须担负国内地区之间的调剂任务，同时，它还要供应出口的需要。所以，实行这种就地生产、就地供应的方针，绝不是要削弱'地道药材'的生产，而是必须加以保护和有计划地发展"。①

《人民日报》为此发表社论，认为实行"就地生产、就地供应"是解决中药材短缺的基本方针，引种试种工作应与"地道药材"并举，不可偏废。②

11月25日～12月8日，卫生部药政管理局在京召开了全国药材系统计划会议。各省、市、自治区卫生厅（局）代表，药政局（处）和药材公司的局（处）长、经理、计划科长、业务科长、生产科长及中央各有关部门代表共130余人出席了会议。这次会议是在保定会议期间召开的，"是根据保定会议的精神，进一步大力贯彻党的中医中药政策，贯彻国务院指示的中药材'就地生产，就地供应'的方针，组织中药材工作更大跃进的一个大会"。引人注目的是，这次会议上"交流种子的数量计植物药材种苗2345563斤，11878100株，765000棵；动物药材种子350只，3750对，1500条。这次药材种子交流的品种之多、数量之大、规模之广是我国中药材生产有史以来的第一次"。会议还印发了18个省，85个品种，计138种动植物药材饲养和培植的技术和丰产经验，以及59件各地经营管理工作上的先进经验。会议上，卫生部徐运北副部长要求来年中药材工作放出更多更大的卫星，作为国庆十

① 佚名.国务院关于发展中药材生产问题的指示［J］.药学通报，1958（12）：551–552.
② 社论.发展中药材生产的锁钥［N］.人民日报，1958–11–06（1）.

周年的献礼。各地代表热烈响应，竞相表态放卫星。[①]

总体而言，内有供应紧张的压力，外有难以抗拒的政治氛围，尽管不免有挣扎，卫生部只能顺应当时"破除迷信"的要求，并努力摆正地道药材与就地生产和供应的关系。对于各地大量引种工作，仍告诫"在引种外地品种时，一开始要进行试验，以防造成不必要的损失"。[②] 毕竟，卫生部明白，作为应对供应紧张局面的临时纾困措施，应当有别于经过严谨研究、试验后的引种中药。

（三）国务院文件下发后各地的反应

几乎每个省市（区）都转发了国务院上述指示。[③、④] 山东省人民委员会甚至提出，对本省需要而又可能引种的外地的300多种主要中药材，要求在1959年内全部引进本省试种试养。具体要求：对已经引种成功的近百种药材，要与兄弟省、市、区密切协作，积极搜集和培育籽种、秧苗，于1959年内投入生产，争取大部分品种1962年前自给自足；对尚未引进的250多种主要中药材，1959年内全部要引进该省试种试养，除多年生品种外，1962年要实现自给自足。[⑤]

与保定会议同时开幕的河北省中医中药展览会上，展示了该省引种试种的27个品种，安国的生地和平山的红花都放了"卫星"。据称安国县从河南

① 熊才英. 大力贯彻"就地生产，就地供应"的方针——全国药材系统计划会议胜利闭幕 [J]. 中药通报，1959（1）：7.

② 李生文. 大搞药材生产，大抓药材收购，为保证满足医疗需要而努力 [J]. 药学通报，1959（4）：152-153.

③ 佚名. 湖南省人民委员会关于转发国务院《关于发展中药材生产问题的指示》的通知 [J]. 湖南政报，1958（15）：344-346.

④ 佚名. 甘肃省人民委员会转发国务院《关于发展中药材生产问题的指示》的通知 [J]. 甘肃政报，1959（2）：36-37.

⑤ 佚名. 山东省人民委员会关于贯彻国务院《关于发展中药材生产问题的指示》的指示 [J]. 山东医刊，1959（4）：1.

引种的生地亩产达到 1.5 万多斤，其中有一株长了两块，超过 8 斤，"质量很好，刘少奇副主席去安国县视察时把它带回了北京"。当然，河北的土壤、气候等与否适合引种的品种并非没有问题。从甘肃（当时宁夏枸杞主产区属甘肃省所辖）引种的枸杞亩产达到 300 余斤，而原产地亩产只有 150 斤。"它虽不如甘肃枸杞皮薄、肉厚、子小，但相差无几，并且比甘杞产新季节早 2 ～ 4 个月。经临床试用，疗效也不错"。①

至 1958 年底，据称全国有 200 余种野生动植物药材"试种试养成功"，并出现了许多引种药材丰产的典型。②

当年引种是否成功的标准，今天看来低到难以置信。山西绛县经过两年努力，试种成功的川芎，"经当地经验丰富的中医生鉴定，均认为体型、花纹、性能与四川产的完全一样，可以使用"。③ 而"南药北移"及"北药南移"是当时"放卫星"的主战场，辽宁省 1958 年 12 月已试种南药 8 种④，牡丹江市引种的生地、白术等 38 种中药全部成活，有 19 种据称初步引种成功。可见异地引种并非易事。⑤

据 1959 年二季度召开的全国中西药生产四川现场会议组织者的统计，到 1958 年底全国已有 13 个省引种生地成功，20 个省种了红花、养了鹿。有些地区引种的药材，如四川的冬花、安徽的生地、黑龙江的红花，不但可以自给而且还有剩余。然而，"有些地区有些品种，种植面积比 1958 年有所减少，有一些'地道药材'产量下降（如甘肃的当归、河南的部分四大怀药）"，引起卫生部的注意，要求"在积极进行引种试种和野生变家种家养的同时……对部分'地道药材'减产的情况应当及时地注意纠正，并积极地有

---

① 张作岑.大搞家种家养　猛增药材生产［J］.药学通报，1959（2）：65-66.

② 孟谦.飞跃前进的中药材生产和医药工业［J］.药学通报，1959（10）：488.

③ 赵培富，柴秀实.山西省试种川芎、园参等成功［J］.中药通报，1958（2）：70.

④ 吕鉴明.关于中医中药工作的初步检查［N］.健康报，1958-12-03（2）.

⑤ 毋子光.牡丹江市药材公司组织药材生产、收购的经验［J］.药学通报，1959（12）：604.

计划地扩大生产。"①卫生部副部长崔义田指出，引种试种外地药材，仍都需要一定的过程。"有的地区由于地理、气候、土壤等等还不适合于某种药材的生长；有的地区虽能种植，但药材的性能和疗效与地道药材尚有不同。所以在发展一般地区就地生产、就地供应的同时，对地道药材生产基地，仍须加以保护和发展。对历史名药必须根据国家和地方的需要按计划生产"。要求引种试种工作一定要经过试验研究成功再扩大生产。②

因为实行"就地供应"，北京、上海、天津等直辖市也不得不开展引种试种和饲养药用动物。到 1960 年 10 月时，三市已引种试种生地黄、金银花、白芷、菊花、红花、紫苏等两百余种，饲养的药用动物有乌鸡、蝎子、土鳖虫、乌龟、獐子等。北京饲养的鹿也发展到 660 余头，并获得了鹿茸大丰收。③

最终，科技力量参与到这项工作中。中国医学科学院陕西分院药物研究所于 1961 年派出专门技术力量，深入陕南安康、平利及汉中等重点产区，总结黄连、当归、附子、大黄、党参等地道药材生产经验，对一些主要药材的病虫害进行了比较系统的研究，提出了防治办法，积极为恢复和发展重点产区的主要药材品种服务。④

引种试种从此成为发展中药材生产的一个重要手段。到中华人民共和国成立十五年时，各地引种试种工作取得一定进展，湖北、山西、引种的生地黄，江苏、上海、山东、广东引种的红花、玄参、菊花、泽泻、山药等品种，不仅能满足本省市当前的医疗需要，还能调出支援其他地区。药用动物

① 佚名.国务院批转卫生部、商业部、化学工业部、农业部关于全国中西药生产四川现场会议的报告［J］.甘肃政报，1959（18）：276–281.

② 崔义田.发展中西药生产满足人民需要［J］.药学通报，1959（5）：207.

③ 佚名.北京上海等地中药材系统深入开展技术革新运动　不少生产过程成套采用设备［N］.健康报，1960–10–19（1）.

④ 江淼.中国医学科学院陕西分院药物研究所总结地道药材生产经验［N］.健康报，1962–01–10（1）.

人工饲养也取得进展。[①]

到中华人民共和国成立二十五年时，全国不少地区已成功地引种了三七、白芍、人参、茯苓、黄连、川芎和"四大怀药"等数十种主要药材，扩大了产地，据称产量比"文革"前成倍增长。[②]

大规模"南药北种、北药南移"后，引种的部分中药材质量下降。原怀庆府出产的"四大怀药"，1979年已遍布全国十多个省市。由于气候土质不同，种质出现退化。温县生产的生地黄切开来是菊花心，质地比较肥实；而外省引种的生地黄，两年就开始退化，毛毛须须，像个空心干胡萝卜。[③]

四、野生变家种家养

我国驯化野生药用动、植物的历史很长。1956年"药荒"出现后，为解决进口南药供应问题，云南[④]和广东[⑤]已开始栽培野生热带、亚热带植物药，广东省亚热带资源开发委员会已订出规划。同年10月27日，《人民日报》发表社论，要求各地帮助群众发展中药材生产。[⑥]

《全国农业发展纲要》出台后，卫生部曾约请苏联专家А. П. 基里扬诺夫撰文，从植物学角度解读《全国农业发展纲要》第十七条"注意保护野生药材，并且根据可能条件逐步进行人工栽培"。在野生药用植物的人工栽培方面，基里扬诺夫强调要在接近植物自然生长的条件下进行栽培，又说"但是米邱林及苏联其他学者相当明确指出，外国植物可以在生长条件与它原来的相差很悬殊的地区栽培"。这无疑对此后中药引种试种工作造成了不良的

---

① 佚名. 十五年来我国药学事业蓬勃发展［N］.健康报，1964-09-23（1）.

② 佚名. 无产阶级文化大革命以来我国中药材生产蓬勃发展［N］.人民日报，1974-06-27（1）.

③ 佚名. 为什么有些中药不那么灵验了？［N］.人民日报，1979-10-20（3）.

④ 同③.

⑤ 佚名. 海南岛上大量种药材［N］.人民日报，1956-09-04（3）.

⑥ 佚名. 帮助群众发展中药材生产［N］.人民日报，1956-10-27（1）.

影响。①

1957 年卫生部接管中药材管理权后，各地对野生品种变家种的尝试持续增多，但供需缺口仍然很大。1958 年野生中药材的生产和收购，湖北省 1～5 月仅完成年收购计划的 14%，比 1957 年下降 22%，甘肃一季度收购比上年同期下降 20.95%，内蒙古乌盟收购量仅为上年同期的五分之一。②通过家种家养弥补中药材供应缺口，终于提上日程。

（一）家种家养"遍地开花"

随着形势的发展，卫生部力图避免的遍地开花局面仍然出现了。国务院指示发出后，各地先后以省级人民委员会名义发出贯彻国务院指示的文件③，纷纷开展野生变家种家养的尝试。据药政局统计，1958 年野生变家养家种成功了 200 余种。陕西镇坪县冯祖伟把黄连育秧时间由 3 年缩短为 10 个月；湖南邵东县新中社白芍亩产 4375 斤，比 1957 年亩产量提高了 2～3 倍；该县的 3 亩玉竹试验田，亩产高达 1.5 万斤；云南木香过去亩产 200～300 斤，1958 年在该省鲁甸药材生产试验农场较大规模试验，亩产已达 1 万斤到 1.2 万斤，增产数十倍；浙江的延胡索、白术，四川的川芎、泽泻，湖北的黄连、红花，安徽的茯苓等都创造了高产丰收的记录。此外，四川等地饲养獐子成功，广东人工养殖海马，广西人工饲养白花蛇也先后成功了。"吉林人参，过去说很难变家种，山西绛县不但种成了，而且生长得非常好"。④

1959 年 4 月举行的全国中西药生产四川现场会议上，卫生部副部长崔义

---

① А.П. 基里扬诺夫著，黄俊华译. 野生药用植物的人工栽培问题 [J]. 中药通报，1958（8）：255–261.

② 孟谦. 打破迷信 技术革新 多快好省地做好中药材的生产供应工作 [J]. 中药通报，1958（9）：299.

③ 佚名. 云南省人委关于贯彻国务院发展中药材生产问题指示的指示 [N]. 健康报，1959–02–28（4）.

④ 岳峻. 技术大交流，药材大发展 [J]. 药学通报，1959（4）：153.

田指出："在变野生为家种家养的同时，对野生药材的资源，应在采集工作中加以保护，不要采集得断了种。"须"变野生为家种家养与保护野生药源同时并举"，才能保证供应。[①] 在会后给国务院的报告中也提道："在积极地进行引种试种和野生变家种家养的同时，对野生药材，要采取'边采集、边保护、边种植'的方针，以防采尽挖绝。"[②] 但这些声音都淹没在"大跃进"的洪流中。

当年《中药通报》和《药学通报》上发表了许多介绍野生变家种（养）经验的论文，涉及黄连[③]、霍山石斛[④]、白何首乌[⑤]、蛤士蟆[⑥] 等品种。

（二）药源普查与家种家养相结合

1958 年全国医药结合山东现场会议上，药政局副局长李生文在谈到药材生产方针时，提出："今后药材生产的方针，应是发展地道药材与一般地区生产同时并举；保护野生药源与野生变家种同时并举；并加强野生药源的调查工作。"[⑦] 辽宁省在对全省药材资源作了初步调查了解的基础上，1958 年已有 23 个品种实现了野生变家种家养。[⑧]

浙江天台县 1960 年先后进行了三次野生药材资源普查，采集到各种植

① 崔义田．发展中西药生产满足人民需要［J］.药学通报，1959（5）：207.

② 佚名．国务院批转卫生部、商业部、化学工业部、农业部关于全国中西药生产四川现场会议的报告的通知［J］.甘肃政报，1959（18）：280.

③ 佚名．陕西省镇坪县冯祖伟培育黄连经验［J］.中药通报，1958（12）：423–424.

④ 胡天放．霍山石斛由野生变为栽培的经验介绍［J］.中药通报，1958（12）：424，432.

⑤ 姜传颜．山东白何首乌野生变家种的经验介绍及今后培植意见［J］.药学通报，1959（11）：555–557.

⑥ 李鸿钧．黑龙江蛤士蟆的饲养捕捉经验［J］.药学通报，1959（11）：557–559.

⑦ 李生文．药政管理、药材经营工作要服务于工农业的发展［J］.中药通报，1958（10）：330–331.

⑧ 吕鉴明．关于中医中药工作的初步检查［N］.健康报，1958–12–03（2）.

物标本 400 多种，对普查发现的一些主要药材进行了原地圈植，加强了人工培育管理，使之发展成为药材岭、药材坡、药材沟。到 1961 年初，圈植面积已达 6 万多亩，其中有黄连、太子参、八角金盘、前胡、金银花、黄精、黄柏等品种。①

在药材生产高潮到来时，广西为解决缺乏种苗问题，各地公社马上组织群众上山调查药源，实行就地移植。如桂林市在郊区发现野生麦冬苗 20 万斤，经鉴定，质量不低于四川，随即组织收购，变野生为家种，还拿出 5 万斤支援各地。另外，对大片的野生砂仁、草果、金银花进行加工护理、追肥除草，就地培植的有 8000 亩。②

（三）科技力量的介入

在那个时代，也有难得一见的真知灼见。1958 年初，张颖才即提出，变野生植物药为家种虽然可能，但需要一个过程和复杂的栽培技术研究。如辽宁省曾通过播种和移植等方法试种过细辛，成活不理想。因而建议科学部门配合研究，找出正确的途径。植物药施用的肥料各有讲究，如附子、生地黄要用人粪尿和豆饼，党参要大量用草木灰等，当时正值农业"大跃进"高潮，张担心"在相当的时期中，不可能有多余的肥料，满足药物栽培中习惯上施用的肥料"。在动物药生产方面，他指出，一只雄麝的香囊不过一市两，每年仅繁殖一胎，当时每年都在宰杀数万头雄麝，长此以往，有绝种之虞。而人工养殖后，生活习性改变，麝香分泌是否如常，以及如何提高麝的繁殖率，都还要研究解决。③

福建永春县卫生局也批评："我县有些同志却在大抓野生变家种的情况

---

① 孔宪瑶，郑益民等.建立巩固药材生产基地天台等地有计划地发展药材生产［N］.健康报，1961-01-18（4）.

② 佚名.广西开展药材生产收购工作中的几点经验［J］.药学通报，1959（6）：513-514.

③ 张颖才.药材生产方面存在的问题［J］.中药通报，1958（5）：153-154.

下，忽视甚至是有些否定野生药材发展的意义，认为今后只要种药就行了，并且要求什么东西都要变野生为家种。"提出要坚持"两条腿走路"的方针，家野兼顾。①

最有价值的研究工作是由中国医学科学院药物研究所组织或主导的。该所 1956 年后系统地研究了人参的栽培技术，对参地的利用、施肥、防治病虫害、缩短栽培年限的研究都取得成果，提高了产量，可大范围推广使用。从 1959 年起，该所选择海南岛和云南作为研究基地，引种和试种了重要热带药用植物两百多种，对其中的古柯和萝芙木进行了较深入的研究试验工作。该所种植的古柯有效成分的含量已达到药典的规定，并掌握了栽培方法，可以推广生产。萝芙木变野生为家种也取得成功。②值得一提的是，该所自 1959 年起，开展"天麻由野生变人工栽培"研究，到 1975 年，该所已初步摸清了天麻生长发育与密环菌的关系及天麻繁殖规律，使天麻由野生变成了人工栽培，并获得了较大面积的增产。后来又试验成功了天麻的有性繁殖，并引至北京平原及低山区栽种成功。为寻找天麻代用品，该所还开展了"密环菌发酵物代替天麻"的研究。经过试验和临床应用，肯定密环菌可以代替天麻的作用，从而提供了一条把农田生产较为困难的药物转变为工业化生产的新路。③

到中华人民共和国成立二十五年时，据称全国已有上百种野生中药通过驯化变为家种。④

---

① 徐峨.涓涓之水，汇为江河［J］.福建中医药，1959（9）：43-44.

② 佚名.中国医学科学院药物研究所深入边疆沿海辛勤勘察药用植物资源认真研究人参、蛔蒿等栽培技术和甾体激素合成方法［N］.健康报，1962-02-28（1）.

③ 佚名.药物研究所天麻栽培科研小组.与贫下中农一起开展科研工作［N］.人民日报，1975-12-19（3）.

④ 佚名.无产阶级文化大革命以来我国中药材生产蓬勃发展［N］.人民日报，1974-06-27（1）.

五、技术培训与生产中出现的问题

（一）开办训练班和中药学校

举办训练班，是提高生产技术和管理水平的好办法。1959 年 4 月至 8 月，由农业部、卫生部、商业部委托河北省农业厅、卫生厅、商业厅在保定举办全国药材生产技术干部训练班，来自全国各省农业厅、卫生厅、商业厅及主产药材的专、县在职干部 300 余人参加培训。学习内容包括药材生产方针政策、农业气象、土壤、肥料、植物保护、药材栽培及药用动物饲养、药用植物基本知识，并安排了参观和实习。[1]1960 年 2 月，卫生部和中国科学院药物研究所还开办一个全国药用植物栽培训练班，结合当年春播，对各地具有初步种植药材经验的中级技术人员 60 余人进行了培训。[2]

1958 年 12 月，江苏省卫生厅、农林厅党组联合发文，要求有计划地发展中药材生产。其中专列"大力培养中药技术力量"一条，指示农业、植物科研部门负责药材种植的技术指导，供给资料，同时要求以农村中的老药农为骨干，培养中药种植人员。该省提出，每个公社都要有一个药材生产专业队，并争取在两年内全省达到 10 万人。[3]随后，该省以药材试种场为基础，老药农为教师，常州、苏州、扬州等地区先后开办药材生产技术训练班，组织现场参观和实地学习，培养了 300 多名药材干部。该省药政局收集整理药材栽培资料共 90 余个品种，印成 8 册，分发各地，提高了技术推广的速度。[4]

---

① 张万龄.全国药材生产技术干部训练班在保定市开学［J］.药学通报，1959（6）：318.

② 佚名.全国药用植物栽培训练班开学［N］.健康报，1960-02-20（1）.

③ 佚名.中共江苏省委批转省卫生厅、农林厅党组"关于发展药材生产的报告"［J］.江苏中医，1959（2）：2-3.

④ 王如光.江苏药政工作的新面貌［J］.药学通报，1959（11）：553.

广西、广东、天津^①、江西^②等地都举办了中药材生产技术培训班，就中药知识、药用植物基本知识、栽培和加工技术、药用动物饲养等开展培训，并组织学员到药材生产先进县靖西、岑溪、平南参观实习。这些训练班都安排了老药农带教和实习。

1958年9月，四川省峨眉县办起了全国第一所以种植黄连为主的5年制中药中学，次年升格为中药学校（省属中专）。此后，成都中医学院、河南中医学院和部分地方中等专科学校开办了中药专业^③，一些中药产区如浙江东阳、吉林延边等地也开办了中药学校。^④

（二）组织技术交流与编印技术资料

1958年后，各地技术交流的力度加大，打破了以往药材生产的地域界限。为了发展养鹿，四川、云南、青海、新疆、山西等地都派人到吉林学习养鹿；以前艺不外传、籽不外调的风习，也在强调全国协作的政令推动下，出现主动支援、技术送上门的景象。湖南沅江枳壳丰收了，就召开枳壳现场会；云南天麻试种成功了，也主动介绍经验。有关技术交流的小册子大量印行，专业期刊上也有大量经验介绍，从而使引种试种、野生变家养家种及增产经验得到了推广。^⑤

湖北省是1957年后少数仍由商业厅管理中药的省份之一。"大跃进"期间，该省商业厅中西药经营管理处除在孝感种了两亩试验田，汇编了4000册技术资料，翻印了30余篇外地引种中药生产技术资料外，还在利川召开

---

① 黄镜光.广西、广东、天津等地举办药材生产技术干部训练班［J］.药学通报，1960（2）：110.

② 资.江西省农业厅、卫生厅、农垦厅联合举办药材生产技术训练班［J］.江西中医药杂志，1960（5）：49.

③ 唐廷猷.中药教育的历史与现状［J］.药学通报，1988（2）：104.

④ 黄志贤.东阳县山区成立中药学校［N］.健康报，1959-05-16（4）.

⑤ 岳峻.技术大交流 药材大发展［J］.药学通报，1959（4）：153.

了该省中药材生产现场会，并协助恩施、宜昌、襄阳 3 专区召开了 5 次规模较大的现场会，推广利川、长阳、光化等县发展生产经验。此外，该厅组织了 8 个工作组，指导地方加强对公社药场的技术支持，通过办训练班、小型座谈会等方式迅速扩大了技术队伍，促进了中药材生产。[1]

为更广泛地交流推广经验，卫生部药政管理局先后汇编了《中药材丰产栽培经验介绍（第一辑）》《中药材野生变家种家养成功的经验介绍》，中国医学科学院也汇编了《药用植物栽培》等，各地也组织编印了大量技术资料，助推这项工作（见表 1、2）。

由于赶工出书，当时就发现部分书籍存在相互抄袭、东拼西凑、张冠李戴等问题。"有的在摘用外地资料时，把生产过程压缩得极简短，或只抄了某一部分，实际应用起来无法照搬"。有的将不适于大面积生产的做法也写了进去，"例如，许多野生药材（如瞿麦、南星等），遍山遍野都能生长，甚至一经传播就难以除尽的草本药材（如蒺藜等），有的书籍在介绍生产经验时，强调要施基肥、追肥多少万斤，而且要人粪尿、硫酸铵，要中性土壤，微酸、微碱都不可以；千篇一律地写着以'肥沃砂质壤土和腐殖质较多的土壤为宜'，却很少提倡哪些药材可以利用荒坡空地栽培"。[2]

（三）各种"技术革新"纷纷涌现

实际上，一直有学者致力于提高药材产量。四川医学院药学系谭炳杰等，为解决峨眉山黄连的品种和生长周期问题，曾于 1954 ～ 1956 年三上峨眉山开展调研，并就种苗培育和缩短生长期提出了 4 项建议，殊为可贵。[3]

为解决黄连育苗、种植和轮作难题，1959 年全国中药材计划会议上，交

---

[1] 湖北省商业厅中西药经营管理处.迅速发展药材生产的经验［J］.药学通报,1960（1）:6-7.

[2] 刘藜燃.更快更好地总结和推广中药材生产经验［J］.药学通报, 1959（8）:381-382.

[3] 谭炳杰，王宪楷等.峨眉山黄连的栽培调查［J］.中药通报, 1957（5）:202-205.

流了各地黄连丰产经验，其中湖北 ① 和四川 ② 两个主产区都提出了包括温水浸种、移肥土育苗、用老苗繁殖和密植施肥等办法，据称产量都大幅提高，生长期限缩短三年。

为缩短生产周期，江西贵溪县用鲜瓜蒌块根试种取得成功，比用种子繁殖缩短两年时间。③ 湖北为解决种子不足问题，采用省外购进、省内调剂等办法，并推广了无性繁殖技术，大改小、粗改细，撒种改点播，节约了种子。④ 陕西汉中药农张永吉钻研种植技术，总结出附子、党参快速繁殖的方法。⑤ 吉林辑安县第一国营参场从 1956 年开始与中国医学科学院协作，进行人参施肥、防治病虫害和水土保持等试验，打破人参不能施肥的"守旧思想"，人参生长情况良好。该省左家特产研究所更是试验成功了温室栽参和育林养参技术。⑥

正值"大跃进"期间，一些当时特有的做法也现身中药生产中，如湖南望城县的密植山药 ⑦、山东莱阳县的深翻土地 ⑧ 等。此外，部分品种广泛异地引种，数十年后被证实与道地药材产区药材的主要成分及质量有明显差异，

---

① 湖北省商业厅中西药经营管理处 . 黄连生产创奇迹生长期限缩三年［J］. 中药通报，1959（1）：8-9.

② 佚名 . 四川峨眉县破除迷信思想黄连出现高产［J］. 中药通报，1959（1）：9.

③ 丰喜宝，朱芝华 . 贵溪县中药材试验场采用鲜瓜蒌块根试种成功［J］. 江西中医药杂志，1959（9）：5.

④ 湖北省商业厅中西药经营管理处 . 迅速发展药材生产的经验［J］. 药学通报，1960（1）：6-7.

⑤ 中国药材公司陕西省公司 . 张永吉快速繁殖附子、党参方法［J］. 药学通报，1960（4）：196-197.

⑥ 王文华 . 人参栽培重大成就人工施肥籽多熟快根子重［J］. 中药通报，1958（10）：360.

⑦ 吕侠卿 . 介绍湖南望城县密植山药高产经验［J］. 药学通报，1959（7）：388.

⑧ 山东省卫生厅药政局生产指导科 . 北沙参培植技术的革新［J］. 药学通报，1959（7）：388.

并带来更多问题。[①]

六、成效与反思

中药材生产具有品种多、零星分散、季节性强、技术要求高等特点，涉及面很广，政策性很强。时值"大跃进"期间，迫使卫生部为中药材生产付出更大努力，困难可想而知。中药材生产"大跃进"具有文件治理的典型特征，各地许多做法也因此带有明显的时代特点，如产量"放卫星""运动式"盲目引种、深耕密植等。另一方面，始于此时的中药材产生基地建设、林药结合等措施，为此后数十年的中药材生产奠定了重要基础；在"大跃进"氛围中开启的历史上最大规模的引种试种、野生变家种（养）试验，虽然当时进展有限，却为此后这方面研究和生产提供了许多宝贵资料。

经过各地的反复摸索，到1961年初，中药材生产方针已调整为"野生与家种家养相结合；地道药材、一般药材、大中小品种相结合；数量、质量相结合；就地供应与全国调配相结合；搞群众运动与专业队伍相结合；普查普种和建立中药材基地相结合"。[②]工作成效开始显现，许多地方已扭转了中药依赖外地供应的局面。[③]四川省生产的药材已能满足当地需要，并组织100多种药材计4.86万多担调运支援各地。[④]

1961年后，多地举行了省级药政工作会议，中药材生产所需的土地、种子、肥料、劳力都作了全面安排；有的省将山林、荒地及房前屋后充分利用

① 陈兴福，卢进等.谈中药材生产基地的建设［J］.中药材，1998（2）：99.

② 佚名.全国药政会议确定今年药材工作任务狠抓生产做好供应福建向山林地区发展药材生产取得经验［J］.健康报，1961-01-11（1）.

③ 佚名.因地制宜统筹安排专业培植南川、高州积极发展药材生产［N］.健康报，1961-01-14（4）.

④ 王树培.四川大力调运药材支援各地［N］.健康报，1961-03-01（1）.

起来，避免占用耕地。① 当年 12 月卫生部召开中药材生产计划会议时，"一致认为，农业生产三年来连续遭受了严重的自然灾害，中药材生产也受到一定影响，但在各级党政的正确领导下，经过医药人员和社员群众的共同努力，药材工作仍然取得很大成绩，基本保证了防病治病的用药需要"。会议确定 1962 年的任务时，强调"以恢复和发展地道药材生产为主，狠抓地道药材生产基地的工作"。② 至此，工作重点已从保证中药材供应转向保证中药材质量，《健康报》的宣传重点也改为道地药材生产经验及基地建设。③

1962 年 8 月，卫生部发出《关于加强中药质量管理的通知》。④ 同年 12 月卫生部召开的全国药政管理和中药材计划会议上，将"继续恢复和发展地道药材生产，发展老基地，巩固新产区，应集中力量集中扶持主要地道药材——当归、川芎、党参、菊花的生产"列为来年中药工作的首要措施，进一步确认了工作重点的转移。⑤ 20 世纪 50 年代三度出现的"药荒"至此已基本消除。此后三年，各地中药材生产和收购计划均超额完成。⑥, ⑦

① 佚名.湖南山西贯彻全国药政会议精神全面安排药材生产供应工作［N］.健康报，1961-02-08（4）.

② 佚名.发展药材生产进一步适应防病治病需要　卫生部在京召开中药材生产计划会议［N］.健康报，1961-12-02（1）.

③ 江森.中国医学科学院陕西分院药物研究所总结地道药材生产经验［N］.健康报，1962-01-10（1）.

④ 佚名.提高中药质量　保证人民用药安全有效　卫生部发出关于加强中药质量管理的通知［N］.健康报，1962-08-25（1）.

⑤ 佚名.提高质量　增加品种　支援农业　适应防治疾病需要　全国药政会议、器械会议提出今年任务［N］.健康报，1963-01-05（1）.

⑥ 佚名.全国主要中药材收购量增加　最近全国药材交流会上的成交量达十一万多担［N］.人民日报，1963-11-03（1）.

⑦ 佚名.生地　牛膝　山药　菊花河南四大怀药丰收［N］.人民日报，1965-12-04（3）.

表 1　药用植物栽培技术类图书

名称	作者	出版者	出版时间
药用植物栽培法	姜传颜、丁如辰	山东人民出版社	1958
药用植物栽培技术	裕载勋	科技卫生出版社	1959
中药材丰产经验介绍（第1辑）	卫生部药政局	人民卫生出版社	1959
药材栽培法	湖南省卫生厅药政局	湖南人民出版社	1959
贵州四大名药培植经验	贵州省农业厅编	贵州人民出版社	1959
药用植物栽培技术（第1辑）	农业部经济作物生产局	农业出版社	1959
祁州药材栽培技术	河北省安国县祁州人民公社神农药材场编.李爽整理	保定人民出版社	1959
药用植物栽培经验	广西林业科学研究所	广西人民出版社	1959
药用植物栽培技术的研究方法	［苏］А.П.基里扬诺夫著.黄俊华译	人民卫生出版社	1959
湖北省几种主要药材栽培技术	湖北省农业厅	湖北人民出版社	1959
药用植物栽培	中国医学科学院药物研究所栽培室	人民卫生出版社	1959
药用植物栽培技术资料	仲坚	农业出版社	1959
主要药材栽培法	青海省农林厅经济作物处	青海人民出版社	1960
药用植物栽培法续编	孙鹤年	江苏人民出版社	1960
药材生产经验	全国农业展览馆园艺特产馆	农业出版社	1960
广东药用植物栽培法	欧志焜、张广富	广东人民出版社	1960
贵州药用植物栽培（第1册）	贵州省野生植物联合研究室、贵州省农业厅经济作物局	贵州人民出版社	1960
黑龙江植物药材的栽培技术	黑龙江省祖国医药研究所	黑龙江人民出版社	1962
药用作物栽培（农业生产技术基本知识）	中国医学科学院药物研究所资料室	农业出版社	1963
四川药用植物栽培技术	中国科学院四川分院中医中药研究所	四川人民出版社	1963
药用植物栽培	［苏］Н.Я.依兹科夫、Л.Т.康特拉金科主编.盛国成节译	上海科学技术出版社	1963

据 1958～1963 年《全国总书目》，北京：中华书局，1959～1964。1960 年后出版者均未标注月份，下同。

表 2　中药材生产技术及引种试种类

名称	作者	出版者	出版时间
中药材生产技术（第1辑）	浙江省商业厅、浙江省卫生厅	浙江人民出版社	1959
四川中药材生产技术（第1辑）	中国科学院四川分院中医中药研究所、四川省商业厅医药贸易局	四川人民出版社	1959
四川中药材生产技术（第2辑）	中国科学院四川分院中医中药研究所、四川省商业厅医药贸易局	四川人民出版社	1960
中药材生产技术	全国中药材生产技术训练班	人民卫生出版社	1960
中药材生产技术	农业部工业原料局、卫生部药政管理局	人民卫生出版社	1960
中药材野生变家种家养成功的经验介绍（第1辑）	卫生部药政管理局	人民卫生出版社	1959
山东省引进药材试养试种经验	山东省农林厅特产局、山东省卫生厅药政管理局	山东人民出版社	1959
湖南中药材丰产、引种试种经验	湖南省卫生厅药政局	湖南科技出版社	1960

据文化部出版事业管理局版本图书馆编.全国总书目［M］.北京：中华书局，1959～1964.

（自然辩证法通讯，2020，42（2）：43–53.）

科学取向与国情考量：

中华人民共和国成立初期"整理中药"的路径选择

20世纪是中药研究勃兴的百年。中华人民共和国成立后，中药的学术研究和系统整理更成为科学界和中医药界讨论的热门话题之一，其间虽有各种观点，但主要研究和整理路径不外源自西方的药学传统路径和基于国情考量的"中药西制"路径，关于这两种路径学术界曾产生争论，并影响了此后中药研究整理工作的进程。

一、中华人民共和国成立初期关于"整理中药"的各方意见

（一）药学家们的观点和取向

1949年，中华人民共和国成立在即，药学家对新中国系统开展中药研究抱有极大期望，踊跃建言献策。管光地主张"国药研究改进之道不外四端：①定生药标准。②化学分析，以别其成分。③药理实验，以明其功效。④临床应用，以用于人。"王筠默则提出，中药研究应循统一药物名称→确定药物种属→规定药用部位→培植药用植物→提炼中药精华→取缔赝品及坏药→改善中药保藏法→禁止不合法规之炮制→征用民间特效药方→中药成品之科学检验的顺序次第进行。[①]

1950年3～5月，上海《医药学》社邀集专家讨论"整理中药"问题，于当年第4卷的第3、6期先后刊出2期"中药特辑"。[②]其中，第3期收有

---

① 王筠默. 芹献当局几个整理中药的具体方案［J］. 医药学，1949（9）：9-11.

② 黄兰孙. 编辑后记［J］. 医药学，1950，4（6）：244-244.

关论文 8 篇，第 6 期收赵燏黄、黄胜白等论文 16 篇。

基于此前的研究，汪殿华主张，整理中药首先要制定常用中药标准规格。[①] 赵燏黄、米景森也赞成此说，认为应从生药学的基本问题入手，制订"国药之生药学的标准"，为编纂"国药典"做好准备，其中包括 12 项具体研究工作。[②]

华光曾与苏联学者谈论草药问题，被告以苏联 1929 年药典主要是外国药物，1946 年版则收入国产草药 250 种。华光认为："当然国产生药的化学结构还是需要研究的，不过事有缓急先后，科学要与政治经济配合，化学研究的部分由行政指定学术研究机构去研究，但是如何提高一步的问题却需由行政与群众配合共同去做……抱纯技术观点的中药科学化是错误的。我们要正确地认识它们，要配合我国的政治经济，大家共同来一步步地开创它们，为全国人民服务。"[③]

1950 年全国卫生会议筹备期间，整理中药"成为全国中医药界最重要的口号之一（陈新谦语）"。"大家的意见综合起来不外三点，即：成立一个全国性的中药整理研究的机构；组织旧中药人员进行业务学习；设置中药公司，统办全国中药的运销、出口等工作"。拟议中的中药整理研究机构将负责编订中药药典或中药预备药典，整理中药研究文献，蒐集研究秘方，研究改进中药的炮制、采集、保贮等，继续研究中药的成分与药理，编辑发行中医药书刊，与行政方面合作、制定管理中药成药法。[④]

（二）三个重要会议上的讨论与结论

1949 年 9 月 14 日，军委卫生部主办的第二届全国药工大会在北平开幕，

---

① 汪殿华.整理中药之我见［J］.医药学，1950，4（6）：207-208.

② 赵燏黄，米景森.回顾历代本草沿革概况与研究国产生药的意见［J］.医药学，1950，4（6）：209-211.

③ 华光.我对于中药的看法［J］.医药学，1950，4（6）：212-213.

④ 陈新谦.整理中药［J］.新中医药，1950，1（6）：2-4.

研讨 1949 年后全国药品生产及统一管理等问题。朱德总司令亲临讲话。朱德指出："今后药学事业，要赶上医学在中国的发展，并应从中药中提炼精制，来代替一部分西药，以求得自力更生。过去解放区药学事业主要是为军队服务，今后要注意为老百姓服务，并且要在各地成立教育研究机构。"军委卫生部苏井观部长也强调"我们的方针是自力更生、自给自足"，并批判了"没有美（国）药就不能治病"的错误思想。①

第一届全国卫生会议开幕式上，中央人民政府副主席朱德重申，要充分利用中国原料，制造药物和医疗器材，"特别是对于中药，有些中药在世界上是很著名的。我们要用科学的方法制剂。现在虽然有了一些，如麻黄素、大黄精之类，但是还不多。今后要努力用中药来代替西药，使大家都来用。这对人民来说价钱也很便宜。我们大量生产以后，也可能向外国输出，对世界卫生事业也是一种贡献"。②中华人民共和国成立之初，延续延安时期确立的"中医科学化、西医中国化"方针，"科学化"成为中医药行业的唯一正确方向。

这次会议药政组讨论时，组长李维桢说："中药是有价值的，应着手整理，使在使用上日臻科学化。"③会议议决"从今以后，应有重点、有计划地进行整理研究工作，当以科学方法提炼成药剂，以引导中药走向科学化的道路……为应目前初步需要，每药抽出有效成分在实践及经济上或不许可，拟先将每种中药制成浓缩的水剂、酊剂等以资应用。星群中药提炼厂的出品，早已实行了这个方向与步骤了"。④

1950 年 8 月 25 日～9 月 1 日，中央卫生部、轻工业部联合召开全国制

---

① 佚名.讨论药品生产问题　全国药工大会开幕　朱总司令亲临讲话［N］.人民日报，1949-09-17（4）.

② 佚名.为群众服务并依靠群众是卫生事业发展的正确道路——朱副主席在第一届全国卫生会议上的讲话［J］.新华医药，1950，1（7）：3-4.

③ 叶劲秋.中药前途的美景［J］.星群医药月刊，1951，2（1）：5-7.

④ 同③.

药工业会议，中药业代表也受邀出席。经过讨论，会议确立了"三大原则"：利用本国工业基础、发展制药工业、配合卫生工作。制药工业必须确定以制造原料为主，制剂为辅的方针，才能从基本上脱离帝国主义的羁绊，逐步做到自给自足。在利用中药方面，会议认为中药历史悠久，在农村还有广大的需要，短时期尚不可能为西药完全代替，必须用近代科学方法加以整理研究，并应有重点地选定最常用的若干种，考定形态、含量、一般的反应及主要效能等，编成典籍，使研究应用有所遵循。[①]"今后应有重点有计划地进行整理、研究工作，用科学方法提炼，制成药剂，以引导中药走向科学化的道路"。[②]从而明确和细化了"中药科学化"的路径。

（三）"第二条途径"的提出及其理据

1949年6月，余云岫发表《今后药的问题》，提出中药传统剂型虽貌似原始，"但不妨如法炮制，以作过渡时期应变的办法。然后再来研究较为合理的方法，改良进步，以求达到完全科学化。因为化学工业不发达的中国，若是要抽出提炼有效成分，恐怕成本很贵；而且提出来的东西是不是有效成分？是不是有效成分的全体？须得药理学家来实验，和残滓之再检查，种种麻烦很多，不是指日可以成功的"。[③]

1950年，他再次呼吁研究中药，认为中药研究数十年进展不大的最大原因是"够得上研究条件的人，不想研究中药；要想研究中药的人，够不上研究条件"。中华人民共和国成立初期遭逢美国全面封锁，更应讲求自给自足，不能脱离实际。"至于得不偿失的话，我已经屡次发表过意见，就是用'倒行逆施'的公式，似乎可以克服一点困难"。他所指称的"倒行逆施"公式，

① 佚名.中央人民政府轻工业部、卫生部全国制药工业会议综合报告 [J].江西中医药杂志，1950（11）：47–48.

② 佚名.全国制药工业会议结束 确定制药业生产方针 [N].人民日报，1950–09–23（2）.

③ 余云岫.今后药的问题 [J].医药世界，1949，1（6）：5–6.

就是将中药研究由西式药学由化学分析→动物实验→临床应用→人工合成→改良结构的路径，改为临证试用→动物实验→化学分析→再检查人工合成→改良结构的路径。他认为，前者"虽是正路，可是所耗费的人力物力是相当浩大的，而且耗费了相当代价以后，说不定扑了空！没有什么成就。在现阶段的我国，若仍死守这个方式，是力不从心的"；后者"是我国几千年来惯常的作风，它早已把人体当作实验动物了，可以见得慎重地依照惯常的用量，是不会有毒害的……换句话说，倒行逆施的方法，就是在现代研究方式中，化学分析之前，先做临床试验和动物实验，至于化学分析以下的工作，可完全依照现代研究的程序了。就是我们的公式，可以省却一笔开始时候化学分析的费用和人工。估计现在的人力物力，这是可以做得到的。退一步说，化学分析以下的工作，暂时无力进行，就把认为有效的生药做成生药制剂，像流膏、醇粉末等形态来应用，也未尝不可以在过渡时期支持一下"。[①]

二、"中药科学化"方针下的"中药整理"

（一）中央卫生研究院增设中医研究所

根据全国卫生会议决议，全国卫生科学研究委员会决定在中央卫生研究院内筹设中医研究所。1950 年 9 月 2 日，该院邀集在京中西医学家举行座谈会，讨论该所未来的方向和任务。与会专家一致认为，应根据旧有经验基础，配合科学知识，有计划、有步骤、有重点地开展研究，设置相应研究室，并确立了工作原则。[②]

1951 年 1 月，中医研究所正式成立，内设针灸研究、单方研究、医史研究、介绍医药 4 个研究室。其中，单方研究室计划提纲中，开列了黄连、黄芩等中药及复方杀菌作用之动物实验和临床研究，地黄、陈皮等中药中维生

---

① 余云岫．现在应该研究中药了 ［J］．医药学，1950，4（6）：205-207.

② 潘兆鹏．中央卫生研究院筹设中医研究所经过 ［J］．北京中医，1951（1）：50-51.

素含量及临床效果研究，民间治疗赤痢、瘰疬等病有效单方研究，槟榔、黄连、大黄等市售药材有效成分研究等 5 项任务。因限于人力、物力、财力，起初只开展了第一、二项工作。[①] 随后，中医研究所单方研究室开展了对中药产销情况之初步整理，包括各省产销数量、各省产销主要药材、输出药材金额及占比、输出国别统计、输出药材品别、1934 年输往日本品种及数量等项内容。[②] 北京中医学会会员于长印、赵心波等多位业者协助该室征求及鉴定验方，着手收集、整理有效单方、验方。[③]

同年 2 月，新成立的中医研究所举行"改良中药剂型"座谈会。卫生部首长、北京中西医药界的代表和中央卫生研究院各部门负责人出席。[④] 陈璞在会上指出，要明确研究中药是一项长期艰苦的工作，不能计日程功，更不能犯急性病；这项工作需要优秀的中医、临床各科西医、药化学家、药理学家、生药学家、药用植物学家、生化学家与各种理学技师合力开展；研究制订中药标准也需要同时进行。他说："我们学习西医和西药的同人过去沾染学院气息似乎太浓重了一点。对于中药，非经化学成分与药理作用彻底明了后，不敢轻易使用。除槟榔杀虫已在各大医院普遍应用外，其余均仍抱慎重与观望态度。"他赞成余云岫的主张，说："这是一种最省时间与最合理的办法，我认为应该拿出果断来，即时采用。"[⑤]

孟目的用另一种方式表述了余云岫的两条路径说——广义和狭义的"中药科学化"。所谓狭义者，即"中药西制"；而广义者离不开"第一条途径"。[⑥] 周梦白建议设立中药实验制药厂。"首先来制造人民大众需要的固有成方丸散膏丹，采取标准的中药，用新法来制造，制成如同药典制剂一样的

---

① 潘兆鹏 . 中央卫生研究院筹设中医研究所经过 [J]. 北京中医，1951（1）：50-51.

② 刘国声 . 中药产销情况之初步整理 [J]. 医药学，1951，4（8）：304-306.

③ 佚名 . 北京中医学会一九五〇年工作报告 [J]. 北京中医，1951（1）：23-24.

④ 佚名 . 中央卫生研究院中医研究所座谈会记录 [J]. 星群医药月刊，1951，2（6）：1-9.

⑤ 陈璞 . 研究中药的意见 [J]. 星群医药月刊，1951，2（3）：4-5.

⑥ 同④.

制剂，所谓古方新制"。①植物学家裴鉴也主张"第一条路径"说。他强调，药学工作者应具备各方面知识，在工作中应与其他学科专家密切合作，共同解决生产上的重要问题。②

（二）关于"中药科学化"的讨论

全国卫生会议后，陈新谦在《科学》上撰文，支持会议确立的方针。他提出："中药的科学化，可以考虑两方面的工作：一、改良中药的调剂方法，根据科学的成分分析和临床经验，决定其剂量、适应证、用法等……使其符合于科学事实和临床的需要；二、提炼有效中药的主要成分，加以分析研究，决定其结构式，并进而研究其合成；同时将精制的主要成分，系统地进行药理方面的临床方面的试验，确定其作用、适应证、剂量等……从而达到改良天然的中药成分与研究新药、特效药的目的。"③

1950年9月17日，上海中、西医药界举行"改进中药座谈会"，张昌绍、汪殿华、张赞臣、钱今阳等30余人出席，卫生部孙志诚到会。与会者对组织者提出的研究国药标准、改进制造技术、统一药名、审查古方等8项中心工作一致赞成，议决筹备成立"中药研究会"，遵照"科学化"方针整理改进中药。④

西南军政委员会卫生部建政伊始就关注中药研究，并在1950、1951年先后出版了《中药的科学研究》（第1、2辑）。第2辑中，收江明性《中药的科学化问题》等19篇论文，其中17篇谈具体药物。江明性提出"中药科学化"的五个步骤，即：提炼有效成分，确定含量，或规定标准；确定有效成分的化学结构，以求人工的化学合成；改进中药的调制法、剂型，便于应

---

① 佚名.周梦白.整理中药的意见［J］.北京中医，1953，2（2）：9–10.

② 裴鉴.关于药用植物研究工作的我见［J］.药学通报，1956，3（2）：58–59.

③ 陈新谦.中药要科学化［J］.科学，1950（12）：358–360.

④ 本市讯.沪改进中药座谈会［J］.新中医药，1950，1（8）：14–14.

用；注意采集法及贮藏法；注意药理实验，配合临床应用。[1]

出于同样目的，1952 年第 10 期《药学通报》刊发了"中药专号"；东北医学图书出版社 1953 年出版《中药研究汇编》，载 1949 年后的研究报告 60 余篇。

全国卫生会议后，何云鹤、余云岫、庞京周联名发表文章，除论证研究中药非常必要外，其核心是提出：此前数十年由生药鉴定而进行化学分析、药理实验的"科学"路径（即第一条途径），日本、欧美和国内学者均已践行，收效甚微，不适合当时医药卫生国情；而"利用中医用药的经验，把中药直接用之临床，用科学医临证实验方法，去证实它的药效；药效证实，再研究它的化学成分、药理、临床效用，进而至于临床合成"才是适用的路径。余云岫受邀参加了首届全国卫生会议，对新政权的主张有深切了解，是促使他强调第二条路径的重要因素。此文先后刊登于《文教简讯》（第七期）及《新华医药》（1951 年第二期），《健康报》（第 152 期）也予转载。[2]

何云鹤后来继续阐述这一主张，"这两个研究，本应两路并进。可是照目前情况，证实旧经验似乎比较紧迫些，并且也比较容易做"。[3] 广州著名中医张景述也曾引述余云岫、张昌绍、陈璞三人有关"第二条途径"的文字，认为上述三人的主张"是由科学服从政治的群众观点出发的"。[4]

（三）学术共同体的共识和实践

1952 年 11 月才得以举行的中国药学会第一次全国代表大会上，"中药整理"被列为重要议题。副部长傅连暲在会上提出："（一）中药科学化……今后应即予整理提高，在临床应用上已能确定其效用与剂量者，即以先予改变

① 江明性.中药的科学化问题［J］.大众医学，1949（6）：179–181.

② 何云鹤，余云岫，庞京周.研究中药的方向和顺序［J］.新华医药，1951，2（1）:4–6.

③ 何云鹤.从麻黄到麻黄素［J］.新中医药，1953，3（7）：1–3.

④ 张景述.中药制剂的改革问题［J］.江西中医药杂志，1954（1）：47–49.

剂型进而研究其详细成分，不必如过去一样，一定要先确定其成分及分子结构而钻牛角尖。但整理国药，亦必须有科学根据，将中药逐步真正科学化起来，而不可胡乱从事，否则，就不是科学化。（二）要自力更生以求药品的完全自给。"①

全会讨论确定的重点工作之一是编纂中药标准草案，并议决在全国卫生科学研究委员会下设立中药整理委员会，罗致有关专家参加工作，并作为全国中药整理的领导机构。会议确定的另一个重点是：吸收苏联经验，结合当时实际需要，重点研究治疗寄生虫病、地方病的中药及特效药物，并强调"将疗效确实的国药，通过药理试验，再做临床试验后应用，不必一定先做出结晶，确定结构，然后应用"。②

随后，以周梦白、姜达衢为召集人的中药整理委员会筹备委员会成立，先后讨论了人参、当归、芍药、贝母标准问题。③各地分会也陆续成立了中药整理委员会。④中央卫生研究院调查统计了全国62个大城市使用中药的实际情况，了解到常用中药约有520种，其中最常用且效用显著的有230多种。根据该调查报告，卫生部要求在2～3年内确定最常用的200～300种中药的规格。⑤

1954年4月，中国药学会第一届第二次全国理事会扩大会议上，将中药研究的方向确定为：①中药标准规格的确立；②剂型的改良；③进口生药

① 中国药学会.中国药学会第一次全国代表大会总结［J］.药学通报，1953（1）：5-7.
② 同①.
③ 谢海洲.中国药学会中药整理委员会召开座谈会讨论人参、当归、芍药、贝母标准问题［J］.药学通报，1954，2（11）：513-514.
④ 佚名.重庆成立中药整理工作委员会［N］.健康报，1954-11-26（2）.及新华社.天津医药界开始中药的整理研究工作［N］.健康报，1954-12-03（1）.
⑤ 佚名.中国药学会和各地分会积极进行中药的研究整理工作［N］.健康报，1954-12-17（1）.

代用品的寻求与研究。[①] 学者们认为"建立中药标准规格是解决目前错综复杂的中药问题的一个基本关键，做好这一项工作，不但可以解决目前中药生产、供应和管理上的主要困难，而且也可以发挥承前启后的作用，为今后的中药研究工作奠定基础"。[②] 会后，中药整理委员会组织各地制订常用中药标准草案，编印了《中药鉴定参考资料汇编》。

鉴于中药研究的复杂性，同年 8 月中华全国自然科学专门学会联合会召开中药问题座谈会，中国药学会等 11 个学会及卫生部、轻工业部、农业部、中国医药公司的代表 20 余人参加。与会者认为，中药研究涉及面广，应集合各方力量共同进行；研究应分先后缓急，先确定原植物品种，制订中药标准规格，而后开展药理研究、剂型改良等。[③]

（四）苏联的影响与方向的调整

中华人民共和国成立时，中国药学会负责人薛愚任教于北京大学医学院药学系。1953 年访苏后，薛愚发表文章提出："整理研究中药之道，无疑地是应该走苏联的道路，学习苏联。在这一工作上，我认为须首先解决下列三个问题：第一是研究方向问题……整理研究中药的方向应当是鉴别种类，确定效力，推广草药的种植，改良剂型，而不是首先进行化学研究。应当首先解决了人民的需要，然后再从事化学研究。因为就草药来说，植物的成分极为复杂，从化学方面研究，往往会数年而无结果，甚或提出来的成分，在药理试验仍可能无效。第二是应当集中力量，集体研究。中国的人才少，事业大而多，必须有计划地、分工合作来共同解决人民所需要的问题。第三是打通

---

① 佚名.中国药学会第一届第二次全国理事会扩大会议"关于中药整理问题"讨论总结 [J].药学通报，1954，2（9）：370–371.

② 佚名.关于中药整理问题讨论总结 [J].中药通报，1954，1（1）：34–36.

③ 佚名.全国科联召开中药问题座谈会讨论整理和研究重要工作问题 [J].药学通报，1954（9）：413–414.

医师的思想，适当地应用中药。"①《健康报》也刊发了此文。②

1954 年，与上文内容相近的文章发表在《北京中医》第 1 期，也是该刊的"中药专号"上。③同年晚些时候，薛愚在《科学通报》刊发文章指出："研究的路线和步骤，我认为是首先进行鉴别种类，其次确定效力，再研究推广种植，改变剂型，并进行化学研究（提炼和合成）。当然，有些工作是可以同时进行的。过去研究中药，首先是化学研究，这是倒行逆施的方法，不能很及时地有效地解决人民需要的问题……研究方法和步骤不是机械的。例如，对种别已经辨别清楚的中药，开头即可从事药理和临床的研究；对疗效确定的中药，可以进行化学、栽培或剂型的研究。但是，对种别未明、效力未定的中药，必须先把种别和药效搞清楚，再进行其他研究工作。"④1955 年初，他在《药学通报》刊发论文，进一步阐述了上述观点⑤。

著名中医宋向元⑥和冉雪峰⑦都赞同薛愚的路径说，宋向元更提出反对"纯学术"观点和做法，强调满足人民的现实需要。

三、政策环境变化与观点的融合

（一）中医政策调整的影响

中医政策调整的同时，有关中药研究的议题再度成为热点。朱颜曾与赵

① 薛愚.学习苏联研究草药的经验［J］.江西中医药杂志，1953（3）：5–8.
② 薛愚.学习苏联研究草药的经验［N］.健康报，1953–11–05（2）.
③ 薛愚.学习苏联整理中药（出席维也纳世界医学会议参观捷克苏联报告之二）［J］.北京中医，1954，3（1）：1–4.
④ 薛愚.怎样认识中药和研究中药［J］.科学通报，1954（12）：9–13.
⑤ 薛愚.整理和研究祖国科学文化遗产——中药［J］.药学通报，1955，3（1）：5–9.
⑥ 宋向元.中药剂型的回顾与前瞻［J］.新中医药，1954，5（1）：1–4.
⑦ 冉雪峰.关于中药研究的几点意见［J］.中医杂志，1957（4）：178–180.

爝黄讨论中药整理研究问题[①]，他们的意见发表在 1953 年 9 月的《新中医药》上。朱颜指出，研究中药应重视中医的医疗经验、给药法及复方疗效等因素，"如果完全离开中医的经验来研究中药，就不能很好地发掘祖国医药的遗产"。[②] 此文随后刊发于当年 10 月号《中医杂志》。

1953 年 10 月，《人民日报》发表社论《加强对中药的管理和中药研究工作》，提出："研究中药的目的是要使中药的疗效得到科学理论说明，以便更好地掌握药性，保证处方用药的准确性，并从现有的药物中发现新的效用，以丰富药学内容，提高药学水平。"[③] 随后，学者们展开了又一波讨论，中医学者也加入了讨论。

黄绍德认为，"研究中药就得走群众路线——依靠中医，吸收其治疗经验和民间用药的经验……过去在实验室研究若干年，往往不合临床的需要，得不出很大的成绩，这可能是主要因素之一。"他的具体主张与薛愚 1954 年的观点很类似。[④]

秦伯未则强调中药研究的复杂性，提醒学者们注意中、西医学看待中药的观点差异，中医临床应用中药有别于中药提取物。[⑤] 长期研究中药的学者对此也有深切的认识。王药雨指出："中药改进是一项综合性的科学工作，若要使这项工作得到比较全面的结果，它应通过药产、药植、生药、药化、药理及临床观察等种研究程序，才可能做出总结。这是长时期的实验研究工作，绝非短时期一蹴可及。"[⑥]

李聪甫认为："中药研究工作，根据现在情况，首先需要解决生药品种鉴定问题。因为药物品种非常混乱，影响疗效也是非常严重的。市面以伪乱真

---

①　谢海洲.中医药丛谈［M］.北京：人民卫生出版社，1998：284.

②　朱颜.我对于中药研究工作的几点意见［J］.新中医药，1953，4（9）：13-14.

③　社论.加强对中药的管理和中药研究工作［N］.人民日报，1953-10-21（1）.

④　黄绍德.对研究中药的一些意见［J］.江西中医药杂志，1955（1）：17-19.

⑤　秦伯未.关于中药研究问题［J］.江西中医药杂志，1953（3）：9-11.

⑥　王药雨.加强中药剂型改良的技术指导工作［J］.江西中医药杂志，1955（6）：34-38.

的药材，没有完全根除，应该加以注意……必须进行品种鉴定，统一规格的研究工作。这些工作应该放在第一步做，以澄清品种规格的混乱现象。药理研究工作，是第二步必须要做的工作，当然有条件也可以结合起来研究的。药理研究一定要和临床研究配合进行……两种研究方法是互相联结的。"[1]

中国药学会也在新形势下积极开展中药的研究整理工作[2]，白头翁、苦参等80种中药标准规格的参考资料陆续在1955年后《中药通报》发表，1958年出版了《中药鉴定参考资料》（第一集），收载地骨皮等常用中药50种。1959年卫生部药政局编印了《中药材手册》，收载常用中药517种。[3]

（二）两条路径的融合

1949～1954年，药学工作者根据卫生部要求，一直努力在中药中寻找抗疟药、抗结核药、抗高血压药、驱虫药，并开展了百余种药用植物抗菌能力的测试；同时，在中药的原基植物调查方面做了大量工作，中国科学院植物研究所收集中药原基植物千余种，各机构人员采集标本数百种；相关人员也在讨论、制订中药标准、规格。但当时全国能够单独研究中药的不足50人，植物分类、药理、植物化学、生药、临床医师、中医等方面学者也联系不起来。[4]

实际上，中华人民共和国成立初期药政管理一直处于被动状态。1954年前中药产销、研究等方面的工作处于无人领导的自流状态。卫生部的药政部门从附设于医政司，到单列为药政局，其主要力量放在日益严重的"药荒"上，引导开展中药研究尚未纳入日程。迟至1956年，药政部门仍说："由于

---

① 李聪甫.对于"中医研究工作"之我见［J］.中医杂志，1957（5）：226-228.

② 佚名.中国药学会和各地分会积极进行中药的研究整理工作［N］.健康报，1954-12-17（1）.

③ 崔万钧，徐国钧.该书三十年来中草药鉴定的成就［J］.中草药通讯，1979（10）：35-40.

④ 姜周行.关于中药研究问题［J］.江西中医药杂志，1954（5），1-7.

中药工作是一个新的工作，过去没有基础，全是从薄弱的基础上摸索进行的。"①

1954 年 11 月，《人民社论》发表社论《加强对中药的管理和研究》。社论指出："研究中药的目的是要使中药的疗效得到科学的理论说明，以便更好地掌握药性，保证处方用药的准确性，并从现有的药物中发现新的效用，以丰富药学内容，提高药学水平。过去由于卫生领导部门轻视中医药的结果，中药和中医的科学研究工作一样，没有正确的领导方针，研究机构不健全，研究力量不集中，研究的方针和方法都有问题。过去研究中药往往不从实际疗效出发，忽视中医处方用药的特点和复杂性，只用简单的分析、化验的方法来判断它有无价值，结果对某些有显著疗效的中药，也轻率地加以否定。这是轻视中药的错误心理的具体表现。"社论要求重视中医的用药方法和临床经验，吸收中医参加研究工作。并指出："科学的分析和化验是完全必要的，但必须紧紧结合临床经验，首先要根据临床实效来衡量中药的价值。卫生机关和有关的科学研究机构及医药学校应该密切合作，进行这种研究工作，并由中西医共同反复进行观察研究，努力探求科学根据；凡有实际疗效而一时不能分析化验出来的药物，都应加以保留，不应武断地加以否定，以便继续研究。"② 对于消弭业界关于研究中药不同路径的争论，该社论起到了重要作用。

1956 年 7 月，中国药学会举行第二次全国会员代表大会。代表中首次邀请中医中药代表 10 余人，为历次会议所未有；该学会理事的变动也较大，增加了中药界代表，同仁堂的张炳鑫成为常务理事。大会收到的论文中，涉及中药及生药学的论文有 62 篇，药物化学及药物制备 32 篇，药物检验及法化学 29 篇，药剂学 14 篇，药理学 11 篇，古代药学史 5 篇，其他 3 篇。大会宣读的 38 篇论文中，有关中药的占 22 篇。同年制订的中国药学会十二年远

---

① 孟谦.七年来药政工作概况［J］.药学通报，1956（10）：440–443.

② 社论.加强对中药的管理和研究［N］.人民日报，1954–11–02（1）.

景规划和 1957 ～ 1959 年的三年工作纲要中，也列入了中药研究的内容。[1]

四、结语

无论具有根据地革命经验的卫生领导者，还是长期从事中药研究的学者，在中华人民共和国成立后的第一个 10 年里，对于采用科学方法系统整理和研究中药，即实施"中药科学化"均无异议。1944 年延安确立的"中医科学化"方针，是 20 世纪上半叶改良中药思潮的必然结果，也与根据地内外的"中药西制"实践相吻合，因而中华人民共和国成立初期得到卫生部和业界的普遍赞同。

20 世纪上半叶，中药研究的科学成果已颇有可观，学者们主张的"第一条途径"正是按照西式药学的研发模式提出的，如果各项条件俱备，医疗需求不那么迫切，当然应该是首选。实际上，中药的基础研究工作此前未能有计划地系统开展，中华人民共和国成立初期正是从国家层面实施"第一条路径"的大好时机，设立全国性研究机构，罗致专业人员，编订药典等构想，确有必要，也是学者们的共识[2]；而对于"中药西制"，解决工农群众的需求，学者们并不抵触。[3]学者们积极响应政府号召，开展中药研究，寻找特效药。中医政策调整后研究机构、人员逐步充实，苏联援建的制药企业补齐了产业链条的缺环，融汇两条路径方有可能。

为确立中药整理研究工作的基础，药学家们一直坚持"第一条路径"，包括《中华人民共和国药典》（1953 年版）的部分编委。[4]裴鉴等植物学家则延续既往的研究，以每年一册（50 种）的速度出版《中国药用植物志》各分册；他曾论述从药用植物到制成现代化药品的 6 个阶段，强调循序而进的重

---

① 田颂九主编.中国药学会百年史（1907-2007）［M］.北京：中国人口出版社，2008：34-35.

② 陈新谦.整理中药［J］.新中医药，1950，1（6）：2-4.

③ 周梦白.整理中药的意见［J］.北京中医，1953，2（2）：9-10.

④ 佚名.编纂委员陈璞等谈新药典的性质及其特点［N］.光明日报，1953-12-03（3）.

要性。^① 基层商业部门也希望中药标准规格早日出台。^②

余云岫提出的"第二条路径"说，符合当时国情，也使得我党领导的根据地创造的"中药西制"传统更具有正当性和合理性，各地中药提炼剂因此得以蓬勃发展。在中华人民共和国成立初期卫生部门和研究机构尚未建立健全，中药研究尚未能系统开展的背景上，作为过渡时期的选项，注重面向应用和借助于中药既有的基础，得到政府高层和业界的支持顺理成章。遗憾的是，作为"第二条路径"提出背景的历史阶段被人为延长，"第一条路径"的施行也被反复延宕。

（中医药文化，2022，17（1）：1-9.）

① 裴鉴.对于药用植物研究工作的我见［J］.药学通报，1955，3（2）：58-59.

② 樊德明.对改进中药经营和管理的我见［J］.北京中医，1952（12）：4-4.

20世纪50年代中药提炼剂的浮沉

——以广州星群中药提炼厂为中心

20世纪是中药被重新认识的百年。由欧西开始的中药研究和"中药西制"自20世纪20年代引入中国后，引发中共领导的根据地内外中药提炼剂的大量实践。中华人民共和国成立初期延续了对这类探索的支持，中药提炼剂曾一度辉煌，也伴随着持续的争论。这项曾被视为践行"中药科学化"方针的典范，在1958年被叫停，缘于卫生部的改组；广州星群中药提炼厂和丘晨波在此期间的际遇颇具代表性。

始于20世纪20年代的中药提炼剂在20世纪50年代曾一度辉煌，与风靡各地的中药提炼实践相伴的是持续的争论。这项被视为践行"中药科学化"方针的典范，首届全国卫生会议与会者们普遍支持的工作，最终因"中药科学化"被叫停，其中的微妙隐曲值得深入研究。

一、20世纪上半叶"科学国药"的探索

（一）"科学国药"的肇端

20世纪是中药研究勃兴的一百年。注意到国外研究中药并从中获取巨大利益后，留学生开始成立团体，从事研究；国内有识之士则动议编纂药典，研究中药化学成分，以期堵塞漏卮，防止利权外溢。[1]

地处通商口岸的上海，有识之士主张循"科学"方式制炼中药，并从议

---

[1] 史志元. 以科学方法研究中国药物 [J]. 医药评论, 1931（62）: 13–19.

论转为真切的行动。1921 年，李平书、余伯陶、郑平叔等集资数十万，组建上海粹华药厂，从事中药西制。惜乎事与愿违，苦撑 3 年，终告不支。此后，郑平叔另组国华药厂，亦告失败。1930 年，玉慧观筹组的佛慈药厂在上海成立。[①] 上述 3 厂所标举的都是"科学提炼，改良国药"，采用西式制炼法；粹华和国华创办时，社会民众心理与创办者意趣未尽合；佛慈成立时，适逢"中医科学化"风行，业务发展顺利，在各大城市设有分销机构，直至抗战开始。

实际上，孟目的抗战前夕已向国民政府建言，力陈药学和药厂的重要性。[②] 叶橘泉也曾致信中央国医馆长焦易堂，附以筹设国药制药厂建议书。[③] 抗战时中西药物短缺，西迁的中央国医馆，由焦易堂倡议、集资，于 1939 年 1 月创立中国制药厂，"利用土产药材，加以西法精制"，实行"中药西制，人机参半"。但建厂不久即遭日机轰炸，损失殆尽。[④]

上述 4 家药厂大致反映了 20 世纪上半叶中、西医药在社会公众认知中比重的消长。佛慈药厂及其产品的成功，得益于"科学国药"已成风尚的社会氛围。此后，中药提炼的方法、技术、设备及营销手段逐渐成形，为 20 世纪 50 年代中药提炼剂的兴盛提供了重要的技术支撑。

（二）"中药西制"的根据地传统

由于环境所迫，我党领导的根据地普遍采用中医药，江西苏区时已将

① 陈丽娟，王传超.20 世纪 30 年代的佛慈药厂与中药西制［J］.中国科技史杂志，2012，3（1）：56–66.

② 孟目的.呈教育部长论药学之重要及药科药厂之亟宜筹设［J］.中华药学杂志，1936，1（1）：75–78.

③ 叶橘泉.整理国药学术刍议［J］.国医公报，1935，2（4）：56–61.

④ 郑乐明.焦易堂与我国第一家现代中成药厂——中国制药厂纪实［J］.中成药，1992（1）：44–45.

中药制成各种剂型供部队使用，1939 年还制成柴胡注射液。[1] 根据地通过多种孔道与外界保持着紧密联系，中药西制技术和设备亦由此引入根据地。"1938 年在延安创办了制药厂，每年可制注射用安瓿几万盒，丸、片、水剂十几万磅。这些丸片水剂，主要是成之于中药，也有一小部分是化学药品。以后，晋西北、晋冀鲁豫、晋察冀和苏皖各军区都创办了药厂，进行中药的炮制和西药的制剂加工"。[2] 冀鲁豫军区卫生部材料科生产股 1948 年 7 月扩建为亚光制药厂时，已有 9 年的中药西制经验，早期主要供给部队，扩建后由供给军队扩大为供给全区军民。该厂设有中西医药研究会，延聘声誉素著的中西医为会员，研究改进出品质量。[3]1948 年首届全国药工会议召开时，按当时部队的药品标准计算，解放区药厂的自给能力已达 65%。[4]

1949 年 9 月 14 日，军委卫生部主办的第二届全国药工大会在北平开幕，朱德到会讲话。他指出："今后药学事业，要赶上医学在中国的发展，并应从中药中提炼精制，来代替一部分西药，以求得自力更生。过去解放区药学事业主要是为军队服务，今后要注意为老百姓服务，并且要在各地成立教育研究机构。"军委卫生部副部长苏井观也强调"我们的方针是自力更生、自给自足"。[5]

（三）中华人民共和国成立初期两个重要会议上的讨论与结论

第一届全国卫生会议上，朱德指示要充分利用中国原料制造药物，"特别是对于中药，有些中药在世界上是很著名的。我们要用科学的方法制剂。现在虽然有了一些，如麻黄素、大黄精之类，但是还不多。今后要努力用中

---

① 张建忠，付佳毓，贾攀峰主编. 中药研究的进程及其再评价 [M]. 哈尔滨：东北林业大学出版社，2007：210.

② 佚名. 中央军委卫生部在第一届全国卫生会议上的报告 [N]. 健康报，1950-08-17（3）.

③ 佚名. 冀鲁豫创办亚光制药厂 [N]. 人民日报，1948-07-27（2）.

④ 苏井观. 全国制药工业会议卫生部报告 [J]. 药学学习，1950（2）：36-38.

⑤ 佚名. 讨论药品生产问题 全国药工大会开幕 朱总司令亲临讲话 [N]. 人民日报，1949-09-17（4）.

药来代替西药，使大家都来用。这对人民来说价钱也很便宜"。①

会议药政组讨论时，曾任八路军制药厂厂长的组长李维桢说："中药是有价值的，应着手整理，使在使用上日臻科学化……今后的药厂，将要向特效药方面钻研，提炼中药。"② 会议议决"从今以后，应有重点、有计划地进行整理研究工作，当以科学方法提炼成药剂，以引导中药走向科学化的道路……为应目前初步需要，每药抽出有效成分在实践及经济上或不许可，拟先将每种中药制成浓缩的水剂、酊剂等以资应用。星群中药提炼厂的出品，早已实行了这个方向与步骤了"。③ 延安时期确立的"中医科学化、西医中国化"方针得到强化，"科学化"成为中医药行业的唯一方向。

8月底，中央卫生部与轻工业部联合召开的全国制药工业会议提出，"今后应有重点有计划地进行整理、研究工作，用科学方法提炼，制成药剂，以引导中药走向科学化的道路。"④ 从而明确和细化了"中药科学化"的路径，中药提炼得到明确鼓励。

二、新中国背景下的中药提炼剂兴起

（一）星群中药提炼厂应运而生

第一届全国卫生会议期间展示产品的广州星群中药提炼厂，成立于1950年3月，由丘晨波发起，广州市中、西医药界集资创办。⑤ 丘晨波（1917—

① 佚名.为群众服务并依靠群众是卫生事业发展的正确道路——朱副主席在第一届全国卫生会议上的讲话［J］.新华医药，1950，1（7）：3–4.

② 叶劲秋.中药前途的美景［J］.星群医药月刊，1951，2（1）：5–7.

③ 同②.

④ 佚名.全国制药工业会议结束　确定制药业生产方针［N］.人民日报，1950–09–23（2）.

⑤ 黎照东.星辉竞璀璨——广州星群药业股份有限公司.// 广州市政协学习和文史资料委员会，广州市地方志编纂委员会办公室编.广州文史（第61辑）［M］.广州：广东人民出版社，2003：101–109.

2008），广东蕉岭人，1944年毕业于国立药学专科学校（据《丘晨波回忆录》，以下简称《回忆录》），毕业后任台湾苗栗药厂（原武田制药厂）药师、广东华大药厂药师及厂长。1948年，他在广州开设丘晨波中药提炼所，试行"中药西制"，制成中药流浸膏、浸膏、片剂、酊剂等300多种供给当地中医业者试用。1年中，逾百中医业者试用，颇受好评。[1]

1949年后，丘晨波与该市著名中医张景述、吴粤昌等21人发起，筹办广州星群中药提炼厂，"中医界有杜明昭、杜慰文、司徒铃、黄耀燊、邓铁涛、罗次梅等支持，中药界有何信泉、梁士、杨流仙等支持，参加奔走筹集资金的中医药界人士逾300人"。（《回忆录》，第43页）

招股启事中提出，该厂目标是"建设民族形式、科学内容、大众方向的新中医药"。"我们团结医药界的技术人才，用最新的科学方法，提炼中药，将中药制成流浸膏（水剂）、浸膏（粉剂）、片剂、酊剂等现代化的制剂（进而研究中药注射剂的制造），这新制剂可配成即可服用的方剂，可以便利中医师的发药，病家的服用，进而使中医可以医院化、军医化，这虽是应有的初步的改良，但在中国药物史上也算是划时代的创举"。[2]

该厂由吴粤昌任董事长，张景述任总经理（兼）、徐楚生任副总经理，丘晨波任厂长兼主任药师。以"星群"为厂名，有"名家云集，星罗群布"的寓意。[3] 此后，该厂历经3次扩充，并入广福行、永利药房、胜利药房等数家药厂，生产条件逐步完善，并开办了汕头分厂。[4]

广东中医界名流如肇庆的梁剑波、增城的李维纲、汕头的倪克显等都支持该厂及其中药提炼剂（《回忆录》，第46页），著名中医师黄耀燊主持的广

---

[1]　司徒铃.试用提炼中药之感想与报告［J］.星群医药月刊，1950，1（1）：53-53.

[2]　星群中药提炼厂.星群中药提炼厂招股启事［J］.星群医药月刊，1950，1（2）：封三.

[3]　黎照东.星辉竞璀璨——广州星群药业股份有限公司.//广州市政协学习和文史资料委员会，广州市地方志编纂委员会办公室编.广州文史（第61辑）［M］.广州：广东人民出版社，2003：102.

[4]　该书第二版编委会.财经大辞典（4）［M］.北京：中国财政经济出版社，2013：365.

州维新联合诊所更是全部采用其产品。^① 卫生主管部门也非常关注。^② 开张甫一周，中央卫生部巡视组张侃及中南卫生部曾平巡视到穗，会同该市卫生局人员到星群中药提炼厂参观，对其办厂方向和设备情况均表满意。^③ 星群中药提炼厂的产品还参加了中南区展览会，参观者纷纷留言要求加强中药提炼工作，香港业者更建议将产品大量销往海外。^④

（二）星群的生产技术及核心产品

延续 20 世纪上半叶"中药西制"的理路，丘晨波认为中药剂型需要改进。如中医汤剂不利于服用和储运，应代之以粉剂、片剂和注射剂；一些中药难溶于水、一些中药遇煎煮挥发油流失，造成有效成分的损失，进而影响疗效。而以浸膏和流浸膏为主的中药提炼剂，通过统一标准、精选药料、提炼有效成分、含量换算等手段，可以实现科学化、标准化配剂，无煎煮的烦扰，便于服用和储运。^⑤

丘晨波改进剂型的策略是：科学研究较充分、功效可靠或动物实验证明过的单味药，先做出来供中医业者试用，以代替同药的煎剂。"至成分不明，功效难证明的，可待研究较清楚后再做；民间单方据说有特效的，则须谨慎试验后才可以做"。^⑥ 对中药选购和鉴定、提取方法、提炼剂的含量标准、剂型选择、剂量对应、临床试验和科学研究，星群当时形成了一套操作规范。

---

① 邓铁涛著 . 邓铁涛医话集［M］. 广州：广东高等教育出版社，1991：7.

② 佚名 . 穗二届市代会开幕 中医代表出席会议［J］. 星群医药月刊，1950，1（2）：67.

③ 佚名 . 中央及中南卫生部巡视组过穗参观星群中药提炼厂［J］. 星群医药月刊，1950，1（2）：68.

④ 徐鉴泉 . 中南区土特产展览交流大会医务所工作总结［J］. 北京中医，1951，1（3）：39-43.

⑤ 丘晨波 . 民族形式科学内容大众方向的新中药［J］. 星群医药月刊，1950，1（1）：23-32.

⑥ 丘晨波 . 我对中药制剂制造技术上一些问题的初步意见［J］. 江西中医药杂志，1954（6）：30-40.

该厂依据 1930 年版《中华药典》所载的提取方法，剂型的选择取决于中药主要化学成分的溶解度，溶剂采用水、乙醇、醋酸等。乙醇的浓度取决于主要成分是苷类、生物碱抑或挥发油。主要成分溶于水的大部分中药制成浸膏，溶于乙醇者制成酊剂，含糖或胶质多的制成糖浆。如槐花，就有槐花流浸膏（全成分）、槐花粉（可溶性的全部成分）和芦丁片（槐花中防治高血压脑充血的特效成分，不溶于水）三种剂型。[①]

星群中药提炼厂的中药提炼剂主要有三类：①复方制剂：如十全大补丸、六味地黄丸等 20 余种，采用单味药浸提制成浸膏，再配成复方。②单味中药制剂：将单味中药提制成浸膏或流浸膏，便于根据中医师的处方配成复方制剂。③植物化学药品：有小檗碱（针晶）、牵牛子脂、丁香油酚等。上述三类产品当时在技术上领先同行（《回忆录》，第 43 ～ 46 页），并取得商业上的巨大成功。[②]

中药提炼剂迅即大面积推广应用。北京"三家店联合诊所试用了星群提炼的药，代替了汤剂的不便，而药的质量也提高了许多"。[③]哈尔滨的中医联合诊所从 1950 年已大量使用提炼剂。[④]联合诊所率先采用中药提炼剂，主要是因为这些诊所分布在城郊或厂矿区。"工农为了增产，没有功夫在煎药上花时间。"[⑤]在大量人口涌入城市和工厂的时代背景上，中药提炼剂确实有效解决了煎煮中药的难题。从目前资料看，当年中药提炼剂已推广到全部 6 个大行政区。[⑥]

[①] 丘晨波.民族形式科学内容大众方向的新中药［J］.星群医药月刊，1950，1（1）：23–32.

[②] 该书第二版编委会.财经大辞典（4）［M］.北京：中国财政经济出版社，2013：365.

[③] 魏龙骧.怎样组织中西医联合诊所的初步介绍［J］.北京中医，1951，1（3）：24–29.

[④] 李子麟.中药科学实验提炼法（续）［J］.北京中医，1954，3（5）：18–19.

[⑤] 栾志仁.中医光明的前途——联合诊所［J］.北京中医，1951，1（3）：32–34.

[⑥] 该书编纂小组编.慈溪卫生志［M］.宁波：宁波出版社，1994：101.

（三）各地的响应和仿行

在中国药学会重庆分会等单位及桐君阁药厂的协助下，重庆市中医学会药物组自 1950 年起从事研究和生产，至 1953 年已完成 400 多种单味药的整理工作，并选定麻杏石甘汤等 34 个古方开展剂型改进。[①] 当地药厂的参与，使提炼技术不断提高。[②] 地方政府还支持成立了产销联席会，临床试用结果也令人满意。[③]

1953 年底时，中南区专事中药提炼的有衡阳华新制药厂、江西培康制药厂，广西省人民中医院、醴陵中医院也在生产提炼剂，但仍供不应求。"一般群众，认为价廉物美，服饮便利，从没有一人提出批评效力低弱，并且迅速展开"。[④]

天津著名中医卢玉甫、牟聘三早年曾尝试改良中药而未果。[⑤]1952 年，天津隆顺榕药庄在政府支持下，成立了隆顺榕提炼部。[⑥] 同年，经卫生部推荐，周总理批示，留学法国的田绍麟药师加盟该厂。田绍麟与张克让、王药雨、甄汉臣等后来创制了银翘解毒片、藿香正气水等中药新剂型。宋向元认为："中药剂型改良，在今天虽还是'正在产生，正在发展的东西'，但我们坚信：它是新生的力量，它具有'不可战胜的'前途的！"[⑦]

直属卫生部的北京中医进修学校 1952 年已试制甘草流浸膏和止嗽散，

① 佚名.重庆市中西医务人员研究治疗痔核有初步成绩［J］.新中医药，1953，3（7）：19–20.

② 冉小峰.介绍提取生药的方法之一——循环加压渗漉法［J］.药学通报，1956，4（2）：61–63.

③ 龚志贤.重庆市中药改良剂型的初步报告［J］.北京中医，1954，3（10）：19–21.

④ 王景农.使用中药提炼剂的浅薄经验［J］.新中医药，1954，5（2）：32.

⑤ 宋向元.中药剂型的回顾与前瞻［J］.北京中医，1954，3（1）：5–8.

⑥ 卞瑞明主编.天津老字号（中）［M］.北京：中国商业出版社，2007：74–75.

⑦ 宋向元.中药剂型的回顾与前瞻［J］.北京中医，1954，3（1）：5–8.

推荐给该市各联合诊所试用，据称效果很好[①]；1953 年该校"拟逐渐改良一些比较有效的制剂，以解决一些常见的疾患，好免去服汤剂的困难"。[②]1952 年，北京市市长彭真鼓励同仁堂东主乐松生开展中药研究，后者遂聘请北京大学医学院郑启栋教授研究中药剂型；1954 年彭真"亲自指导在德内大街原达仁堂养鹿场址成立了中药提炼厂"。[③]

1953 年，《北京中医》系统介绍了中药提炼的主要技术和各种剂型的制法。李子麟提出"中医科学化，必须中药科学化"，方能提高了疗效。[④]1954 年初，《北京中医》推出《中药专号》，讨论中药提炼。其中，烟台市工人医院制药室开展的剂型改进，引起各方关注和仿行。[⑤]质量标准不一问题开始出现。[⑥]

三、伴随始终的问题与争论

（一）药学家们的担忧

中国药学会第一次全国代表大会举行时，"中药整理"被列为重要议题。经过讨论，会议建议须经科学研究后，用科学方法改进剂型，进行提炼，不应盲目进行。[⑦]

1954 年 2 月，中央卫生研究院召开"改良中药剂型座谈会"。"大家一致认为，改良中药剂型是应该采用正规办法的。即：①确定常用的中药标准

① 白啸山.北京市联合诊所二年来总结及今后的工作方向［J］.北京中医，1953，2（1）：28–30.

② 佚名.北京中医进修学校三年来工作总结［J］.北京中医，1953，2（2）：30–36.

③ 孙洪群，金永年.公私合营前后的北京同仁堂［J］.北京党史，2000（4）：47–50.

④ 李子麟.中药科学实验提炼法［J］.北京中医，1953，2（7）：19–23.

⑤ 佚名.烟台市工人医院改变中药剂型情形［J］.北京中医，1954，3（1）：4.

⑥ 佚名.本省提炼中药的概况介绍［J］.福建中医药，1958，（1）：28.

⑦ 佚名.中国药学会第一次全国代表大会总结［J］.药学通报，1953（1）：5–7.

规格；②测定中药处理后的成分变化；③求得临床应用上的安全用量；④临床效用的效果观察。照此正规办法，必须经过生药学、化学、药理学和临床的研究，方能得出结果。这是一个长期的工作，不是目前即可解决问题的"。为了适应迫切需要，可采用权益办法。但"这个办法必须在中药现有的基础上来进行，就是采用中药中以传统的炮制方法所得的药材作为改良剂型的材料，而不是用原植物。至剂量也是仍旧采用原来的标准范围，照数折换计算，改为新剂量"。药学家们坚持说，这种权宜办法，将来应逐渐归入正轨，以期使中药更好地为人民的健康服务。[1]

同年举行的中国药学会第一届第二次全国理事会扩大会议讨论认为，在中药的品质规格尚未统一以前，要彻底解决剂型改进问题有一定的困难，因而议定了参考性原则：①原料药品必须有一定的标准；②要有一定的、公开的、合理的制造方法；③制成品必须有一定规格；④在剂型改良方法未统一规定之前，为了避免混乱起见，改良剂型的发售必须经政府批准；⑤建议政府在有条件的医院内，重点进行中药改良制剂的试用与比较研究。[2] 上述意见随后反映在《人民日报》社论里。[3] 整个产业链条缺乏国家标准，相关研究和政府管理的缺位已引起药学家们的担忧，他们对遍地开花的中药提炼一直是有保留的。

（二）单味药提取与复方剂型改进的争论

对于应采用单味药提取还是复方提炼也有争论。丘晨波的观点是"做单味药在制造技术上较易掌握，但缺点是因为科学研究资料不足，不宜做得种类过多。因此较妥善的办法是先做复方，因为复方每一方能治一种病，做

---

① 王药雨. 加强中药剂型改良的技术指导工作 [J]. 江西中医药杂志, 1955（6）: 34–38.

② 佚名. 中国药学会第一届第二次全国理事会扩大会议"关于中药整理问题"讨论总结 [J]. 药学通报, 1954, 2（9）: 370–371.

③ 《人民日报》社论. 加强对中药的管理和研究工作 [J]. 药学通报, 1955, 3（1）: 2–3.

得少也能解决一部分问题"，但"做复方不宜将各药混合提制，应该将各单味分开来提制，分别拟定含量标准然后加以混合。假如照原方的分量混在一起，用同一种溶剂一块提出，则各成分的溶解度不同，对含量规格等将难以掌握"。①

楼之岑认为，以单味药提炼剂配剂不会影响复方的疗效。他强调，中药剂型改进需要化学、药理、临床人员密切配合，不应孤立进行。② 刘铣等认为，当时的剂型改进只是比较有现实意义的过渡办法。"不论化学如何进步，药理学的试验如何精致，但要代表植物全效是不可能的事实。有时个别物质，所得药理实验，得不到良好的成绩，而其混合物反能得到预期的效果，这是药学工作者熟知的事"。③

董却非不赞成将单味药制成酊剂、水剂、粉剂、浸膏后，再像西药一样调剂使用的做法。"在没有确切的科学根据可以证明临时配伍的单味药与混合煎煮的煎剂或合剂有相同疗效以前，是要慎重考虑的"。他主张先做疗效肯定的复方提炼，并应置于卫生行政管理下，"按着选方、改型，通过临床确定疗效，确定剂量后，再大量生产"。④ 曾在重庆参与中药剂型改进的冉小峰认为，"具体阐明了中医用药的经验主要在于复方制剂，因此，我们研究中药的重点方向，应该是复方，而不是单味。"⑤

中药剂型改进观点不同本不足怪。但 1955 年，王药雨提到："最近北京药学界中个别分子歪曲了中医政策的正确性和中药剂型改良的实际意义，散播所谓'改良中药剂型，即是废除中医'的说法，越发使人费解……有人将

① 丘晨波.我对中药制剂制造技术上一些问题的初步意见［J］.江西中医药杂志，1954（6）：30-40.

② 楼之岑.中药在科学技术上存在的问题［J］.科学通报，1954（12）：14-15，37.

③ 刘铣，林六梅.由改变中药剂型谈到中药提炼［J］.北京中医，1954，3（1）：12-14.

④ 董却非.中药剂型研究改进工作的我见［J］.中药通报，1958，4（5）：179.

⑤ 冉小峰.论《伤寒论》的药剂技术［J］.中医杂志，1956（10）：525-530.

这一事业与所谓'废止中医'联系在一起，显然是一种错误的说法。"① 卫生部改组后，"中药科学化"受到质疑和批评，有关中药提炼剂的争论难免不受政策环境的影响。

（三）提炼剂的快速发展与管理的缺位

1955 年，中药提炼剂产销和应用处于快速发展阶段。除广州星群、衡阳华新和天津隆顺榕生产提炼剂外，"如重庆、成都、烟台、北京及东北各地，或已做出些基础，或正在开展中。西北各地如西安、宝鸡、兰州也在重点地使用"。②

建政之初，中药提炼业务归轻工业部管理。由于没有国颁标准，从生药标准到提炼剂的成分、含量检测、工艺流程和产品标准多出自星群等大厂。为解决提炼剂缺乏领导的状况，1954 年底轻工业部医药工业管理局决定加强提炼生药和改进中药剂型的管理。③卫生部药政局也承认"由于中药工作是一个新的工作，过去没有基础"，"全是从薄弱的基础上摸索进行的"。④

1956 年 3 月，孟谦在《健康报》上批评一些单位中药提炼剂质量低劣，要求严肃对待。⑤《中药通报》随后转载了此文。当时反映比较集中的问题有：①溶剂中含醇问题。②原料药的生熟、酒炒、蜜炙等问题。③药物的头尾、身首问题。④配伍的化学变化问题。⑥ 主要是产品规格不严，提炼工艺不完善，致中药提炼剂含量不准确，影响疗效⑦，"如广州星群药厂，以及南昌培

① 王药雨.加强中药剂型改良的技术指导工作［J］.江西中医药杂志，1955（6）：34-38.

② 同①.

③ 佚名.轻工业部医药工业管理局着手进行关于中药生产的调查研究工作［N］.人民日报，1954-11-02（1）.

④ 孟谦.七年来药政工作概况［J］.药学通报，1956（10）：440-443.

⑤ 孟谦.必须以严肃的态度对待中药剂型的改进［N］.健康报，1956-03-09（2）.

⑥ 黄中宜.中药怎样改变剂型［J］.新中医药，1954，5（4）：5-9.

⑦ 杨安时.使用新中药的一点经验［J］.新中医药，1955，6（4）：15.

康和衡阳华新制药厂，经过检查，在制药规格方面有些是不够精审"。[①] 这年 7月，南昌培康制药厂因粗制滥造问题受到处罚。[②]

限于当年我国装备制造水平，中药提炼设备远未达到工业化制剂的标准，当星群等大厂实现了设备更新后，许多效仿者仍采用大锅煮的方式。[③] 烟台工人医院制药室仅有"电力碾子一台，电气干燥箱一个，制流膏大锅（容生药百斤）两口，浸酒缸66口，打片机3台"，而产品有片、丸、粉、酒、糖浆剂等114种。[④] 这一阶段讨论制剂设备和工艺的论文也很少。[⑤,⑥]

目前所见，成都[⑦]、重庆[⑧] 和南京[⑨] 分别开展了单味或复方提炼剂的系统临床观察，但限于各项条件，基层医院和诊所的观察只能是笼统的定性结果，缺乏细致的定量分析。

（四）卫生部药政局组织的笔谈

鉴于有些地区"没有以科学的方法深入研究中医中药的特点，没有结合临床观察剂型改进的实际疗效，盲目冒进，造成不少的损失"。[⑩]1957年初，

---

① 刘铣，林六梅.由改变中药剂型谈到中药提炼［J］.北京中医，1954，3（1）：12-14.

② 佚名.南昌私营培康国药提炼厂唯利是图　滥制药品已受到人民政府惩处［N］.健康报，1954-07-02（3）.

③ 孙文久.辽西省北镇县中医情况简介［J］.北京中医，1953，2（3）：36.

④ 烟台工人医院制药室.简化改制中药概况（一）［J］.新中医药，1953（7）：15-17.

⑤ 顾学裘.药厂中生药制剂的温浸与连续抽提装置［J］.药学通报，1954（9）：376-382.

⑥ 冉小峰.用蒸气蒸馏法提取中药挥发油的几点经验［J］.江西中医药杂志，1957（5）：49-55.

⑦ 川西卫生试验所.益母草流浸膏的试验［J］.药学通报，1952，1（8）：325-326.

⑧ 周复生.重庆的中西医师们在卫生当局领导下团结前进［J］.新中医药，1954，5（3）：3-4.

⑨ 王新华.神经衰弱中药新剂型的治疗［J］.新中医药，1956，7（8）：30-33.

⑩ 编者按.中药剂型研究改进工作问题笔谈［J］.中药通报，1957，3（2）：45-45.

卫生部药政局在《中药通报》上组织专题笔谈。孟谦主张先做复方的剂型改进，并要求药厂总结经验和教训，加以研究改进。[①]沈阳药学院顾学裘、胡长鸿，北京达仁堂国药厂郑启栋，中医研究院中药研究所冉小峰、周梦白，化工部医药局朱晟参加了笔谈。

顾学裘提出："如果在中药剂型改进的工作中，不重视中药作用的复杂性，没有仔细研究中药在制炼过程中所发生的化学的和物理的变化，只凭一套制备西药的经验来加以改造，甚至任意地删改处方，而不从实际疗效出发，这样的中药剂型改进，实际上仅是要把中药在形式上做成西药的剂型，这是一种割断历史、脱离实际的研究方法。"[②]

冉小峰强调回归传统，"有的同志对剂型改进工作存在着机械的片面看法，将这项工作视为一般的药剂操作，截断历史，抛去原有中药制剂特点和中医用药习，硬性地将中药加工为片剂、酊剂、流浸膏等形式应用"。[③]胡长鸿认为剂型改进艰巨复杂，应审慎进行，"在现阶段中药汤剂的应用，像重庆方面重点先致力于复方成方的研究制备，结合医疗实践总结经验，方法上比较可靠"。[④]

郑启栋认为，剂型改进目的不只是缩小体积，便于服用，"对于提取处理方法及溶剂的科学选定，提取操作技术、引湿性问题、防腐问题、剂量问题、药效问题、规格检定问题等等，都要运用各种近代的科学知识"。他希望卫生部抓紧制定政策和技术标准，加强领导和严格管理，保证这项工作的健康发展。[⑤]

不久，著名中医冉雪峰批评中药剂型改进没有继承传统制剂理论和成

① 孟谦.略谈目前剂型研究改进工作的几个问题［J］.中药通报，1957，3（2）：45-46.

② 顾学裘.我对中药剂型改进工作的看法［J］.中药通报，1957，3（2）：46-47.

③ 冉小峰.剂型研究改进的理论基础［J］.中药通报，1957，3（2）：48-49.

④ 胡长鸿.积极开展中药剂型的研究改进工作［J］.中药通报，1957，3（2）：51-51.

⑤ 郑启栋.谈谈中药剂型研究改进工作［J］.中药通报，1957，3（2）：47-48.

果，其至"中医研究院的中药研究所也没有按照中央指示系统地开展这方面的研究工作。但却看到有些制药商人，竟抛去原有中药制剂特点和中医用药习惯，盲目的进行'改良剂型'，将中药加工为片剂、酊剂、流浸膏等形式应用。这种做法实质上与'中药剂型改进'是有区别的，因为改进本身就意味着在原有的基础上提高……剂型改进必须与临床紧密相结合并与原有剂型的特点相适应，否则所造成的结果，不是无效，便是有害"。[1]

"对待中医的正确政策"全面落实后，管理者和专家对中药剂型改进的意见渐趋一致，卫生部的取向愈加明确。

四、中药提炼剂被叫停的前后

（一）衡阳举办的中药制药厂技术交流座谈会

广州星群中药提炼厂之外，衡阳华新制药厂是当年中南区发展最快的中药提炼厂，《健康报》曾报道该厂的产销情况[2]，《上海中医药杂志》也予转载。[3]

为了解中药提炼剂使用情况，提高产品质量，该厂曾于1953年12月邀请当地中西医座谈，业者反映部分含酒精的产品不便小儿服用及久置出现沉淀等问题。[4]

1955年1月6日，衡阳市人民政府主办的中药制药厂技术交流座谈会开幕。华新制药厂和醴陵制药厂、湘潭制药厂、汕头星群制药厂、江西培康制药厂等中南区7家药厂代表，以及江西省中医实验院、衡阳市中医院、醴陵

---

① 冉雪峰.关于中药研究的几点意见［J］.中医杂志，1957（4）：178-180.

② 周孝本，郭英.一座专门提炼国药的工厂在成长着［N］.健康报，1955-05-27：3.

③ 周孝本，郭英.一座专门提炼国药的工厂在成长着［J］.上海中医药杂志，1955（8）：18.

④ 赵忠敬.衡阳市华新药厂邀请中西医座谈中药提炼问题［N］.健康报，1954-01-21（2）.

中医院的代表，衡阳专区和衡阳市中医委员参加了座谈会，湖南省卫生厅派员到会指导。①

为期 11 天的同业座谈会上，各制药厂交流了提炼中药的经验，并重点讨论了生药标准、技术操作、剂型改良、成品检验等问题，解决了中药提炼的一些技术问题。如在含量测定方面，对含皂素的药物用"溶血指数"来测定，含糖和苷类的药物用"铜价"来测定；用调整 pH 值的办法防止某些药物变色、变味、变质发酵等。会议还听取了中医师临床使用情况。组织者表示收获很大，决定此后每年召开座谈会，促进中药提炼不断改进，提高质量。②

上述会后，热河赤峰药厂、上海信谊药厂纷纷设立中药制剂车间，生产单味中药炼剂，其中大部分取得广州星群的技术支持。而"北京同仁堂、天津达仁堂、兰州佛慈药厂均仿星群方式，生产浸膏型的复方药片（或药丸）"。至 1958 年"中药提炼业务最盛时，上述主要七间中药制剂厂投入生产单味制剂的中药材估计每日共 30 吨左右，除供国内使用外，还远销港、澳、南洋一带，深受中医界和用户的欢迎"。（《回忆录》，第 47 页）

（二）"全国中药制剂技术交流会"

1957 年，中药提炼业务普遍发展，全国有 30 余家药厂从事中药制炼，从业者少则数十人，多则数百人，按使用的处方计，每日总产量超过 10 万人次。与星群厂一样，各地的中药制剂主要是三种，但工艺和制剂标准等亟待统一。③ "因此星群厂邀请汕头星群、湖南华新、醴陵药厂、武汉中联、宜昌药厂等派出主要技术人员到会共商应对之策。初步认为六间炼剂厂应统一制剂技术，统一制剂规范，组织联合技术研究会，召开中药制剂厂技术交流

---

① 郭英. 衡阳市召开中药制药厂技术交流座谈会［J］. 江西中医药杂志，1955（1）：16.

② 郭英. 衡阳市召开中药提炼经验交流会的收获［J］. 江西中医药杂志，1955（2）：3.

③ 佚名. 全国中药制剂技术交流会第二次大会. 关于中药制剂技术问题的总结［J］. 广东中医，1958（1）：33–39.

会，并商定由广州星群丘晨波、武汉中联周森、醴陵刘海庭、华新刘锐、汕头吴树屏等六人为筹备委员，到湖南、武汉、上海等地访问当地有关药厂及药政当局，征求对中药制剂现代化的意见，并对技术标准和交流会的技术问题准备意见"。（《回忆录》，第48页）

1957年10月28日，"全国中药制剂技术交流会"在广州举行，除上述6厂外，上海信谊药厂、热河赤峰药厂、北京同仁堂、兰州佛慈药厂等共21家药厂的200余名代表出席。会议筹备处拟订了《单味制剂规范草案》《复方制剂操作规程的规定草案》供会议讨论。10天会期中，与会者深入讨论了中药制剂的含量标准、制剂过程中除去部分无用物质、剂型命名原则、降低含醇量、防腐、原料规格、原料炮制、液体制剂的沉淀、复方片剂、同一制剂规格、疗效、研究工作、技术合作及中药制剂的发展方向等议题，并推选21人组成"全国中药制药厂（院部）联合技术研究委员会筹委会"，负责会后修订单味药和复方制剂的"规范草案"。

在业界最关心的单味中药提炼剂配伍与中药复方复合提取是否一致、能否代用的问题上，会议讨论认为：[1]

（1）复合提取时生药中各成分的溶解度可能有互相的影响（如有机酸的存在可帮助生物碱的溶解，单宁的存在可使生物碱沉淀等），关于这些影响在制造时应该加以考虑到，并应该根据实验的数据在制剂的技术设计上加以校正。

（2）在复合提取时，可能有部分成分的水解，但一般不会有新物质的产生。

（3）一部分在复合提取时所起的变化，在单味制剂混合后，或混合内服后也可以起到同样的变化。

---

[1]　佚名.全国中药制剂技术交流会第二次大会.关于中药制剂技术问题的总结［J］.广东中医，1958（1）：33–39.

与会者一致认为，单味提取与复合提取基本上是相同的，单味提取的制剂可以用来代替复方的制剂，一个复方在制造制剂时可以将处方中的各药分别单独提取，也可以分组提取，也可以复合提取。

即便如此，代表们认为："中药制剂如不在药学及化学上建立起应有的理论基础，则将不能得到学术界的好评。因此，各厂的技术人员必须在这方面痛下功夫，为中药制剂的发展打好基础。"[①] 大会通过了统一制剂技术标准和组织协作研究等议案。（《回忆录》，第48页）

（三）全国医药工业会议上的变故

1958年4月25日~5月8日，化工部、商业部、卫生部联合召开的全国医药工业会议在京举行。全国27个省、市、自治区的工业厅（局）、卫生厅（局）、药厂和中药厂、药检所、研究院（所）、医院和医药公司的代表共349人参加会议。[②] 化工部彭涛部长开幕时提出，采取新的开会方法：有虚有实，有政治有业务，七分政治三分业务。"会议自始至终贯彻了整风的精神，利用大字报、座谈会、大争大辩等方式进行。"[③]

与会的中药界代表凡74人，来自全国行政、科研、中医院、中药厂等67个单位。中药剂型研究改进只是若干问题之一，却是大家争论最多的。于是，丘晨波将广州技术交流会资料在会上散发，成了引发风波的导火索，

---

① 全国中药制剂技术交流会第二次大会.关于中药制剂技术问题的总结［J］.广东中医，1958（1）：33–39.

② 本报讯.纪全国医药工业会议［J］.中药通报，1958，4（7）：220.

③ 本刊讯.加强协作，发展医药工业——全国医药工业会议胜利闭幕［J］.药学通报，1958，（6）：252–253.

"这种行为不但干预了会议，而且对不赞成炼剂的'权威'是个挑战"。[1] 后来的会议纪要写道：[2]

> 最后大家得出一个结论：一致认为随着劳动组织的集体化，群众要求服药方便省时，中药剂型的改进是迫切的；但必须依照中医的理论基础来研究改进，要找临床根据和科学根据。剂型改进的目的，在于提高疗效、服用方便。反对单纯从形式上的改进的资本主义经营作风……会议并对去年十月在广州非法召开的"全国中药制剂技术交流会"和非法出版刊物等，进行了严肃的揭发和批判。负责筹备该次会议的有关同志等，由于大家的帮助，最后提高了认识，承认了自己所犯的无组织、无纪律和资产阶级的经营作风等严重错误，并在会议上作了自我检查。

5月7日，卫生部副部长徐运北到会讲话。他说："中药剂型改进要明确改进的目的，首先要跟有丰富经验的中医中药人员学习掌握，应在中药原有基础上，用现代的科学方法，加以研究，使旧有的中药剂型提高一步，进一步弄清中药的理论说明……对某些中药适当地加以改进还是必要的，首先着重在中药成药（丸散膏丹）方面加以改制，特别是需要大量制造、确有疗效的廉价的中药成药……改型之后，不但中医能用，西医也能用，这不单纯是个技术问题，而且是一个复杂的中药的方针政策问题，也是政治问题。"[1]

之后，"参加交流会的人员都受到程度不同的牵连和打击，不少人被降职、批斗、下放劳动。与此同时，全国的中药提炼厂亦奉命停止生产和经

---

① 凌绍枢. 疾风劲草识"晨波". // 广州市政协学习和文史资料委员会，广州市地方志编纂委员会办公室编. 广州文史（第77辑）[M]. 广州：广东人民出版社，2013：380-387.

② 本报讯. 纪全国医药工业会议 [J]. 中药通报，1958，4（7）：220.

① 本刊讯. 加强协作，发展医药工业——全国医药工业会议胜利闭幕 [J]. 药学通报，1958，（6）：252-253.

营，并限期转产"。①1959 年全国药政会议明确，中药单味提炼剂有违中医中药的特点，不利于贯彻党的中医政策，是不适宜的。

（四）当事者的记述

丘晨波回忆，全国医药工业会议上有关中药提炼剂的讨论很热烈，"但主流的意见即代表中央卫生部的观点是当前不适宜进行改革，理由是党的中医药政策是'继承'和'发扬'。目前的重点应是'继承'而不是'发扬'"。（《回忆录》，第48 ～ 49 页）

会上散发资料后，"有人指责南方各药厂提出'中药要科学化'的说法是错误的"。会议组织者调阅了广州交流会资料及星群厂中药制剂技术资料，"发现会议资料有些写上'全国中药制剂厂技术交流会'的字样（原因之一是个别经手人员喜戴高帽子，另一原因是当时全国搞浸提型中药制剂的30多个厂都到会了。大会的领导实际没有讨论过用'全国'名义这个问题，大部分起草的文件没有'全国'二字），认为召开全国性的会议应经中央批准，而这会没有经中央批准（只经广东省卫生厅批准，批准时没有'全国'二字，只是中药制剂厂技术交流会），是'黑会'性质"。"以后会议就是批判，南方各厂也只有检讨了，我在这会议上成为被批判的中心，自己也写了大字报作检讨。"（《回忆录》，第49 ～ 50 页）

"会议的领导小组找我谈话，指出我的错误是严重的（思想上认为中药不科学，会议未经中央批准，擅称全国），以后会调查处理；但是检查星群药厂的中药制剂研究报告（有100 个小题报告），认为我还是认真研究的，因此处分时给予两项保护性的优待：①可以继续在研究室工作；②可以保留原有的工资待遇"。（《回忆录》，第50 页）

---

① 黎照东 . 星辉竞璀璨——广州星群药业股份有限公司 .// 广州市政协学习和文史资料委员会，广州市地方志编纂委员会办公室编 . 广州文史（第61 辑）[M] . 广州：广东人民出版社，2003：101–109.

1960 年 3 月，广州中区检察院以丘晨波"以纯技术交流为掩饰，召开非法会议""破坏党的中医药政策""攻击中央领导机关"提起公诉。3 月 25 日，广州市中级法院以上述理由，认为丘晨波已构成反革命罪，判管制二年。(《回忆录》，第 50 页)

该院撤销上述判决，宣告丘晨波无罪，已是 1980 年 3 月 5 日。(《回忆录》，第 51 页)

五、结语

"中药科学化"口号是 1950 年时自上而下普遍赞同的口号，其源头可溯至 1944 年的延安。根据地内外二十年的"中药西制"实践基础，也支持延续这项探索。鉴于 20 世纪 50 年代中药研究尚未系统开展，主管部门和研究机构尚未建立健全的历史背景，作为过渡时期的选项，一边制订中药标准，一边探索改进中药剂型，中国共产党卫生工作领导人、药学家们和基层中医业者起初也是支持的。到 1958 年，正值中药提炼发展的关键阶段，如果能先统一行业标准，再酝酿产生国家标准，这项探索将有更好的发展。20 年后，郑启栋认为，剂型虽然增多，但"许多中药剂型改进药品的生产工艺设计及操作方法，基本上还停留在 50 年代初期的水平，生产工艺改进不大，药品质量提高不多"。[①]

丘晨波的取向与其学术背景密切相关，这项探索一直伴随着问题和争论。起初是药学家们对标准规格阙如的担心，1954 年后批评声浪渐高，缘于"中药西制"所依凭的"中药科学化"方针已随卫生部改组而遭否定，部分中医业者也加入批评者行列。置于当时历史环境，中药提炼剂触礁只是时间问题。全国医药工业会议期间，更多地基于政治考量的卫生部选择站在批评者一方，单味中药提炼被叫停在所难免。1982 年劫后论英雄，业界公认"50

---

① 佚名.《中药通报》召开中药剂型座谈会纪要［J］.中药通报，1981，6（4）：48，封三，封四，15.

年代初期，丘晨波、郑启栋二位老先生，是在中药剂型改进的研究工作中，付出高昂代价的先行者"。①

（中国科技史杂志，2020，41（2）：206–218.）

---

① 刘文成.中药剂型的继承与发扬："中国药学会全国中药炮炙中药制剂学术会议"论文汇编第三辑　制剂组报告［C/OL］.北京：中国药学会编印，1982：1–6.

科学规训与新知识生成：
以20世纪60年代前期草医草药为中心

草医草药曾是我国乡村的普遍存在，这种状况一直持续到20世纪70年代末甚至更晚。中华人民共和国成立后，草医草药开始了被重新发现、逐步纳入当代科学体系的历程。为应对疫情和药物短缺，20世纪60年代前期草医草药受到持续关注，业者被纳入中医序列，原本分立的中药、草药合为一体。植物学家和药物学家的加入，使民间草药知识和使用经验经历了当代科学的规训，并借由地方性中草药志（手册）广泛传播。

所谓"草药"，系指民间习用，行之有效，典籍未载，药材市场尚未普遍供销者，具有明显的地域特点。由于严重疫情和药物短缺，草医草药在20世纪60年代前期受到重视，业者被纳入中医序列，草药得到广泛应用；植物学家和药物学家的加入，使民间草药知识和使用经验经历了当代科学的规训，并借由地方性中草药志（手册）广泛传播，为此后的"中草药运动"奠定了基础。

一、草医草药的重新发现

（一）1949年前后的草药应用

土地革命时期，我党领导的医务人员已经利用中草药及其初级制品防病治病，以应对西药匮乏局面。1942年8月，《解放日报·科学园地》曾连载《陕甘宁边区药用植物志》；1944年9月，《解放日报》刊载《边区药材介绍》，

介绍了麻黄、柴胡等 33 种中药。① 在根据地之外，赵燏黄等中国学者提倡应
用现代科学方法系统整理中药学，注重实地考察，中国首部生药学专著《现
代本草生药学（上册）》于 1934 年问世;《祁州药志》《本草药品实地之考察》
《中国新本草图志》，更是开近代中药研究之先河。1949 年前，草药医大体归
入有"一技之长"之流，地位略逊于一般中医业者。

　　1952 年，卫生部举办的全国爱国卫生运动展览会上，展示了臭葵叶、打
烂碗、百落舌、施闷菰、山胡椒子、黄藤根等能杀菌、灭虫的草药。② 薛愚在
《健康报》撰文提倡学习苏联研究草药的经验。③1954 年后中医业者献方热
潮中，也不乏草药。江西省安福县中医代表会议上，业者公开草药 45 种④;
福建厦门市的同类会上，"代表们送给大会草药标本 127 种，并初步交流了
使用经验"。⑤ 治疗血吸虫病晚期的"腹水草"便是在这一背景上走上历史舞
台的。⑥ 卫生部门急于寻求疗治主要疾病特效方药的心理，成就了这类案例。
这类报道多置于《健康报》头版，大抵反映出卫生部的取向。1955 年 12 月，
献出"腹水草"的徐碧辉作为"发扬祖国医学有很好成效的个人"受到卫生
部的表扬和奖励，无疑促进了这类案例的增多。该报报道中，试用于血吸虫
病的即有半边莲、龙虎草、雄槟散、乌桕根皮等数十种方药。⑦

---

① 　王天丹 . 抗日战争时期陕甘宁边区医疗工作研究［D］. 西北大学，2008：23.

② 　本刊资料组 . 全国爱国卫生运动展览会中的药学资料摘要介绍［J］. 药学通报，1953，
1（3）：123-125.

③ 　薛愚 . 学习苏联研究草药的经验［N］. 健康报，1953-11-05（1）.

④ 　曾心谋 . 江西省许多地区召开中医代表会议后改进中医工作提高了中医的积极性
［N］. 健康报，1954-12-03（1）.

⑤ 　本报讯 . 许多省、市、县、区卫生部门召开中医会议贯彻中医政策［N］. 健康报，
1957-07-01（1）.

⑥ 　本报讯 . 浙江省医学界开始研究中药腹水草治疗血吸虫病的效果［N］. 健康报，
1955-05-27（1）.

⑦ 　本报讯 . 浙江省成立"腹水草"研究推广委员会　江苏等省派人学习"腹水草"治疗
血吸虫经验［N］. 健康报，1955-09-02（1）.

（二）草药业整理的成都经验

1958 年，打破碗花花成为爱国卫生运动中的新宠，带动了植物药的研究[1]；同年举行的全国医药卫生技术革命经验交流会和全国中医中药工作会议反复强化了"土洋并举、以土为主"的取向。此期，陕西、湖南将草药医生吸收进卫协会；广东新会则选拔草药医生到公社医院工作，并开设土药加工厂和山草药店，据称当地经治患者半数以上采用了草药。[2]

1956 年 6 月，成都市卫生局、卫生工作者协会和四川省文史馆组成调查组，召开草药人员座谈会，走访全市 91 户草药业者，整理调查了 600 多种草药，并举办中草药展览，宣传草药的特点和疗效。[3] 到 1958 年，成都市采用的草药逾 700 种；有草药业者 167 人，其中能看病处方者 45 人、能问病开药者 52 人、采药者 21 人、卖药者 49 人。该市卫生局选送草药业者到中医学院、中医进修班进修，并吸收草药业者参加联合诊所和地段医院工作；草药业者或被推选为政协委员，或被吸收参加中华医学会，或出席中医代表会和卫生工作积极分子会议，草药业面貌为之一新。

1958 年 7 月，成都市卫生局组织全市草药人员。"东、西城区各设立了一个草药医联合门诊部，下设 30 个小型诊所和 3 个草药加工组，边治疗，边卖药，成为医药结合的独立机构。"[4] 此举收到明显效果，"由于手续简便，门诊不挂号，随到随看，收费低廉，平均每人挂号费、药费一共才二三角钱，以及疗效显著，如用金钱草治疗胆结石、胆囊炎、肝炎，用红藤、败酱治疗阑尾炎，用六月寒、五皮草治疗百日咳，用灯笼花治疗疮证等，都有独到的疗效。因此门诊部成立后，在群众中享有很高的声誉，逐步扩大，收入

① 编辑部. 介绍一些"除四害"的草药 [J]. 中药通报, 1958, 4（8）: 288.

② 广东新会县商业局. 广东新会县司前公社利用山草药治病，受到群众欢迎 [J]. 药学通报, 1959（8）: 429–430.

③ 新华社成都电. 成都调查出六百多种草药 [N]. 人民日报, 1956-09-04（7）.

④ 成都市卫生局. 大力扶持，积极发挥草药医的作用 [N]. 健康报, 1959-04-25（4）.

也逐步提高"。该市卫协会成立了"草药研究小组"，整理常用草药 484 种，据称《本草纲目》未收载者有 200 种。1959 年，该市卫生局编成《成都市中医验方秘方集（第一、二集）》出版。《中医杂志》也刊发了专访。

二、草药知识的生产渐趋科学化

（一）渐行渐变的采风

20 世纪 60 年代初，多种呼吸道传染病流行，中西药品短缺，农村基层所能依靠的唯有土方草药一途。1960 年 6 月 18 日，卫生部副部长徐运北在《健康报》撰文要求："对于少数民族医、草药医及许多具有一技之长的医药人才，也应予以足够的重视和充分发挥他们的作用。"[①] 医疗卫生工作的首要任务，就是解决当时严重的农村人口健康问题。

以湖南省长沙县谷山公社为例，该社"充分发动群众，共采挖了 380 多种土药共 50 多万斤，并收集整理了 800 多个有效的民间土方土法，用采集来的大批土药制成了 240 多种成药，用于防治各种季节性多发病、传染病"。该公社 18 个大队都建立了土药研究所和土药厂，全社 628 个食堂都设立了土药保健室，并配备 1 名不脱产的卫生积极分子专司此事。采用土方草药的效果也很好，"今年以来，全社基本上无传染病发生，平均发病率控制在总人口的万分之一以下"。[②]《健康报》短评认为，土方草药使用简便，药源广泛，效果显著，必须大力发掘，充分利用。并指出"卫生部门更必须以积极的态度对待这一工作，把技术措施相应地跟上，加强技术指导和科学研究工作。我们不能满足于一般性的有效，还应该弄清它有效的所以然，更好地加

① 徐运北 . 做好农村人民公社的卫生工作［N］. 健康报，1960-06-18（2）.

② 中共湖南省委除害灭病办公室通讯组 . 自采自制"灵芝草"增进健康把病消　谷山公社大用土药防病收效显著　全社今年基本无传染病发生发病率控制在总人口万分之一以下［N］. 健康报，1960-11-23（1）.

以发掘、总结和提高"。[①] 显然，这是有别于以往的提法。

（二）发掘、整理草药的江西实践

1960～1966 年，江西省召开过 2 次全省草药医生代表会议，并总结出一整套工作方法。[②] 江西省中医药研究所和兴国县卫生局曾于 1960 年 7 月组织草医草药调查，沿用的仍是此前的方式。[③] 但随后的永丰县草医草药调查，更强调草药知识生产的科学化。

1961 年 5 月，江西省组成由中国医学科学院江西分院、江西省中医药研究所、省药品检验所、中医学院等单位，及永丰县医疗单位人员组成的土专家草药调查组，在该县进行为期 3 个月的调查。永丰县调查"吸取了兴国调查的经验，采取专业人员与群众相结合，就地验证与实验研究相结合，医疗教学和调查研究相结合的办法，通过座谈、登门拜访、经验交流等多种形式，摸清了永丰县中医、土专家和草药的基本情况。他们重点访问了土专家 174 人次，收集秘方、验方 282 件，采集草药标本 150 种，计 421 份"。除将草药资料按科别、病种分类外，工作组还随访病家，反复核对证实，补充治疗经过，提供临床验证参考；同时，深入产地采集草药标本，鉴别其科属，澄清了同名异物的混乱品种，为进行药理实验、分析积累了更多的资料。报道中提到，调查组"同时普及使用草药的知识，帮助土专家提高医疗水平。"[④] 江西

---

① 短评.土法洋法同时并举［N］.健康报，1960-11-23（1）.

② 闵清和，刘子雄.充分发挥亦医亦农的草药医的作用 江西召开草药医生代表会议总结交流经验［N］.健康报，1964-12-19（1）.

③ 佚名.江西组织工作组深入群众采风访贤挖掘验方草药经验抓调查 求验证 搞试点 摸规律 边整理研究边试用推广收效良好［N］.健康报，1961-03-29（1）.

④ 本报讯.细致调查 慎重研究 积极推广 江西土专家草药调查组获良好效果［N］.健康报，1961-08-02（3）.

省安义县卫生部门则组织了草药鉴别小组。[①]

不久，江西省人民委员会批转了该省卫生厅《关于进一步加强草药和草药土专家工作的意见》，要求各级卫生部门把草药和土专家工作列为重要工作之一，指定专人管理，定期检查，切实帮助草药土专家解决工作和生活上的问题；指示要求了解草药生产规律和群众用药情况，鼓励群众对草药的保苗繁殖；把生产、供应、收购很好结合起来，按照草药的采挖季节及时收购，价格上予以适当照顾，发挥草药的作用。同时，要求结合防病治病工作，把具有独特疗效的土方草药列为科研重点项目之一，通过临床验证，在肯定疗效的基础上，加以应用推广，并注意提高到理论上和治病机制上来进行探讨。[②] 这是当年全国第一份关于改善草医待遇，组织开展草药研究的省级文件。

（三）"系统整理，重点研究，慎重推广"

福建省在整理、研究和运用草药时，采用"全面收集、系统整理、重点研究、慎重推广"原则，组织专业人员寻访有效草药，进行研究整理和实际验证后才推广应用。

在整理过程中，福建省提出，"各种方药，既需要用中医的方法，观察其性味、功能、归经和炮制加工；也需要用现代科学的方法，研究其药性、药理和改革剂型；总结土方草药的经验，既应以祖国医学和现代科学的理论作指导，又必须从各种土方草药在防病治病的实际作用和效果着眼。鉴于一般土专家所用的术语跟中、西医的术语多有差别，对药物的称号也因地而异，各有独特的操作方法。因此，他们提倡眼到手到，慎重地进行收集整理。当发现效果不如土专家使用的那样理想时，就认真分析这项诊治法是否

---

① 朗诗，子雄.调动一切积极因素搞好防暑防病工作 安义重视发挥半农半医作用［N］.健康报，1961-08-09（1）.

② 本报讯.江西提出加强草药土专家工作的意见［N］.健康报，1962-03-28（1）.

正确，方药收集得是否完整，重要的环节有无脱落，操作方法有无缺陷，药物是否对头，炮制是否得法，直至弄清究竟为止。对已经实施临床疗效观察的经验，进一步从医学理论上加以研究阐发，以便更深刻更正确更完全地反映土方草药经验的本质，以利于这种经验的推广应用"。各地医院邀请土专家一起参加单方验方的临床研究工作，进一步探讨土方草药的性能与功用；研究单位重点地做了实验研究，筛选鉴别地产药材的适用范围和效价，探索草药防治疾病的机制。[①]

这是极其重要的转变。福建省中医研究所和福建中医学院的中医师们认为，研究草药可以运用四气五味、归经等中药学理论，也可以按性味功能运用。福州市一位中医和土专家共同研究，按草药性味异同进行归类，整理出《青草药性赋》《百草汤头歌诀》等书。松政县一位土专家反映，按性味理论研究草药，不仅使中医业者易于掌握、使用草药，而且也帮助土专家更好地辨证用药，提高疗效。[②] 正是这一转变，使往昔操之于乡野草医之手的草药知识和经验，规范为可用中医理论阐释的中医药学知识，为纳入当代知识体系奠定了基础。

霞浦县组织专业人员，于1961年冬拜访了草医50多人，采集草药治验200多项，压制标本120多种。随后该县整理了土白芍、披地挂、乞食碗等100多种草药，包含草药的植物名、土名、科属、形态、生长环境、采集季节、药用部分、炮制、性味、功能、主治、禁忌、用量及治验。[③] 此期《福建中医药》介绍草药的论文已配有墨线图，并标注其植物科属和拉丁名。

---

① 李岳.总结民间医药经验 发挥土方草药作用［N］.健康报，1962-03-28（2）.

② 福建省中医研究所报道组.如何进一步发挥土方草药作用 福建邀请土专家和中西医座谈讨论［N］.健康报，1961-08-26（1）.

③ 孔庆洛.边采集资料 边压制标本 边核对鉴别 边进行整理 霞浦发掘草药经验编写成书［N］.健康报，1962-01-06（1）.

（四）药源调查与地方性草药志编修

新中国最早的药源调查由中国药学会主导。多数省份的药源调查是 20 世纪 50 年代后期进行的，以了解植物药的品种、分布与蕴藏量。[1] 卫生部药政管理局主持编写的《中药材手册》和《中药志（第 1 册）》于 1959 年面世，所载多是大宗及常用中药材，草药尚未纳入。

1959 年 12 月全国药政会议提出，用 3 年时间普查全国药源，各地随即开展普查工作。1958 ～ 1965 年，以 "×× 中药" "×× 中药手册" "×× 药材" 为名出版者计有 12 种 22 册，以 "×× 药用植物志 / 图志" 为名者近 10 种；而以民间、草药为名者就有 15 种。《健康报》报道中，各地编辑出版的还有《蜀西本草》《泉州本草》《福鼎本草》《闽东本草》《福建民间草药》《永丰草药选辑》等[2]。

此期草药类图书的体例已将植物学要素与中药学要素融为一体，对草药的学名、别名、科属、形态、生态环境、分布地区、采集季节、性味功效、炮制加工、主治疾病、民间应用等作了系统描述，部分地解决了长期存在的同名异物、同物异名等混乱现象，并配有墨线图以便甄别。《东北药用植物原色图志》甚至绘录了 200 多种药用植物的全形、花果解剖和药用部分的原色图样。[3] 依据植物分类学规训民间知识和地方经验，有效地消弭了地域性差异和草药名实混杂现象。

在此背景上，1963 年版《中华人民共和国药典》收录中药增至 446 种，而 1953 年版仅 55 种。中华人民共和国成立十五年时，卫生部部长钱信忠专门提到："中药研究方面，进行了全国药用植物的普查和鉴定工作，收集了大

---

① 萧庆笃.总结药源普查和研究成果［N］.健康报，1962-03-21（1）.

② 本报讯.细致调查　慎重研究　积极推广　江西土专家草药调查组获良好效果［N］.健康报，1961-08-02（3）.

③ 新华社讯.沈阳药学院生药教研室编写完成《东北药用植物原色图志》［N］.健康报，1962-09-01（1）.

量标本，各地相继发现了丰富的药源，出版了药用植物图志，澄清了不少药材品种混乱的现象，解决了不少实际问题，为中药化学、药理和临床研究、药物标准化等提供了丰富的资料。"[1]

（五）药学家们的尝试和发现

中华人民共和国成立之初，中药药理研究仅限于一些单味药，与中医临床几无关联。1954年后，中药的药理研究日增。1949～1962年，中药药理研究文献（含内部资料）合计1107篇，远超1949年前数十年的总和。其中，涉及单味药药理的762篇，药物筛选161篇，复方研究216篇。做过不同程度药理研究的单味药逾300种，其中约1/6为民间草药。[2]

结合主要疾病防治，南京药学院筛选抗肿瘤中药在千种以上[3]，中国医学科学院筛选抗菌中药[4]、上海市高血压研究所筛选降压中药均在500种以上。[5]上项研究中均包括相当数量的草药，其途径均来自采风。以抗菌中药筛选为例，重庆医学院研究过71种草药[6]，昆明医学院则纳入116种民间草药。[7]显然，药学家试图将草药知识纳入自己熟悉的知识系统。

除药理学外，诸如物理化学、组织化学、生物化学、生物物理、病毒学、细菌学、免疫学，以及临床药理学的研究方法，此时期都已广泛用于中

---

[1] 钱信忠.我国医学科学在人民卫生事业中的光辉成就［N］.健康报,1964-10-24（2）.

[2] 高晓山.建国以来我国中药药理研究概况［J］.中医杂志,1963（8）:35-40.

[3] 罗后蔚,王文华,刘垫荣.抗肿瘤中药的动物筛选问题［J］.南京药学院学报,1959（4）:118-124.

[4] 中国医学科学院药物研究所抗菌工作组.545种中药的抗菌作用筛选［J］.药学通报,1960（2）:59-63.

[5] 上海市高血压研究所药物研究组.抗高血压中药的筛选［J］.上医学报,1959（5）:429-433.

[6] 重庆医学院第一附属医院内科中医中药研究组,检验科.192种中药和草药抗菌作用研究［J］.微生物学报,1960,8（1）:52-58.

[7] 高晓山.建国以来我国中药药理研究概况［J］.中医杂志,1963（8）:35-40.

药及草药的药理研究中。药学家们发现，药用植物多集中于某些科、属中，如毛茛科、唇形科、茄科，由此发展出药用植物亲缘学。经认真研究，药学家们注意到，中医讲求中药产地、采集时间、炮制等，并非全无根据[①]；实验室研究结论与中医理论指导下的临床效果未尽一致。这些现象和规律的发现对此后的草药研究不无裨益。

三、草医草药的应用和推广

（一）纳入购销业务，弥补药物短缺

许多省份草药资源丰富，民间惯以草药治病。以福建为例，该省供应的草药占全部中药的 65% 以上，有力配合了防病治病的需要。仅浦城、闽侯、福安等县草药就有 500 种以上，其中很多疗效良好。该省医药经营单位派专业人员到各地，拜访当地土专家，了解地产草药品种和使用情况，并根据草药产量和采挖难易，初步制订出 154 种草药的收购牌价，组织人员分点进行收购。[②]

江西省于都县医药公司和当地医疗部门紧密配合，确定草药的收购品种，并在各中医联合诊所主任会议上讨论了各种草药的采挖难度，结合当地农村副业收入，制订出合理的收购价格。该公司抽调 6 名职工组成草药采挖突击队，通过陈列标本，讲明收购价格，动员社员采挖草药。该县各公社中医师、土专家和老药农也动员起来，指导群众识别草药，积极采挖。1960 年底至 1961 年 4 月，该县收购草药精甲厘、黄鸡郎等 45 个品种共 10.02 万斤，保证了主要疾病大部分用药的需要[③]。四

① 高晓山.建国以来我国中药药理研究概况［J］.中医杂志，1963（8）：35-40.

② 本报讯.福建各地医药结合开展草药购销业务　于都县医药公司积极收购和供应草药［N］.健康报，1961-07-26（2）.

③ 同②.

川 ①、山东 ② 也采用上述办法开展疾病防治。

（二）吸收土专家，开设草药诊所、门诊

开设草药诊所或门诊是常见的推广方式。除上文提到的成都草药医诊所，1959 年春成立的南京市秦淮区中草药联合诊所、湖南凤凰县人民医院草医门诊部 ③ 和广西壮族自治区人民中医院草药门诊 ④ 也见于《健康报》。《江苏中医》（1959 年第 9 期）刊发了"草医魏文龙"的专访，后者与中国科学院中山植物园和南京药学院合作出版了《南京地区的药用植物》。⑤ 山东惠民专区中医药科学研究所在滨县、惠民、博兴、广饶等地基层医院建立了 8 个土方土药推广站，将整理出来的知识和方法传授给医务人员和农民群众。⑥

景德镇市专门成立草医草药科研所和门诊部，同全市各医疗单位挂钩，提出了 20 个草药重点研究项目，进行临床验证。其中 20 余种确具卓效者制成成药，如治蛇伤的"万世竹蛇药"、治疗外科疮疖的"乌金膏"，治疗小儿高热抽搐的"加味青蒿墩"等，广泛应用于临床。该市还为下乡巡回医疗队生产了大批价廉效速的"百草风损膏药"和"百草风损药"，深受农民欢迎。⑦ 一些地方还开设了草药种植园，以便观察疗效和推广应用土方草药者。⑧

---

① 余朝安 . 威远县重视土方草药的发掘、使用、验证和研究 [N] . 健康报，1961-10-14（1）.

② 张诚 . 马店公社土方草药治病受欢迎 [N] . 健康报，1961-10-14（1）.

③ 郭清予，刘健 . 苗家一草医 [N] . 健康报，1964-01-29（4）.

④ 佚名 . 广西中医院增设草药门诊部 [N] . 健康报，1961-12-02（1）.

⑤ 德普，祝丹 . 做了当做的事 [N] . 健康报，1962-11-28（2）.

⑥ 张寿杰 . 搜集推广土方土药 [N] . 健康报，1963-02-27（1）.

⑦ 景德镇市草医草药科学研究所 . 充分发挥草医草药的积极作用更好地为广大农民的健康服务——景德镇市开展草医草药工作的情况 [J] . 江西医药杂志，1965，5（12）：1143-1144.

⑧ 佚名 . 为保护农业劳动力献宝 为争取今年好收成献力 江西等地积极发挥土专家和草药作用 [N] . 健康报，1961-01-07（4）.

（三）开设草药店、门市部

明济堂是上海市唯一的草药铺，由马恒永创设于1923年。明济堂备有草药近700种，大都是店员采挖或向药农收购的，其中有200种为该店所特有。1960年，上海市医药公司、药检所及黄浦区药材店曾组成了明济堂草药整理研究小组，根据马恒永的妻子和老员工的回忆，并核阅马恒永遗书14部和手抄本两册，会同该店药工到苏州、镇江及上海佘山等地进行3次采集和鉴定。整理研究小组还作了患者调查，以便证实疗效，总结经验。[①]经鉴定，明济堂使用的草药分属58个科，共130种。[②]后来，明济堂改称群力草药店，在上海独树一帜，名声远播，历久不衰。[③]

1961年，福建省各县已有草药门市部38个，并设有许多中西草药服务部，大大便利了群众。[④]江西也设立了同类机构。[⑤]

（四）初级加工与研发药物

1960年后，设立小型药厂，开展草药加工、制剂已相当普遍。[⑥]四川省威远县以县中医医院为中心，吸收各区有学术经验的名中医和土专家42人，组成草药研究组，初步摸索出使用草药的方法。为便于患者服用，该院开办草药厂，将临床证实有疗效的草药加工成糖浆、合剂、丸、散等共300多

---

① 浩奇，成品.上海整理研究明济堂草药治病经验［N］.健康报，1962-11-03（1）.

② 李承祜.从中药质量鉴定学术会议谈中药鉴定研究工作的现状［J］.上海中医药杂志，1965（1）：34-40.

③ 沙文茹.独版草药店［J］.中国药店，2006（2）：64-65.

④ 本报讯.福建各地医药结合开展草药购销业务　于都县医药公司积极收购和供应草药［N］.健康报，1961-07-26（2）.

⑤ 新华社讯.江西组织草药医生去农村防病治病［N］.健康报，1965-10-09（2）.

⑥ 彭维富.抓紧冬闲有利时机积极治疗疾病　湛江大搞土方草药防治钩虫、蛔虫病［N］.健康报，1960-12-21（2）.

种。[①] 四川省江津县德感区人民医院，开展草药的采、收、管、制、用，并制成各种膏、丸、散剂 6000 多斤。[②] 军队卫生人员也有创办中药厂，生产黄连素等片剂、粉剂的记录。[③]

福建各地 1961 年时把鸡血藤、贼仔草、万年青等十余种草药纳入国家生产计划，改制成片、丸、酊剂，进行成批生产。[④] 广州陈李济等中药厂吸收民间草药和单方中的精华，研发 27 种成药，经过鉴定和临床试验正式投入生产。[⑤] 江西制药厂组织技术人员进行反复试验，从"三颗针"成功提取出药用黄连素。[⑥]

（五）组织培训班、交流会

福建省松政县组织该县县医院、防保站和保健院的医士和护士 16 人，脱产半个月学习土方草药。他们采取讲课、识别标本、临床试用观察相结合的方法，邀请土专家讲授草药性味功能、配伍禁忌、单方验方等，并到野外去实地识别草药。培训后，学员们都能识别和使用草药百余种，增加了防治疾病的办法。[⑦] 莆田县举办训练班，组织当地医药人员学习土方草药防治疾病经验。结合讨论、辨认标本，由当地认别草药最多的戴良鸿医生和钻研土

---

①　余朝安.威远县重视土方草药的发掘、使用、验证和研究［N］.健康报，1961-10-14（1）.

②　常青.德感区医院开展草药采制使用活动［N］.健康报，1961-12-02（1）.

③　占汉贤.大搞中药　成绩显著［J］.人民军医，1961（2，3）：31-31.

④　佚名.医务人员和群众结合　重视发挥土专家作用　福建广泛运用土方草药防治疾病［N］.健康报，1961-05-17（1）.

⑤　新华社电.吸收民间草药和单方中的宝贵遗产　广州中药制药厂试制草药成药［N］.人民日报，1961-10-21（3）.

⑥　熊运济，宋宗祁.广泛利用野生药物［N］.健康报，1962-01-03（1）.

⑦　林葆耀.医士护士学习土方草药［N］.健康报，1961-08-09（2）.

方草药颇有心得的西医陈德基担任讲解。①

　　成都市中医研究所和成都市卫协会组织土专家经验交流会等活动，对用草药治疗一些疑难病证进行了探讨。②重庆市通过讲授经验、会诊、带徒弟等方式，组织中西医药卫生人员学习土专家的特长，运用土方草药防治疾病，并帮助整理、提高。③

　　1961年，湖南省汝桂县组织农村医疗队时，注意吸收经验丰富的土专家，以便在下乡防病治病时把常用草药知识交给群众。④1965年7月后，有人建议农村巡回医疗队下乡前先行集训，掌握这方面知识和技能。⑤水库工地也广泛采用草药防病治病。⑥

　　（六）举办展览会、刊发科普论文

　　举办草医草药展览会是宣传普及的好办法。江西省中医药展览会上，展出了常用药物标本，活苗盆景和几百种民间有效草药，其中还有治蛇伤的草药。⑦景德镇市中医药学会举办草医草药展览会普及防病治病的知识，观众达2.7万余人次。与会草医草药人员开展了经验座谈、临床观摩、技术表演、开班传授、上山采药等活动。该学会对所收集的草药进行品种鉴定和统一名称后，编印了《瓷都民间常用草药》《土方草药治验介绍》《民间草药验方汇

①　莆田县中医研究所报道组.莆田组织医务人员学习运用土方草药［N］.健康报，1962-03-03（1）.

②　新华社讯.成都整理草药经验［N］.健康报，1962-03-14（1）.

③　佚名.增城安排民间医生工作　重庆市召开土专家座谈会［N］.健康报,1961-05-17(1).

④　方世飞.积极总结土方土法［N］.健康报，1961-03-18（2）.

⑤　郑臣泰.农村医疗队如何应用草药的几个问题［J］.广东医学（祖国医学版），1966（2）：7-8.

⑥　颜玉韬.处处想到贫下中农，上山采草药［J］.药学通报，1966（5）：241-241.

⑦　佚名.继承和发扬祖国医药遗产——江西省中医药展览会简介［J］.江西中医药杂志，1956（11）：1-2.

编》《蛇与蛇伤防治》，还设计了一套便携式《蛇与蛇伤防治》小型图片 42
帧，治蛇伤草药标本 71 种，带着蛇伤防治的小册子，巡回到农村展出，观
众达 1.8 人次。[1]1964 年江苏省举办药材展览会，以原植物活苗、浸泡标本、
腊叶标本等形式展出地产药材 160 种。[2]

《药学通报》《广东医学（祖国医学版）》《福建中医药》等也组织介绍草
药研究成果。1966 年《药学通报》连续刊发 6 期，介绍农村常见草药 50 种。
值得注意的是，融合植物学与中药学要素的体例至此已基本固定下来，并在
此后的中草药手册中广泛采用。

四、结语

20 世纪 60 年代前期，草医草药仍是乡村地区医药资源的可及部分。江
西省当年草药业者有 10 万余名[3]，扶持草医草药因而成为加强农村医疗卫生
工作的有效措施。江西、福建、广东、浙江等省的相关报道占据了此期《健
康报》报道中的大半，一则由于这些省份草药资源丰富、草医业者众多，一
则是医药资源的匮乏，草药成为弥补药物短缺的有效途径。[4]江西、福建等
省多次召开省级专门会议，出台鼓励、扶持草医草药的文件盖源于此。

这一时期中医药采风的做法、内容有别于以往，对草药医不再是一味肯
定，而是正视他们文化水平低的困难，帮助他们提高业务水平。[5]湖北省公

---

[1] 景德镇市草医草药科学研究所．充分发挥草医草药的积极作用，更好地为广大农民
的健康服务——景德镇市开展草医草药工作的情况［J］．江西医药杂志，1965，5（12）：
1143–1144.

[2] 张饮和．江苏省药学会举办江苏省药材展览［J］．药学通报，1965（8）：385–385.

[3] 本报讯．江西提出加强草药土专家工作的意见［N］．健康报，1962-03-28（1）.

[4] 李惠．更好地发挥草医草药的作用为工农业生产继续大跃进服务——在全省青草医生
代表经验交流会上的总结发言［J］．福建中医药，1959（8）：1–4.

[5] 同④．

安县在 1964 年组织了草药医考试，以甄别优劣。[1] 慎重推广草药及其配方已成为各地共同遵循的原则，也不再是此前的仓促推广。鲁之俊要求中医药研究人员应深入药材产区，帮助促进药材生产之外，"要指导群众正确使用土方草药，以免使用不当而发生意外"。[2] 正是这一时期草药研究、推广状况的反映。

植物学家和药物学家的加入，使草药不再是神秘的存在，并逐步纳入科学知识体系。20 世纪 60 年代前数年，一大批草药的植物学分类得以确定，配以更具辨识度的墨线图，逐步消解了草药的地域性特征；中医药业者确定了草药的性味、归经，草药的药理、药效研究则借助于西医同行的实验室检测和临床试验。经此番整理，草药逐步纳入中医药学术体系，原来两分的中药、草药逐步"合流"。同期出版的草药类图书，实现了草药知识生产的科学化，也固化了上述要素。借助于这些重要的基础性工作，1968 年以后的"中草药运动"才得以迅速席卷全国。

换言之，新中国中草药的科学研究和普遍推广要比我们惯常所认知的要前推十年！

值得注意的是，1962 年 10 月召开的中国药学会学术会议的中心议题正是寻找新药。会议收到的 563 篇论文中，植物药的成分及药理研究的论文占比明显提高。会议把中药、民间药、中药成方、民间验方（包括少数民族的医药经验）视为寻找新植物药的途径之一[3]，为药物学家打开了一个研发新药的宝库，日后许多重要成果正是由此而来[4]，1977 年版《中华人民共和国药典》则收入白花蛇舌草等 60 种已明确成分、疗效的草药。[5]

---

① 张秋涵.公安县举行草药医生考试［N］.健康报，1964-12-02（1）.

② 鲁之俊.中医研究工作要面向农村［N］.健康报，1963-02-13（3）.

③ 石公.中国药学会 1962 年学术会议［J］.科学通报，1962（12）：58-60.

④ 黄福如.贵州行医说草药［J］.贵州医药，1981（5）：33-35.

⑤ 赵思兢.对《广东中药》的商榷［J］.广东医学（祖国医学版），1964（6）：34-35.

　　当然，由于起初植物学者和药物学家对中医药理论和临床了解不多，也造成地方性中药志的一些缺憾。[①,②] 即《中国药用植物志》亦不能免。[③]1968年后，这些缺憾逐步得以弥补，中草药手册已兼顾了植物学和中医学的要求和特点。

［南京中医药大学学报（社会科学版），2020（2）：71-78.］

---

①　佚名.新药典中的草药品种［J］.中医药学报，1975（1）：30-30.

②　谢培山，仇良栋.参加整理编写《广东中药》后的一些认识——兼答赵思兢同志［J］.广东医学（祖国医学版），1964（6）：35-36.

③　叶三多，萧培根.评《中国药用植物志》［J］.科学通报，1960（2）：62.

断续的努力：1949～1966年的三次药品下乡高潮

　　中华人民共和国成立后的最初 17 年里，国营医药商业、供销合作社和卫生部等都一直致力于推动药品下乡工作，以提高农村居民的医药可及性。其间出现 3 次高潮，均与政府指令和政治环境的改变有关联。通过增加下乡品种生产，降低药品价格，延伸销售网点，培训基层人员等措施，到 1966 年，药品下乡工作已取得显著成效，农村居民的医药可及性大大提高。这种工作模式则一直延续到改革开放初期。

一、"要把药品供给广大人民"

（一）"把卫生工作推广到死人的地方去"

　　1949 年 9 月，中央军委卫生部召开第一次全国卫生行政会议，讨论即将成立的新中国卫生工作方略。长期奋斗在根据地艰苦环境的中国共产党卫生工作领导人们，对中国农村的医药卫生条件有着清晰的认知，缓解农村医疗卫生资源匮乏问题，服务占全国 80% 的农村人口，成为中华人民共和国成立初期卫生工作的首要任务。引用列宁的话，就是"把卫生工作推广到死人的地方去"。发展制药工业，大量生产原料药，是此次会议议决的事项之一。另一个重要决定，就是决定成立中国医药公司。[①]

　　1950 年 8 月 1 日，中国医药公司在天津成立。"其任务为统一领导全国医药的购销和生产，推动中国制药事业的发展"，东北和华北区成立了大行

---

① 汝作.把卫生工作推广到死人的地方去 [J].新医学报，1949（1）：38-39.

政区公司，并已设立了各地分公司及药房等近 30 处。[①] 随后召开的第一届全国卫生会议上，中央人民政府副主席朱德直陈当时占全国人口 80% 以上的农民和农村缺医少药问题，强调卫生工作要面向工农兵。会后，中央人民政府轻工业部、卫生部联合召开全国制药工业会议，进一步明确了自力更生原则，确定了以生产原料药为主，制造适合人民大众必需的药品的方针。

此后两年里，尽管受到抗美援朝的影响，国民经济逐步恢复，药物和卫生材料生产快速发展。至 1953 年初，"我们的药材生产已超过了战前六倍，供应量也逐渐增加，并成立了中国医药公司负责供应，各大区及省、市公司也将近完全建立起来"。而"在四亿以上人口的广大农村中，尚有缺医缺药的现象；虽然农民大半是用中药，但还极不普遍，还缺乏有一定疗效的、使用方便的中药，外科上连极普通的药也一点没有，农民们感染创伤时也都听其自然"。[②]

1952 年 6 月，在中国医药公司第一届全国大行政区公司经理会议上，中央贸易部副部长姚依林强调："中国医药公司的任务只有一点，要把药品供给广大人民，满足广大人民对药品的需要。"[③] 同年召开的中国药学会第一次全国代表大会上，中央卫生部贺诚副部长也指示要安排药品下乡，"对农村及民间用药的合理供应是必要的，如能建立全面的供应网，使民间用药普及乡村，农民能够及时地获得药品使用，健康得到一定程度的保障，则劳动生产力增加，整个经济建设的力量也就加强。因此，药品下乡是药品为人民服务的一个重要问题，也是开展爱国卫生运动的一个环节"。这年底召开的第二届全国卫生行政会议上，也着重讨论了这个问题。[④]

---

① 新华社 . 统一领导医药购销和生产中国医药公司在津成立［N］. 人民日报，1950-08-12（3）.

② 慰农 . 药品下乡问题［J］. 药学通报，1953，1（3）：108-109.

③ 中国医药公司编 . 中国医药商业史稿［M］. 上海：上海社会科学院出版社，1990：11.

④ 同②.

作为中华人民共和国成立初期卫生工作重要内容的药品下乡，由此登上历史舞台。

（二）药学工作者的讨论

"药品下乡"一经提出，便引起药学工作者的热烈讨论。慰农认为，首先要保证下乡药品质量上乘，"在中药方面，应当讲究一下合理的制造方法，选制一些效用确实的丸散膏丹。在新药方面，应该慎重选制一些普通常用的特效而价廉的药剂"。① 当时，一些地方成立了成药审查委员会，由卫生部门领导和当地中药人员，审查、选择中成药配方。以广州为例，为了克服过去严重的成药配方及商品名混乱的现象，该市卫生局自1953年4月即开始订定成药统一处方配剂和使用统一名称的规程，11月正式公布施行。②

慰农认为，这样还不足够，应"由中央人民政府卫生部搜集全国各地整理出来的各种中药成方，加以审核综合，统一制定《中药丸散膏丹经验方规范》，并选择三五十种流弊极小、效用特著的新药方剂，制定《新药经验方规范》，并统一规定仿单、说明等公布，以作下乡药品的范围。而后由中国医药公司针对农村需要，有计划地组织各地公私药厂和有相当条件的中药铺，订立保证品质的合同，依照这两种药剂规范制药，普遍供给乡村"。他还建议："除由中国医药公司及其省市分支公司依农村各季节的需要情况、掌握品种和数量、负责进行外，在没有中国医药公司的专区、县以下地区，则由当地医药公司分支公司联系合作社担任下乡的工作；没有合作社的乡、村，可由合作社有组织有领导的联系乡、村卫生干部进行供应工作，酌给乡、村卫生干部以一定的物质酬劳，并由乡、村级卫生干部作卫生宣传及某病宜用某药的宣传。"③ 他还对下乡药品的宣传、包装、价格等提出了建议。

---

① 慰农.药品下乡问题［J］.药学通报，1953，1（3）：108–109.

② 张镜衷.广州市卫生局加强成药管理工作［J］.药学通报，1953，1（12）：516–516.

③ 同①.

"家庭用药"的概念当时已经传入我国。万子平认为，由于农村中、西医人员匮乏，只能按照"家庭用药"的概念选择成药下乡。他推荐了 8 种内服药和 5 种外用药，都是西药。基于同样理由，罗莹也主张推行家庭用药，并尽量采用国产药材，"制成各种不同类型的制剂，用通俗的文字详细说明药品的用途、用量和用法，同时说明某项疾病的起因、症状和预防的方法，使农民们在一般的情况下，可以依照说明书自行购买应用，达到预防和治疗的目的。此外，在制造的时候，这些药品必须切合农村中的多发病，效用确实安全，避免夸大宣传，在价值上必须低廉，以免增加农民们的负担；在包装上必须严密，并适合一个治疗量，避免有所变质浪费或不足；最重要的这些家庭用药的处方必须由卫生部门拟订或批准，并且指定一定的药厂制造，经过检验合格之后才能销售"。① 至于下乡药品的品种，江苏某药房提出应针对农村常见病，并推荐了消化道、呼吸道疾病、寄生虫病常用药若干。②

（三）最初的政策安排和效果

1. 中国医药公司的安排

为了规范各地做法，经卫生部专家审定，中国医药公司于 1953 年 11 月初步规定了 27 种下乡成药。与此同时，中央卫生部、商业部和中华全国合作社联合总社联合下发通知，具体指示执行这一工作的若干原则和分工合作问题。中国医药公司按上述原则委托药厂制造成药，并负责这些药品的监制和合作社干部的短期训练，由合作社系统负责做好农村和中小城市的供应，非社员亦可购买。

为了适合一般农民的实际购买能力，便利携带和保管，并防止发生滥用事故，中国医药公司明确规定包装应求坚实价廉，尽量做到小量包装。此

---

① 罗莹.推行家庭用药是组织药品下乡的有效办法［J］.药学通报，1953，1（3）：111-111.

② 江苏省泰县溱潼利民药房业务组.对药品下乡的补充意见［J］.药学通报，1953，1（7）：293-294.

外，还确定了每种药品的规格、应用范围、用法和应注意点，并要求在包装上作简单通俗的说明。[①]1954年初，上海按照卫生部审定处方，委托中西、科发、九福、民用等4家公私合营药厂生产的12种家庭常用药品，由中国医药公司上海采购供应站调拨下乡。[②]

2. 广东的案例及主要做法

1953年9~10月，广东省卫生厅、广州市卫生局先后和省、市商业领导部门、医药公司、广东药厂等单位讨论组织推行药品下乡问题，并成立了广东省推行药品下乡工作委员会，负责全省药品下乡的计划、推行、布置及检查督促等工作。决定采取逐步推广的办法，先选择粤中顺德、粤北连平、粤西徐闻、海南文昌、昌感等县为试点，每县选一个区试行，试办4个月，取得经验后再全面推广。[③]类似广东由点而面做法的，还有湖南、广西。[④]

广东省推行药品下乡工作委员会初步选定的下乡药品，有解热止痛片（复方醋柳酸片）、菌痢药片（磺胺脒片）、驱蛔虫片（山道年酚酞片）、疟疾药片（白乐君片）、胃痛片（氢氧化铝）、止咳糖浆（桔梗）、龙胆紫水和红汞水等群众急需的常用药品。根据面向工农、薄利多销的原则，主要依靠供销合作社和农村中的中西药店、摊贩、杂货店销售。第一批的菌痢药片、疟疾药片、解热止痛片、驱蛔虫片等4种下乡药品于1953年11月上旬开始下乡供应，年底时上述品种全部出厂。[⑤]

各省、市的做法大致相仿。至1953年底，湖南、湖北、广东、广西、辽东、河北、安徽、黑龙江、武汉、旅大、上海、重庆等省市卫生部门，先后会同当地商业部门、供销合作社和医药公司及制药厂等有关单位，把一般

---

① 佚名.中国医药公司初步规定27种下乡成药［N］.健康报，1954-02-25（2）.

② 佚名.上海正为农民制造家庭常用药品［J］.药学通报，1954，2（3）：128-128.

③ 佚名.推行药品下乡［J］.药学通报，1954，2（1）：44.

④ 佚名.《健康报》发表社论号召做好成药下乡工作［J］.药学通报，1954，2（4）：171-172.

⑤ 同③.

适合自用的成药推销到乡下去，以满足广大农民群众医药的需要。[①]

3. 药品下乡中的宣教与销售

为了减少农民的误用，各地都认真开展宣传工作。河北定县专区利用物资交流展览大会，用黑板报、屋顶广播、群众集会及在学校和团体中宣传等办法，介绍成药下乡的意义，并通过黑板报详细写出成药的品名、用法、用途等。中国医药公司在上海、重庆、绥化、抚顺等地的医药采购供应站，在安排药品供应的同时，编制了大批药品广告报、招贴画片和成药下乡手册，结合国家过渡时期总路线进行宣传。天津、旅大、安徽等地组织培训基层供销社干部，使他们熟悉药品性能。干部们在学习结束后，都带回一些当地需要的药。[②]

黑龙江卫生厅和有关部门结合当地具体情况，确定 32 种下乡成药，提出要以限制品种、扩大数量的原则搞好成药下乡；对统一规定品种前已运到乡间的药品，要求各供销社售罄后不再进货；不适合在农村销售的品种，如米格来宁、安眠药片等，均责成当地供应单位按原开价格折算换货，以保证不出事故。[③]截至 1953 年 8 月，该省 2028 个基层供销合作社中，供应下乡药品的已有六成以上。药品下乡后，减少了农民使用不法摊贩所售伪劣药的机会，也增强了他们对政府推销的下乡成药的信任感。河北省定县四湖村和辛庄的群众，都自动提出愿意增股的要求，希望供销合作社增加成药的品种。[④]

1953 年 9 月成立的中国医药公司温州药房，采用主动联系、报货报价、优先发货、送货，在一定期限内准许退货等办法帮助经营成药的合作社、百

---

① 佚名.许多省市推销成药下乡供应农民需要［J］.药学通报，1954，2（4）：169–170.

② 同①.

③ 同①.

④ 佚名.《健康报》发表社论号召做好成药下乡工作［J］.药学通报，1954，2（4）：171–172.

货商店解决经营难题，销售量成倍增长。[1]

（四）各方面保障措施

1953 年 12 月，中国医药公司第一届全国计划会议及 1954 年第一季度全国供应会议先后在津举行。由于制药工业的迅速发展，国产药械至此已能部分地取代进口品种。为此，会议确定 1954 年度组织国产货源占全部进货的 60%（1953 年占 40%），并确定对于国营药厂的产品全部包销，促其发展；对于地方国营药厂的药品，能包销者尽量加以包销；对私营药厂也进一步扩大加工订货，促其逐步纳入国家计划的轨道。为扩大对农村的药品供应，会议明确 1954 年度除对部队、厂矿及城市有组织的医疗机构巩固并扩大合同供应外，必须努力配合爱国卫生运动，认真依靠合作社、县区医院、百货公司，利用中、小批发商和中药铺等大力发展零售业务，促进新药下乡，为广大农民服务。与此同时，必须有重点地适当地增设机构，充实门市经营，扩大贸易阵地。条件不成熟的，可先建立推销组。[2]

1954 年 2 月 25 日，《健康报》发表题为《努力做好成药下乡工作》的社论，回顾了成药下乡一年多的成绩。社论指出："在过去一个阶段中，许多地区未能很好地掌握住下乡药品的品种、范围，以至在工作中表现出紊乱、不负责任，甚至于单纯营利单观点的兜销现象等缺点。"并点名批评了一些单位。[3]

经过努力，1954 年农村药品供应额比 1953 年增加了 4.58 倍，1955 年第一季度比 1954 年同期又增加了 2.38 倍，1955 年前半年下乡药品已占总销售额的 23%，三季度又增至 26%，1955 年底增至 28%。大多数县、区有一个国

---

① 《大公报》讯.中国医药公司温州药房开展下乡成药业务［J］.药学通报，1954，2（3）：129.

② 佚名.中国医药公司确定增加组织国产货源 促进新药下乡［J］.药学通报，1954，2（3）：128.

③ 佚名.《健康报》发表社论号召做好成药下乡工作［J］.药学通报，1954，2（4）：171–172.

营公司或合作社系统经营下乡药品，并向私商开展了批发业务，乡村基层合作社开展了零售业务，乡村药价基本趋于稳定。[①]

1955 年初，中国医药公司各地分、支公司准备供应农村的药品总值比上年增加了 60%。1～3 月，该公司重庆采购供应站运到四川、云南、贵州、西康等省的成药，比上年同期增加一倍多，品种也由上年的 93 种增至 122 种，经由当地的供销合作社和百货商店销售给农民。当时全国经营成药的基层合作社和百货商店逾 13000 个，经营品种近 200 种。经过训练能够熟悉成药性能的营业员已有 5000 多名。他们创造了很多便利农民购买药物的办法。云南省边疆地区国营商业和合作社的营业员把常用的十几种药品和药棉、纱布分装成盒，并附带药品用途说明书出售，很受农民欢迎。很多地区还采用"背药下乡、送货上门、就地传授"的方法销售。[②]

二、农业合作化和"大跃进"时期的药品下乡

（一）农业合作化运动提出新要求

1956 年元旦，《人民日报》发表慷慨激越的社论，农业合作化运动出现高潮。不久，《1956 年到 1967 年全国农业发展纲要（草案）》公布。纲要（草案）第二十六条规定："在七年或者十二年内，在一切可能的地方，基本上消灭危害人民的最严重疾病……为此，应当积极培养医务人员，分批建立县、区卫生医疗机构和农村医疗站。"为配合农业合作化，各地卫生部门着手加强农村卫生保健机构，为农业生产合作社大量训练保健员（卫生员）、接生员。中国医药公司也闻风而动，要求各省市医药公司扩大和改进农村医药的供应，为改进农村卫生状况和农民的健康，增加农业生产而服务。并提出重点增加供应消灭疾病、"除四害"所需的药物，以及增设农村机构

---

① 王化民.配合农业合作化运动，深入开展药品下乡［J］.药学通报，1956，4（1）:2-3.
② 新华社.医药公司供应农村药品增加［N］.人民日报，1955-03-23（2）.

等具体措施。①

中国医药公司提出，必须批判过去工作中的保守思想，"我们必须普遍建立药品下乡的固定联络员制度，分片包干，负责具体帮助百货公司和合作社开展药品下乡业务，认真推广药品、人员、技术"三进社"和"四摸五帮"（"四摸"即摸市场情况、摸进销存情况、摸存在问题、摸用药情况；"五帮"即帮编计划、帮推销、帮技术、帮联系、帮宣传）的经验，以提高百货公司和合作社单位的经营信心。这种联络员应该成为专职干部，列入编制名额内，每县至少一人，也可以二至三人。这种办法不仅为目前开展业务所需要，也为今后机构的发展打下基础；各省还可在较大的县（经济文化条件较好、合作化运动发展较快的县）派出县联络供应组，进而可以发展为批发组，建立批发据点，负责该县及邻县的供应工作，并向县公司过渡。目前全国尚有近百个专区级城市没有机构，这些机构应积极建立并重点发展一批县药房，以解决农村供应机构的问题"。②

（二）成药下乡的新举措及其效果

在商业部的领导下，中国医药公司于1956年初召开全国经理会议，研究讨论了农村商业网的设置，重新规划农村医药供应工作。除确定在1956年内供应农业生产合作社保健箱313万个外，会议还根据中央的卫生事业规划，对除四害和消灭疟疾、血吸虫病、血丝虫病、钩虫病、黑热病、麻风病、梅毒等七种疾病的用药作了规划做了规划，货源也作了适当安排。③

2月在天津举行的全国医药1956年度第二次平衡供应会议上，决定增加全国药品供应量37%。会议认为，应特别注意地方病防治用药和农村需用成药的供应。供应西南、中南、华东等区的治疟药如奎宁片、阿折地平片、白

---

① 王化民．配合农业合作化运动，深入开展药品下乡［J］．药学通报，1956，4（1）:2-3.

② 同①．

③ 李文彦．中国医药公司规划农村医药供应工作［N］．人民日报，1956-01-24（2）.

乐君片，比上年增加 0.5 倍至 4 倍多；治疗血吸虫病、丝虫病的药物也大量增加；供应农村的解热镇痛药和驱虫药比上年增加 58% ～ 98%。[①]

第一个五年计划结束的 1957 年，全国医药工业的总产值已达 1952 年的 9 倍多。全国药厂、药用玻璃厂已达 261 个，分布于 24 个省市的 41 个城市。当年化学工业部举办的展览会上，展出了 218 个厂（含中药厂店 112 个）的 1360 个品种，其中原料药品 180 余种，各种制剂 520 余种，中药成药及提炼剂 450 余种。用于防治地方病和疟疾、麻风的化学药品及用量较大的解热镇痛药，均已实现了国产。[②] 与此同时，在全国范围内健全了从中央到地方的医药经营机构，并统一了全国医药市场的领导。至 1957 年底，医药商业机构已发展到 1339 个，较 1952 年底增长 4.4 倍；人员已发展到 30693 人，较 1952 年底增长 23 倍。[③]

在扩大生产、降低成本的基础上，为配合消灭地方病和减轻病患者的负担，报经商业部批准，中国医药公司从 1957 年 3 月 10 日起，降低几种医治地方病的药品售价。降幅最小的 7.7%，最大的 46%。涉及血吸虫病、蛔虫病、钩虫病、麻风病等病种。据称，此举将减轻病患者负担 150 余万元。[④]

通过降低农村药品价格，扩大农村药品供应，供应额逐年上升。以通过百货公司和供销社下乡的医药金额计，1956 年比 1953 年增长 10 倍；1953 年药品下乡占医药销售额的 5.2%，1954 年上升为 16.5%，1955 年上升为 23.8%。1956 年医药商业直接供应农村较多，对百货公司和供销社的销售占 24.9%。药品下乡工作的开展，部分解决了农村缺医少药的问题，对提高劳

---

① 佚名. 全国医药 1956 年度第二次平衡供应会议闭幕［N］. 新华社新闻稿,1956(2108): 13–14.

② 轩济东. 从全国化学工业综合展览会来看我国医药工业发展情况［J］. 药学通报, 1957, 5（12）: 571–572.

③ 商业部医药局. 医药商业十年［J］. 药学通报, 1959（9）: 433–437.

④ 中国医药公司通讯组. 中国医药公司降低几种药品的价格［N］. 人民日报, 1957-03-15（6）.

动出勤率，促进农业生产起到了积极作用。[①]

（三）登封现场会议及其影响

1958年，各行业进入"大跃进"模式。1月，商业部确定了"对适合农村需要的一般医药用品，优先供应农村"的原则。2月4日，根据中央召开的山区工作会议提出的"发展山区文教卫生事业，提高山区人民的文化水平和消除疾病"，卫生部向各省、市、自治区卫生厅、局发出关于加强山区卫生建设的指示，要求全面规划，加强领导，有计划地开展山区卫生工作。[②]5月，商业部在京召开"全国医药跃进规划会议"，提出"鼓足干劲，力争在二三年内改变农村医药卫生的落后面貌，人强马壮，发展生产，建设社会主义"的口号。经大会讨论，一致同意将这一口号作为全国医药商业对农村的供应方针。[③]

6月5～9日，第一商业部和卫生部召开的医药供应工作现场会议在河南省登封县举行，贯彻落实全国医药跃进规划会议精神，推广了该县发展基层销售网点的做法和经验。[④]会议之所以选在登封，是因为在当年的爱国卫生运动中，"登封是国内有名的全面跃进县，是河南省第一个'四无县'"。[⑤]出席登封现场会议的第一商业部副部长曾传六指出，"目前我国广大农村医药卫生的状况还很落后，去年全国医药系统的贸易额为11.5亿元，其中供应农村的部分只占3.5亿元（平均每人7角钱）……这次确定的医药供应方针就明确规定今后医药供应工作的重点是在农村，供应的范围是既管人，又管兽，也管工农业化学试验用品，目的是为了保证人强马壮，为了发展生产，

---

① 商业部医药局．医药商业十年［J］．药学通报，1959（9）：433–437．

② 本报讯．卫生部向各地发出指示 加强山区卫生建设［N］．健康报，1958-02-11（1）．

③ 《当代中国的医药事业》编辑委员会编．当代中国的医药事业［M］．北京：当代中国出版社；香港祖国出版社，2009：314．

④ 同③．

⑤ 佚名．第一商业部与卫生部召开登封现场会议［J］．药学通报，1958（7）：304．

建设社会主义，时间是争取二三年内。"①

此后，商业部医药局又在黑龙江省青冈县、河北省张北县等地，召开推广登封经验的会议，推动了各地县以下医药供应网点的发展，使公社医院能够就近买到医药商品。②据称，四川大足县学习登封经验，很快建立了医药供应网，便利农民群众就医购药。③

（四）国民经济调整时期的典型——肇州医药商店

1961年后，对此前药品下乡的一些做法进行了反思。尤其是考虑到中国农村幅员广大，农民购买力低，经营医药商品的基础比较薄弱等因素，医药商业部门认为开辟农村医药市场应是一项长期任务，要循序渐进，不能操之过急。1962年2月的全国医药计划会议指出"全国医药跃进规划会议"提出的口号，在促进农村医药卫生工作上有积极作用，但也有要求过急、包得过多和脱离实际的缺点。④

1963年10月19日，《人民日报》头版刊发了黑龙江省肇州县医药商店的报道。该医药商店坚持艰苦奋斗，勤俭办企业，连续七年被评为该省先进单位。商业部通知全国商业企业学习该医药商店勤俭办商业的经验，以期扭转"大跃进"时期的做法。⑤12月，中国医药公司在黑龙江省肇州县召开勤俭办企业经验交流会，系统地介绍并推广了肇州县医药公司勤俭节约办好县以下批发和零售网点的做法。这次会议，对全国农村基层医药商业的发展和服务质量的提高，起到了一定的推动作用。

---

① 曾传六.登封县树立了医药卫生工作的旗帜［J］.药学通报，1958（7）：305.

② 《当代中国的医药事业》编辑委员会编.当代中国的医药事业［M］.北京：当代中国出版社；香港祖国出版社，2009：314.

③ 崔义田.发展中西药生产满足人民需要［J］.药学通报，1959（5）：207–209.

④ 同②.

⑤ 新华社讯.肇州医药商店——勤俭办商业的一面旗帜商业部通知全国商业企业学习它的经验［N］.人民日报，1963–10–19（1）.

这一时期，中央指示要求各行各业支援农业生产，尤其是解决农村疾病问题。黑龙江省木兰县自 1963 年春即调整了城乡药品分配比例，农村由过去的 73% 提高为 76%，适合农村需要的中成药也由 40% 提高到 80%。并提前下拨了当年夏季用药。该县药材公司还通过下乡巡回医疗、医疗单位用药座谈会等方式，到偏远生产队送医送药。[①] 辽宁金县医药公司则通过加强下乡联络员的工作、召开供应会议、培训供销社售货员、实行合同供应等措施，提高了工作质量。[②]

三、"六·二六"指示推动的成药下乡

（一）医药部门对工作重心转移指示的回应

1965 年 6 月 26 日，毛泽东谈话指示"把医疗卫生工作的重点放到农村去"。7 月，刘少奇和周恩来分别召集卫生部党组和负责人，就此作了指示。8 月 2 日，毛泽东对钱信忠等人就城市高级医务人员下农村为农村培养不脱产卫生员等工作作了指示。

8 月 15 日，卫生部、商业部、化工部、全国供销合作总社发出《关于积极做好成药下乡的联合通知》。[③] 通知要求各地切实把药品生产、供应的重点转向农村，迅速改变农村缺医少药的情况，使广大贫农下中农能够吃得到药、吃得起药，而且吃到疗效好的药。通知指出，下乡成药必须确保质量，包装力求牢固简便，要适应农村需要的小包装。说明书要详列名称、规格、主治、用法、用量、禁忌等，文字要通俗易懂。下乡成药的价格，要坚决贯彻微利多销的精神。县以下零售以基层供销社为主，还可以委托县以下的医

---

① 毋子光.黑龙江省木兰县药材公司面向农村 支援农业［J］.药学通报，1963（5）：232.

② 辽宁省金县医药公司.开展农村医药供应工作的一些体会［J］.商业工作，1964（17）：6-7.

③ 张斌编著.历史上的卫生部［M］.北京：红旗出版社，2014：69.

疗单位、生产大队代销员、生产队卫生员、合作商店（组）和有证件的个体商贩等经销零售。医疗单位经销成药，不挂号，不处方，一律按零售牌价出售。联合通知还要求各地做好成药下乡的宣传工作，将成药的知识教给群众，以指导群众正确用药。并指出，各有关部门要教育所属的人员，认识到这是一项光荣的政治任务，要从广大农民的利益出发，反对嫌零碎、金额小、费力大等怕麻烦的错误思想。[①]

至此，1953 年开始的药品下乡，改称"成药下乡"。

9 月 1 日，《人民日报》发表社论"切实把医疗卫生工作的重点放到农村去"，各大报章纷纷转载。该报称，"生产和供销药品的部门，也把让农民用到质量好、疗效好、价钱便宜的药品，当作一项重要的政治任务。一些基层供销单位，还到农村巡回销售成药。"[②]

为了保证这一工作的持续开展，中国医药工业公司邀请南京药学院、北京医学院药学系、中国医学科学院药物研究所和中医研究院等单位的代表，于 8 月 25 日至 9 月 3 日在京召开中药研究座谈会。会上，各单位交流了中药研究的经验，讨论了新形势下中药研究的方向和任务。会议认为："医药工作面向农村，为五亿农民服务，是一个长远的方向性问题，中药研究工作更不能例外，应针对农村常见病多发病，有的放矢地寻找疗效高、价钱低、能普遍应用的新药和新制剂。在研究工作中要密切与临床配合，充分应用中西医药结合来治疗疾病的宝贵经验，抓住苗头，深入下去，创制新药，以满足农村需要。"会议期间，还邀请了中医研究院朱颜等介绍参加农村巡回医疗的体会。[③]

为了保障这项工作的推进，当时主持财贸口工作的李先念指示，对当

---

① 佚名.卫生部商业部化工部供销总社联合通知药品产销重点转向农村切实组织中西成药下乡［N］.人民日报，1965-08-29（1）.

② 佚名.城市卫生部门把工作重点转向农村思想下乡 医生下乡 药品下乡［N］.人民日报，1965-09-27（1）.

③ 本刊讯.中国医药工业公司召开中药研究座谈会［J］.药学通报，1965（10）：475.

时全国开展的中西成药下乡就拟定了一部分农村常用中西药品的价格优惠政策，国家规定从生产、流通、使用各个环节上只能有微利或保本，据称颇受基层机构欢迎。[①] 1965 年 9 月 17 日，商业部发布了《关于下乡中成药价格的安排意见》。

（二）下乡成药品种与生产

第一批下乡中西成药品种中，有 22 种中药成药、16 种内服西药、10 种外用西药及脱脂药棉等 4 种卫生材料。[②] 卫生部等部门的联合通知说："过去已下乡的人丹、清凉油等为农民所喜用的中、西成药，仍继续下乡。"[③] 不久，根据农村实际，卫生部对第一批下乡成药品种作了调整。[④]

1965 年上半年，重庆药友药厂根据四川农村的需要，把生产医治头痛、肚痛、蛔虫、蛲虫等农村常见病的头痛粉、宝塔糖、解热止痛散等小包成药，摆在重要地位。在提高成药质量的同时，该厂职工还注意降低药品成本，并将药品的包装改到最小单位，在使用说明上也尽量通俗易懂，以方便农民。[⑤]

实际上，部分城市 1964 年底已组织医务人员下乡，各地结合下乡巡回医疗中遇到的问题，增加下乡成药品种，研制新的产品。北京市天坛医院检验科、药剂科经过两个月反复试验，试制成功 6 种化验片剂，从而减少了携带许多笨重的化验设备和化学试剂跋山涉水带来的诸多不便。这些固体化验

---

① 骆诗文.我国中药事业的现状和发展思考（中）.国研网，http：//d.drcnet.com.cn/eDRC-Net.Common.Web/DocDetail.aspx？ DocID=-92948&leafid=284&chnid=193.2003-11-05.

② 佚名.第一批下乡成药品种［J］.药学通报，1965，11（10）：437-444.

③ 佚名.第一批下乡成药介绍［J］.护理杂志，1965（6）：335-339.

④ 佚名.第一批下乡成药部分品种内容作了修订［J］.药学通报，1965（11）：499.

⑤ 佚名.重庆药友药厂面向农村积极生产适销农村的成药［N］.人民日报，1965-08-24（2）.

剂体积小，成本低，便于农村半农半医的医生和卫生员掌握。[①]

工业基础较好的上海，在 1965 年第三季度，向外省市提供的中西药品数量和品种比上年同期都有较大增加，外调的中药成药比上年同期增长了84%。按照文件要求这批下乡成药中，有一部分改进了规格和包装。为了防止药品受潮，用大口玻璃瓶代替纸盒来包装驱除蛔虫用的"宝塔糖"，但是并没有提高零售价格。另一些药在包装上也增加了能防潮的塑料薄膜袋。"平喘丸"等新药开始生产时，就注意采用防潮的小包装。[②]

保定、石家庄制药厂根据农村需要，增产平热散 50 万袋、胃舒平 1000万片；邯郸、安国、承德中药厂增产了竹沥丸、止嗽青果丸、调经姊妹丸、七珍丹、川贝精等 8 种成药；承德、安国中药厂研制了元胡止痛片、獾油等新产品。[③]

（三）下乡成药宣教与销售

由于此前十余年工作基础，成药下乡工作得以迅速地开展起来。"为了使成药下乡工作迅速普及，河北省各地医药商业部门主动与卫生、文教等部门配合，一面大力培训农村医药售货员和代销员，提高其经营技术水平，做好成药宣传供应工作；一面发动和依靠广大群众；开展群众性的成药下乡宣传活动；把医药知识教给农民"。[④]上海医药采购供应部门还组织绘制、编印一批介绍下乡成药的幻灯片和介绍成药使用方法的通俗小册子，帮助农民了解用药知识。这些单位还曾派人分赴贵州、四川、陕西、安徽、广东等省和上海郊区农村进行调查，有的还和当地医药供应人员一起赶集摆摊、设点销

①　佚名：北京制成几种固体化验剂适于农村医生使用　效果良好［N］.人民日报，1966-01-06（2）.

②　新华社讯.上海大批适销药品运往农村［J］.药学通报，1966（1）：49.

③　单宏权.河北省医药商业部门大力组织成药下乡［J］.药学通报，1965（11）：528-529.

④　同③.

售，深入了解农民对医药的需要。①

1965 年 12 月，卫生部药政管理局等单位编写了《下乡成药介绍》，由人民卫生出版社出版。随后，贵州、云南等省卫生厅也编印或翻印了《下乡成药手册》，方便基层单位开展宣教。与此同时，《中医杂志》[1965 (12)]、《云南医药》[1966 (1)]、《广东医学杂志》[1966 (2)]、《中级医刊》[1965 (10)]、《上海中医药杂志》[1965 (12)]、《中华护理杂志》[1965 (6)]、《学科学》[1965 (11)]、《中国青年》[1966 (3)] 等期刊都刊发了下乡成药应用方面的内容。《药学通报》则就下乡成药中的 4 种解热镇痛药可能引起的不良反应作了说明。②

（四）基层医药公司和供销社人员的多方努力

因为是政治任务，各地都认真对待。以河北省为例，"河北省医药商业部门一方面积极收购和从北京、上海、天津、广州等地调进了正痛片、宝塔糖、上清丸、羚翘解毒丸等农民常用的中西成药，同时主动向工业部门和生产单位反映农民的需要，建议增产和试制农民欢迎的成药……另一方面，河北省各地医药商业部门还调整了城乡商品分配比例，扩大了对农村的成药供应。遵化县医药商店过去分配成药，县城和农村一般各占一半，现在把供应农村的比例提高到80%。今年七、八两个月份，河北省医药商业部门供应农村供销社的药品总值，达二百余万元，比 1964 年同期增加了 5.8%"。③

为了把成药及时、顺利地送到农村，河北省各地医药商业部门增强了为基层服务的意识，主动帮助供销社建立健全农村成药供应网点，把成药经营好。不少地区的医药商业部门实行了"三优先、两下乡"（成药优先供应供

---

① 新华社讯 . 上海大批适销药品运往农村 [J]. 药学通报，1966 (1)：49.

② 本刊资料组 . 解热镇痛药的不良反应及使用中应注意的问题 [J]. 药学通报，1965 (11)：500–502.

③ 单宏权 . 河北省医药商业部门大力组织成药下乡 [J]. 药学通报，1965 (11)：528–529.

销社、优先开票、优先装运，人员下乡、送货下乡）和"一讲、二帮、三保证"（一讲：在进行工作中，反复讲解成药下乡的意义和作用，提高思想认识；二帮：联络人员帮助供销社营业员学习医药知识，掌握经营技术，帮助供销社组织适销对路商品，和开展宣传推销；三保证：对供销社积压、滞销的成药，只要包装、质量完好，保证退货，保证换货，保证调剂），激发了供销社经营成药的积极性，在医药商业部门和供销社的共同努力下，迅速铺开了经营网点，提高了经营水平。[①]

深县医药商店以经理为首，由业务员、会计员、统计员组成支援农业联络小组，每人每月抽出 10 天到 20 天，送药下乡，深入供销社了解成药经营情况，向基层售货员传授商品知识，帮助解决经营当中的实际问题，受到了供销社的欢迎。据河北省统计，1965 年 10 月时，河北省农村经营成药的基层社、分销店、代销点共 12300 多，比 1964 年底增加了 2800 多个。衡水专区和交河、怀来、兴隆、蓟县等县、市，90% 以上的供销社、点都经营了成药。[②]吉林省梨树县从 1964 年 4 月起就开展了"一条扁担"活动，挑担下乡，把药品送到生产队、地头、社员家里。1965 年上半年挑担、背包、推车送药下乡达 271 人次，销售 8900 余元。[③]

（五）持续、全面进行安排和保障

1966 年度全国医药计划供应会议于 1965 年 11 月 5 日至 21 日在保定举行。这次会议根据中央关于医药卫生工作的指示，进一步研究了成药下乡工作，传达了第三次全国财贸政治工作会议的精神，对 1966 年度的商品流转、商品分配等计划进行了安排。会议也对成药下乡工作进行了研究分析，试图

---

① 单宏权 . 河北省医药商业部门大力组织成药下乡［J］. 药学通报，1965（11）：528-529.

② 同①.

③ 中国医药公司 . 东北三省积极开展成药下乡［J］. 药学通报，1965（11）：528.

避免出现过热倾向。会议认为，在贯彻中央指示的过程中，态度要积极，工作要扎实，要冷热结合，革命干劲与科学分析相结合，需要与可能相结合，一切从实际出发，做冷静的革命促进派。公社、生产大队所需的医疗设备和保健箱的配备，都要有计划、有步骤进行，这是需要几年才能实现的任务，不要设想明年一年就能满足。配备的东西，要注意社员的经济条件，符合他们的要求，因地制宜，根据节约的精神办事，防止单纯任务观点。在计划分配方面，会议提出："必须防止由一个片面性走到另一个片面性，就是不能抓了农村，丢了城市。应该从计划安排、商品分配上保证明年城市供应略有增长，对农村则应有较大的增长，逐步调整城乡分配的不平衡状况，积极地改进农村供应。"①

同年 11 月中旬举行的全国药材经理计划会议，确定了 1966 年中药工作的基本任务。会议提出："以面向农村做好供应工作为中心，坚决按照中央对医药卫生工作的指示办事，认真贯彻一个方针、两个服务、三大观点，有计划地促进药材生产的发展，积极开展收购，不断改善经营管理，提高药品质量，使城乡供应逐步做到品种全、质量好、价格合理、医疗方便，从而达到保护人民健康、保护劳动力、支持生产的目的。"会议还确定了 1966 年各项计划，在 1965 年预计基础上，收购增加 14%，供应增加 11%，并根据需要与可能，安排了 22 种下乡中成药的生产。②

四、结语

中华人民共和国成立之初，"面向工农兵"便成为卫生工作三大方针之一，这是中国共产党卫生工作中为人民服务宗旨的反映。克服各种困难，持续地组织开展药品下乡，逐步解决农村人口缺医少药问题，是贯彻这一方针

① 本刊讯.全国医药计划供应会议研究成药下乡工作［J］.药学通报，1966（1）：48-49.

② 同①.

的逻辑结果和根本动力。中华人民共和国成立后的 17 年间，这一进程不断深化，无论是制药工业的发展，中国医药公司和供销合作社销售渠道的拓展，基层营业员的反复培训，药品价格的调控，经营方式的调整，无不体现出人民政府对农民和农村的关注和关心。实际上，由此形成的药品下乡工作模式不断完善并长期延续，直至改革开放。国营商业部门、供销合作社、制药企业和无数医药商业、供销社基层人员尽心竭力坚持做好这项工作，涌现出大批像江西省余干县陈新如那样坚持 20 年肩挑药担走村串户的"担子经理"[1] 的典型，逐步改善了农村缺医少药的状况。

至 1966 年，由于医药资源总量和分布所限，一些地方仍反映农村药品品种少、剂型单一等问题，农村卫生所的药房条件也很差，缺乏调剂的基本设备。[2] 由于药（剂）学专业人员的严重不足，对合作社基层人员的短期培训效果往往不理想，下乡成药指导一直停留在群众运动式的宣教层面，农村误用药物的情况时有发生。[3] 另一方面，1949 ～ 1966 年间国营商业、供销社合作社与卫生部之间涉及药品管理权责的反复改变，以及围绕中心工作变化形成的任务观点，也在一定程度上影响到成药下乡工作的质量和连续性。

———————————

① 《当代中国》丛书编辑部.当代中国的医药事业 [M].北京：中国社会科学出版社，1988：116.

② 郝玉良.帮助基层配制农民需要的制剂 [J].药学通报，1966（4）：176-177.

③ 张文清.农村药剂工作的几点体会 [J].药学通报，1957（8）：371-373.

疾病与社会史探索

全国第一次子宫脱垂普查普治：1959～1966

1959 年开始的第一次全国性子宫脱垂普查普治，是加强劳动妇女保护的重要举措。在卫生部的指导下，各地政府广泛开展了包括调整劳动时间和强度在内的各种救助工作，并组织中、西医进行了全面普查和集中治疗，取得一定的成效。各地充分挖掘中医疗法和方药，中医业者积极参与救治；限于当时医疗条件，手术治疗尚不普及，但医务人员不断探索适用于农村的术式，为此后的救治积累了宝贵的资料和经验。

作为重要的人力资源，从农业合作化运动开始，农村妇女就改变了原来断续参加季节性农业生产的状况，迅速演变成经常性、连续性的常年劳动，参与的范围也空前扩大了，在修闸筑坝、打井挖渠、积肥送肥、植树造林甚至大炼钢铁工地都出现了妇女的身影。劳动强度和种类的增加，使各种妇女病大量出现。"大跃进"时期，繁重的体力劳动、产后过早劳动、多胎生育、新法接生未能普及、饥饿的折磨等因素使子宫脱垂成为那个时代发病率最高的妇科疾病之一。在大部分省份，子宫脱垂、闭经及不孕等妇科病是与浮肿、干瘦、青紫病同时出现的。但妇女病真正引起重视，是因为患子宫脱垂的妇女影响了出勤[1]及近一成育龄妇女闭经造成的人口出生率下降。[2]

1959 年初，卫生部启动第一次全国性子宫脱垂普查普治，这项工作在

①　云南省地方志编纂委员会.云南省志·卫生志［M］.昆明：云南人民出版社，2002：325.

②　江苏省地方志编纂委员会.江苏省志·卫生志（下）［M］.南京：江苏古籍出版社，1999：453.

此后 3 年里大规模集中进行，并持续到 1966 年初。"文革"期间大部分省、市、区中断了此项工作，直到 1978 年开始该病第二次全国性普查普治。

人们对"大跃进"的反思很早就开始了，对植根于那个时代的"妇女解放"的原因也进行了深入研究。目前所见，有李良玉 [1]、张志永 [2]、刘浩 [3]、林鹏 [4] 等论及此事，关注点主要是饥荒和"男女平等"的异化。但学界尚未从疾病史角度对两次全国性"妇科病普查普治"予以足够关注。篇幅所限，本文重点讨论 1959 ～ 1966 年的子宫脱垂普查普治。

一、全国会议与总体部署

1959 年 3 月，卫生部下发《关于开展农村妇女子宫脱垂病的防治工作的通知》，子宫脱垂的普查普治随即在全国范围展开。1960 年 5 月 11 ～ 19 日，在庐山召开的全国妇产科学术会议上，交流了子宫脱垂防治经验，提出防治农村妇女中子宫脱垂的任务。同年 8 月 25 日，卫生部发出《关于进一步加强防治子宫脱垂病的通知》，提出力争在两年内消灭危害妇女健康及影响劳动出勤的子宫脱垂病，并拟定了具体的防治方案与措施。

此后，卫生部一直关注并指导各地普查普治工作的开展。1961 年 11 月，卫生部发出《关于进一步开展子宫脱垂防治工作的意见》及《关于农村妇女劳动保护的几点意见》，要求按照"中西医结合，土洋结合，群众运动与专家技术相结合"的方针开展防治工作。卫生部妇幼司还收集了各地八类治疗

---

① 李良玉. 江苏省大饥荒研究（上）——从"非正常死亡"说起 [J]. 江苏大学学报（社会科学版），2015（1）：1-12+58；李良玉. 江苏省大饥荒研究（下）——从"非正常死亡"说起 [J]. 江苏大学学报（社会科学版），2015（2）：1-13.

② 张志永. 女权的缺位：大跃进时期华北农村男女平等的悖论 [J]. 江苏社会科学，2011（1）：232-237.

③ 刘浩."男女平等"的异化与误读 [J]. 党史研究与教学，2014（1）：17-27.

④ 林鹏. 大饥荒下的民众与政府应对研究——以南京三县为个案 [D]. 南京师范大学，2014：34-39.

方法，推荐全国使用。1962 年 12 月提出《关于妇女子宫脱垂、闭经和小儿营养不良意见病的防治概况和今后意见》。上述会议及指导性文件有力地推动了全国性子宫脱垂的防治工作。

由于各方面原因，当时子宫脱垂发生率缺乏准确而全面的流行病学调查。据 24 个省、市、自治区不完全统计，1961 年底累计查出各种程度子宫脱垂 524 万例，累计治疗 242 万例，尚有 282 万例待治。[①] 但各地患者分布及治疗情况颇不一致。上海、江苏、山东、山西等省市的子宫脱垂治疗率为 30% ～ 60%，个别地区达到 70%，而湖南、河北、安徽、江苏、广西、青海六个省、市、区共查出各种程度子宫脱垂 992838 例，至 1962 年底共治疗 72937 例，仅占患者总数的 7.3%。为此，卫生部妇幼保健司于 1962 年 12 月又发出通知，要求 1963 年内在全国范围续治 100 万～ 150 万例患者；至 1967 年底，所余患者基本得到治疗，并严防新病例的发生。[②] 但这些要求因"文革"而落空，仍有两百余万患者身心饱受折磨。

二、地方政府的主要措施

（一）组织开展全面普查

除了自下而上的汇报外，派出医疗队到基层作全面普查和治疗指导，组织开展全面普查是当时地方政府了解灾情和病情的重要举措之一。1960 年，安徽省繁昌、阜南等 13 个县、市的 4973 名医务人员和妇女干部深入农村调查发病情况，各地还培训了大批不脱产的保健员参加调查。[③]

以南京市为例，1960 年 9 月，该市第二支农医疗大队对江浦县永宁公社

---

① 江森 . 中国关于子宫脱垂的防治 ［J］. 现代妇产科进展，1989（1）：8–10.

② 同①.

③ 安徽省地方志编纂委员会 . 安徽省志 · 卫生志 ［M］. 合肥：安徽人民出版社，1996：428.

8537 人（占公社总人数的 95.6%）进行了调查和分类统计，获取了较为翔实的信息，见表 3。

表 3　江浦县永宁公社发病情况统计表（1960 年 10 月 31 日）

病名	实际调查人数	其中劳动力人次	发病人次	其中劳动力人次	发病率（%）	劳动力发病率（%）
浮肿	8537	3828	165	114	1.98	2.9
消瘦	8537	3828	37	24	0.43	0.62
闭经	2186	1795	403	357	18.3	19.8
子宫脱垂	2241	1334	327	288	14.1	21.5
合计	38575	18441	2762	1597	7.1	8.6

资料来源：江浦县永宁公社疾病调查初步报告，发病情况统计表（表二），1960 年 10 月 31 日，南京市档案馆藏，档号：5065-003-0446。转引自：林鹏.大饥荒下的民众与政府应对研究——以南京三县为个案［D］.南京师范大学，2014：110。

　　由于高层关注，当时统计与汇报发病情况成了一项专门工作。1961 年 2 月 9 日，江苏省委除五害爱国卫生运动领导小组和江苏省卫生厅接到卫生部通知，对疾病汇报制度进行补充。该省卫生厅据此指示各专、县，规定每 10 天上报一次妇女子宫脱垂累计查出患者数和累计治疗人数。[①] 显然，各地接到的指示和要求是一致的，不独江苏如此。1961 年湖北省也成立了全省子宫脱垂防治技术领导小组，规定培训方法和步骤，统一表格，定期书面报告，用简报交流经验。[②]

　　1959 年，四川省"除害灭病"办公室统计，全省有子宫脱垂患者 76 万，占该省妇女总数的 4%。[③] 安徽省农村妇女子宫脱垂问题 1959 年初即已

---

① 林鹏.大饥荒下的民众与政府应对研究——以南京三县为个案［D］.南京师范大学，2014：108–110.

② 湖北省地方志编纂委员会.湖北省志·卫生（下）［M］.武汉：湖北人民出版社，2000：732.

③ 四川省地方志编纂委员会.四川省志·医药卫生志［M］.成都：四川辞书出版社，1995：347–348+352.

出现。至 1961 年，安徽"全省共查出子宫脱垂患者 36987 人"。[①]1960 年
11～12 月间，中共江苏省委第三届第十三次扩大会议期间，关于该省疾病
情况有如下统计："根据各地最近的统计，全省患浮肿病、消瘦病、青紫病和
妇女子宫下垂的共有 476，762 人。其中：浮肿病患者 145960 人，消瘦病患
者 73406 人，青紫病患者 3661 人，患妇女子宫下垂的 253735 人。"[②] 在广东，
1959～1960 年，全省共 25 万名妇女患子宫脱垂病，占育龄妇女的 3%，个
别地区高达 10%。[③]山东省卫生厅发现病情后，责成山东医学院等单位研究
拟定子宫脱垂诊断标准及分类方法，指导普查普治。调查发现，该省子宫脱
垂"患病率极高，尤其农村更为严重，有的县发病率达 11.79%。其原因与妇
女参加劳动过多过重、过于劳累和饮食营养严重缺乏有关。"[④]1961 年 5 月，
辽宁省对 9 个市（不含本溪市）的调查显示，患子宫脱垂的人数为 74441
人，而 10 月则上升至 77028 人。农村患者多于城市，主要原因是妇女产褥
期保护不够（过早下床劳动）、旧法接生造成的会阴裂伤以及过重体力劳动、
营养不良等。[⑤]

---

① 安徽省地方志编纂委员会.安徽省志·卫生志［M］.合肥：安徽人民出版社，1996：
428.与此矛盾的是，经过多种措施救治，至"1962 年底，全省子宫脱垂病人减少至
127660 人，比 1959 年底下降了 65.5%。"（同上，第 429 页）则该省卫生志第 428 页的数
据应是 369870 人）！另据该省《卫生志》第 428 页所载，巢县研制成功子宫托后，该省
出资 30 万元，生产了 56 万只"供省内患者使用"。经济困难时期，若无数据指引，断
不会多造子宫托，则该省现症患者实际数字又不止 369870 人！

② 江苏省卫生厅.目前各地病情统计［B］.1952.南京：江苏省档案馆藏，3001-002-
0605.转引自：李良玉.江苏省大饥荒研究（上）——从"非正常死亡"说起［J］.江苏
大学学报（社会科学版），2015（1）：1-12+58.

③ 广东省地方史志编纂委员会.广东省志·卫生志［M］.广州：广东人民出版社，
2003：463.

④ 山东省卫生史志编纂委员会.山东省卫生志［M］.济南：山东人民出版社，1991：
676.

⑤ 辽宁省卫生志编纂委员会.辽宁省卫生志［M］.沈阳：辽宁古籍出版社，1996：285.

（二）开展培训及组织防治

培训工作实际上分两部分：一是如上述初期培训大量准专业人员，在专业人员指导下进行普查；二是培训专业人员开展救治。妇女病在农村大面积爆发，妇科医疗力量全面紧张，培训工作成为当务之急。1961 年 4 月初，江苏省卫生厅委托南京市举办子宫脱垂防治训练班，培训包括扬州、徐州、淮阴三专区（共 24 名）和南京市（49 名）共 73 名技术骨干，这些人员中有针灸医师 11 名，妇产科医师 1 名，助产士 50 名，保健员 11 名。培训历时 23 天，理论知识学习 3 天，余皆实习操作。当时在南京市郊区紫金山、汤山、八卦州等 7 个公社设点治疗并实习，收治患者 368 名。[①]

1960 年 2 月 15 日，上海市中医学会与中华医学会上海分会等 5 个医药卫生团体，在松江县人民医院召开子宫脱垂治疗经验现场交流会。会上交流了用补中益气汤配合针灸治疗，针灸与阴挺丸综合疗法的治疗经验及配制阴挺丸的要点，并会诊 3 位患者。在 3 月份的学术讲座中，该学会安排该市针灸研究所赵伯钦、上海第一医学院附属妇产科医院唐吉父有关针刺和中医药治疗子宫脱垂的介绍。[②] 中华医学会山东分会妇产科学会也于 1961 年举行了"子宫脱垂简易手术疗法初步介绍"的座谈会。[③]

1960 年 10 月，安徽卫生厅、省妇联、省科委组成防治妇女病领导小组，组织安徽医学院附属医院、省立医院、合肥市妇幼保健院，在肥东、巢县、肥西设立防治试点组，并抽调芜湖医专、淮南及蚌埠卫校二、三年级学生 200 余人参加防治工作。1962 年 1 月，安徽省委成立防治妇女病领导小组，各专、市、县成立相应机构。同年，省委从行政、医疗单位抽调处级妇女干

---

① 南京市卫生局.子宫脱垂防治训练班总结［B］.1961-06-20，南京：南京市档案馆藏，5065-003-0532.转引自：林鹏.大饥荒下的民众与政府应对研究——以南京三县为个案［D］.南京师范大学，2014：39.

② 佚名.上海市中医学会会会讯［J］.上海中医药杂志，1960（3）：49.

③ 妇产科学会通讯员.妇产科学会学术活动报道［J］.山东医刊，1961（8）：封四.

部 16 人、医务人员 86 人，组成 10 个工作组到专、市检查帮助工作；各专、市共抽调 440 名技术较好的医务人员和妇女干部组成 83 个组，支援各县工作。该省共培训县以下不脱产防治人员 41650 人，开展全省性的妇女子宫脱垂防治工作。①

各地按集中和分散治疗相结合原则，根据患者分布情况积极开展治疗。江苏省将病情较重的患者集中到公社医院、农村产院或生产大队保健站治疗，并对发病率较高的地区采取划片包干治疗；或让社员各自在家休养，公社或大队派医务人员进行巡回治疗，观察病情及送药上门。但该省患者的药费和营养费都需自理，成为重度子宫脱垂治疗的主要障碍。②

云南省澄江县组织了集中治疗，保证患者的营养和休息。限于当时农村的经济情况、医药技术、物质设备等条件，手术治疗无法开展，只好"采用经济、简便又有疗效的办法"，"号召医务人员从祖国医学宝库中去寻求良方，并发动群众和发动中西医搜集省内外的民间有效方剂，抽调中、西卫生干部 8 人，配合省工作组选择了中、西结合的药剂、针灸双结合的治疗方法"，并"对内服中药、大马蜂包熏、针灸疗法等均进行了反复认真的研究、试验，观察其疗效"。至 1959 年 9 月初，全县治疗 627 人，痊愈 405 人，好转 216 人。③ 这实际上是大多数医疗不发达县份治疗工作的真实写照。

尽管确立了"中西结合、土洋并举"的原则，但实际上当时只能"以土为主"。各地都编印了有关子宫脱垂的单验方集、防治手册，对于轻度患者帮助很大，但重度患者往往尝试过阴道栓剂、内服汤药、针灸甚至宫旁注射

① 安徽省地方志编纂委员会.安徽省志·卫生志［M］.合肥：安徽人民出版社，1996：428.

② 南京市卫生局.六合县关于今冬明春灭病防病工作的打算［M］.1961-12-08，南京市档案馆藏，5065-003-0532.转引自：林鹏.大饥荒下的民众与政府应对研究——以南京三县为个案［D］.南京师范大学，2014：111.

③ 云南省卫生厅防治子宫脱出病工作组.中医中药针灸治疗子宫脱出病［J］.云南医学杂志，1959（4）：37.

后，远期疗效不佳。以广东省从化县为例，1959 年起，全县医疗单位免费为子宫下垂患者治疗。1959 ～ 1961 年，该县先后 4 次防治子宫下垂病，用土方土药 20 多种，结合手术治疗子宫下垂 3000 例，治愈 1612 人，治愈率 53.7%。其中，1961 年广州市医疗队在该县用曼氏术、阴道前后壁修补术、吊宫术、全宫摘除等治疗 189 例，全部治愈。①

调整作息时间和补充营养是治疗该病的重要辅助措施。1960 年 11 月 3 日，中共中央发出《关于农村人民公社当前政策问题的紧急指示信》（即《十二条》），要求各地大抓群众生活，注意群众的劳逸结合，防治浮肿、干瘦、闭经和子宫脱垂（即"四病"）。各地组织教育公社及生产队干部认识到该病的危害，合理安排患者的劳动；各级政府都设法调剂一些食物增加患者营养。山东省农村子宫脱垂发病率"极高"，有的县发病率达 11.79%。中共中央、国务院派出解放军医疗队到山东救治，并拨给山东部分粮食、食油、糖和药品，帮助救治。②湖北省卫生部门全体动员，层层办"四病"临时医院，给予免费治疗。在治疗和休息期间，工分、口粮和营养物资均给以适当补助。卫生厅要求患者治愈后，尤其是子宫脱垂患者，必须有相当长时间的休息，严禁干重活，以巩固疗效。③陕西省卫生厅除抽调医务人员 370 名，分片包干指导工作外，还给各地市拨防治专款 11.4 万元，并从药材部门调配大量防治药物，到上海购买子宫托 10300 个。④这些措施，有力地支持了治疗工作。

① 从化县地方志编纂委员会.从化县志［M］.广州：广东人民出版社，1994：945.

② 山东省卫生史志编纂委员会.山东省卫生志［M］.济南：山东人民出版社，1991：676.

③ 湖北省地方志编纂委员会.湖北省志·卫生志［M］.武汉：湖北人民出版社，2000：732.

④ 陕西省地方志编纂委员会.陕西省志·卫生志［M］.西安：陕西人民出版社，1996：353.

三、中医积极参与治疗

早在《外台秘要·妇人门》第 34 卷中，已载有"阴挺""阴下脱""阴菌"等病名。成因方面，宋·陈言论之甚详；治疗方面，明·陈自明《妇人大全良方》提出以"升补元气为主"，应用枳壳汤、补中益气汤等。

当时，西医妇科"尚未能找到一种效果确实而又能保全人体生理结构的理想方法"。[①] 而发病率较高的农村地区限于医疗技术力量和设备条件，开展手术治疗确有困难，子宫脱垂主要是采用中医疗法。[②]

（一）阴挺丸与"梁三女草药"

阴挺丸是福建莆田老中医丁奇美在中医献方热潮中公开的，也是当时普遍运用的坐药方。其成分是：雄黄 5 钱，铜绿 4 钱，五味子 5 钱，煅白矾 6 两，桃仁（去皮）1 两。上药分研细末混合（雄黄留一半做丸衣），取荔枝蜜 2 两，文火熬至滴入水中成珠为度，再取上药倒入混合，置臼中捣实，搓成 4 钱左右药丸，雄黄为衣。用时将药丸塞入阴道后穹隆、侧穹隆或膨出部位，每次 1～2 丸，塞入后全休 2～3 天，即可下地轻度劳动。该县规模最大的莆田医院、涵江医院在县委组织下立即进行临床试验，3 个多月治疗 90 多例子宫脱垂，有效率高达 97.7%，并及时作了总结。该县于 1959 年 8 月上旬组织了 130 余名妇产科医师、助产士及各公社妇联干部，深入全县 12 个公社开展全面的子宫脱垂的普查普治工作。在该县普查的 392535 名妇女中，发现子宫脱垂症患者 3006 人，占全县妇女总数的 1.9%。用阴挺丸治疗 1937 人，近期效果较好，有效率达 98%。[③] 同年 9 月，福建省卫生厅在莆田召开

---

① 冯也熙，郑延姜，杜茜芝，等.子宫丸治疗子宫脱垂 10 例的疗效观察［J］.江西中医药杂志，1959（8）：20-22.

② 徐则先.子宫脱垂运用古法治愈的经验介绍［J］.江苏中医，1957（2）：30-31.

③ 郭文辉，林挺喜.应用"阴挺丸"治疗子宫下垂症的经验介绍［J］.福建中医药，1959（10）：15.

全省妇幼卫生现场会议，推广阴挺丸治疗子宫脱垂的经验，该方随后不胫而走。①

　　类似的坐药还有河南尉氏县的五倍苦矾丸②、江西的子宫丸③、福建建阳的妇安丸④、福建南平的五五丸⑤、吉林省的蓖麻仁充塞阴道⑥、江苏丹阳的提宫散⑦及江苏武进的乌及散等，其治法与药物大同小异。以乌及散为例，该方出自唐《广济方》，主治妇人阴脱，其法为"白及、川乌头等分为末，绢裹一钱，纳阴中，入三寸，腹内热即止，日用一次"。后该药在南京市推广应用，被认为有一定疗效。江苏省中医研究所对乌及散对实验家兔离体子宫、附属韧带及阴道的作用进行了实验研究，证实该方对离体家兔组织有兴奋作用，而单味药实验发现生川乌呈兴奋作用，白及则有抑制其紧张性的作用。⑧、⑨

　　1959 年 3 月，广东省开平县"访贤采风"中，该县马冈公社卫生院报道，当地老草医梁三女有二十余年治疗经验，群众反映疗效良好。县委决定将梁三女接到县第一人民医院开展治疗和疗效观察，"当时肯定了梁老太太

①　郭文辉 . 名医献良方——记丁奇美医师公开秘方［J］. 福建中医药，1959（10）：46.

②　史书山 . 五倍苦矾丸治疗子宫下垂的疗效观察［J］. 中级医刊，1960（5）：54.

③　冯也熙，胡云英 . 子宫丸治疗子宫脱垂 50 例的初步观察分析［J］. 江西医学院学报，1959（3）：175–179.

④　建阳县水吉医院中医科 . 针灸配合妇安丸治疗子宫下垂效果好［J］. 福建中医药，1960（10）：15–16.

⑤　南平中医研究所 . 应用五五丸为主治疗子宫脱垂［J］. 福建中医药，1960（5）：18.

⑥　吉林省地方志编纂委员会 . 吉林省志·卫生志［M］. 长春：吉林人民出版社，1992：524.

⑦　郭应昌 . 提宫散治疗子宫下垂 139 例疗效观察［J］. 江苏中医，1960（11）：30–31.

⑧　张淑芳，王殿俊，屠鉴清，等 . 乌及散治疗子宫脱垂的实验研究 I［J］. 江苏中医，1963（8）：21–25.

⑨　张淑芳，屠鉴清，顾荣复，等 . 乌及散治疗子宫脱垂的实验研究 II［J］. 江苏中医，1963（11）：27–28+37.

的办法优良且有研究价值，经当地党委的支持与卫生院的协助，梁老太太在党委的关怀与感召下，献出了秘方"。[①] 该方采用 12 种当地草药（黄花猛、猫屎草、蒟青、闹羊花、交龙木、大艾、红苋布柏、洋花参、假紫苏、白扑叶、三丫苦、牛嬲簕）制成阴道塞药，即"梁三女草药"。疗程仅用 5 天，远期疗效尚未取得观察结果便开始推广，盖与当时地方干部急于推出典型、"放卫星"的心态有关。

1959 年，卫生部向各地发出《关于妇女子宫脱垂针灸、中药治疗单方的函》，推荐的单方中包括"梁三女草药"，由此掀起了一轮探索该病疗法的热潮。1960 年 6 月，广东省妇幼保健会议推广了"梁三女草药"。但一些患者经"梁三女草药"突击治疗后无效或复发，后改由中山医学院妇产科手术治疗。[②]

值得注意的是，江西农村 1964 年已报道因坐药使用不当造成泌尿生殖瘘，可见选药的安全考量及在乡村指导用药的重要性。[③] 这也是后来农村出现相当比例泌尿生殖瘘的成因之一。

（二）内服药、针灸及综合疗法

内服药采用最多的是补中益气汤，各地均有报道。[④,⑤,⑥,⑦] 也有在该方基

---

① 佚名．开平县应用梁三女秘方治疗子宫脱垂疗效观察总结报告（江门专区工交群英大会文件节录）［J］．广东中医，1960（5）：封二．

② 余国静，何秀琼，林剑鹏，等．在农村进行手术治疗生殖道脱垂的疗效观察（附 114 例临床资料分析）［J］．广东医学（现代医学版），1963（2）：41–49.

③ 孙明，毛成德，陈定海，等．在乡县为农村妇女修补 21 例泌尿生殖瘘的点滴经验与体会［J］．中华妇产科杂志，1966（2）：1–4.

④ 成都中医学院眉山血吸虫、钩虫病治疗组．"补中益气汤"治疗子宫脱垂的疗效观察［J］．成都中医学院学报，1958（1）：52–55。

⑤ 徐雅东．中药治疗"阴挺"治验例介绍［J］．江苏中医，1958（7）：24–26.

⑥ 佚名．治疗子宫下垂的经验介绍［J］．江苏中医，1959（8）：40–41.

⑦ 赖良蒲．简介补中益气汤治疗 36 例子宫脱垂的疗效［J］．江西中医药杂志，1959（12）：18–19.

础上的化裁，如重用枳壳的枳壳升芪合剂。① 尤其可贵的是，天津市中心妇产科医院与天津中医学院合作，用补中益气汤治疗 23 例患者后，并未满足于疗效观察，又联合天津医学院药理科对该方各药药理开展研究，并做了不同组方比较和动物实验，证实该方对在体或离体子宫及其周围组织有兴奋作用，加入益母草和枳壳，作用更为突出。②

著名中医朱良春综合各地经验，认为补中益气丸、十全大补丸等方药价贵，疗程长，而且"欲以一方而统治之"，违背辨证论治法则。提出以芪首升陷汤、加味桑螵蛸散内服，以五倍子、乌梅、蕲艾、蛇床子、枯矾煎汤熏洗，配以针灸，方能相得益彰，缩短疗程，巩固疗效。③ 此外，云南陆良总结出适合农村推广的枳壳合剂，有效率也达 93%。④ 福建永泰在"采风访贤"中挖掘的秘方"整宫汤"（陈枳壳、夜明砂、炮山甲、鲜椿树根、鲜柚树根、制乳香，水煎服）治疗了 81 例，据称较当时其他疗法效果要好。⑤

针灸是农村基层治疗子宫脱垂的重要选择。一个重要的原因是，由于1958 年农村劳动力大量投入水利工程和"大炼钢铁"，不仅农业生产受到冲击，中药材种、采亦大受影响，以至 1959 年后的数年中药材严重短缺。补中益气汤中使用的饮片奇缺，"虽有疗效，但药价昂贵，非一般患者所能负

① 王拯民.用枳壳升芪合剂治疗 10 例阴挺症的效验［J］.上海中医药杂志，1959（4）：30–31.

② 顾小痴，杜粹伯，张丽荣，等.中药补中益气汤治疗子宫脱垂疗效及其药理学研究的初步报告［J］.天津医药杂志，1960（1）：4+7–12.

③ 朱良春.中药针灸配合治疗"子宫脱垂"的疗效观察［J］.江苏中医，1959（9）：65–67.

④ 陆良县马街公社医院.中药枳壳合剂治疗子宫脱垂的疗效观察报告［J］.云南医学杂志，1959（4）：36.

⑤ 徐德年，张榕.秘方"整宫汤"治疗子宫脱垂八十一例疗效观察［J］.福建中医药，1962（6）：10–11.

担"。① 甚至当年治疗流脑用的金银花也只能以蒲公英代替 ②，黄连、犀角因缺货或价昂而弃用。③ 面对乡村患者，医生们不得不便宜行事，采用更廉价的针刺疗法。针刺疗效虽然显著，"但不持久，易复发"，还需辅以综合措施如增加营养、适当休息及内服中药等。④

1960 年后，各地在总结治疗经验的基础上，普遍采用综合疗法。如沈阳市沈河区妇产科医院总结出"中西医结合，动静结合，整体与局部结合，土洋结合"原则，要求患者做气功、内服中药、阴道上药、熏洗及针灸，42 名患者中 30 名治愈。但该院也承认，伴有膀胱膨出、直肠膨出、会阴严重裂伤等并发症者收效甚微。⑤ 江苏推广的"武进疗法"，亦系熏蒸、阴道塞药、针灸构成的综合疗法；湖南新化县提出包括五项措施和四个步骤的治疗方案，既有内服中药固肾汤，也有蓖麻仁泥敷贴穴位和局部敷洗，强调综合措施和使用中草药，适用于乡村地区防治工作。⑥

四、西医研究与治疗

1959 年时，学者已着手研究子宫脱垂的病因和发病机制。唐士恒等通过实验和对比，指出女性劳动时体位和姿态、劳动量及营养体质与发病与否关

---

① 湖南省安乡安成分社卫生院 . 针刺治疗 29 例子宫脱垂的初步疗效报告［J］. 中医杂志，1959（7）：51-52.

② 福建省中医研究所，莆田县医院流行性脑脊髓膜炎中医治疗研究小组 . 蒲公英汤治疗流行性脑脊髓膜炎三十例临床观察［J］. 福建中医药，1959（5）：18-19.

③ 颜文明 . 以银花三黄解毒汤为主治疗 13 例"流行性脑脊髓膜炎"的经验介绍［J］. 上海中医药杂志，1959（6）：22-24.

④ 江存华 . 针刺治疗子宫脱垂 19 例疗效观察［J］. 山东医刊，1960（5）：36-37.

⑤ 沈阳市沈河区妇产科医院 . 用综合疗法治愈子宫脱垂 30 例初步探讨［J］. 辽宁医学杂志，1960（11）：6-8.

⑥ 湖南新化县除害灭病办公室，湖南新化县医药科学研究所 . 中、草药治疗子宫脱垂 61 例初步观察［J］. 江西医药，1961（增刊）：21-22.

系密切，但碍于当时环境，其结论有些含糊其辞。[①] 张桥等对女性劳动力负重情况下子宫位置开展了实验研究，证明双手负重超量是女性子宫脱垂的诱因，为开展妇女劳动保护提供了依据。[②] 而张丽珠和于兰馥则探讨了多次分娩对妇女健康的影响。[③][④] 南京第一医学院妇产科在镇江市所属人民公社的调查显示，发病原因主要是产褥期参加重体力劳动，占78%，日常劳动中挑重担诱发者占8%，另有产褥期剧咳诱发等。患者多伴发膀胱膨出（91%）及直肠膨出（36%）。[⑤] 云南省澄江县的调查也证实，其病因主要是产后未满月进行繁重劳动及较重农事活动、平时劳动过度等，而且患者多数生育过多。[⑥]

（一）宫旁注射

无水酒精或明矾甘油宫旁注射是当时广泛采用的疗法之一，系借鉴肛肠科治疗直肠脱垂的原理。[⑦] 此法将药液注射在相当于子宫两侧主韧带部位，利用无水酒精或明矾甘油的蛋白凝固及组织收敛作用，在注射局部产生无菌性炎症，使组织纤维化，从而使松弛的韧带挛缩而变短，使子宫复位。但无水酒精注射后，"多数病员都有轻重不等的反应，有的甚至高热达40℃左

---

① 唐士恒，佟慕光，刘德传，等．由劳动与体质因素来探讨子宫脱垂发生原因和预防的初步意见［J］．中华妇产科杂志，1963（3）：1-6.

② 张桥，邛桂芳，张颖，等．双手负重对于搬运女工生殖器官的影响［J］．中华妇产科杂志，1964（2）：1-6.

③ 张丽珠．多次分娩对妇女健康的影响［J］．人民军医，1964（2）：50-51.

④ 于兰馥．子宫脱垂88例之分析（1947—1957）［J］．中华妇产科杂志，1959（2）：143-148.

⑤ 南京第一医学院妇产科，镇江市江滨医院妇产科．应用5%明矾甘油及无水酒精局部注射治疗子宫脱垂100例的初步报告（摘要）［J］．南京第一医学院学报，1959（4）：501-503.

⑥ 云南省卫生厅防治子宫脱出病工作组．云南省澄江县开展防治子宫脱出病的工作情况和经验［J］．云南医学杂志，1959（3）：80-81.

⑦ 周仕仁．直肠周围注射酒精治疗直肠脱垂的经验和教训［J］．云南医学杂志，1959（1）：59-61.

右"。遂有将明矾溶于普鲁卡因注射液中，将煮沸、过滤后的溶液注射于宫体与阴道黏膜之间，治疗Ⅱ、Ⅲ度子宫脱垂患者的尝试[1]；杨帆则在75%酒精中加入奴佛卡因以减轻副作用。[2]甚至还有中、西药合用的枳壳煎液加奴佛卡因注射的尝试。[3]

除注射时引起患者全身反应外，由于普治时调用大量非专业人员及培训不足，常因注射位置不准确引起局部坏死并引发尿瘘。1961年，鉴于该疗法产生的副作用较多，卫生部下发了《关于停止使用宫旁注射治疗子宫脱垂的通知》。1963年林剑鹏报道了10例注射酒精、明矾甘油引发的尿瘘，均系术者"没有很好掌握解剖位置，将酒精、明矾甘油误注入膀胱或尿道"所致，后来不得不再行手术治疗。[4]1966年，冯彩珠也有类似报道。[5]

江苏吴县在行阴道前后壁修补术治疗时，也辅以升宫Ⅱ号注射液（硫酸铝钾和枸橼酸三纳水溶液）宫旁注射，以消除患者术后的下坠感及嵌痛。[6]

安徽医学院附属医院聂震芳改良该疗法，试用明矾浸液纱布填塞阴道治疗子宫脱垂，取得较好疗效，并大大减轻了患者的痛苦。1961年3月，安徽省科委、卫生厅联合通知推广该疗法，该省商业厅供应明矾6000公斤、纱布35000米，卫生厅安排治疗补助费36800元。当年，安徽省应用此法治疗

---

① 蒋子超，林文宗，张淦玉，等.明矾治疗子宫脱垂85例［J］.福建中医药，1960（5）：19.

② 杨帆.酒精奴佛卡因治疗子宫脱垂154例的效果及子宫脱垂的预防［J］.中级医刊，1960（5）：35-37.

③ 朱俊，尤继康.试用枳壳煎液治疗四例子宫下垂的初步观察［J］.江苏中医，1960（11）：40.

④ 林剑鹏，叶淦平.注射酒精、明矾甘油发生的尿瘘（附10例临床病理分析）［J］.广东医学（现代医学版），1963（3）：81-83.

⑤ 冯彩珠.泌尿生殖瘘100例报告［J］.中华妇产科杂志，1966（2）：124-126.

⑥ 吴璋.升宫Ⅱ号注射液辅以阴道前后壁修补术治疗子宫脱垂［J］.医药工业，1978（8）：31-32.

Ⅰ～Ⅲ度子宫脱垂 8555 例。^①

（二）子宫托

子宫托是最古老的医疗器械之一，当时已有 S 状的，如 Hodge-Thomas 式、Thomas-Smith 式及 Albert-Smith 式；有环状的；有乳罩状的，如 Menge 式及 GellHorn 式；有带孔凹面盘状的，如 Schatz 式；也有如听诊器头状的，如 Napier 式等。其中常用的是 Smith-Hodge 式、环式及 Menge 式。^②

起初各地应用各种形式的子宫托，从就地取材的玉蜀黍芯（截成适当长短，包以棉花，套以避孕套）到各型子宫托的制作，皆循因陋就简原则。安徽巢县妇幼保健站反复研究改进，于 1960 年制成"安徽喇叭花型塑料子宫托"，并在巢县、宿松、合肥等市县 8 个点对 743 名患者进行了为期一年的疗效观察，治愈率达 57%。此后，该型子宫托又在上海川沙县和山东德州试用及观察，效果令人满意。1961 年，安徽省卫生厅拨款 30 万元，生产子宫托 56 万只，供省内患者使用。1975～1982 年间，该型子宫托还推广到上海、江苏、浙江、江西、广西、贵州、湖北、四川、河北等省、市、自治区。^③云南省卫生厅 1963 年订购了 3 万只子宫托免费发放各地、州、市的患者使用。^④1961 年，广东省部分地区试用后，认为子宫托环有一定效果，该省卫生厅立即组织生产 17 万个子宫托环，免费供患者使用。^⑤

子宫托主要适用于年老、体衰不宜施行手术者，而不适于年轻患者；其禁忌证包括会阴破裂严重或盆底组织提托力较差者、不能使子宫前屈者、宫

---

① 安徽省地方志编纂委员会．安徽省志·卫生志［M］．合肥：安徽人民出版社，1996：428-429.

② 江森．谈谈子宫托的应用［J］．山东医刊，1961（7）：31-33.

③ 同①：428.

④ 云南省地方志编纂委员会．云南省志·卫生志［M］．昆明：云南人民出版社，2002：325.

⑤ 广东省地方史志编纂委员会．广东省志·卫生志［M］．广州：广东人民出版社，2003：463.

颈特别长者、阴道因斑痕较多而狭窄或不能扩张者，以及患阴道子宫炎症、宫颈柱状上皮外移及宫颈外翻者。[①] 其主要缺点是对于阴道黏膜及盆腔器官的刺激和压迫症状，能否有更大效果取决于能否恢复盆底各组织的支持功能，也与子宫托的形状、材料等有关。[②] 后来，在乡村地区，由于使用不当或长期放置不取，子宫托压迫和损伤周围组织，造成子宫托嵌顿，甚至造成尿瘘和粪瘘。[③]

（三）手术治疗

20 世纪 50 年代末，子宫脱垂治疗术式已有数十种之多。云南省昆华医院妇产科手术治疗的 76 例中，共采用了居里木（Gilliam）氏腹式子宫悬吊术、伯劳底 – 威伯斯特（Baldy–Webster）氏腹式子宫复位术、腹式子宫摘除术、劳弗特（Le Fort）氏手术、阴道前后壁缝补及阴道会阴缝补术等 7 种术式，可见临床情状之复杂。[④] 一般公认阴道内子宫全摘除与阴道前后壁修补是理想术式，但技术操作较为复杂，难以广泛应用。杨怀恭等认为，手术治疗的指征主要有三：①严重的子宫脱垂，影响日常生活；②局部病变明显，解剖位置发生明显改变；③绝经期前后的妇女，患严重的子宫脱垂者。[⑤] 对于手术治疗，根据当时技术水平，卫生部提出了"慎重考虑，严格控制"的原则。因此，手术治疗只在城市医院和少数有条件的县开展，这一时期各地

---

① 罗荣勋 . 对"喇叭花型子宫托疗效分析"一文的商讨 [J]. 中华妇产科杂志，1964（4）：326.

② 何森，李桂林 . 子宫脱垂发病机制与子宫托治疗作用的初步探讨 [J]. 青岛医学院学报，1963（1）：20–22.

③ 赵延青，傅兴生 . 子宫托阴道嵌顿引起尿瘘、粪瘘 3 例报告 [J]. 江西医药，1983（3）：48–49.

④ 于兰馥 . 子宫脱垂 88 例之分析（1947–1957）[J]. 中华妇产科杂志，1959（2）：143–148.

⑤ 杨怀恭，韦镕澄 . 子宫脱垂的手术治疗 [M]. 上海：上海科技出版社，1965（32）：1–2.

采用的主要是非手术疗法。[①]

在湖北，1960 年"四病"治疗取得初步成效的同时，发现子宫脱垂的复发率较高。据荆门、蕲春、大冶的调查，复发率分别是 14.2%、52%、83.1%。该省卫生厅调查组检查了 327 名已行手术 3～6 个月的患者，治愈率为 91.13%。后又多次调查，确认手术疗法对重度子宫脱垂和膀胱直肠膨出的疗效较药物疗效高。[②] 根据湖北省委、省人委的指示，武汉医学院一附院妇产科于 1961 年组织了 5 个子宫脱垂手术辅导组分赴各地，集中学员及患者，进行边培训、边治疗的试点工作；培训后，学员回原单位开展工作，老师再巡回辅导，以巩固及改进技术。当时规定，子宫脱垂手术只下放到县医院；必须有外科基础或妇产科基础的医师或医士，才能执行子宫脱垂手术。实际上当时某些县医院只有助产士，连妇产科医生都没有，缺乏输血、氧气供应及专业麻醉师等条件，较大的手术如阴道式全宫摘除术尚无法推广，只有曼式术及阴道前后壁修补术可于局麻下进行，而农村患者需求孔殷，所以辅导组"抱最大的决心，必须要做好和教好这种手术，改革条件上所不允许的常规旧套……保证做到既简便又安全"。[③] 每一手术必先细心研究，充分做好准备，专家和学员都全神贯注，在短时期内教会了学员。第一期培训了 60 个县的 89 名手术骨干，助手 63 人，手术护士 81 人。到 1966 年已有 54 个县 81 名学员开展了手术治疗工作。据五个县 244 例患者术后随访，证明学员们在农村开展手术的效果是比较满意的。但该院也注意到，术后膀胱及直肠膨出的数字还相当高，也有若干并发症。[④]

---

① 江苏省地方志编纂委员会.江苏省志·卫生志（下）[M].南京：江苏古籍出版社，1999：454.

② 湖北省地方志编纂委员会.湖北省志·卫生 [M].武汉：湖北人民出版社，2000：731–732.

③ 同②：732.

④ 武汉医学院第一附属医院妇产科.关于在农村进行子宫脱垂手术的问题 [J].中华妇产科杂志，1966（1）：74–77.

在广东，中山医学院早在 1956 年就开始了调查，1958 年分别在新会县和广州市白云区施行手术治疗 114 例，经 1 年 9 个月及 3 年 7 个月两次随访 101 例，认为可以在农村开展手术治疗子宫脱垂，效果令人满意。但需具备下列条件：①术者必须有一定临床经验并掌握较熟练技术；②掌握手术适应证；③严格掌握选例与指征；④严格的消毒与无菌操作；⑤执行术前、术时及术后的常规处理。他们选用的术式主要是阴道前后壁修补主韧带缩短术（Ⅰ度）、曼式术（Ⅱ度），子宫膀胱阴道间位术、阴道半闭锁术可在农村选例施行。①

1962 年，尽管社会经济状况已逐步好转，中、西医务人员开展了大量治疗，仍有大批患者尤其是重度患者等待救治。天津市中心妇产科医院接受卫生部下达的子宫脱垂防治研究任务，在天津市卫生局的支持下，医院为柯应夔教授配备了助手，于 1962 年秋开始了研究工作，原计划手术治疗研究 500 例。到 1966 年秋做到 239 例时，"文革"开始，研究工作中断近十年。四年中，该研究小组深入农村的平原、水乡、山区进行调查、治疗和随访观察，从而认识到子宫脱垂病情万状，"很难应用一二种手术疗法完满地治好所有各种类型的子宫脱垂"，并总结出针对不同类型患者的 5 种手术方法，这些成果在"文革"后开展的治疗工作发挥了积极作用。②

1965 年"六·二六"指示发出后，大批医务人员下乡巡回医疗，接触到更多复杂病例，从而带动了术式的改进。江西医学院妇产科在临川县创造了适合农村条件的"子宫腹壁固定术"，针对年过四十、已有子女的Ⅲ度子宫脱垂合并阴道前后壁全部外翻患者进行治疗，体现出简单易行、切口小、痛苦少、并发症少、费用低、技术容易下放等优点，但远期疗效尚待观察。③

---

① 余国静，何秀琼，林剑鹏，等.在农村进行手术治疗生殖道脱垂的疗效观察（附 114 例临床资料分析）[J].广东医学（现代医学版），1963（2）：41–49.

② 柯应夔.子宫脱垂 [M].天津：天津科技出版社，1979：序 + 前言.

③ 孙明，蔡声清，葛长根，等.适合于农村条件下治疗子宫脱垂的"子宫腹壁固定术"[J].江西医药杂志，1965（12）：1151–1153.

五、反思与总结

无疑，1959～1966 年的第一次全国性子宫脱垂普查普治，离不开卫生部门的指导，离不开各级妇联、工会、民政、粮食、商业、交通、医药器械等系统的支持和积极配合。总体而言，了解到问题的严重程度后，各级政府和卫生部门都在竭力保障普查普治工作的正常进行，这一点，可证之于卫生部发出的系列文件及各级政府的政令。

1949 年全国卫生行政会议确立的国内妇幼保健工作计划，实际上自 20世纪 50 年代中期就受到了严重干扰，而"教育革命"则打乱了各级医学教育的正常秩序，使国内急需的大批妇幼保健人员无由产生，三级妇幼保健网建设无形中受阻，由此造成农村妇幼保健水平长期低下和专业人员极度匮乏。受制于基层医疗条件，"大跃进"期间的子宫脱垂手术治疗只是在省会城市及基础较好的医院进行，农村妇女只能接受以中医药为主的单项或综合治疗，大量需要手术治疗的重度患者求治无门。

另一方面，当时"土洋结合，以土为主"的指导方针，实际上已变成执行中的"以土为主"。[①] 各地中医业者积极响应政府号召，挖掘、摸索出许多治疗方法，医学类期刊、报纸报道的"土"疗法层出不穷。卫生部搜集和推广的大多是中医疗法。囿于当时的政治环境，这些"土"疗法大行其道，个别地方更盛行"快速突击治疗"，一些未经远期疗效观察及安全性评价的疗法大量用于治疗，不可避免地造成该病随后的大量复发，甚至引发尿瘘等新问题，给患者带来额外的痛苦。这与 1978 年后第二次子宫脱垂普查普治过程中重视医学专家的作用，无论制订诊断标准、普查办法、治疗方案还是组织培训、检查验收，都充分倚重医学专家形成了鲜明的对照。明乎此，"文革"开始时仍遗留两百多万患者就不难理解了。

尤为难能可贵的是，在两次普查普治之间的近二十年里，中、西医务人

---

① 朱云河.从"土洋并举"到"以土为主"[J].北京党史，2011（6）：26–31.

员一直在从事该病的防治工作。由于这一时期仍强调简便、经济等原则，农村主要依靠赤脚医生等初、中级医务人员；而江苏、湖北、四川、山东、广东、北京等地医学院持续开展的手术治疗及术式改进则为"文革"后更好地开展全国性普查普治积累了宝贵的临床资料和治疗经验。

（中华医史杂志，2016，46（5）：289-296.）

1966～1976年子宫脱垂、尿瘘治疗概况

1966～1976年，各地大量留存的患者，成为妇幼保健方面不容忽视的问题，各地中、西医业者在艰苦环境下一直在想方设法，继续开展零星的或有组织的救治工作。尽管1967～1972年缺乏多数地方的相关文献记载，通过多方查找有关资料，初步还原了"文革"期间子宫脱垂和尿瘘的治疗情况，借此也得以了解当时中、西医医疗之一般。

1966～1976年，正常的医疗、科研秩序受到冲击，此前从事子宫脱垂和尿瘘（以下简称"两病"）治疗和研究的部分专家被迫离开工作岗位，"两病"防治工作一度停顿。难能可贵的是，无论城乡，中、西医在这十年间仍然勉力开展工作，想方设法解除患者的疾苦。

1967～1972年，几乎所有的医学期刊都无形停顿，而有关"两病"治疗的论著中，大多数作者都绝口不提此期"两病"治疗之外的情形，造成这段历史人为的断裂和空白，给本题研究带来不少困难。通过多方查找资料，这十年间的情况逐步显露轮廓，并得以了解更多"两病"治疗之外的若干细节。本文对这十年间中、西医治疗"两病"的情况作一概述，庶几有裨于"两病"治疗史研究。

一、1966～1976年的子宫脱垂查治

（一）断续进行的查治工作

"文革"开始后，各地大部分妇幼保健机构被撤并，工作人员被调离，多数地方的妇幼保健工作基本陷于停顿状态。1972年末，辽宁全省仅有妇

幼保健站（所）31 个，工作人员 225 人[1]；安徽省 1974 年才恢复妇幼保健机构[2]，黑龙江省迟至 1976 年才逐步恢复和整顿各级妇幼保健机构。[3]

"文革"开始时，各地尚有 200 余万子宫脱垂患者等待治疗[4]；同时，由于基层妇产科力量薄弱造成的大量新发尿瘘患者也亟待救治。数以万计患者的存在和她们的痛苦，是中、西医疗工作者无法回避的。随后十余年中，各地中、西医疗工作者一直在探索有效方法和药物，一些有条件的医院也设法收治患者，治疗在艰苦环境下断续进行。

1970 年，江苏省如东县开展全县妇女病普查普治工作，15 万成年妇女接受普查，8 万余各种病患得到治疗。1971 年，《人民日报》报道了此事。[5]山东省聊城地区 1972 年开展了普查普治，16 万余妇女受检。[6]湖北省部分市县 1972 年开始妇女病查治工作，沔阳县 1973～1976 年用复方黄芪注射液治疗 4130 例；1976 年该省在麻城、石首各办一期"全省子宫脱垂防治学习班"，并委托湖北医学院开展"两病"防治研究工作；次年又成立省级"两病"防治工作小组，设计方案，在红安、麻城、随县、洪湖试点后，即在 4 个地区 16 个县分期分批举办培训班，由点到面铺开。[7]湖南长沙县 1971～1973 年普查已婚妇女 11.95 万人，"全县治愈的妇女患者中，少数是在巡回医疗队的

① 辽宁省地方志编纂委员会办公室.辽宁省志·卫生志［M］.沈阳：辽宁人民出版社，1999：276.

② 安徽省地方志编纂委员会.安徽省志·卫生志［M］.合肥：安徽人民出版社，1996：427.

③ 黑龙江省地方志编纂委员会.黑龙江省志·卫生志［M］.哈尔滨：黑龙江人民出版社，1996：316.

④ 李剑.新中国第一次子宫脱垂普查普治（1958—1965）［J］.中华医史杂志，2016(5)：8.

⑤ 佚名.为提高妇女健康水平而斗争——如东县普查普治妇女病的调查报告［N］.人民日报，1971-03-03（4）.

⑥ 刘代庚.聊城地区卫生志［M］.济南：山东科技出版社，1993：130.

⑦ 湖北省地方志编纂委员会.湖北省志·卫生（下）［M］.武汉：湖北人民出版社，2000：733-734.

帮助下施行手术治疗的，大多数是采用中草药和新针治疗的，平均每人花药费不到四分钱，全部由合作医疗经费开支"。[①]

（二）中医疗法

实际上，自 20 世纪 50 年代中期学习苏联经验，医学院校在妇产科人才培养方面就开始受到影响，卫生系取消妇幼保健教研组，妇产科人才培养数量也远不能跟上需求。[②] 兼之大多数患者分布在农村地区，当时的社会经济环境和妇产科人力资源状况使农村患者的就诊选择大大缩减，大多数患者能够依靠的只有中医业者的治疗。

1. 传统中药及针灸治疗

（1）汤剂与中草药疗法

按照中医"陷者举之"的治疗原则，以补中益气汤为主治疗子宫脱垂，仍是农村地区中医业者的首选。[③,④,⑤] 亦有遇患者久病，补中益气汤不效，据张景岳《古方八阵》全鹿丸意，以补肾药与补中益气汤合而奏效者。[⑥] 吉林中医业者选用张锡纯升陷汤加炙马钱子粉治疗子宫脱垂，除以升麻、柴胡、黄芪等补气升提外，以炙马钱子粉"助气振痿"。马钱子用炙后的粉剂，一般用量为 0.5g，以有效减轻蓄积中毒。唯其治疗量与中毒量比较接近，临床应用须特别小心。[⑦]

---

① 中国共产党湖南省长沙县委员会.积极防治妇女病 保护妇女劳动力［N］.人民日报，1973-03-13（2）.

② 严仁英.谈我国妇女保健工作的发展［J］.中华妇产科杂志，1986（4）：193-194.

③ 杜俊荣.子宫脱垂治验［J］.山西医药杂志，1980（3）：40.

④ 董智良.重度子宫脱垂治验［J］.新中医，1980（1）：140-141.

⑤ 孙道成，王树元.加味补中益气汤治疗子宫脱垂［J］.山东医药，1979（4）：43.

⑥ 江克明.全鹿丸治疗子宫脱垂［J］.中成药研究，1980（3）：45.

⑦ 王耀廷.运用升陷汤加炙马钱子粉治疗子宫脱垂及胃下垂［J］.吉林中医药，1979（3）：54-55.

在当时"中草药运动"的时代背景上，用中草药治疗该病的探索比比皆是。广西隆林用红臭牡丹（亦名臭牡丹，马鞭草冬，赤贞桐属植物）单方治疗 199 例，效果良好。[1] 随后该县将该药地上部分制成了注射剂推广使用。陈再智等对该药药效进行了实验研究。[2] 而后，贵州继起仿行，但疗效不稳定。贵阳医学院刘慰庸等又对臭牡丹的药理进行了实验研究，进一步证实了该药对兔在体与离体子宫圆韧带均有增强收缩的作用。[3]

科研机构也积极参与中草药研究。西北水土保持生物土壤研究所对民间中草药鬼灯檠（虎耳草科，鬼灯檠属）的化学成分进行了分析，将其制成片剂、浸膏、软膏，并与陕西军、地医疗机构合作开展了对子宫脱垂、痢疾、腹泻、脱肛、痔疮等疾病的疗效观察，证明疗效良好。[4]

另一种采用较多的中药是丝瓜络。1975 年，《赤脚医生杂志》第 5 期报道有关丝瓜络烧炭，酒送服，治疗子宫脱垂的做法后，辽宁省喀左旗山嘴子地区医院依此法治疗 6 例，效果良好。[5] 解放军 51220 部队卫生所也有同类报道。[6] 陕西蓝田县华胥公社卫生院又做了改进，用复方丝瓜络注射液（丝瓜络、枳实，按 5 : 1 比例，用水醇法制成注射液，每 mL 相当于生药 3g。肌内注射每日 1 次，每次 4mL，10 次 1 个疗程）肌内注射，治疗 I ～ III 度子

① 广西隆林各族自治县妇幼保健站 . 红臭牡丹单方治疗子宫脱垂［J］. 赤脚医生杂志，1975（9）：76.

② 陈再智，洪庚辛，顾以保 . 臭牡丹对家兔子宫圆韧带肌电的影响［J］. 医药科技资料，1978（14）：708-712.

③ 刘慰庸，王瑛，赖国秀 . 臭牡丹治疗子宫脱垂的初步药理研究［J］. 贵阳医学院学报，1980（1）：76-77.

④ 西北水土保持生物土壤研究所 . 介绍一种治疗菌痢、子宫脱垂等疾病的草药——鬼灯檠［J］. 陕西新医药，1972（2）：32-36.

⑤ 吕瑞芝 . 丝瓜络治疗子宫脱垂有效［J］. 辽宁医学杂志，1977（5）：17-18.

⑥ 解放军 51220 部队卫生所 . 丝瓜络治疗子宫脱垂［J］. 赤脚医生，1975（9）：52.

宫脱垂 105 例，治愈 69 例。[①]

类此者，还有辽宁的升麻牡蛎散[②]、广西的红金樱根合剂等。[③]

（2）针刺疗法

驻陕西某部卫生科采用芒针疗法，取维道、维胞、维宫等穴，选配三阴交、阴陵泉、足三里等，治疗子宫脱垂 104 例，据称痊愈 53 例。[④]河南中医学院师生到禹县[⑤]、泌阳县[⑥]"开门办学"时，用针刺疗法治疗了一批患者，据称有一定疗效。

传统针刺疗法外，湖北监利县卫生防疫妇幼保健站用 50% 当归液注射足三里、三阴交两穴，治疗 14 人，Ⅰ度治愈率较高。[⑦]1976 ～ 1978 年，河北定县妇幼保健院将当时新出现的低频电疗用于子宫脱垂治疗，治疗 213 例，据称有效率达 98.75%。[⑧]

（3）综合疗法

广东惠东县 1971 年组织公社卫生院和大队赤脚医生治疗该病，主要是针刺和塞药。近期有效率 98.9%，痊愈率 65.3%；1973 年复查，远期有效率

---

① 王靖民．复方丝瓜络注射液治疗子宫脱垂 105 例疗效观察［J］．陕西中医，1982（2）：49.

② 佚名．辽宁省东哨公社妇联协同卫生部门普查普治妇女病［J］．妇女工作，1979（5）：19.

③ 广西壮族自治区柳州地区计划生育、妇幼办公室．用中草药治疗子宫脱垂［J］．赤脚医生杂志，1975（9）：43-45.

④ 佚名．芒针治疗子宫脱垂 104 例疗效观察［J］．广西卫生，1974（3）：59.

⑤ 毕福高．针刺环上穴治疗子宫脱垂 285 例疗效观察［J］．新医药学杂志，1975（11）：40-43.

⑥ 韩玉生，郑均山．针刺"维胞"穴治疗子宫脱垂［J］．河南中医学院学报，1977（2）：50-51.

⑦ 湖北监利县卫生防疫妇幼保健站．当归液穴位注射治疗子宫脱垂［J］．新医药通讯，1975（5）：49-56.

⑧ 定县妇幼保健院．低频电疗治疗子宫脱垂 213 例疗效观察［J］．河北新医药，1979（5）：18-20.

88.4%，痊愈率48.9%。后该县总结经验，精减穴位，研究改进中草药配方。塞药用五指柑（牡荆，马鞭草科，牡荆属）叶或种子、墙邦子（爬墙虎，桑科，榕属）全草、羊耳三稔（六棱菊，菊科，臭灵丹属）全草、冰片，研末和匀，用消毒纱布裹扎成荔枝大小。[①]

1960年卫生部曾推广的梁三女草药，广东高鹤县仍在改良沿用，而辅助措施更为丰富。该县以内服鸡血藤煎剂，外搽梁氏药粉，后上子宫托环的办法，在雅瑶公社治疗子宫脱垂患者281例，据称有效率为97.6%，治愈率达45.2%。[②]

广西环江县于1972～1973年组织患者到城关公社卫生院集中短期治疗，用红杜汤（红花地桃花根皮、土杜仲、党参、益母草、猪大肠煎服），加针刺维胞、阳陵泉、三阴交，每日1次。1975年随访，Ⅰ度疗效巩固率100%，Ⅱ度82.7%，Ⅲ度86.7%。[③]

乡村医生大多采用中药内服加针刺、外洗或熏洗的治法，当年《赤脚医生杂志》作过一些介绍。[④,⑤] 单用中药局部熏蒸治疗的报道目前仅见一例。[⑥]

2. 宫旁注射仍广泛运用

（1）枯痔液宫旁注射

那个时代报道治疗例数最多、也是影响最大的个案，是解放军第38野战医院第一卫生所1971年4月至1973年7月间提出、实施并推广的枯痔液

---

① 广东省惠东县卫生局.新针、草药治疗子宫下垂147例远期疗效观察［J］.新中医，1974（1）：37-38.

② 高鹤县卫生战线革委会，高鹤县卫生战线革委会科研组.草药治疗宫颈炎699例、宫下垂281例疗效观察［J］.新医药通讯，1972（3）：36-37.

③ 广西环江县妇幼保健站，城管公社卫生院.红杜汤并针刺治疗子宫脱垂137例疗效观察［J］.新医药学杂志，1976（3）：16-17.

④ 佚名.中草药配合针刺治疗子宫脱垂［J］.赤脚医生杂志，1977（4）：16-17.

⑤ 于世杰.中草药治疗子宫脱垂［J］.吉林医药，1975（1）：34.

⑥ 梁祖坤，吴守明.子宫脱垂［J］.广西中医药，1978（4）：4.

宫旁注射疗法。该所所长余生炳巡回医疗中发现不少山区农妇患有子宫脱垂症，十分痛苦。于是深入钻研，受枯痔液治疗脱肛的启发，在动物实验和药理研究的基础上，创制枯痔液宫旁注射疗法，先后在广东龙川、五华、梅县及江西寻乌等地，用枯痔液宫旁注射治疗子宫脱垂687例，治愈率达70%以上。方用：雄黄3钱，赤石脂3钱，血竭3钱，黄连3.5钱，轻粉1分，红粉1.5分，朱砂1钱，冰片1钱，枯矾6.8钱，普鲁卡因1.7钱。该所制订了制药、治疗等环节细致严谨的操作规范。其诊断标准取自总后卫生部1962年《医疗护理技术操作常规》临床分类标准。[1,2]1973年后，余生炳带队赴江西寻乌、会昌、瑞金和闽西地区治疗患者数千名，并为广东、福建、江西培训了420余名技术骨干。[3]

枯痔液治疗子宫脱垂，在当时俨然成了"先进经验"，引发各地效仿。福建省卫生局1974年分别在宁化、同安县举办培训班，推广此法。[4]江西省永新县妇幼保健站1974年2～4月，抽调妇幼保健人员分4个小组，分赴全县各地，用枯痔液（291-3液）宫旁注射治疗子宫脱垂408例。[5]广东省人民医院和省妇幼保健院，在1975年10月～1976年8月，在东莞县妇幼保健院协助下，以此法治疗了228例，后随访164例。不同的是，上述两院做了枯痔液动物毒性试验，掌握了安全范围。作者注意到，药物治疗反应，几乎所有患者均出现，唯轻重不一，患者对此的恐惧甚至影响了治疗和检查。作者认为，此法对重度患者及合并阴道前后壁膨出者疗效较差，建议采取兄弟单

---

① 解放军38野战医院.枯痔液治疗子宫脱垂687例的初步临床分析［J］.赤脚医生杂志，1977（4）：12–13.

② 人民解放军38野战医院.枯痔液治疗子宫脱垂687例疗效观察［J］.新医学，1974（11）：553–555.

③ 执行毛主席革命卫生路线的坚强战士——记共产党员、第三十八野战医院一所原所长余生炳的事迹［N］.人民日报，1977–06–26（1）.

④ 福建省地方志编纂委员会.福建省志·卫生志［M］.北京：中华书局，1995：115.

⑤ 江西省永新县妇幼保健站.291–3液治疗子宫脱垂311例小结［J］.新医实践，1977（3）：23–26.

位先行阴道前后壁修补术，术后 3 个月再行枯痔液治疗的方案。此外，治疗形成的硬结半年后方能消除，作者提醒采用其他治疗时应注意此节。[1]

河北省南皮、南宫、隆化等县先后推广此法。1976 年 3 月，该省卫生局在南皮县召开现场会，肯定枯痔液疗法疗效，并在全省推广。[2] 湖北省 1976 年委托湖北中医学院学习枯痔液疗法，并在麻城、石首举办"全省子宫脱垂防治学习班"，重点加以推广。[3] 选用此疗法的还有江苏仪征 [4] 和广西梧州两地妇幼保健站。[5]

时人已注意到枯痔液的毒性，福建医科大学药理教研组曾发表"枯痔液毒性的初步研究"，惜迄未查到此文。江西省永新县妇幼保健站由于此法治疗副作用较大，有患者注射一次因反应过重而放弃，注射 4 次以上者仅占 15.42%。所列反应情况有 9 种，完全无反应的仅占 21.23%。4 个月后回访，痊愈者为 34.08%。[6] 但用枯痔液注射而导致尿瘘的报道迄未见到。

（2）其他配方的宫旁注射

这一时期采用较多的，还有复方明矾注射液（雄黄 46.9g，血竭 46.9g，赤石脂 46.9g，黄连 55g，轻粉 1.56g，红粉 2.35g，朱砂 15.6g，冰片 15.6g，

---

① 东莞县妇幼保健院，广东省人民医院和省妇幼保健院.枯痔液治疗子宫脱垂近期疗效观察［J］.广东医药资料，1978（3）：32–34.

② 河北省地方志编纂委员会.河北省志·卫生志［M］.北京：中华书局，1995：284.

③ 湖北省地方志编纂委员会.湖北省志·卫生（下）［M］.武汉：湖北人民出版社，2000：733.

④ 仪征县妇幼保健站.枯痔液治疗子宫脱垂 87 例小结［J］.江苏医药，1976（6）：24–25.

⑤ 梧州地区妇保站.枯痔液局部注射治疗子宫脱垂［J］.广西赤脚医生，1976（6）：27–28.

⑥ 江西省永新县妇幼保健站.291–3 液治疗子宫脱垂 311 例小结［J］.新医实践，1977（3）：23–26.

明矾 95g，苯甲醇适量。）①、明矾当归液②、"736-2"注射液（当归、黄芪、升麻）③、升宫Ⅱ号注射液④（药用硫酸铝钾、药用枸橼酸三钠）等。山东省1977 年在招远召开经验交流会，推广明矾注射液疗法（明矾、普鲁卡因）。⑤

广东省妇幼保健院曾用复方液体石蜡油硬化剂做宫旁注射，1966、1969年分别在始兴、新兴及四会治疗百余例。但该法有发热、坚硬结节形成等副作用，影响大便排泄，极个别发生阴道表浅溃疡。1969 年治疗批因基层人员注射技术造成 5 例失败。⑥

（三）西医治疗

1. 子宫托环

自 1959 年后各地开始大量采用子宫托治疗子宫脱垂，这种姑息疗法一直被广泛采用。1961 年上海市川沙县妇幼保健所在该县及严桥公社用喇叭花型塑料子宫托治疗，1978 年 6 月，当地分两组分别进行近期和远期疗效（17年）观察，认为是非手术疗法中效果较好者。⑦广东省人民医院和广东省妇幼保健院在 1979 年也进行了回顾性研究，认为此法长期有效，易于推广，

---

① 无极县妇幼保健站.复方明矾注射液治疗子宫脱垂 116 例近期疗效观察［J］.河北新医药，1977（5）：29-31.

② 解放军第 6 医院.当明液治疗子宫脱垂［J］赤脚医生杂志，1977（4）：14-15.

③ 怀德县计划生育妇幼保健指导站."736-2"注射液疗子宫脱垂初步观察［J］.吉林医学杂志，1977（1）：72-73.

④ 吴璋.升宫Ⅱ号注射液辅以阴道前后壁修补术治疗子宫脱垂［J］.医药工业，1978（8）：31-32.

⑤ 招远县妇幼保健站，招远县卫生局科研组.明矾注射液治疗子宫脱垂 853 例疗效观察［J］.山东医药杂志，1977（5）：10-15.

⑥ 广东省妇幼保健院.复方液体石蜡油硬化剂治疗子宫脱垂远期疗效观察［J］.广东医药资料，1974（1）：23-25.

⑦ 上海市川沙县妇幼保健所.应用喇叭花型塑料子宫托治疗子宫脱垂的临床估价［J］.中级医刊，1979：15-16.

使用简便。①

由于患者教育不到位及基层医务人员技术水平低下，这一时期也有关于使用不当造成子宫托嵌顿甚至造成尿瘘的报道。②

2. 手术治疗

1966 年时，各地经过第一次普查普治，尤其是各种非手术疗法治疗后，轻症患者随着社会经济环境和生活条件改善大多痊愈，余下的多是需要手术治疗的复杂、重症患者。"文革"前已开展手术治疗的少数地区，也在此后的十余年间延续了这些治疗工作。江苏省六合县 1961、1962 两年在南京鼓楼医院妇产科指导下，采用阴道前后壁修补术治疗 606 例，术后随访效果好，复发不多。"文革"期间，该术式仍在苏南地区一直沿用，至 1977 年，无锡县现症患者仅占全县妇女的 0.14‰。随后如东县也效法推广，从而成为第二次全国性普查普治时卫生部加以推广的典型。③ 其他具备条件的医院也在开展手术治疗工作。

（1）阴道内子宫切除术

江苏如皋县石庄区卫生院自 1962～1978 年，采用阴道内子宫切除的方法，对大多为子宫脱垂的患者进行了近 600 例次的手术。④、⑤ 后来该院从 1962～1975 年的 191 例手术中总结经验，简化手术步骤，据称能做到"三无（术中术后无输液管、无麻醉管、无导尿管）、四少（用时少、人员少、器材少、花钱少）"，且该术式适用于功能性子宫出血、小型子宫肌瘤、宫颈

① 广东省人民医院妇产科，广东省妇幼保健院妇产科.环托治疗子宫脱垂 5579 例远期疗效观察［J］.中级医刊，1979（11）：12-14.

② 李邦林，汪秀娟.子宫托阴道嵌顿三例报告［J］.中华妇产科杂志，1980（1）：35.

③ 江苏省地方志编纂委员会.江苏省志·卫生志（下）［M］.南京：江苏古籍出版社，1999：455.

④ 如皋县石庄区卫生院.阴道内子宫切除术的改进［J］.江苏医药，1975（6）：22-23.

⑤ 周培基，孙美芳，顾国娥，等.改进阴道内子宫切除术［J］.江苏医药，1978（6）：2-5.

原位癌，适合农村医院推广。[①] 相邻的海门县四甲地区医院也报道了 30 多例按此法治疗的情况，认为操作过程简单，使用手术器械少，手术时间短，出血少，效果较满意。[②]

采用该术式的还有第三军医大学第一附属医院妇产科[③] 和贵阳医学院附院妇产科[④]，并都做了部分改进。

（2）阴道前后壁修补术

南京鼓楼医院妇产科自 1960 年采用阴道前后壁修补术治疗子宫脱垂，避免了阴道内子宫全切除术带来的创伤大、出血多、费用高、恢复慢等问题。至 1977 年共用该术式治疗 636 例，其中随访 179 例，治愈 167 例，好转 4 例。该院认为此术式方法简便、安全、经济、有效。尤其对于 III 度脱垂者，疗效更为显著。该院另在巡回医疗时以此术式治疗 300 余例，均在农村医院施行手术，无一例发生意外。[⑤] 湖北医学院第一附属医院妇产科田孝坤设计的改良式阴道前后壁修补术则在该省推广。[⑥] 这两所医院的做法的和经验都在第二次普查普治中受到重视。

（3）子宫前吊术

湛江市妇幼保健院 1971 年在农村开展子宫前吊术治疗 10 例，据称仅 1 例失败。1960 年时湛江郊区发病率为 10%，1974 年降至 4.63%。[⑦]

---

① 如皋县石庄区卫生院. 阴道内子宫切除术的改进 [J]. 江苏医药, 1975（6）: 22–23.

② 邓正鸿. 介绍一种经阴道子宫切除术 [J]. 新医学, 1977（4）: 124–128, 174–176.

③ 第三军医大学第一附属医院妇产科. 子宫脱垂的手术治疗——经阴道子宫切除术的改进 [J]. 重庆医药, 1978（3）: 10–21.

④ 贵阳医学院附院妇产科, 开阳县卫生局. 改良式阴道子宫切除术 81 例分析 [J]. 贵州医药, 1979（3）: 21–24.

⑤ 高琴, 刘本立, 刘梦梅. 子宫脱垂简易手术治疗 [J]. 中华妇产科杂志, 1978（1）: 29–31.

⑥ 武汉地方志编纂委员会. 武汉市志·卫生志 [J]. 武汉: 武汉大学出版社, 1993: 265.

⑦ 湛江市妇幼保健院. 在农村开展子宫脱垂 10 例前吊术后三年零九个月的临床观察 [J]. 广东医药资料, 1975（11）: 80–81.

（4）随症手术治疗

更多医疗机构是根据患者病情选用术式。北京市的五家医院采用的术式逾 20 种，随访 345 例中有效率为 94.79%。曼式术（326 例）和阴道前后壁修补术被公认较适合农村开展。[①] 上海市嘉定县人民医院妇产科 1969～1977 年的 9 年中，手术治疗 127 例，主要是阴式全子宫切除及阴道前后壁修补术，117 例术后随访，无 1 例复发。从年龄上看，1958 年后发病者较多；123 例系旧法接生所致，可见当年上海郊县产科力量也不乐观。该院曾使用中药麻醉和针麻，据称均效果良好。[②]

四川医学院根据脱垂程度，阴道前、后壁膨出情况及妊娠合并子宫脱垂等情况分别选用的术式包括阴道子宫全切加阴道前后壁修补术（147 例）、阴道前后壁修补术加韧带悬吊术（173 例）、阴道前后壁修补术（85 例）、曼式术（53 例）、阴道前后壁修补与宫颈切除加韧带悬吊术（29 例）、阴道封闭术（25 例）、其他 33 例。[③] 广东省人民医院和广东省妇幼保健院对Ⅱ度、Ⅲ度患者采用阴式全宫摘除及阴道前后壁修补术居多，其次是曼式术。两院还对阴式全宫摘除术的适应证、术后韧带残端处理及膀胱修复等问题进行了详细研究。[④]

手术治疗的远期疗效观察，以中山医学院妇产科的连续性较好。除"文革"前所作观察总结外，该院 1978 年对 1958 年和 1963 年在新会县治疗的效果进行了随访，证实手术治疗优于 1958 年后的各种非手术治疗，经受住

---

① 郭莲芬. 手术治疗 676 例子宫脱垂的分析［J］. 北京医学，1980（2）：82–84.

② 高瑞英，孙秀兰，周佩明，等. 手术治疗子宫脱垂 127 例临床分析［J］. 中华妇产科杂志，1980（1）：39–41.

③ 杨式之，张光瑜，陈毅男. 子宫脱垂 660 例分析［J］. 成都医药通讯，1979（3）：17–22.

④ 广东省人民医院妇产科，广东省妇幼保健院妇产科. 手术治疗子宫脱垂 341 例远期效果观察［J］. 广东医药资料，1979（12）：30–34.

了时间、劳动与分娩的考验。①

（5）巡回医疗中的子宫脱垂治疗

巡回医疗是当年医院主要工作之一。北京妇产医院 1975 ～ 1976 年在甘肃酒泉地区巡回医疗期间，运用针刺麻醉施行经阴道全子宫切除术及阴道前后壁修补术 10 例，据称手术安全、顺利，未见麻醉意外和副作用，术后患者恢复较快，甚至有患者术后即可下地步行。②

二、尿瘘患者增多原因及其治疗

（一）尿瘘增多的主要原因

这一时期尿瘘患者增多的原因有三：一是由于部分基层医疗人员技术水平所限，始于 1958 年的无水酒精宫旁注射疗法产生的一批患者，各地大型综合性医院 20 世纪 60 年代已在设法收治；二是由于农村妇幼保健人员训练不足，造成这一时期新法接生率下降，出现大量产伤和尿瘘，是此期尿瘘患者增多最主要的原因，此类患者在这一时期占比也最多；三是“文革”开始后，几乎全部妇幼保健机构遭撤并，许多医院失却正常秩序，许多妇产科医生被迫离开工作岗位，工作无形停顿，基层“两病”治疗不当造成一些新发尿瘘患者，得不到及时有效的治疗，严重影响患者的身心健康，给患者带来难言的痛苦和严重的社会问题。③

---

① 潘国权，张秀俊.在农村开展子宫脱垂手术治疗及其远期疗效［J］.新医学，1980（8）：410–412.

② 刘长江，杨子兰.针麻下施行经阴道全子宫切除及阴道前后壁修补术［J］.中华妇产科杂志，1985（1）：58.

③ 中国共产党湖北省委党史研究室.荆楚大地“新中国第一”［M］.北京：中共党史出版社，1997：218–221.

（二）有组织救治的广西案例

广西自 1973 年即开始举办妇女尿瘘手术治疗学习班，至 1978 年共举办 11 期，在广西 8 个地区及省外两地开展治疗，经治泌尿生殖瘘 732 例，总有效率 94.9%。患者有 88.7% 是产科原因所致，特别是滞产、横位得不到合理的助产。[①] 河池地区组织了妇女病手术队，在 1973 年 10 月至 1974 年 12 月对该地区 10 个县巡回手术治疗。经治尿瘘患者 144 例，年龄最大者 74 岁，病程最长者 50 年。从病因看，产伤占绝大多数，产伤中又以滞产所致最多，"这是一种完全可以预防的疾病"。该案中，按瘘孔部位分为 8 种。手术治愈 127 例，占 80%。[②] 据报道，河池地区妇女病手术队赴宜山县的一支，由 4 名医生、1 名助产士、1 名化验员组成。"她们在 1 个多月的时间里，走遍了该县 3 个公社的山村壮寨，治好了患有尿道瘘、肿瘤、会阴Ⅲ度裂伤等各种疾病的患者 20 多人，深得群众的好评。"所附三个案例中尿瘘居其二。一位患尿瘘十几年，曾经修补术未成功者；一位"患了十四年尿瘘病"。2 例经手术修补均告痊愈。遗憾的是，报道中竟未提及这些可敬的医生的姓名。[③]

（三）其他地方的尿瘘治疗

从目前所见资料看，原来妇产科力量较强、条件较好的各地综合性医院一直在收治尿瘘患者。由齐鲁医院妇产科名家苏应宽 1958 年编就，被称为"是那个时代我们唯一能得到的妇科手术参考书"的《妇科手术学》到 1966 年已 5 次印刷，达 28640 册。1973 年该书增订后印行 106500 册，"大概是妇

① 自治区卫生局妇幼保健处.女性泌尿生殖瘘 732 例治疗分析 [J].广西卫生,1979(5): 19-23.

② 谢惠珍.159 例女性尿瘘手术治疗小结 [J].广西卫生, 1976 (2): 34-37.

③ 宜山县卫生系统通讯报道学习班.一支活跃在山区的妇女病防治队 [J].广西卫生, 1973 (2): 15-16.

产科医生人手一册了"。① 这些因素使得尿瘘治疗得以延续。

1957 年 8 月至 1975 年 9 月，武汉医学院附属二院收治泌尿生殖瘘 160 例，其中农民 110 例，产伤所致 130 例，无水酒精宫旁注射所致者 15 例。瘘管分 5 种，13 例出现各种并发症。2 个以上瘘管者 10 例，修复难度极大。该案中有 120 例成功，占比为 75%。文中提道："这种手术要求精细……'文化大革命'以来，我们在 160 例治疗过程中，绝大多数手术均由年青住院医生施行，对术前术后的处理也进行了一些改进，获得一定疗效。"②

基层妇产科力量薄弱是农村该病得不到医治的原因。广东省人民医院和广东省妇幼保健院 1954 ～ 1977 年收治的 139 例尿瘘患者中，农民有 122 例，"大多数患者来自偏僻山区，说明边远山区的医疗条件仍较差"。其中产科原因所致者 127 例，而滞产又占产科原因的 82.68%；滞产所致者中，旧法接生有 18 例；无水酒精注射所致 4 例。文中论及体式、切口、分离、屏障及缝合方法，并对手术时间选择、手术途径、影响手术成败的因素等进行了讨论。③

泸州医学院附院自 1953 年就一直收治尿瘘患者，农村患者占九成以上。其中，3 例系子宫脱垂患者自用镰刀割弃所致尿瘘，1 例系阴道脓肿用割草刀戳破形成尿瘘，10 例因宫旁注射所致，104 例系初产妇的产程处理不当所致。按瘘孔发生的解剖部位，该院分为尿道阴道瘘、尿道膀胱阴道瘘、膀胱阴道瘘、膀胱宫颈阴道瘘、输尿管阴道瘘和膀胱直肠阴道瘘六类，其中以膀胱阴道瘘最多，计 115 例，占 87.1%。依瘘孔大小分，该院将直径小于 0.5 厘米者称为小瘘孔，0.5 ～ 2cm 者为中瘘孔，2 ～ 3cm 者为大瘘孔，3cm 以上为巨大瘘孔。治疗采用较多的是经阴道修补（119 例）、经腹部修补（11 例）及腹部阴道联合修补（2 例）。95 例治愈，治愈率 72%。治愈的 95 例中，一次

---

① 郎景和.一个医生的故事［M］.北京：北京联合出版公司，2015：203.

② 附二院妇产科教研室.泌尿生殖瘘 160 例临床分析［J］.武汉医学院学报，1977（1）：38-41.

③ 广东省人民医院，广东省妇幼保健院.女性尿瘘 139 例临床分析［J］.新医学，1979（12）：9-13.

修补成功者82例，二次修补成功者8例，三次修补成功者5例。治疗成功者以中、小瘘孔为多，合计78例，大瘘孔26例中，治疗成功者15例。该院发现丝线组比肠线组愈合率高，认为可能与丝线的张力大，缝合牢固，组织反应小有关。① 沈庆堮也注意到此节，并对分层选用不同缝合线的做法作了总结。②

在1969年8月后的四年中，江西医学院符式圭和沈庆堮对宜春、抚州、上饶等地122例产科尿瘘进行了手术治疗。从病因看，第二产程延长、难产手术、器械使用不当等居多。产钳术所致31例，头位滞产15例，不正规接生14例。她们认为几乎全部病例都是可以避免的。瘘孔从肉眼不易发现到鸡蛋大小，均合并膀胱黏膜翻出，并有7例多个瘘孔者，最多者4个瘘孔。瘘孔分7种类型，以膀胱阴道瘘最多，其次为尿道阴道瘘。治疗术式达11种。治愈107例，治愈率87.71%；失败4例。她们分四个方面分析手术失败的关键，并提出适合农村条件下的7项治疗改进措施，足见当年医疗条件之匮乏。③ 当时下放到万年县某公社卫生院的沈庆堮，克服了缺乏设备、药物、人员等困难，用自制的缝合针、手术床和针刺麻醉，对该县尿瘘患者开展了治疗。④

此期开展尿瘘的手术治疗还有安徽医学院附院妇产科⑤,⑥、重庆医学院⑦、

① 晋容窕.132例女性泌尿生殖道瘘手术治疗的分析［J］.泸州医学院学报，1980（2）：38-43.

② 沈庆堮.产科尿瘘病的综述［J］.新医实践，1973（3）：67-72.

③ 符式圭，沈庆堮.产科尿瘘之手术治疗［J］.江西医学院学报，1973（3）：32-39.

④ 佚名.大胆实践 精益求精——记江西省万年县汪家公社卫生院医生沈庆堮治疗尿瘘病的事迹［N］.人民日报，1973-01-08（3）.

⑤ 孙学成.复杂尿瘘的处理［J］.安医学报，1980（2）：3-7.

⑥ 孙学成.手术治疗泌尿生殖瘘154例的体会［J］.中华妇产科杂志，1978（2）：114-118.

⑦ 卞度宏，程绮馨.产伤尿瘘的病因和预防（附220例产伤尿瘘病因分析）［J］.中级医刊，1979（5）：20-23.

第三军医大学第二附属医院 ①、江西省妇女保健院 ②、山西医学院二院 ③、哈尔滨医科大学附属第一医院 ④、遵义医学院附院妇产科 ⑤ 等，治疗上各有侧重和特色。

值得一提的是，白求恩医科大学安启哲援外期间，在索马里救治了 44 例尿瘘患者，也是具有时代特色的事例。⑥

三、总体评价

与第一、二次全国性妇女病普查普治相比，这一时期显然更为特殊。医疗资源的分散和弱化，妇幼保健和医疗秩序遭到破坏，20 世纪 70 年代数以千计的新发尿瘘患者使得问题愈加严重。这些都是有效治疗 1966 年时尚未得到根治的两百余万"两病"患者的不利因素。西医专家普遍受到冲击，也使个别地方的农村患者意外地接近优质医疗资源。当年柯应夔教授被赶出天津市睦南道 139 号著名的旧居，栖身于骨科专家方先之家中数年，他所承担的子宫脱垂研究工作被迫中断 ⑦；沈庆墭则因下放到江西万年县某公社卫生院，给当地患者带去福音。⑧

---

① 蒋克钧，莫华根，巨生产，等 . 膀胱阴道瘘手术修补方法的探讨（28 例分析）[J].重庆医药，1980（2）：9–12+4.

② 江西省妇女保健院 . 应用球海绵体肌脂肪垫移植治疗尿道全部缺损及膀胱阴道瘘一例报告 [J]. 新医实践，1973（3）：63–66.

③ 山医二院妇产科 . 泌尿生殖瘘 55 例报告 [J]. 山西医药杂志，1974（12）：117–120.

④ 刘海棠，张君燕 . 泌尿生殖瘘的防治 [J]. 哈尔滨医科大学学报，1987（6）：30–32.

⑤ 周淑芳，朱青，孟英奇 . 治疗尿瘘的几点体会 [J]. 贵州医药，1983（2）：34.

⑥ 安启哲 .134 例尿瘘的分析与手术治疗体会 [J]. 白求恩医科大学学报，1979（3）：40–45.

⑦ 牛一兵，王宏 . 天津小洋楼——名人故居完全档案（第 1 卷）[M]. 天津：天津教育出版社，2011：145–146.

⑧ 佚名 . 大胆实践　精益求精——记江西省万年县汪家公社卫生院医生沈庆墭治疗尿瘘病的事迹 [N]. 人民日报，1973–01–08（3）.

对于中医业者而言，能够用于有效应对重度子宫脱垂和尿瘘的办法并不多，尽管十余年间中、西医业者采用并得以记录的各种中医疗法的数量远多于西医疗法。这也是第二次普查普治时主要采用西医治疗手段的原因。当时兴起的全国性"中草药运动"是中医疗法种类繁多的技术背景，而这一运动又与当时的政治环境密不可分。因此，江苏如东县在治疗上"就地取材，大量采制和使用中草药防治妇女病，不仅解决了药源紧张的困难，大大节省了医疗费用，而且发掘和发展了治疗妇女病的中草药方剂"。[①] 唯其如此，才是符合当时政治标准的做法，才能部分地抵消资源匮乏带来的困难。

（中华医史杂志，2017，47（2）：97-103.）

---

① 佚名. 为提高妇女健康水平而斗争——如东县普查普治妇女病的调查报告［N］. 人民日报，1971-03-03（4）.

第二次全国子宫脱垂、尿瘘普查普治

1977～1982年间，在卫生部的统一部署下，各地普遍开展了子宫脱垂、尿瘘的普查普治工作。与第一次普查普治相比，组织协作更有成效，专业人员发挥了更大作用，手术疗法得以在更大范围推广应用，数以万计的重症患者因此得以康复。

1977年，"政府得知全国仍有百余万子宫脱垂与数万尿瘘病例遭受疾病的折磨，决定拨专款在全国范围内免费治疗"。[①] 第二次全国子宫脱垂、尿瘘（以下简称"两病"）普查普治于1978～1982年进行。在此期间，在卫生部妇幼保健局组织下，成立了10省、市、自治区"两病"防治科研协作组，拟定"两病"防治方案，组织培训班推广手术疗法，出版了一批工作手册和专著，大大提高了治愈率。到1982年底，大部分省份的现症患者得到治疗。

一、历史背景

（一）1977年时"两病"的基本情况

由于种种原因，子宫脱垂的发生率和发病人数缺乏精确而全面的流行病学调查。据1961年底24个省、市、自治区不完全统计，累积查出各种程度子宫脱垂524万例，累积治疗242万例，尚有282万例待治。[②] 1966～1976

---

① 江森.中国关于子宫脱垂的防治［J］.现代妇产科进展，1989（1）：3.

② 同①.

年，各地仍在设法开展治疗工作，但准确统计数字依然阙如。[①]1977～1981
年底全国性治疗128万例，据称"占原有病例之60%以上"，则1977年时现
症患者当在213.3万例左右。[②]

据中山医学院1981年综合12省、市、自治区抽样调查13403例子
宫脱垂分析：属Ⅰ度者占42.89%（5749例），其中Ⅰ度轻30.72%，Ⅰ度
重12.18%；属Ⅱ度者占41.89%（5615例），其中Ⅱ度轻23.58%，Ⅱ度
重18.31%；Ⅲ度占15.22%（2039例）。发病年限，多在30年以内（占比
78.7%），其中10年以上者多属Ⅱ～Ⅲ度子宫脱垂，说明患病时间越长，脱
垂程度越重。病因则以产伤、产后过早劳动，以及劳动强度不当为主。[③]另
据重庆市妇产科医院赴长寿龙溪医疗队对邻丰公社的普查，2028名60岁以
下已婚妇女中，子宫脱垂患者计206名，患病率达10.15%；以Ⅱ、Ⅲ度计
64名，患病率仍为3.12%。患病时间最长者达30余年。[④]

与子宫脱垂相比，当时数万例尿瘘患者的境况更为紧迫。[⑤]一些患者除
了长期忍受尿瘘带来的痛苦，还要蒙受家庭和社会的种种压力。[⑥]

（二）1977年后的妇女保健机构和人员情况

1977年后，在卫生部妇幼保健局直接领导下，一度遭到严重破坏的全国
妇幼保健网正逐步恢复。到1978年，全国各省、市、自治区卫生局基本上

---

① 李剑.1966—1976年中国子宫脱垂、尿瘘治疗概况［J］.中华医史杂志,2017,47(2):7.

② 江森.中国关于子宫脱垂的防治［J］.现代妇产科进展, 1989 (1)：3.

③ 同①.

④ 重庆市妇产科医院赴长寿龙溪医疗队.2028例农村妇科普查报告［J］.重庆医药,
1978 (3)：7–10.

⑤ 晋容窕.132例女性泌尿生殖道瘘手术治疗的分析［J］.泸州医学院学报, 1980 (2)：
38–43.

⑥ 百色地区妇幼保健所报道组.把党的温暖送到尿瘘病人的心坎上［J］.卫生简讯,
1977 (c1)：15–17.

都设有专职的妇幼卫生行政人员；多数省份还在地、市级卫生局设有妇幼卫生科（组）或设有专业干部，或在防疫站配有专职人员，负责妇幼保健的行政工作。①在业务机构方面，全国县以上妇幼保健专业机构共2000余所。由于各省人口密度、自然条件和医疗条件不同，妇幼保健机构的发展很不平衡。当时辽宁省县以上的妇幼保健专业机构有110余所，相邻的内蒙古自治区仅有60余所同级机构。1979年时，农村三级妇幼保健网，即县妇幼保健所（站）、公社卫生院（或妇幼保健组）、大队合作医疗站的妇女保健室（由女赤脚医生负责）基本架构尚在，但条件和人员配备较之县以上机构有更大差距。辽宁省县以上的妇幼保健的专业人员约1000人，江苏省则有近2000人。较大的工矿企业均有医院或卫生所，内有妇产科及专业人员；城市街道办事处设有卫生所或门诊部，配有从事妇幼卫生的专业人员若干人。在农村，当时有约50万女赤脚医生和70万接生员，每个生产大队有女赤脚医生或接生员、初级医务人员1～3人。②这些是第二次"两病"普查普治的工作基础。

二、第二次普查普治的组织领导

（一）重要的工作会议和文件

1. 筹备阶段

中央决定开展第二次普查普治的1977年底，全国妇幼工作会议在江苏省如东县召开，深入研讨了"两病"普查普治的各项准备工作。1978年3月在湖北武昌召开的专项工作会议上，10个省、市、自治区联合成立"两病"防治科研协作组，提出3年内治疗80%的现症患者，并防止新病例发生的目标；会上还决定，全国分湖南、湖北、江西、陕西、河南5个大区举办训练

---

① 佚名.建国三十年来妇产科事业的进展［J］.中华妇产科杂志，1979（4）：225–254.
② 同①.

班，培训"两病"防治骨干，为大规模开展"两病"防治进行必要的人力、物力准备。[①] 会后，卫生部发出中卫（78）妇字第 17 号通知，要求各地普查"两病"发病情况，是为第二次全国性"两病"普查普治正式开始的标志。

同年 7 月 29 日，卫生部发出《关于加强子宫脱垂、尿瘘防治工作的通知》（卫妇字 911 号），对普查普治工作做了全面部署，提出"三年内全部治愈现有患者"的目标，并通过卫生部计财司安排了专项经费，以确保"两病的全部治疗费用如检查、住院、治疗、手术、药物和必要的输血费等均属免费范围"。[②]

2. 全面推开阶段

1978 年 11 月 2～8 日，全国地区性妇产科学术会议在山东济南召开。参会的有 29 个省、市、自治区及各大军区的正式代表 300 名，列席代表 120 名。会议的 8 个专题中，"两病"赫然在列。会议认为，"两病"仍以产伤为主因，普及新法接生是关键；提高尿瘘治愈率的关键是提高复杂尿瘘手术水平和预防术后压力性尿失禁；子宫脱垂的"非手术疗法以子宫托为优，重度病例可选手术治疗"。[③]

1979 年 3 月 20～28 日，在卫生部妇幼局直接领导下，"两病"防治科研协作组扩大会议在湖南衡阳召开，29 个省、市、自治区的 86 人参加。当时全国已治疗子宫脱垂患者 34.9 万人，尿瘘 5 千多人。会议收到子宫脱垂论文 44 篇（大会宣读 17 篇），尿瘘 26 篇（大会宣读 7 篇），总结交流了"两病"防治的工作经验。会议拟定了"两病"防治方案，包括科研与防治规划，对"两病"的诊断标准、治疗原则、疗效观察与评价、预防措施及防治成果验收标准均作了详细而明确的规定，使"两病"防治工作更加步骤统一

---

① 江森. 中国关于子宫脱垂的防治 [J]. 现代妇产科进展，1989（1）：3.

② 中华人民共和国卫生部妇幼保健司. 中国妇幼卫生法规性文件汇编 [M]. 中华人民共和国卫生部妇幼保健司自印本，1989：125-127.

③ 刘新民. 全国地区性妇产科学术会议在我省济南召开 [J]. 山东医药，1979（1）：58.

而协调；会后，除西藏外，各省、市、自治区均成立了"两病"防治科研协作组，"两病"的防治工作全面铺开。[①] 至 1979 年底，共治疗"两病"88 万人，占原有患者的 47.3%。[②] 这次会议的成果于 4 月 28 日以会议纪要形式发给各地卫生部门。[③]

12 月，在湖北武昌召开的复杂尿瘘手术治疗经验交流会上，就复杂尿瘘治疗交换了意见，交流了子宫托的研制情况，决定组织编写"两病"防治手册，并重申防治"两病"的关键是建立和健全各地妇幼卫生保健网，提高产科质量，进一步在农村普及科学接生。

3. 收尾阶段

1981 年 5 月，第二次全国部分省、市、自治区"两病"防治科研协作组扩大会议在山东青岛召开，会议回顾了全国"两病"防治情况，并提出了新的工作要求：已基本完成治疗任务的省、市、自治区要加强随访，巩固疗效，防止复发，并将工作重点由治转为防；凡未按衡阳会议所订标准完成任务而未经验收的地区应尽快定期完成，并跟上今后防治工作的步伐；加强科研协作；加强围产保健，提高产科工作质量，预防并及时而正确处理难产；建议医学院校恢复妇幼卫生课程，建立与健全助产学校。

至 1981 年底，全国共治疗子宫脱垂 128 万例，尿瘘 1.7 万例，占原有病例数的 60% 以上。据统计，"两病"治疗率达到 80% 以上的省份有黑龙江、广东、陕西、广西、江西、湖北 6 省；治疗率在 75% 以上的有山西、江苏、湖南、河北 4 省。子宫脱垂治疗率达 85% 以上的有山西、江苏、湖北、河北

① 佚名.部分省、市、自治区子宫脱垂、尿瘘防治科研协作组扩大会简况［J］.中华妇产科杂志，1979（3）：221–222.

②《新中国预防医学历史经验》编委会.新中国预防医学历史经验（第 4 卷）［M］.北京：人民卫生出版社，1990：82.

③ 中华人民共和国卫生部妇幼保健司.中国妇幼卫生法规性文件汇编［M］.北京：中华人民共和国卫生部妇幼保健司自印本，1989：135–149.

4省；尿瘘治疗率达75%以上的有福建、浙江、吉林、河南4省。[①]

（二）技术骨干培训与专家巡回指导

1. 培训普查普治骨干

举办学习班、培训技术骨干是第二次普查普治取得积极成效的一项有力措施。"两病"患者多分布在山区或丘陵地带的农村，病例多而分散，要在3年内基本完成治疗任务，必须通过举办培训班，培养技术骨干，实行普查、普治、随访三结合，在工作过程中进一步提高技术骨干质量。至1983年底，部分重点县医院已基本掌握了子宫脱垂的手术治疗。[②]

以湖北安陆县为例，该县卫生局于1978年初下达3号文件，组织公社妇幼卫生人员和赤脚医生106人进行培训，让基层卫生人员掌握诊断标准，要求会宣传，会诊断，会用药、上托，并建立"两病"患者一本账。除了理论课，还在老师指导下实习操作。为迎接湖北医学院田孝坤副教授到该县办培训班做准备，还组织妇幼干部85人深入社、队，走村串户，对全县开展"两病"普查。4月初，田孝坤在该县人民医院首次对重Ⅱ度子宫脱垂患者做阴式子宫全切、改良式阴道前后壁修补术和尿瘘手术，进行手术示教。1978～1980年，该县共作尿瘘手术13例（治愈12例），子宫脱垂手术214例，用归芪注射液治疗63例，上子宫托254例，基本完成"两病"普治工作。[③]这一时期各地培训工作全面铺开，一些地方还总结出提高培训工作质量的要点。[④]

---

① 《新中国预防医学历史经验》编委会. 新中国预防医学历史经验（第4卷）[M]. 北京：人民卫生出版社，1990：82.

② 江森. 中国关于子宫脱垂的防治 [J]. 现代妇产科进展，1989（1）：3.

③ 安陆县妇幼保健所. 安陆县防治子宫脱垂、尿瘘的历史经验 [M]. 武汉：湖北卫生志资料选编，1986（11）：40-41.

④ 雷璧珍. 在基层举办手术治疗子宫脱垂培训班工作体会 [J]. 广西医学院学报，1979（3）：81-84.

经过技术培训和技术推广，第二次普查普治中，"两病"的治愈率明显提高。贵阳医学院曾以1978年为界分组对照，无论是简单尿瘘还是复杂尿瘘，1978年后的手术治疗的成功率均较前提高，手术方案的合理性也较前增强。[①]

2.巡回手术和编印、出版工作手册、专著

对于需要手术治疗的"两病"患者，技术力量较强的省、市级医院派出防治小分队分赴农村，集中患者、分批分期开展治疗。这样既节省人力物力，也保证防治质量。在湖南，胡信德、陈涤瑕、陈美波、田开穗、高岳生、郑毓秀等妇产科专家深入各地、市医院和部分县医院做手术，并带出一批技术骨干。1982年，湖南省子宫脱垂患者已减至52884名，新发患者已由1979年的324人减至66人。1985年，该省子宫脱垂患者减至13800人，当年新发患者28人。[②]

与子宫脱垂手术相比，尿瘘手术治疗难度更大，专家巡回指导更为重要。全国"两病"科研协作组组长田孝坤整理出尿瘘治疗十原则和辅助手术20多种，有效率达97.3%。该成果后获卫生部乙等科研成果奖和湖北省科技成果二等奖，被誉为"田氏手术法"。为指导基层开展手术，他常年奔波，举办培训班，足迹遍布湖北、浙江、北京、广东、天津、辽宁、云南。[③]地处鄂西的恩施州将20例尿瘘患者集中到利川县人民医院，由田孝坤到场指导手术13例。[④]黄福祥在河南各地手术修补女性尿瘘256例，其中复杂尿瘘

---

① 杨世琦.贵州地区尿瘘一百二十二例手术治疗分析［J］.贵州医药，1981（2）：31-33.

② 湖南省地方志编纂委员会.湖南省志·医药卫生志［M］.长沙：湖南人民出版社，1988：555.

③ 崔建瑞，中国共产党湖北省委高校工委组.奉献者之歌［M］.北京：新华出版社，1991：266-273.

④ 湖北省恩施市地方志编纂委员会.恩施市志［M］.武汉：武汉工业大学出版社，1996：571.

128 例（占比 50%），最复杂尿瘘 47 例（占比 18.33%），要做 2 次以上修补术者 83 例（占比 32.42%）。[①]

尽管此前江西、天津已有关于"两病"的专著问世，编写"两病"防治手册始于 1979 年，更为强调诊治标准和远期疗效。1979 年云南省卫生厅妇幼处出版了《女性尿瘘的防治》。1980 年胡信德和孙定祥编著的《女性尿瘘手术学》出版。1981 年出版了《部分省、自治区、直辖市子宫脱垂与尿瘘防治科研协作组第二次扩大会议资料选编》。1984 年苏应宽、田孝坤、江森主编的《子宫脱垂与尿瘘》出版。

三、第二次普查普治中"两病"的治疗

第二次普查普治中，子宫脱垂的治疗仍以非手术治疗为主，重症患者施以必要的手术治疗。子宫脱垂的手术治疗仅用于不适用子宫托的 II、III 度中年子宫脱垂患者。由于手术复杂、要求高，最初强调必须由有经验的医生在有输血条件的县级医院进行。尽管如此，手术治疗"终以需要的条件高，不能满足短期内大量治疗的要求，故仍多依赖非手术治疗"。[②]

（一）"两病"的手术疗法

1. **基本术式的选择与讨论**

（1）子宫脱垂的手术治疗

1979 年衡阳会议后，组织了一批手术治疗总结刊发于《中级医刊》，指导各地工作。杨怀恭提出，子宫脱垂术式的选择应基于改进盆底的支持功能、改进盆腔脏器筋膜的支持功能、紧缩延长的主韧带和纠正子宫形态异常 4 方面考量，尤其是在农村开展手术时，根据患者病情和各种术式的特点，可分别选用阴道前后壁修补术、曼式术、子宫切除加阴道前后壁修补术、阴

---

① 黄福祥 .256 例女性尿瘘修补术的体会［J］.河南医药，1981（6）：6-7.

② 江森 .中国关于子宫脱垂的防治［J］.现代妇产科进展，1989（1）：10.

道闭锁术、子宫直肠凹疝修补术。[①]

　　为使子宫脱垂手术适于农村开展，这一时期各地做了大量研究。如武汉医学院一附院[②]、南京鼓楼医院[③]对曼式术的改良，使其能够根治大多数子宫脱垂病例。黄福祥[④]和周济海[⑤]在此基础上总结出在农村开展改良曼式术的操作要点。在一些省份，曼式术已可以在公社卫生院开展。[⑥]湖南常德地区医院随访的500例子宫脱垂手术治疗患者中，采用改良阴式前后壁修补术最多，改良阴式前后壁修补术加曼式术、腹内悬吊术及改良阴式前后壁修补术加全宫切除术均有效，总的治愈率在92%以上，其中又以前两种适用面广，简单安全，便于基层医务人员掌握。改良阴式前后壁修补术对Ⅰ、Ⅱ、Ⅲ度子宫脱垂均有效，疗效随病情严重程度提高相应降低。[⑦]

　　贵阳医学院在开阳县卫生局等支持下，集中Ⅱ度以上患者，进行改良式阴道内子宫切除术加阴道前后壁修补术为主，围手术期配合中草药治疗（口服"抗炎汤"）的办法治疗患者81例，缩短了手术时间，手术中出血少，几乎不用输血，降低了治疗费用（平均住院12.2天，平均住院费15.08元）。[⑧]广东省人民医院及省妇幼保健院对20余年手术治疗子宫脱垂的远期效果观

---

①　杨怀恭.子宫脱垂的手术治疗［J］.中级医刊，1979（11）：1-2.

②　武汉医学院第一附属医院妇产科.关于在农村进行子宫脱垂手术问题［J］.中华妇产科杂志，1966（1）：74-77.

③　高琴，刘本立，刘梦梅，等.子宫脱垂简易手术治疗（附636例分析）［J］.中华妇产科杂志，1978（1）：29-31.

④　黄福祥.改良式曼式手术的临床体会［J］.河南医药，1981（3）：54-55.

⑤　周济海.在农村开展子宫脱垂手术治疗的术式探讨——介绍改良的曼式术的操作要点与体会［J］.中级医刊，1980（9）：19-21.

⑥　苏本基.手术治疗子宫脱垂33例报告［J］.安徽医学，1984（3）：36.

⑦　路志英.500例子宫脱垂手术治疗的疗效观察［J］.中华妇产科杂志，1983，18（3）：187-188.

⑧　贵阳医学院妇产科教研组，开阳县妇幼保健站.78例子宫脱垂行改良式阴道子宫切除术后随访［J］.贵州医药，1981（2）：33-36.

察，证实阴式全宫切除术＋阴道前后壁修补术、曼式术是临床选用较多的术式，也是远期效果较好的。[①]

通过实践和统计，许多术者发现阴道前后壁修补术（包括改良前后壁修补术）与曼式术（包括改良曼式术）的疗效并无显著差异[②]，不同的只是适应证而已。"一般对Ⅱ度或部分Ⅲ度患者采用曼式改良术，对Ⅰ度或部分Ⅱ度轻而又无宫颈延长者采用前后壁修补术。对Ⅲ度脱垂者较多采用阴式全宫切除术加前后壁修补术。"[③]山西采用的也是同样原则。[④]王子安还总结了阴式手术临床常见的 8 种并发症处置办法。[⑤]

（2）关于尿瘘治疗

1942 年，湘雅医院胡信德医师施行国内第一例女性尿瘘修补术。1949 年后，湖南医学院第一附属医院一直是该省施行和推广尿瘘修补技术的中心。1963 年，该院制定的尿瘘分类、瘢痕分级和疗效评定标准，一直为我国妇产科学界所应用。[⑥]

20 世纪 50 年代起，部分省份已在收治尿瘘患者，开展技术探索。[⑦,⑧]"文

① 广东省人民医院妇产科，广东省妇幼保健院妇产科.手术治疗子宫脱垂 341 例远期效果观察［J］.广东医药资料，1979（12）：30–33.

② 佚名.手术治疗子宫脱垂 500 例疗效随访分析报告［J］.海南卫生，1981（1）：16–19.

③ 肇庆地区两病防治协作组.手术治疗子宫脱垂 1764 例分析［J］.广东医学，1982（3）：24–27.

④ 山西省子宫脱垂防治协作组.手术治疗子宫脱垂 1099 例分析［J］.山西医药杂志，1982，11（2）：7–10.

⑤ 王子安.阴式手术治疗子宫脱垂发生并发症的防治［J］.中级医刊，1980（9）：22–25.

⑥ 湖南省地方志编纂委员会.湖南省志·医药卫生志［M］.长沙：湖南人民出版社，1988：560.

⑦ 刘本立.治疗泌尿生殖瘘的一些体会［J］.中华妇产科杂志，1959（7）：322–324.

⑧ 胡信德.泌尿生殖瘘：附 144 例分析［J］.中华妇产科杂志，1963（5）：307–311.

革"期间，由于农村新法接生率下降，各地新发大量女性泌尿生殖瘘病例，也刺激了手术治疗的研究。[①]20 世纪 70 年代开始，湖南将尿瘘列为妇科病防治的重点之一，各地基本上每 1～2 年进行一次普查。受湖南省卫生厅委托，湖南医学院两所附属医院先后举办了 8 期尿瘘手术治疗学习班。

广西是少数已开展过专项治疗的省份之一。[②]第二次普查普治开始后，广西组织多支尿瘘治疗手术队，分赴各地巡回手术并培训当地医护人员，复杂尿瘘的治愈率达 60%。[③]

对于缺乏工作基础的多数省份而言，则是先举办尿瘘手术学习班，而后在主要城市医院开展手术治疗，如河北、山西。[④,⑤]学习和交流因此显得尤其重要，田孝坤、符式珪的论文当年就被基层医生奉为圭臬。[⑥]

湖北医学院对 1978 年在地、县两级医院收治的 218 例尿瘘患者手术治疗情况进行回顾性分析，提出了许多富有建设性的意见，对于治疗复杂性尿瘘中遇到的各种问题提供了解决方案。[⑦]田孝坤及时总结尿瘘手术失败的原因，尤其是合并严重瘢痕、结石及直肠阴道瘘等问题，结合 95 例经治患者的情况提出了建议，在当时产生了广泛的影响。[⑧]高岳生在此基础上做了更

---

① 符式珪，沈庆塂.女性泌尿生殖瘘的治疗［J］.中华医学杂志，1976（4）：220–223.

② 自治区卫生局妇幼保健处.女性泌尿生殖瘘 732 例治疗分析［J］.广西医学，1979（5）：19–22.

③ 曾云英，黎照莹.基层巡回手术治疗尿瘘的体会［J］.广西医学院学报，1979（4）：41–44.

④ 河北医学院第三医院妇产科.女性尿瘘 70 例手术分析［J］.河北医药，1980（6）：31–32.

⑤ 严宗哲，郝秋芳.女性尿瘘 33 例手术治疗［J］.山西医药杂志，1979（6）：11–14.

⑥ 杨于恒，李长生.女性尿瘘的手术治疗［J］.青海医药，1984（2）：16–19.

⑦ 湖北医学院妇科研究室.218 例女性尿瘘病因及手术治疗分析［J］.医学研究通讯，1979（5）：14–16.

⑧ 田孝坤.对尿瘘手术治疗失败的回顾［J］.中华妇产科杂志，1979，14（3）：182–184.

多临床探索。①

2. 对手术的种种改进

1978 年，刘本立将此前在城市医院应用较多的子宫切除术改为阴道前后壁修补术，使之更适合农村推广。② 在江苏等 7 省市 6032 例改良阴道前后壁修补术随访的远期有效率达 97.7% 的基础上，较快地推广了该术式，简化了治疗的条件要求，疗效与复杂术式近似。③ 田孝坤也不断改进尿瘘手术方法，最复杂尿瘘的手术方法也进行了改进，采用子宫浆肌瓣作充填、子宫瘢痕广泛切除、膀胱黏膜替代缺损的尿道等方法，将疗效提高到 69% ～ 92%。通过举办尿瘘手术学习班，改进后的术式得以推广，使更多患者从中受益。④

为便于泌尿生殖瘘术野充分暴露，河南的巡回手术队自创了阴道自动拉钩照明器，节省了人力，免除了患者的痛苦。⑤ 对于复杂尿瘘的手术而言，选取适用的修补材料是手术成功的一个要素。河南南阳地区医院选取阴道黏膜瓣、大小阴唇瓣膜等实施复杂尿瘘修补术⑥，江森等则选用回肠、乙状结肠、直肠替代代，用于泌尿道严重损伤难以修补的尿瘘病例，尽管当时有争议，仍不失其临床价值。⑦ 低位输尿管瘘经阴道实行输尿管膀胱吻合术及应用涤纶布代替自身组织均获得良好效果，都是我国所创造。黄福祥等还采

---

① 高岳生. 复杂尿瘘 80 例和最复杂尿瘘 25 例临床资料分析 [J]. 衡阳医学院学报，1980（2）：1-7.

② 该书编委会. 当代中国的江苏（上）[M]. 北京：当代中国出版社，2009：183.

③ 李桂春. 第二届全国妇产科学术会议简介 [J]. 新医学，1980（10）：封三.

④ 田孝坤. 女性尿瘘手术治疗与疗效 [J]. 中级医刊，1979（11）：20-22.

⑤ 黄福祥. 妇女"两病"防治的若干意见 [J]. 河南医药，1981（6）：1-2.

⑥ 李明，王喜华，李贵源. 瓣膜修补复杂尿瘘 17 例报告 [J]. 中华妇产科杂志，1986，21（6）：384-385.

⑦ 江森，殷立基，孙树三，等. 肠道替代术在治疗尿瘘中的应用 [J]. 中华妇产科杂志，1983，18（1）：29-31.

用了胎儿膀胱与大腿肌作修补材料。[1] 刘新民采用经阴道经腹上下联合途径手术，利用小阴唇带蒂皮片填补及用腹直肌前鞘填补，解决罕见瘘孔术野暴露困难及瘘孔缺损问题。其中，利用腹直肌前鞘填补加固引导前穹隆巨大瘘孔、膀胱颈部及尿道后瘘孔的 2 例均告成功，系国内首次运用。[2]

（二）"两病"的非手术疗法

1. 非手术疗法使用概况

限于当年国情，各种非手术疗法仍在广泛应用。以广西为例，当时常用的子宫脱垂疗法有 12 种，包括手术、药物、低频电、针灸及子宫托等。该区普查所得的 18486 例现症患者中，接受手术治疗 5640 例，治愈率为 91.5%；药物等治疗 9207 例，治愈率 29.6%；放置子宫托 3639 例，治愈率 20.9%。手术疗法中，改良式引导前后壁修补术治愈率为 90.8%，曼式术治愈率为 95%；非手术疗法中，枯痔液宫旁注射治愈率为 27.5%，红臭牡丹制剂治愈率 30.3%，补中益气汤为主的中药内服及低频电疗及针灸等治愈率 30.4%。其结论是，与手术疗法相比，非手术疗法的共同特点是总体的治愈率较低；仅适用于轻症患者，病情越严重，治愈率越低。[3]

中医成方如升麻丸、固垂丸、阴挺丸等仍在使用，"可不同程度地改善子宫脱垂的症状，但达不到治愈的目的"。[4] 因此，卫生部《1978—1985 年全国医药卫生科技发展规划纲要》中，仍将研究治疗子宫脱垂的药物列为国家重点科研项目。云南省药材公司中药研究所等单位，1979 年时用文山的

①　黄福祥，张涛，叶复娥，等.胎儿膀胱与大腿肌修补膀胱阴道瘘 9 例［J］.河南医药，1983, 3（1）: 33-34.

②　刘新民.几种困难尿瘘手术处理的经验与教训［J］.山东医学院学报，1979（3）: 59-62.

③　谢慧珍.18486 例子宫脱垂疗效分析［J］.广西医学，1985, 7（3）: 118-120.

④　《新中国预防医学历史经验》编委会编.新中国预防医学历史经验（第 4 卷）［M］.北京：人民卫生出版社，1990: 83.

参三七制成注射剂和栓剂，开展治疗子宫脱垂的研究，并取得令人振奋的效果。[1][2] 湖北将中医药用于子宫脱垂围手术期，取得满意疗效。[3]

衡阳会议后，包括补中益气汤或丸在内的内服中药，在子宫脱垂的治疗上"仅是辅助治疗方法之一，不是治疗的主要手段"。[4] 而就基层所见，实际上多数现症患者已尝试过中草药、针灸、上托、枯痔液注射等治疗无效，才转而求助于手术治疗的。[5]

衡阳会议上，尽管苏应宽提出"上海使用的抗垂灵初步观察远期疗效达70%，值得进一步总结经验，推广使用"。[6] 鉴于各种并发症，会议提出"目前只宜小范围研究，不宜推广"。[7] 同样，各地所用口服、肌注、局部蒸洗的中草药，也强调"需经研究证实确有疗效后再推广"。对于单纯的腹式圆韧带、子宫骶骨韧带缩短固定术，因复发率较高被否定。[8]

2. 子宫托疗效评价与研制

喇叭花型塑料子宫托，以其效果好，应用最广，这一时期继续得到推广使用。[9] 与此同时，针对农村患者子宫托嵌顿等情况，此期重点加强患者教育，

---

[1] 黎光南，余曙光，杨嘉祥，等.三七新用途的研究（一）——治疗子宫脱垂201例疗效观察［J］.中药材科技，1980（4）：23-26.

[2] 胡素秋，余曙光，包继先，等.复方三七制剂治疗子宫脱垂421例临床疗效观察［J］.云南医药，1985，6（6）：326-329.

[3] 刘燕宁.中药治疗子宫脱垂手术后尿潴留四例［J］.湖北中医杂志，1980：42-43.

[4] 黄福祥.妇女"两病"防治的若干意见［J］.河南医药，1981：1-2.

[5] 雷璧珍.在基层举办手术治疗子宫脱垂培训班工作体会（附35例手术治疗分析）［J］.广西医学院学报，1979：81-84.

[6] 苏应宽.部分省市自治区对子宫脱垂和尿瘘的防治科研总结（摘要）［J］.医学研究杂志，1979（5）：13-14.

[7] 部分省、市、自治区子宫脱垂、尿瘘防治科研协作组.有关子宫脱垂防治的意见［J］.中级医刊，1979（11）：5-6.

[8] 同[4]：20-22.

[9] 周仁杰.应用喇叭型塑料子宫托治疗子宫脱垂的临床估价［J］.中级医刊，1979（11）：15-17.

使长期使用者学会日常管理。[1],[2] 高君宁等对陕西省塑料制蘑菇形和环形子宫托造成的阴道内嵌顿进行了总结，提出选用型号一稍大于生殖裂隙为宜，而患者教育对于防止嵌顿尤为重要。[3]

广东省经过远期效果评估，认为环托是治疗子宫脱垂的一种安全、有效、经济、简便，易于在农村推广的非手术疗法。[4] 重庆市研制的海绵球型子宫托 1978 年开始应用于临床，Ⅱ度以上子宫脱垂 213 例，随访 206 例，近期有效率 97.08%。[5]

衡阳会议上肯定子宫托是非手术疗法中效果最好的一种，展示了各型子宫托，并推荐塑料环形和喇叭形子宫托，建议专业人员指导使用。[6]1982 年 7 月 26～30 日，在山东石岛召开了子宫托与集尿器科研及"两病"防治手册编写组联席会议（以下简称"石岛会议"），交流并总结了子宫托研制使用经验，会议收到关于子宫托的论文 5 篇，并展示了新研制的 5 种子宫托。[7]

实际上，因患者教育不够造成的子宫托嵌顿日后仍有发生。[8],[9]

---

① 周苏文 . 介绍几种常用的子宫托［J］. 赤脚医生杂志，1980（3）：25–26.

② 赵延青，傅兴生 . 子宫托阴道嵌顿引起尿瘘，粪瘘 3 例报告［J］. 江西医药，1983（3）：48–49.

③ 高君宁，金润喜 . 子宫托阴道内嵌顿 5 例报告［J］. 陕西医学杂志，1979（7）：62–63.

④ 广东省人民医院妇产科，省妇幼保健院妇产科 . 环托治疗子宫脱垂 5579 例远期疗效观察［J］. 中级医刊，1979（11）：12–15.

⑤ 唐德贤，陈亦明，李永碧，等 . 海绵球型子宫托 206 例临床应用初步报告［J］. 中华妇产科杂志，1982，17（1）：218–220.

⑥ 苏应宽 . 部分省市自治区对子宫脱垂和尿瘘的防治科研总结（摘要）［J］. 医学研究杂志，1979（5）：13–14.

⑦ 江森 . 子宫托与集尿器设计研制协作组及"两病"防治手册编写组联席会议在山东召开［J］. 中华妇产科杂志，1982，17（4）：243.

⑧ 徐淑琴，姜文 . 子宫托嵌顿致严重并发症 2 例［J］. 菏泽医学专科学校学报，1998，10（2）：1.

⑨ 武光照，齐向岭 . 子宫托自行穿入膀胱并发结石一例报告［J］. 安徽医学，1987（3）：62.

四、同期开展的相关科研工作

要求加强相关科研工作，以改进治疗方法，提高防治质量，在卫生部《关于加强子宫脱垂、尿瘘防治工作的通知》中就被列为 7 项措施之一。随后，有关女性劳动负荷量测定、子宫托型的改进、复杂尿瘘手术器官移植等科研项目次第展开。以《江苏医药》为例，1975～1984 年的 10 年中，妇产科论文共 40 篇，1980 年即刊出 11 篇，集中探讨"两病"的治疗。[①]

（一）关于女性生理常数的调研

1978 年时，尽管有福建省妇幼保健院、无锡市妇幼保健所等单位的测量数据，全国性的女性生理常数研究尚未开展。为此，15 个省、市对 20915 名妇女测定了正常子宫颈位置及高度，并根据测定数据将颈环距 3.5cm 或宫颈距阴道口 4cm 定为正常位置。这为统一子宫脱垂的诊断标准和测定劳动妇女负荷提供了确切依据。[②] 新疆医学院第一附属医院妇产科结合子宫脱垂普查对 1000 例维吾尔族正常妇女子宫位置进行了测量，取得 7 组数据，从而确认了 1978 年武昌会议上提出的子宫 I 度轻脱垂的诊断标准的正确性；该研究还分析了各年龄组的（宫）颈阴（道口）间距与年龄、多次分娩的关系。[③]

（二）病因调查

山西医学院包淑和等对不同职业人群女性 3000 余人开展子宫脱垂发病

① 刘本立.《江苏医药》十年来发表的妇产科文章评述 [J]. 江苏医药，1985（4）：28.

② 李桂春. 第二届全国妇产科学术会议简介 [J]. 新医学，1980：558-561.

③ 汤纡，任家玲，吴巧娣，等.1000 例维吾尔族正常妇女子宫位置的调查 [J]. 新疆医学院学报，1980（2）：85-88.

率及 10 个相关因素的调查。① 该省尿瘘防治协作组分析了 337 例女性尿瘘的病因，确证产伤是最主要病因。② 福建省子宫脱垂科研协作组在邵武、上杭等地开展的子宫脱垂病因调查，有助于开展治疗和新发病例预防。③ 湖北医学院的研究指出："加强产前检查和提高助产质量，是预防和杜绝因分娩所造成尿瘘的关键。"④ 产伤原因造成尿瘘在各地被证实，提出的预防措施⑤ 也得到"两病"防治科研工作会议与会专家的认同。⑥

（三）尿收集器的研制

对少部分损害过重不能手术、多次手术失败、年老体弱不能经受手术者，评估认为手术不能成功的患者，重点开展了尿收集器研制，以保护患者阴部不受尿液浸渍，减轻尿臭。1979 年衡阳会议时山东、陕西、江西已研制了集尿器，随后各地陆续设计了许多类型集尿器。为加快研制工作，成立了子宫托、尿收集器设计研制协作组。1982 年在山东石岛召开的协作组会议上，收到关于尿收集器的论文 15 篇，展示的新型尿收集器有外用乳胶罩型、气垫盘型与叉袋型、内用硅胶海绵吸塞型以及内外结合硅胶托罩型与管罩型等。会议建议加强对尿收集器的使用管理，并注意积累使用经验。⑦

---

① 包淑和，侯玉香，康过秦 . 山西省子宫脱垂病调查研究［J］. 医卫通讯，1980：1-10.

② 严宗哲 . 山西省 337 例女性尿瘘病因分析［J］. 山西医药杂志，1981（6）：8-11.

③ 福建省子宫脱垂科研协作组 .1833 例子宫脱垂病因调查分析［J］. 福建医药杂志，1980（6）：6-7.

④ 佚名 .218 例女性尿瘘病因及手术治疗分析［J］. 医学研究杂志，1979（5）：14-16.

⑤ 卞度宏，程绮馨 . 产伤尿瘘的病因和预防（附 220 例产伤尿瘘病因分析）［J］. 中国医刊，1979（5）：20-23.

⑥ 苏应宽 . 部分省市自治区对子宫脱垂和尿瘘的防治科研总结（摘要）［J］. 医学研究杂志，1979（5）：13-14.

⑦ 江森 . 子宫托与集尿器设计研制协作组及"两病"防治手册编写组联席会议在山东召开［J］. 中华妇产科杂志，1982，17（4）：243.

五、各地普查普治的做法

（一）湖南开展普查普治的典型个案

湖南省根据卫生部文件，拟订了 1979 ~ 1980 年"两病"防治规划，决定对全省"两病"患者实行免费治疗，并规定在治疗期间照发工资、照记工分。常德县还给每位患者配发茶油 1 斤、猪油 4 斤、红糖 2 斤。1979 年，该省成立了由省、地、市各大医院妇产科主任和湖南医学院妇产科教授参加的湖南省妇女"两病"防治科研协作组，负责制定规划、培训骨干、推广科研成果。1978 ~ 1981 年，该省用于"两病"的治疗经费计 193.7905 万元。79402 名子宫脱垂患者中的 70266 名得到治疗，治疗率达 88.49%，好转 63485 名，总有效率 90.35%；3079 名尿瘘患者中治疗 2672 名，治疗率为 86.78%，其中手术治疗 2559 名，治愈率达 80.66%。调查情况见表 4。[①]

在尿瘘治疗方面，湖南省采取了 3 项措施：①加强领导，重点抓好组织发动、培训技术骨干、拟订防治计划，由妇幼保健部门、民政、妇联、医院妇产科和泌尿科等单位共同开展工作。②成立防治尿瘘科研协作组，加强科研和技术指导。③做好患者的普查登记工作。自 1978 年起，以县为单位对全省尿瘘患者实行分期分批免费治疗。具体做法：由省防治尿瘘科研协作组成员组成治疗小组分赴各县设点治疗，同时培训、带教医疗骨干；由当地医院收治；特殊或复杂尿瘘患者转至湖南医学院两所附属医院、衡阳医学院附属医院及衡阳市第二人民医院进行根治。

1979 年 10 月，衡阳医学院附属医院高岳生应用高分子化合物——涤纶布——修补组织缺损较大的膀胱阴道瘘成功，术后患者排尿功能完全恢复正常。该技术后在全国复杂尿瘘治疗经验交流会上进行了推广。1980 年，湖南

---

① 湖南省地方志编纂委员会.湖南省志·医药卫生志［M］.长沙：湖南人民出版社，1988：554-555.

省卫生厅调集全省尿瘘治疗专家于郴州举办复杂尿瘘训练班，并治疗复杂尿瘘 50 余名，90% 以上患者痊愈。此后，该省尿瘘的治愈率不断提高。1985 年，该省尿瘘患者由 1979 年的 2957 人减至 602 人，新发患者由 1979 年的 106 例减至 32 例。[①]

表 4　湖南省 1979 ~ 1985 年妇女"两病"调查情况

年份	子宫脱垂			尿瘘		
	现有患者	当年新发患者	发生率 1/ 万	现有患者	当年新发患者	发生率 1/10 万
1979	98828	324	1.08	2957	106	12.52
1980	不详	223	1.44	不详	81	10.76
1981	57933	155	1.14	2597	71	8.2
1982	52884	66	0.35	2247	54	5.6
1983	32909	60	0.12	1200	38	4.7
1984	27274	34	0.05	1043	42	5.7
1985	13800	28	0.03	602	32	4.2

（引自湖南省地方志编纂委员会 . 湖南省志·医药卫生志［M］. 长沙：湖南人民出版社，1988：560.）

（二）其他省份的做法

一般而言，各省份在卫生厅、局领导下，制定工作计划，逐级下发文件，协调相关部门；同时，由各该省份主要医院专业人员组成"两病"防治协作组。以浙江省为例，该省"两病"防治协作组由浙江医科大学附属妇幼保健院、杭州地区"两病"防治协作组、台州地区人民医院、温州工农兵医院、丽水地区人民医院、温州市第三人民医院、诸暨县人民医院和黄岩县人民医院等单位组成。[②] 省会及医院集中的城市往往也成立了"两病"防治协

---

① 湖南省地方志编纂委员会 . 湖南省志·医药卫生志［M］. 长沙：湖南人民出版社，1988：556-557.

② 云南省地方志编纂委员会 . 云南省志·卫生志［M］. 昆明：云南人民出版社，2002：41.

作组。

各省份查治工作步调不一，效果也不同。1978～1979年，江苏省共查出子宫脱垂患者82469例，到1980年底共治疗62176例，总有效率为92.09%（1/3用子宫托）。其中Ⅱ度子宫脱垂经手术治疗22730例，有效率87.60%。后对徐、淮、扬3地区经治的5864例进行一年以上随访，治愈率达90.7%。此后，各市又组织手术队下农村免费进行手术，到1982年全部治疗完毕。①

云南省"两病"防治科研技术指导组1979年才成立。1980年7月，该省卫生厅举办复杂尿瘘手术治疗学习班，邀请全国16省（市、区）妇女"两病"防治科研协作组组长田孝坤到昆明现场指导。②至1987年底，云南省已查出现症患者76342人，治疗62175人，治疗率为81.44%。为完成扫尾工作，云南省卫生厅、财政厅决定采取任务与经费挂钩的方式，由该省妇幼保健所与各地、州、市卫生局签订妇女"两病"查治工作承包制合同。按合同规定，该省将每年投入100万元，于1990年前分3批完成60个县的查治任务。③

1978年至1981年底，全国共治疗子宫脱垂128万人，尿瘘1.7万人，占原有患者的60%。④至1984年底，全国范围内平均治疗率仍徘徊在60%左右，较好的省份在90%，低者仅10%。⑤

---

① 该书编委会．当代中国的江苏（上）［M］．北京：当代中国出版社，2009：183–184.

② 同①.

③ 杨铨．云南省查治妇女两病实行任务承包合同［J］．中国卫生事业管理，1988（5）：34.

④ 申世芳．中国现代西医妇科学发展概述（上）［J］．中华医史杂志，1997：72–76.

⑤ 《新中国预防医学历史经验》编委会．新中国预防医学历史经验（第四卷）［M］．北京：人民卫生出版社，1990：85.

六、结语

开展第二次普查普治是适时和必要的。[1] 政府各部门的推动和保障，是第二次普查普治工作顺利推进的根本保证。"两病"普查普治"在中央政府关怀与卫生部的领导下，省与省、地市与地市、上级与下级部门、卫生、妇联、工会、民政、粮食、商业、交通、医药器械等系统积极配合协作，针对情况，不断改进防治措施，是防治能取得成效的关键"。[2] 部分技术力量强的军队医院也协助地方收治复杂尿瘘患者[3]，缓解了地方医疗资源不足的困难局面。[4]

全国范围内开展的科研协作，解决了"两病"患者手术治疗的技术难题。逐步恢复正常活动的各级妇产科学会是第二次普查普治的重要平台，这一时期中华医学会妇产科分会的各级学术会议中，都有关于子宫脱垂、尿瘘的议题。[5,6,7] 在普查普治工作中，注重随访及远期疗效的观察，是第二次普查普治的显著特点。贵阳医学院对手术治疗患者进行了 3 年后回访，并设置了更为合理的疗效评价标准，充分考虑了术后患者的生活质量和劳动力恢复

① 王少华，万淑英.588 例子宫脱垂临床分析［J］.临床医学，1981（6）:10-11.陈子林，周济海.复杂尿瘘治疗的体会［J］.江西医药，1981（3）：23-26.

② 江森.中国关于子宫脱垂的防治［J］.现代妇产科进展，1989（1）：3.

③ 王玉宝，罗锡恩.50 例女性复杂尿瘘治疗分析［J］.河南医药，1981：8-9.

④ 吕齐祥.改进经阴道手术治疗子宫脱垂的体会［J］.人民军医，1984（5）：51-53.

⑤ 佚名.中华医学会第二届全国妇产科学术会议在苏州召开［J］.中华妇产科杂志，1980，15（3）：172.

⑥ 佚名.中华医学会黑龙江分会妇产科学会召开第二次学术会议［J］.中华妇产科杂志，1979，14（1）：31.

⑦ 中华医学会陕西分会.中华医学会陕西分会妇产科学会召开第一次学术交流会［J］.陕西新医药，1980，9（3）：47.

情况。[①]

巡回手术和培训技术骨干是确保普查普治不留死角的重要措施，同期医疗秩序的恢复也有助于普查普治工作稳步推进。朱绮霞等注意到，不同时期收治的患者术后疗效有别，而1978年后病房管理制度恢复后，围手术期工作水平提高，确保了手术的疗效；其中又以特派医疗队的疗效最高。[②]

由普查普治进一步推动了新法接生率和产科技术的提高，是第二次普查普治的逻辑结果。衡阳会议上，"在普及新法接生的基础上，提高产科工作质量是预防产科尿瘘的根本办法，已成为代表们的共识"。[③]1982年4月，由江西牵头组织的云南、贵州、青海、山西、山东、福建、湖南、湖北9省预防产科原因造成尿瘘的科研协作第一次会议在昆明举行，提出了切实可行的措施和意见。[④]12月，全国妇幼卫生工作会议在京召开，会上讨论了《妇幼卫生工作条例》和《妇幼卫生工作"六·五"计划和1983年工作要点》，预示着妇幼卫生工作重回正轨，新法接生、"两病"防治均纳入国家卫生工作的基本内容。[⑤]

（中华医史杂志，2018，48（5）：287–292.）

---

① 贵阳医学院妇产科教研组，开阳县妇幼保健站.78例子宫脱垂行改良式阴道子宫切除术后随访［J］.贵州医药，1981（2）：33–36.

② 朱绮霞.女性泌尿生殖瘘214例术后体会［J］.郑州大学学报（医学版），1983（1）：33.

③ 佚名.部分省、市、自治区子宫脱垂、尿瘘防治科研协作组扩大会简况［J］.中华妇产科杂志，1979（3）：221–222.

④ 桂曼今.由我省牵头的预防产科尿瘘科研协作会在昆明市召开［J］.江西医药，1982（5）：1.

⑤ 佟晓莹.全国妇幼卫生工作会议在北京召开［J］.医学研究通讯，1983（4）：封四.

中华人民共和国成立初期枯痔疗法的
传布与枯痔散的流变

作为中华人民共和国成立初期具有良好临床疗效的中医外治法典型之一，枯痔疗法是较早进入卫生管理者视野的。自重庆而北京，进而传布到全国各地，枯痔疗法承载了20世纪50年代"祖国医学遗产"的各种标签化的意蕴，因而得到政治力量的眷顾。此后的传布过程中，由于各方面力量的加入，枯痔疗法的内涵和形式迅速发生变化，从源自传统烧炼的含砒有毒散剂到用化学品配制的无砒注射剂，枯痔疗法的演化史反映了新中国中医医疗社会史的一个侧面，值得认真梳理，总结经验教训。

中华人民共和国成立之初的两年里，中医行业颇不景气，致有业者令后辈改行者。[①]但各地情形并不一致。如果要找一个中医治疗技术"翻身"的例证，没有比枯痔疗法更具代表意义的了。爬梳枯痔疗法从重庆走向全国的历程及此后20余年的流变，不难看出其背后的推动力量。从技术角度而言，正是在受到越来越多重视的过程中，这一治疗技术得到不断完善，并最终蜕去中医的外壳，成为融合中西医药的治疗技术。

一、备受质疑的开端与政治力量的推动

（一）枯痔疗法的简史

痔疮是一种古老的疾病，在《金匮要略·五脏风寒积聚病脉证并治》即

---

① 金才. 王斌消灭中医的错误思想给我们的危害［N］. 健康报，1955-05-27（2）.

有"小肠有寒者，其人下重便血，有热者必痔"的明确记载。《神农本草经》有21种药物用以疗痔核，当时已据病状细分为"五痔"。此后病名代有累增，至清已有62种之多。[①]在治疗方面，自汉以降，逐渐形成以"清热凉血、散瘀祛毒"为主的治疗原则，以及形形色色的治疗方法。据《古今图书集成·医部全录》，内痔的治法有559种之多。其中枯痔疗法以楼英《医学纲目》记载较详。[②]其法以枯痔散涂于痔核表面，使其坏死脱落，达到治疗目的。至其方药，则各家互异。据张觉人考证，1947年时流传的枯痔散有14种之多，要皆不离砒、矾二物，其共同源头乃明代陈实功《外科正宗》中的"三品一条枪"，治疗肛瘘的药线疗法亦源于此。[③]

痔科在中医行业中的地位较低，旧时重庆称之为"下大夫"。其方药技术，业者视之为枕中鸿宝，师传徒授，私相传抄，错简百出，更有故意改篡以布疑阵者。到1949年前后，"中医治疗内痔的方法，与文献所记载大同小异，凡百年来无多大改进，反有湮没失传的现象"。[④]另一方面，铃医虽知方不多而用功颇专，用枯痔疗法每有显效，更增加了许多神秘色彩。

其实，当时各地均有操此术者，一些中医外科世家也掌握枯痔疗法，如苏沪之丁、顾等世家。唯此方含有毒中药，制法中又需煅烧，不易把握，故采用此法极为慎重。

（二）枯痔疗法在重庆异军突起

枯痔疗法最初受到重视，与鲁之俊的推动有莫大的关系。鲁之俊自延安时期成为第一批西医学习中医的模范后，一直致力于受到毛泽东关注的针灸

---

① 任应秋.从祖国医学与痔核作斗争的成就谈到"枯痔疗法"的改进问题［J］.浙江中医杂志，1957（3）：120-123.

② 李开泰，周济民，王福民.内痔与内痔的中医疗法［J］.中医杂志，1955（7）：21-24.

③ 张觉人.外科十三方考（修订本）［M］.上海：上海卫生出版社，1957：178.

④ 同②.

疗法推广工作。[①] 中华人民共和国成立初期，鲁之俊历任西南军区卫生部副部长兼重庆市军管会卫生部部长、西南军政委员会卫生部副部长、西南军政委员会文化教育委员会副主任兼卫生局局长等职。正是在鲁之俊任职西南期间，枯痔疗法成为与针灸疗法并列，得以全国推广的中医疗法。此时，针灸疗法已得到中国共产党军政领导的一致推崇，加之鲁之俊和朱琏有关针灸学的著作先后出版，得以在更大范围推广。

1952 年 8 月，中华医学会重庆分会召开第二次外科学会，讨论"痔核"的病因、诊断、治疗等问题。主办者函邀中医业者参加，并征求中医疗法。重庆市中医业者在会前做了积极准备，并在会上公开了内治法、外治法、针灸疗法各若干。外治法中，袁树滋、蒋厚甫、周济民的献方中均有枯痔散或同名异方者（主药均为砒、矾）。这就是此后枯痔疗法研究、推广的基础。在会议总结时，主办者专门提道："枯痔法：中医同志一致认为是治疗痔核的优良疗法，有一定的疗效，若能加以实验和临床试用，对人民的健康定有所裨益。"[②]

从目前资料看，鲁之俊所为或许只是延续延安时期的政策，但这显然无法解释，他的做法为何与当时政治地位更为显要的东北区、华北区的做法大相径庭。

中华医学会重庆分会讨论会后不久，西南区召开了卫生厅长会议，决定参照北京中医学会的"先进经验"，在西南各省成立中医学会。9 月底至 10 月底的短短 40 天里，重庆市中医业者先后 6 次举行座谈会和 20 余次筹备会，开展筹备工作。1952 年 11 月 1 日，重庆市中医学会正式成立。而此时，除北京中医学会外，市级中医学会几乎没有。鲁之俊到会讲话，他要求中医学会："加强政治和技术的学习，学习苏联的先进科学方法，研究整理中医药学术，提高其水平，实现中医科学化，而泯灭中医西医的区分。"中医业

---

① 李剑 . "团结中西医"方针的演变和确立［J］. 中华医史杂志，2014（6）：7.

② 佚名 . 痔核的讨论［J］. 中医杂志，1953（1）：17–20.

者们的感受则是"领导上的重视和坚决掌握，是学会得以成立并运行得很好的主要原因"。由于筹备过程中，"经常得到西南卫生部、市卫生局上级的指示"，该学会方能在短时间内完成筹备工作。① 值得注意的是，上述两个事件的报道均刊发在1953年初的《北京中医》，此时该刊发布北京之外的信息并不多见。

重庆市中医学会成立伊始，便将整理研究枯痔疗法纳入"近期三项重点工作"中。学会成立时，由蒋厚甫、周济民等4人组成的"痔核组"已受命"直接参加新渝医院工作，完全使用中药和固有的技术，治愈了痔核患者12人，瘘管1人。治疗经过极短，并无痛苦"。② 1952年11月至1953年4月底，重庆市第七人民医院（由新渝医院改名而来）收治痔核住院患者64人，门诊治疗瘘管76人。"初步获得经验，认为中药治疗方法是有效的，操作简单，费用低廉，是值得更进一步研究的"。值得研究的问题中，"所用的药物，究竟能被吸收多少，对组织内起何种改变，现在尚不得知"。③

按照延安时期确定的原则，西医是负责指导研究并加以总结的。起初此事并不顺利。"当政府决定重庆市第七人民医院外科重点试用这种方法的时候，就遭遇到了许多抵触和障碍"。④ 被选中的李开泰等西医师起初也不情愿。随着收治患者及治愈患者的增多，尤其是1953年底该院用枯痔疗法治好了苏联专家希里索夫久治不愈的痔疮后⑤，西医们才终于改换了看法，并帮助中医制定临床规范，指导中医使用外科器具及观察病情。

---

① 佚名.重庆市中医学会筹备及成立经过报导［J］.中医杂志，1953（3）：33–34.

② 同①.

③ 佚名.中药治疗痔核和瘘管的初步报告［J］.中医杂志，1953（11）：341–347.

④ 柏生.柏生新闻作品选［M］.北京：新华出版社，1984：370.

⑤ 重庆市第一中医院编.在发扬祖国医学的道路上［M］.重庆：重庆出版社，1956：14–15.

（三）枯痔疗法被推上更大的舞台

鲁之俊的非常举措随后收到了理想的效果。《北京中医》在 1953 年第 1、7、9、11 期均发表有关中医治疗痔瘘的文字，引起高层和各地读者的注意。

1953 年是中医政策转换的关键一年。6 月 10 日，中南行政委员会卫生局召开第一届中医代表会议，这是全国首次大区级中医代表会议，"参加会议的还有中央人民政府卫生部副部长徐运北和全国各大行政区卫生局的代表"。会议透露的信息耐人寻味，因为中医代表们"对中南区的中医工作提出了不少批评和建议"，中南区卫生局局长齐仲桓也"在总结报告中批判了某些干部对中医的错误认识，要求各卫生干部正确贯彻中医政策"，而此前从未有人这样做。①

1953 年底，第三届全国卫生行政会议举行，此前 3 年多卫生部对待中医的做法开始受到清算。《人民日报》载："这次会议是在今春以来卫生部门进行反官僚主义斗争的基础上召开的，是一次思想、政策的大检查，对改进今后工作将起重要的作用。"② 1954 年国庆节前，重庆市第七人民医院痔漏科一行 5 人（中医业者 3 人，西医业者 2 人）作为中西医团结合作的典范于 9 月 28 日到京，并被安排参加了国庆五周年游行。10 月 10 日下午，北京中医学会召开欢迎座谈会。③ 这年晚些时候，鲁之俊奉调入京，着手筹备毛泽东提出设立的中医研究院。

重庆痔瘘小组随后被安排在中央直属机关第六医院，并专门为他们开设了痔漏科。除收治患者外，"中央人民医院、中央直属机关第一、二、三、

---

① 佚名 . 中南行政委员会卫生局召开第一届中医代表会议［J］. 中医杂志，1953（7）：35.

② 第三届全国卫生行政会议在北京举行确定今后卫生工作的方针和任务［N］. 人民日报，1953–12–31（4）.

③ 佚名 . 北京中医学会召开欢迎重庆市第七人民医院痔漏科小组座谈会［J］. 中医杂志，1954（11）：33–34.

四医院都先后派了外科医师向该小组实地学习。学习的医师们经过一个半月至二个月的临床实践，都能掌握这个治疗方法，而且大都回到本院推行了这个疗法"。"中央人民医院、中央直属机关第一、二、三、四医院的外科医师在这确切的疗效面前，认识到学习和研究中医学的重要性"。[1] 中央直属机关医院服务对象自非一般市民，此举的震撼效果可想而知。

（四）第一个十年里枯痔疗法受到的褒奖

1955年12月19日，重庆痔瘘医疗小组作为3个集体项目之一，受到卫生部的隆重表彰和奖励。颁奖词说："重庆痔瘘医疗小组是由中医师蒋厚甫、周济民、张荣辉，西医师李开泰、陈之寒五人组成，他们在重庆市第一中医院（原为重庆市第七人民医院）和卫生部中央直属机关第六医院运用中医的枯痔散治疗内痔，用挂线法治疗肛直肠瘘管，获得了显著的疗效。北京市已经有十多个医院的外科医师向这个小组学习并推行了这种疗法。"[2]

同一天，中医研究院在京成立。该院的"外科研究所是以正在北京传播经验的重庆痔瘘小组为基础建立的……重庆痔瘘医疗小组，半年中挂号求诊的一千四百多患者，三分之二以上已经他们治愈。他们的工作受到了国内外人士的欢迎和重视"。[3]1954年11月就负责筹备工作的鲁之俊则出任该院首任院长。

12月20日，与中医研究院成立的消息见报同一天，《人民日报》发表社论[4]，要求贯彻"对待中医的正确政策"。

1956年，卫生部已将"中西医合作共同研究用中药枯痔散治疗痔核"列为"西医同中医合作，向中医学习，中西医共同研究和治疗疾病"的成功案

---

① 沈晖.中央直属各医院积极推行中医治疗痔瘘的方法［N］.健康报,1955-06-17（2）.

② 铁名.卫生部奖励继承和发扬祖国医学遗产有成绩的医务工作者［J］.中医杂志,1956（2）: 6.

③ 鉴远.发扬祖国医药遗产——记中医研究院成立［N］.人民日报, 1955-12-20（3）.

④ 社论.贯彻对待中医的正确政策［N］.人民日报, 1955-10-20（1）.

例。傅连暲在动员中华医学会会员学习中医时也援引该案例。[①]也是在这一年，"痔瘘疾病和防治工作"列入国家十二年远景规划。在同年开始的西医学习中医热潮中，枯痔疗法成了重点学习研究的对象。[②]

到建国十周年时，"内痔的枯痔疗法"被列为"发掘和整理研究"中医学的8项重点成果之一。[③]同年，枯痔疗法和挂线疗法作为两项研究中医的成果，入选"新中国外科学的成就"。[④]

中医研究院成立十周年时，卫生部部长钱信忠的讲话中，谈到枯痔疗法过去被忽视和否定了认为："现在经过发掘和提高，它既便宜，效果又好，作用越来越大。"[⑤]

（五）福建推出枯痔丁疗法

枯痔丁疗法又称插药法，是将枯痔散制成药钉，直接插入痔核内，使其逐渐坏死、脱落的疗法。宋代《太平圣惠方》便有"以砒霜、黄蜡搅拌和匀，捻成条子治痔"的记载。枯痔丁则源自明代《外科正宗》的"三品一条枪"，其主药亦是砒、矾，唯剂型及用法不同。

1954年，福建省福清县中医李笑风及仙游县郭亦贤献出各自掌握的枯痔丁治疗内痔方法，引起业界关注。福建省中医研究所随即组织临床观察并监制枯痔丁，福建省人民医院痔漏科则受命从疗效和毒性等方面开展比较研究。一年后，福建省人民医院痔漏科的研究结果证实：枯痔丁疗法优于枯痔散疗法，而李笑风配方（红砒四两，白矾八两，雄黄二两，乳香粉一两，朱

---

① 傅连暲.积极领导和组织西医学习中医［J］.中医杂志，1956（2）：60-61.

② 中医研究院编.西医学习中医论文选集（第一集）［M］.北京：人民卫生出版社，1959：258-291.

③ 杜润生.十年来自然科学的重大进展［J］.科学通报，1959（19）：619-626.

④ 黄家驷，孟继懋等.新中国外科学的成就［J］.中级医刊，1959（10）：7-10.

⑤ 钱信忠.按毛主席指示办事，就能更好地贯彻党的中医政策［J］.中医杂志，1966（3）：2-4.

砂五钱，生糯米磨粉，熟糯米磨粉，普通米磨粉）又优于郭亦贤配方（白降丹三分，红升丹二分，黄仙丹三分，雄黄三分，制硫黄三分，冰片二分，甘草粉五钱）。[①] 此后，该院所用的一直是李笑风配方，据称临床效果理想。[②]

1956 年，卫生部通知福建省卫生厅抓紧研究学习，在全国推广该疗法，该省随即举办了多期学习班。[③] 献方者李笑风在福建省中医研究所负责枯痔丁生产的监制和科研工作。直到 20 世纪 60 年代前数年，李笑风还到呼和浩特、上海等地讲学，办枯痔丁学习班，并为协作单位培训了痔疮科医生。[④]

1958 年，福建省卫生厅举办的卫生展览会上，枯痔丁列入 20 项中医中药跃进成果。"现在，本省的枯痔丁不但供应国内各地，而且远销至南洋各地，博得一致称赞"。当时福州市人民医院用该疗法治疗 14000 多人，龙岩医院治疗 3000 人，据称均全部治愈。[⑤]

福建中医研究所当年对枯痔丁疗法进行了系列研究，包括理论探讨、临床观察、剂型改进，并与福建医学院、福建省药品检验所、福建省人民医院等单位合作，开展了动物实验和抑菌试验。[⑥] 此后，各地在药物组成等方面做了很多研究和改进，天津市立工人医院还与留京的重庆中医周济民及天津医疗器械厂合作研制成枯痔丁投药枪，更有利于给药和推广。[⑦]

---

① 李白克.枯痔药钉治疗内痔核 220 例初步报告［J］.福建中医药杂志，1956（2）：23-28+ 封三.

② 福建省人民医院痔疮科.枯痔药钉治疗内痔核 1200 例初步报告［J］.福建中医药杂志，19583（6）：20-23.

③ 肖钦朗，石荣.肛肠疾病临床诊疗经验荟萃［M］.厦门：厦门大学出版社，2006.

④ 佚名.福建中医到外地传授"枯痔丁"疗法［N］.人民日报，1963-04-03（3）.

⑤ 佚名.祖国医药发射奇光异彩——介绍福建省卫生展览会中医中药部分［J］.福建中医药杂志，1958（9）：16-18.

⑥ 福建医学院附属医院外科，福建医学院病理教研组等.枯痔丁治疗内痔核作用机制的探讨［J］.福建中医药杂志，1960（8）：28-29.

⑦ 刘道矩，周济民，刘玉广."枯痔丁投药枪"的设计和使用介绍［J］.天津医药杂志，1964，6（4）：332.

（六）灰皂散枯痔疗法

含砒枯痔散的毒性引起重视后，福建省人民医院李白克提出改用其祖传的灰皂散枯痔疗法，试用后认为效果理想，尽管方中仍含铅，毒性已大大降低。[①]其法以新出窑石灰、楠皂自然水（又名石碱或土丙药）、黄丹（又名京丹）制成糊状涂于痔核表面。此后，该院收治了更多患者，据称中毒问题已基本解决。[②]

江西中医学院附属中医实验院 1956 年采用上法治疗，证实疗效而外，并将灰皂散原料制成液体，用以注射枯痔，手续更加简便。[③]1963 ～ 1966 年，江西省中医院用石灰饱和溶液加入烧碱制成的枯痔液已用于各期内痔、各种外痔及混合痔。"对痔核合并部分黏膜脱垂或单纯性部分直肠黏膜脱垂，其疗效亦较理想。"[④]770 例患者中，痔核以 7 ～ 8 天脱落居多，2 例术后 7 天大出血。

该疗法启发了重庆李开泰等，后来的"新 6 号液"也最大程度地吸收了灰皂散的方意。

二、枯痔疗法推广全国

（一）卫生部决定推广枯痔疗法

1955 年，"对待中医的正确政策"在全国范围得到全面贯彻执行。1 月

---

① 李白克，程宝奎．用"灰皂散枯痔法"治痔核的初步经验［J］．上海中医药杂志，1955，（12）：15-18.

② 李白克．用"灰皂散枯痔法"继续治疗 170 个痔核病例的分析报导［J］．上海中医药杂志，1956（8）：17-20.

③ 江西中医学院附属中医实验院外科．枯痔疗法治疗痔核 50 例初步报告［J］．江西中医药杂志，1957（1）：24-28.

④ 赵永耀，蒋云鹏．枯痔液治疗痔核疗法介绍［J］．江西医药杂志，1966，6（5）：212-215.

14 日，中华医学会吸收第一批中医业者萧龙友等 10 人入会。①7 月召开的全国人大一届二次会议上，国务院二办主任林枫批评了卫生部此前的做法，要求做好团结中西医工作。②9 月，卫生部决定推行中医治疗"乙脑"的经验。③10 月 7 日，《健康报》发表署名文章，指出"推广中医治疗经验，必须扫除思想障碍"。④

从 1955 年 1 月起，中央直属机关第二医院范维铭医师学习了该疗法后，不到半年治愈痔瘘 70 多例，"获得了患者的一致拥护"。⑤到 9 月，北京市已有 13 家医院派了外科医师去中央直属机关第六医院学习枯痔疗法。⑥

中央直属机关第三医院组成外科小组对内痔的中医疗法与西医手术疗法进行比较后，证实枯痔疗法"操作方法简便，的确是减少了患者的痛苦，缩短了住院的时间，加速了床位的周转，节约了一定的资金，减免了手术后的并发症，使患者乐于接受，免去对手术抱有不必要的顾虑，多年的病痛能很好地治愈；此方法实有推广之必要"。⑦中央直属机关第六医院吴静波也认为："枯痔疗法方法和设备都很简单，技术易于掌握，各地医院和医生都可以使用。"并说："有某些不适宜用手术疗法的病证的患者，也可以用枯痔疗法治

---

① 佚名.中华医学会指示各地吸收中医入会第一批中医加入中华医学会［N］.健康报，1955-01-14（1）.

② 佚名.国务院第二办公室林枫主任的发言［N］.健康报，1955-07-29（1）.

③ 佚名.卫生部召开扩大部务会议决定推行中医治"乙型"脑炎的经验［N］.健康报，1955-09-09（1）.

④ 漆鲁鱼，何雨若.推广中医治疗经验必须扫除思想障碍［N］.健康报，1955-10-07（2）.

⑤ 朱锡莹，沈晖.让中医治痔瘘的方法迅速地推广起来吧——访中央直属机关第二医院［N］.健康报，1955-06-17（2）.

⑥ 佚名.重庆痔瘘组总结中医治疗痔瘘经验北京各医院已广泛推行这个疗法［N］.健康报，1955-09-16（1）.

⑦ 吕维柏.西医学习中医论文选集（第二集）［M］.北京：人民卫生出版社，1959：287-294.

疗，并且不会有手术疗法所引起的大出血、肛门狭窄及感染等并发症。"[①]

至 1955 年 9 月 9 日，重庆痔瘘医疗小组在京治疗的 1748 名患者中，已有 923 人痊愈。在此期间，该小组"还收到了近七百封全国各地和苏联等国家的来信，其中很多信表示希望学习他们治疗痔瘘的经验"。进京将近一年时，卫生部"协助重庆痔瘘医疗小组总结出他们用中医方法治疗内痔和肛直肠瘘管的经验，并决定广泛推行"。[②]

（二）传布途径及效果

1955 年卫生部举办了全国痔瘘学习班，面向基层，培养师资和人才。[③]重庆市第七人民医院[④]和福建[⑤]都举办培训班，推广枯痔疗法。此后，南京中医学院附院[⑥]和北京中医医院[⑦]等一些具备条件的医院也成为所在地区开展枯痔疗法技术推广中心。军队医院也举办了枯痔疗法训练班。[⑧]

实际上，《北京中医》刊发重庆第七人民医院枯痔疗法的文字后，一些地方已开始推广。柳州市 1953 和 1955 年，先后派尹耀明、黄永清医师到重庆进修枯痔疗法，随即在该市推广。[⑨]上海市公费医疗第五门诊部自 1954 年

① 吴静波.中医怎样治疗痔瘘［J］.科学大众，1956（1）：27–29.

② 新华社.卫生部门决定推广中医治疗痔瘘经验［N］.人民日报，1955–09–12（3）.

③ 柏连松，张雅明主编.柏氏肛肠病学［M］.上海：上海科学技术出版社，2016.

④ 李开泰，张荣辉，张思敏，等.重庆市第一中医院改进"枯痔疗法"的经验介绍［J］.江西中医药杂志，1957，4（4）：933–938.

⑤ 阮梅荪.推广中医枯痔钉疗法卫生部委托我省举办全国"枯痔药钉"疗法学习班［J］.福建中医药杂志，1958，3（7）：封四.

⑥ 王家喻.治疗痔瘘的临床经验与体会［J］.上海中医药杂志，1964（2）：33–35.

⑦ 吉林市政协文史委员会，吉林市卫生局.吉林市文史资料（第10辑）［M］.吉林市卫生局自编.1991：268–269.

⑧ 佚名.南京军区后勤卫生部举办训练班推行枯痔疗法［J］.人民军医，1956（10）：130.

⑨ 柳州市卫生志编纂委员会.柳州市卫生志［M］.南宁：广西人民出版社，1995.

6 月开设痔科，1 年里用该疗法门诊治疗痔核 223 例，痊愈 206 例。①

除有关论文成为各地的学习范本之外，举办学术报告会加以推介是常用的方式。②1958 年，江苏省卫生厅组织召开了为期 8 天的痔科专业会议，特邀福建省人民医院李白克介绍枯痔丁疗法。会上交流了 31 种痔瘘疗法，61 张处方。会后编成一册经验交流集。③

当年痔瘘科如此红火，以至江苏省中医院向卫生厅提交的跃进决心书中，将"痔科手术费降低 20%"列为跃进指标之一。④ 显然，政府策动的枯痔疗法推广，效果非常显著。

第三届全国卫生行政会议后，各地中医业者为表达感激之情，出现献方热潮，其中不乏北京杜家模⑤、福清李笑风和成都黄济川公开枯痔散（丁）之类的案例。⑥ "大跃进"时期第二次献方高潮时，各地汇编的献方集中几乎都有痔瘘专科的部分甚至专册。全国医药卫生技术革命展览会的组织者，在外科专册之外，还专门汇编了痔瘘专册。

有关枯痔疗法图书的大量出版，也促进了该疗法的推广。1955 年四川名医黄济川出版了《痔瘘治疗法》后，此类书籍渐增，1958 年后更是遍地开花。1955 ～ 1962 年有关枯痔疗法的出版物见表 5。

---

① 闻茂康，朱仁康.上海市公费医疗第五门诊部一年来治疗 312 个肛门疾患的病例报告［J］.上海中医药杂志，1956（3）：21–25.

② 上海市中医学会学术组.上海市中医学会会讯（1957 年 3 月号）［J］.上海中医药杂志，1957（3）：封三.

③ 春.中医痔漏科经验大协作［J］.江苏中医，1958（8）：47.

④ 佚名."一切为了病人"——记省中医院向卫生厅首长报喜大会［J］.江苏中医，1958（2）：43.

⑤ 杜家模.公开家传治疗痔瘘药线结扎"紧线法"［J］.中医杂志，1954，3（6）：10–11.

⑥ 柏生.柏生新闻作品选［M］.北京：新华出版社，1984：370.

表5　1955～1962年有关枯痔疗法的出版物

作者	书名	出版者	出版年份
黄济川	痔瘘治疗法	四川人民出版社	1955
重庆市第七人民医院	中药治疗痔核和瘘管的初步报告	重庆市人民政府卫生局	未著年份
卫生部	中医痔瘘疗法总结	卫生部	1955
姜德津	中医治痔、瘘的手术疗法	山东人民出版社	1956
黄济川	痔瘘治疗法（增订本）	四川人民出版社	1956
江苏省卫生厅	学习中医枯痔散疗法及挂线疗法的经验总结	江苏省卫生厅	1956
王芳林	临床实用痔瘘学	陕西人民出版社	1957
王兆铭	痔瘘的中医疗法	天津人民出版社	1957
西安市中心医院编	中医师王庆林治疗痔瘘简介	陕西省卫生厅	1957
顾伯华	改进枯痔疗法治疗内痔（中医中药跃进丛书）	上海卫生出版社	1958
朱仁康	痔瘘中医疗法	人民卫生出版社	1958
邹维德	肛门痔漏病中医疗法	江苏人民出版社	1958
周济民等	痔疮痔瘘患者须知	科学普及出版社	1958
江苏省卫生厅	中医痔瘘科经验交流集	编者油印本	1958
王兆铭	痔瘘的治疗和预防	河北人民出版社	1958
上海中医学院附属第十一人民医院外科	改进枯痔疗法（上海市科学技术研究工作跃进展览会技术交流）	上海卫生出版社	1958
四川省科学技术工作跃进大会编	挂线疗法痔瘘肛瘘成功经验	四川人民出版社	1958
卫生部	全国医药卫生技术革命展览会资料汇编·痔瘘	人民卫生出版社	1958
山东省立中医院痔瘘科	痔瘘病中医手术疗法	山东人民出版社	1959
周济民等	痔疮痔瘘中医疗法手册	上海科学技术出版社	1959
李开泰等	中医治疗经验选集·痔疮	人民卫生出版社	1959
崔占先编	崔氏痔瘘病学	河南人民出版社	1959
福建省中医研究所	内痔核的枯痔丁疗法	福建人民出版社	1960
北京中医医院	痔瘘中医治疗经验	人民卫生出版社	1961
王兆铭	中西医结合痔瘘临床证治	河北人民出版社	1962

（三）运动模式下的推广及带来的问题

江苏省大丰县中医院 1960 年派人赴南京中医学院附院痔漏科学习后，随即开展治疗。对于晚期大型脱肛痔和嵌顿型内痔，该院所用枯痔散系南京丁福华处方，还多加了两道保险：一是先以丝线结扎痔根再敷药，减少砒的吸收；一是从使用枯痔散的第 2 天起，每日给患者肌肉注射硫辛酸钠（砷化物解毒剂）20mg，至停止敷药后的 2 天止。该院也同时采用枯痔丁疗法，患者数占经治患者的半数以上，在并发症预防方面颇有心得。显然，这样的推广，疗效和患者防护才有保障。[①]

在当时环境下，一些基层医疗机构盲目跟风，而忽视了本应注意的安全问题。湖北省孝感专署人民医院采用枯痔疗法、药线结扎及白矾溶液注射压痔 3 种疗法，证实这些疗法"设备和操作简单，易学，而且省钱（如配制枯痔散一料，价值不超过 1 角，可治 10 余名痔疮患者），适合于广大农村推广应用"。[②] 显然，其着眼点在该疗法的经济性而非安全性，这样的报道容易误导基层医疗机构。四川省丰都县城关区联合诊所就发生一例因忽视全面体检，未住院治疗，中毒情况观察不严密造成的枯痔疗法所致死亡病例。[③]

此期，成都中医学院附院进行了枯痔散、枯痔丁和复方明矾液注射的对照研究，证实 3 种治法疗效确切，但具体操作中均出现问题。其中，枯痔散造成 2 例中毒，1 例死亡；枯痔丁造成肛门脓肿 5 例；复方明矾液注射便后滴血有 50 例，大出血 2 例。[④] 南京中医学院附院采用枯痔丁疗法，也发现掌握得当诚非易事。[⑤] 而山东某院因为"没有充分的了解和缺乏正确熟练的操

---

① 王家喻. 治疗痔瘘的临床经验与体会 [J]. 上海中医药杂志，1964（2）：33–35.

② 江楚樵. 用中医方法治疗痔疮的初步总结 [J]. 上海中医药杂志，1958（9）：22–23.

③ 王启明. 枯痔疗法休克死亡一例报告 [J]. 广东中医，1958（9）：32–35.

④ 曹吉勋，周世诚. 枯痔散枯痔钉复方明矾液治疗内痔的临床观察 [J]. 成都中医学院学报，1959（3）：41–45.

⑤ 丁福华. 枯痔丁疗法的临床观察及体会 [J]. 江苏中医，1962（9）：12–14.

作技术",收治 650 例内痔患者中,发生痔或肛管溃烂坏死者 50 例,插药后即时脱垂嵌顿而致坏死者 15 例,插药诱发肛周脓肿者 3 例,肛管大片坏死而致肛门缩窄者 5 例。原因是枯痔丁用量过多、药钉排列不匀、插药过深损及肛管肌层、插药后固定不稳或脱出。[①] 省级医院尚且如此,基层医院更无论焉!显而易见的问题是,由于主管部门的推动,医疗机构采用该疗法,并不需要资质审核及论证;各地采用的枯痔散处方不统一,也未见到主管部门给以指导的记录。

并非所有业者都失去了理智。武汉某院陈济民在《中华外科杂志》(1956 年第 12 期)发表《治疗痔核无痛的研究初步总结》,并于 1958 年被收入《全国医药卫生技术革命经验交流会资料汇编》后,受到另一位西医业者易新的质疑。诚如易氏所说,陈氏实际上并不了解"祖传枯痔散"中各药的化学成分,更不了解原方"减去白砒、硫黄、月石后,加入花蕊石、胆矾、雌黄……"仍有砷化物的存在,经过煅烧仍能生成三氧化二砷。而误以为"这种枯痔散因为不含砷,故渗透力不如含砒枯痔散强,但它没有中毒危险,而对治疗内痔效果良好,如果治疗较大的内痔(黏膜较坚硬)用量宜多涂之"。[②] 可惜这篇 1958 年收稿的易氏论文,直到 1961 年《中华外科杂志》才予发表。

(四)中医外科世家的回应

早在 1956 年 10 月,南京市中医院痔科主任丁泽民已使用无砷枯痔液加结扎痔根的方法治疗内痔 40 余例。令人印象深刻的是,他们对操作诸节描述之详细,各环节可能出现的并发症的防备措施及各期使用的外用方之完备。世家与铃医对待痔瘘的态度和入手处确乎有别。为免讹传和误解,丁泽民配以 10 幅照片,分步说明,统计数据与病例号一并附上,方便查验。他

---

① 黄乃健 . 应用枯痔丁后引起的并发症及其处理 [J] . 江苏中医,1962 (9):14–18.

② 易新 . 对于陈济民所谓 "无砒枯痔散" 的商榷 [J] . 中华外科杂志,1961 (1):79–80.

指出："中医外科文献上枯痔散的药物组合虽各有不同，但各方均以砒、矾为主，其他药物为辅。砒矾两味，如缺少一味，对内痔作用是不大的。枯痔散疗效肯定，同时也有缺点；枯痔疗法是有一定适用范围的，尚不能治疗各种类型的痔疮。在临床上常有局部疼痛及全身反应的症状，也不能完全免除砒毒。为了减少反应及免除砒毒，故将枯痔散砒剂加以摒除，以结扎的办法来将痔核的营养割断。"[①] 其世家本色，还反映在丁泽民详查治疗过程中的常见问题，亲自执笔撰文，详列枯痔疗法护理要项及砷中毒的观察要点。[②]

丁泽民来自江都县嘶马镇的中医痔科世家。1956 年吸收进南京市中医院后，丁氏"开始也觉得采用老方法方便，研究新疗法要看书刊，请教别人，都很麻烦"，该院采用枯痔疗法后，则"创造性地结合结扎方法，注射枯痔液，治疗痔疮……此外，采用枯痔丁治疗中期痔疮；把古老的结扎疗法改为单线贯串结扎，或结合部分切开治疗混合痔……减少了患者的疼痛，缩短了疗程，消灭了细菌感染"。[③]

上海的顾伯华、顾伯康则留意到，各种枯痔疗法发生出血的情况较普遍，有少量出血，也有约 1000mL 的大量出血。他们归纳出创面损伤、局部感染、纤维型内痔等 10 类原因，总结发生出血的天数规律、临床表现，提出处理办法。[④] 这些研究非常重要。一般诊所甚至医院，专科力量薄弱，盲目跟风引进枯痔疗法，遇到问题势必无力解决。顾氏此文，对于基层痔瘘科人员，无疑雪中送炭。

---

① 丁泽民，朱德玉. 枯痔液医疗痔疮的实验 [J]. 江苏中医，1957（4）：30-34.

② 丁泽民. 枯痔疗法的护理 [J]. 护理杂志，1963（4）：154-155.

③ 笪祖培. 在红专道路上——访南京市中医院痔科主任丁泽民 [J]. 江苏中医，1959（10）：5-6.

④ 顾伯华，顾伯康. 治疗内痔过程中发生出血的原因及其防治方法的探讨 [J]. 上海中医药杂志，1965（1）：1-5.

（五）从治疗痔疮到治疗子宫脱垂

枯痔疗法的推广和改进，军队医院一直积极参与。20世纪60年代初，北京军区291医院肛肠科收集了枯痔疗法50种单、验方，从中选取疗效高、反应轻的药物，制成291-3枯痔液（雄黄4.5g，赤石脂9g，轻粉0.3g，红粉0.3g，冰片3g，朱砂3g，枯矾19.5g，盐酸普鲁卡因5.25g）及291-4号枯痔液（枯矾60g，雄黄26.8g，赤石脂26.8g，血竭26.8g，黄连31.3g，朱砂8.9g，盐酸普鲁卡因5.25g），从1962年开始用以治疗内痔、混合痔，20年间治疗16129例，治愈率高达94.4%。并做了远期疗效观察。[①]

20世纪70年代，解放军第38野战医院借鉴291医院的疗法，用做宫旁注射，治疗子宫脱垂，并在该院驻地邻近的广东、福建、广西、江西等省推广此法。Ⅰ、Ⅱ度子宫脱垂患者近期疗效较好。因方中有砷、汞化合物，该院还做过毒性实验及远期随访，据称"毒性不大"。[②] 盖因该院注意到枯痔散有治疗直肠脱垂的功效，于是移植用于子宫脱垂。[③]

采用第38医院配方的广东省妇幼保健院等单位观察发现，使用该疗法，病情轻者疗效高，Ⅰ度有效率86.27%；Ⅱ、Ⅲ度有效率逐渐下降，病情重的疗效低。病程越长，疗效越差。同时"出现药物治疗反应者较多，不少患者反应较大，致使部分患者对再次注射思想负担重，甚至拒绝检查和治疗"。[④]

该疗法当年风行各地，配方亦不断变化。河北省卫生局于1976年在南

① 金虎，魏中举，卜荣贵．291-4号枯痔液治疗痔16129例报告［J］．中华外科杂志，1981，19（2）：80.

② 中国人民解放军第三十八野战医院．应用枯痔液治疗687例子宫脱垂的初步临床分析［J］．新中医，1975（6）：36-39.

③ 曹吉勋，周世诚．枯痔散枯痔钉复方明矾液治疗内痔的临床观察［J］．成都中医学院学报，1959（3）：41-45.

④ 东莞县妇幼保健站，广东省妇幼保健院，广东省人民医院．枯痔液治疗子宫脱垂近期疗效观察［J］．广东医药资料，1978（3）：32-34.

皮县推广 291-3 注射液治疗子宫脱垂经验，所用的 291-3 注射液已去掉朱砂、雄黄、红粉、轻粉，其他成分不变，制成由血竭、赤石脂、黄连、冰片、枯矾、普鲁卡因组成的新处方。经临床试验及动物实验后方用于临床。据南皮、隆化两县试用，有效率均在 99% 以上，没有较大的副作用。并强调"需在医师指导下，经过训练方可使用，用前做普鲁卡因过敏试验"。①

当年枯痔液的生产厂家颇为芜杂。以广西沿河县为例，该县使用的既有广西平果县人民医院制剂室生产的枯痔液，也有铜仁卫校药厂生产的枯痔液。② 更严重的问题是因此带来女性尿瘘患者的增多。③ 1978 年后，该疗法停用。

三、枯痔疗法的毒性与配方的改进

（一）重庆小组的观察与改进

重庆市第七人民医院开展临床观察之初，就已注意到砷中毒问题。"在治疗过程中，轻重不等的砒中毒现象是比较普遍的"。④ 经过研究，该院采用定量用药，制订停药指征等办法，降低了砷中毒的风险。他们认为"如能用科学和精确的方法制药，使枯痔散中的游离砒减少或完全消失，中毒的问题是可能完全彻底解决"。⑤

制剂不稳定问题，也在西南中药研究所和第七军医大学帮助下加深了认

---

① 河北省兴隆制药厂 .291-3 注射液的试制 [J] . 医药工业，1976（12）：34.

② 沿河县妇幼保健站 . 枯痔液治疗子宫脱垂 45 例疗效观察 [J] . 医药资料，1978（1）：40-41.

③ 李剑 .1966-1976 年中国子宫脱垂、尿瘘治疗概况 [J] . 中华医史杂志，2017，47（2）：97-103.

④ 李开泰等编 . 中医治疗经验选集·痔疮（第一集）[M] . 北京：人民卫生出版社，1959：12.

⑤ 同④：24.

识。重庆市第七人民医院和西南中药研究所各自烧制的 9 批枯痔散中，三氧化二砷含量均不稳定。该所认为杠炭火温度不可控是主因，并提出："其主要成分已经明确，从化学观点上看，可以根据分析结果，用纯品药进行直接配制，用以代替烧制品。"后经第七军医大学试验，"从药理的观点上证明了烧制品和配制品的作用是相同的"。①

枯痔疗法成为典型后，枯痔散的毒性和副作用成为影响推广的关键。1955 年，李开泰等开展了氯化钙注射液的动物实验和病理检查，欲以钙化痔核法取代枯痔疗法；"同年 12 月底试用于人体，在严密的观察下，结果甚为满意"。用新方案治疗时，还设置了对照组，以了解氯化钙注射后枯痔散使用与否及何时使用问题。证实注射氯化钙 48 小时后涂枯痔散，中毒的可能性大大降低。②

此后，该院再将氯化钙注射液改为氯化钙、纯石炭酸和普鲁卡因混合液，"不再有枯痔疗法与枯痔丁疗法的缺陷"。③ 后来，该院还曾先后试验了电烙法，企图将内痔从外枯脱；以石炭酸甘油、酒精、明矾溶液、石炭酸精制食盐混合液和氯化钙混合液，注射于内痔黏膜下层，意图将内痔从内枯脱。上述方法虽能达到痔核坏死脱落的目的，但或因疗效不够理想，或因副作用过大，后均停用。④

最重要的改进出现在 1965 年。该院采用纯品硇砂（主要含氯化铵）与精制石灰（主要含氢氧化钠）配成 15% 的溶液（即"新六号枯痔液"），注射

① 刘茂春，黄德渠，高洪鹏 . 中药枯痔散的化学分析及其配制［J］. 中药通报，1958，4（2）：42-44.

② 李开泰，张荣辉 . 重庆市第一中医院改"枯痔疗法"的经验介绍［J］. 江西中医药杂志，1957（4）：4-12.

③ 重庆市第一中医院 . 枯痔疗法新发展——氯化钙混合液注射疗法治疗内痔安全、经济、疗效高［C］. 重庆市卫生工作大跃进资料汇编（第 3 辑）. 四川省重庆市卫生局编印，1958：81-86.

④ 重庆市第一中医院 . 注射枯痔疗法的研究——附 148 例临床报告［J］. 重庆新医药学，1972（2）：8-13.

于痔核黏膜下层，将内痔从内枯脱，名为"注射枯痔疗法"。通过动物实验，证明无毒性反应，应用于临床。到 1972 年，该院已用此法治疗 4000 余例。研究表明，该药液不仅能使痔核达到渐进性直接坏死，与枯痔疗法的效果一样满意，而无砷化物毒性反应，且疗程一般由 3 周缩短为 2 周。[①] 此后，该院围绕"新六号枯痔液"开展了更为系统的研究工作 [②,③]，并在更大的范围推广。1977 年 7 月，该注射液通过鉴定。[④]

至此，枯痔疗法所用药物已从使用有毒中药构成的外用散剂改换成与枯痔散药物组成完全不同的化学药物组成的注射剂，保留的仅仅是枯痔散的方意。

实际上，欧洲采用局部注射药物治疗痔疮仅有百余年历史。1869 年爱尔兰人摩根首先介绍将硫酸亚铁溶液注入痔核的疗法。此后，米切尔报告用 1 : 2 的石炭酸、橄榄油混合液注射治疗内痔；安德鲁收集和分析近万名注射治疗病例，认为此疗法对内痔出血和早期内痔疗效满意，并推荐低浓度、小剂量注射的方法以避免发生严重并发症；爱德华兹用甘油、石炭酸加肾上腺素注射痔核，后用硫酸镁、氯化钙等溶液进行内痔注射，均取得较好效果。但也出现一些感染坏死、大出血、直肠狭窄等并发症。因而有人认为内痔的坏死疗法是危险疗法。[⑤]

内痔的枯痔散疗法演变为药物注射疗法后，主要有"硬化"和"坏死"两种取向，前者以"消痔灵"为代表，后者以"新 6 号注射液"为代表。论

---

① 重庆市第一中医院 . 注射枯痔疗法的研究——附 148 例临床报告 [J] . 重庆新医药学，1972（2）：8–13.

② 重庆市中医研究所外科 . "新六号枯痔液"药后反应观察报告——附 60 例分析 [J] . 重庆医药，1977（3）：59–60，65.

③ 重庆市中医研究所病理室 . 几种内痔注射药物主要作用机制的探讨（一）新 6 号液与枯脱油对动物小血管反应的动态观察 [J] . 重庆医药，1975（6）：27–29.

④ 李雨农 . 枯痔注射及外痔切除疗法 [J] . 四川医学，1981，2（3）：161.

⑤ 肖宇龙 . 内痔注射疗法的进展 [J] . 湖南医学，1989（6）：369.

者以为，治疗上的一些混乱现象，主要是对痔本质的认识不够深入所致。"硬化"和"坏死"并非绝对，临床效果可以互相转化，但权衡利弊，以"硬化"剂为首选。[①]

（二）对枯痔疗法的持续改进

1956 年，南京市中医院制成无砒枯痔散，"只有明矾（15g）、胆矾（2g）两药，注射痔核内，则发生立即性坏死，同样可使痔核坏死脱落，达到治愈目的"。此法结合痔核根部结扎，药物作用局限于痔核内，避免伤及健康组织，便于早期脱落，且创面整齐。[②] 后该法入选全国医药卫生技术革命经验交流会，逐渐流传开来。

天津市立第一医院采用含砒枯痔散粉剂、含砒枯痔散药棒及无砒枯痔散，先粉后棒及与无砒枯痔散交替使用，减少砷中毒机会，提高了疗效。其砒粉临床有效量中含三氧化二砷 10% 左右，药棒更少。无砒枯痔散由明矾120g，胆矾30g，皂矾15g，分别煅制，研细混合而成。[③] 与此类似，湖南省立中医院痔瘘科也尝试从单次上药量、单日上药次数、上药操作及制剂操作的调整和改进入手，结合拆方试验，做了大量研究。后该院总结出各种配方和剂型的特点和适应证，分别选取，收效颇佳。[④]

为减轻患者局部疼痛，黑龙江省肇州县人民医院用2% 普鲁卡因 1 ～ 2mL调制枯痔散，再敷于患处，据称达到百分之百无痛。[⑤] 同样目的，许志鹏用

---

① 肖宇龙. 内痔注射疗法的进展［J］. 湖南医学，1989（6）：369.

② 江苏省南京市中医院. 无砒枯痔液注射结扎法简介［J］. 中华外科杂志，1958（12）：1330–1331.

③ 王兆铭，冯文璋，黄伟. 砒粉、砒棒治疗内痔脱出 124 例分析［J］. 江西中医药杂志，1958（8）：22–24.

④ 湖南省立中医院痔瘘科. 对"枯痔疗法"的几点改进［J］. 中医杂志，1958（1）：10–13.

⑤ 夏育春. 普鲁卡因枯痔散［J］. 中华外科杂志，1958（1）：78.

硫喷妥钠静脉麻醉，用于痔瘘的治疗 14 例，证实此法确有效果。[①] 枯痔液的溶剂也曾改用液体石蜡[②]，或改枯痔散为膏体[③]，以图减缓砷化物吸收。但因砷更易溶于油剂，反而增加了砷中毒的风险；膏剂也未能广泛流行。

　　20 世纪 60 年代，解毒剂二巯基丙醇已应用于临床，该药可与砷化合为无毒物质排出。[④] 肌注二巯基丙醇或二巯丙磺钠注射液已成为当时的常规用药，从而使基层使用枯痔疗法多了一层保障。[⑤] 有的医院还留意到中药防风及复方排砷的功效。[⑥]

　　（三）枯痔散的中毒情况及时人的认识

　　试用之初，李开泰即报告有轻重不同的中毒情况。[⑦] 李开泰等报告的 450 例病例中也有中毒死亡案例；该院在涂枯痔散于实验用兔皮肤的实验中，发生中毒死亡者，亦不鲜见。[⑧] 江苏省中医院曾遇到"各种类似中毒反应"，其中有 2 例白细胞轻微下降的病例，更有 1 例白细胞数量严重下降的病例。[⑨] 苏州则报告有多发性脓性肌炎病例。[⑩]

　　闻德华曾对枯痔丁的配制和检验开展了细致的研究。指出：①经典方中

①　许志鹏.硫潘妥钠静脉麻醉在痔瘘治疗中的运用［J］.中医争鸣，1958（1）：70.

②　王之术，李淑慧.油剂枯痔液注射疗法［J］.中医争鸣，1958（1）：69-71.

③　张宗恩，宗江山.内痔枯痔膏注入疗法［J］.中华外科杂志，1959（7）：648-649.

④　徐松龄.中毒的急救与解毒［J］.江西医药杂志，1965，5（11）：1096-1097.

⑤　倪淑英.中毒与急救［J］.药学通报，1965，11（11）：510-515.

⑥　急性砷中毒 15 例急救治疗分析［J］.山西医学院学报，1960（2）：79-83.

⑦　重庆市第七人民医院.中药治疗痔核和瘘管的初步报告［J］.中医杂志，1953，2（11）：27-30.

⑧　李开泰，张荣辉，张思敏，等.重庆市第一中医院改进"枯痔疗法"的经验介绍［J］.江西中医药杂志，1957（4）：4-12.

⑨　邹维德，朱秉宜.内痔用枯痔散后发生白血球下降一例报告［J］.上海中医药杂志，1958（4）：32-33.

⑩　吴仲馨.枯痔散治疗内痔并发流注的初步报告［J］.江苏中医，1958（7）：38-40.

的砒矾煅烧环节，因 As_2O_3 在高温中升华逸失量随温度、时间不同而不同，每个批次药物中砷含量均难一致；他试验 20 余次，每次均不同。"中医中药界过去均凭经验煅烧配制，未经化学检验，每批制品砷含量自难一致。"②用于临床的枯痔丁中，As_2O_3 含量较高的产生发烧、疼痛等副作用；而含量过低的副作用虽少，效果亦差。遂选择疗效较好而副作用小的作为暂定规格。③推广过程必定增加风险因素。配药方面"如换了新手配制，没掌握煅制矾砒的要领，又无分析方法可供配制依据时，制成品的含砷量就不一定适合临床应用"。④当时对于含有砷化物的中药制剂，尚无法定的含量测定方法。一般仅测定其总砷量。考虑到有的处方中兼用雄黄，因此只测定全药中 As_2O_3 与 As_2O_5 之和，即酸溶性总砷。As_2O_5 是明矾与红砒煅制后的产物，毒性较三价砷为小，但在体内可逐渐还原为三价砷。⑤确定了枯痔丁中 As_2O_3 及酸溶性总砷含量的测定方法和公式。①

尽管推广枯痔疗法而引起急性砷中毒死亡病例已不少见，但 1958 年前，国内未见有关报告。重庆市第九人民医院王宝玺报告的 6 例均为其所亲见，其中有重庆市第一中医院经治者。药量无定、行枯痔疗法者资质不均是造成中毒的主要原因，其中第 5 例竟由一木匠施行。谈及砷中毒的预防，王氏指出："首先应防止随意滥用枯痔疗法。"建议涂药前应详尽询问病史，进行全面系统的体格检查，掌握其适应证及禁忌证，适当地选择病例。用药期间应密切观察病情变化，"每次用枯痔散量，因人不同，痔的大小不同而异"。文中第 1～5 例治疗期中"中毒症状已很明显，但医者仍不自觉，尚继续上枯痔散，已到晚期，急救已来不及"。王氏谈及，他所在的医院当时也在推行枯痔疗法。为预防砷中毒，该院初步规定了 5 项停药指征。此外，该院也采用了李开泰 1957 年提出的新枯痔疗法：先钙化痔核，再上枯痔散。并指出：

---

① 闻德华. 内痔插入药——枯痔钉的配制与检验［J］. 中药通报，1957，3（2）：55-59.

"枯痔期中及枯痔脱落前，忌用油膏，因油有助于砷吸收，易致中毒。"[1]

实际上，随着枯痔疗法的推广，相关死亡案例逐渐出现。宁波 2 例曾使用枯痔疗法的死亡病例中，使用枯痔散的 1 例（1955.12），系门诊治疗；使用枯痔丁的 1 例（1957.03），使用了黄、褐色两种药钉，其单支单重及含砒量比例均有记载。但宁波地区中级人民法院法医认为，第一例或死于急腹症，第二例则可能死于脓血症并发肺炎。[2]

20 世纪 60 年代，尽管无砷枯痔疗法已推广使用，一些地方仍在沿用含砷量较大的枯痔散，枯痔疗法中毒的情况仍时有所闻。[3]

四、政策环境与传统医疗技术的互动

除了痔疮患者众多，该疗法疗效确切等因素外，能够历经 20 余年，推广全国，并成就廖家桢、陈民藩、李雨农等人的研究成果，枯痔疗法在中华人民共和国成立初期的传布过程中起作用的显然不只是医学因素。从最初的中医传统疗法和方药，一变再变，在中、西医业者的共谋下，逐渐蜕变为保留中医原创治疗法则，融合西式医药技术的疗法，枯痔疗法在 1949 年后的演进具有中医疗法当代命运的诸多共同特点。

自 1952 年底受到重视并最终成为"发扬祖国医学遗产"的典型，枯痔疗法的显扬无疑得益于像鲁之俊这样的卫生管理者的重视和此后更有力的政策背景的支持；而鲁之俊此举与高层正在急切搜寻足以证明中医存在价值的典型传统疗法的意图正相吻合。这也使得后来枯痔疗法应用、研究和推广的过程中出现的诸多问题，都在这一政策环境的庇佑下被有意无意地忽略了，从而能够争取时间，逐渐克服与该疗法优点共生的缺陷。中毒案例的报道未

---

① 王宝玺. 应用枯痔疗法不当所致急性砷中毒六例报告 [J]. 中华外科杂志, 1958（9）: 1048–1051.

② 李开泰等编. 中医治疗经验选集·痔疮（第一集）[M]. 北京：人民卫生出版社, 1959: 128–135.

③ 叶廷珧. 枯痔散中毒 [J]. 兰州医学院学报, 1964（1）: 137–139.

能及时刊出，盖源于此。

在发掘整理祖国医学遗产的号召下，现代科学力量的加入大大缩短了枯痔疗法改进的进程，含砒配方和剂型的改进、各种副作用的预防，二巯基丙醇等解毒药物的应用，从各个侧面推动着这一进程，使枯痔疗法在十年内完成了蜕变。这一进程中，参与者已不止最初的重庆、福州等地。

枯痔疗法整理发掘的套路同样具有典型的时代特点：座谈会中医献方→西医协助开展临床观察并负责总结→初步推广→进一步总结→全国推广。最终，确切的临床疗效使得医学界重新调整看待这类治疗技术和方药的观点，其临床价值得以重估，药物构成一再变换，安全性得以提高，该疗法进而推行全国。

（中国科技史杂志，2018，39（2）：138-152.）

花开花落两由之：中西医结合
综合快速疗法始末

"中西医结合综合快速疗法"是"大跃进"结束前最后一个推广全国、体现"多快好省"方针的疗法，意在打造"中西医结合"的典范。经主管部门推动，该疗法在许多医疗单位推行，适用范围不断扩大，宣传调门不断提高，但仍不免昙花一现的命运。

所谓综合快速疗法，就是使中西医的治疗措施（药物、理疗和针灸等）相结合，并贯彻心理治疗的原则，发挥患者的主观能动性，以便患者在尽可能短的时间内恢复健康的一种治疗方法。这种贯彻了生理与心理统一的原则、机体和外界环境统一的原则的治疗方法，同过去的任何一种疗法都不同，它是医学上的一次革命。① 出于"创造我国新医学流派"的需要，经主管部门推动，该疗法在许多医疗单位推行，适用范围不断扩大，宣传调门不断提高。1960 年推出的"中西医结合综合快速疗法"，经历不到一年的喧嚣，在次年倏忽湮灭。

一、缘起

1958 年 10 月 11 日，毛泽东对第一批"西医学习中医"离职班工作总结作了批示。11 月，全国中医中药工作会议期间，毛泽东的上述批示在报刊公开，这对于意图解决医疗卫生界涉及中医的"思想问题"的会议而言，无疑加上了一个重要的砝码。

---

① 哈志年. 试论综合快速疗法中的心理学问题［J］. 哈尔滨中医，1961（2）：50—53.

此后一年中，"西医学习中医"扩展到更多地方，1960年初离职学习中医的西医逾2.3千人，其他形式则有3万余人，真正成为一场运动[1]；中医业者得以更深地介入包括传染病在内的临床治疗工作，并开展了中、西医业者有效合作的尝试，但结业后"西医学习中医"学员如何安排，以及如何开创"中国医药学的新流派"道路，主管部门并没有长远的设想，而已显疲态的医药卫生"大跃进"正需要一些新的刺激。从1954年开始的中医药治疗某些疾病研究，此时已产生成果，"已初步总结出高血压、慢性肾脏炎等疾病的治疗规律"。[2]

（一）综合快速疗法的三个源头

1. 气功疗法

中华人民共和国成立初期气功疗法得到推广就不得不提到刘贵珍。刘氏本人1940年患严重胃溃疡等多种慢性病，经行"内养功"得以痊愈。据称该功法源自清初河北省南宫县东双庙村郝湘武，郝氏将此功法传给该县薛家吴村薛文占之子，再传给该县张家吴村张学忠；此后相继传给本族张春和、威县寺庄刘赞华、刘渡舟，传到刘贵珍是第六代。[3]

1949年冬，刘贵珍受命到冀南行署干部休养所试验"内养功"，效果很好。此后，他先后在河北省第二干部疗养院、唐山气功疗养所、北戴河气功疗养院主持气功疗法的临床和教学工作，推广"内养功"。据统计，经气功治疗的慢性病治愈、好转率在82%以上。他编著的《气功疗法实践》和他主持编写的《内养功》，1957年先后由人民卫生出版社出版。1957年5月，唐山市气功疗养院建成后，刘贵珍和刘渡舟均在该院指导患者练功，他们的工作曾得到卫生部的支持和鼓励。以后，全国各地疗养单位相继开展了气功疗

① 徐运北.开展伟大的人民卫生工作［J］.药学通报，1960（4）：171-175.

② 同①.

③ 金冠，陶熊，张朝卿，等编.气功精选［M］.北京：人民体育出版社，1981：2.

法，针对心身疾病、吸收了气功疗法的慢性病综合疗法在全国医疗单位普遍推广。①

2. 中医药治疗高血压的研究

1953 年 4 ～ 6 月，中华医学会举行多场高血压病座谈会，北京中医进修学校朱颜也受邀在中华医学会总会介绍中医对高血压病的认识和诊治。② 此后，高血压作为开展中西医合作治疗的重点病种，列入卫生部医学科学研究委员会 1955 年度中医中药研究项目；中医业者理出了高血压辨证分型和治疗方药③；上海专门成立了高血压研究所，运用气功疗法开展治疗高血压病的研究。④

1958 年后，上海第一医学院中心医院采用国产萝芙木全碱、土青木香浸膏片和臭梧桐片内服，配合梅花针、气功、推拿等，收治患者 100 多例，总的降压有效率为 74.5%。⑤ 安徽医学院对臭梧桐地龙合剂治疗高血压的疗效进行了系统观察⑥，1960 年该院还对顽固性高血压病开展了包括气功、推拿的中医综合疗法研究。⑦ 上海中医学院称："用辨证论治的方法，疗效达到85.7%；二仙汤治疗妇女更年期的高血压，疗效达到 86.49%；西医学习中医研究班提出的牡丹皮、天麻、钩藤合剂疗效达到 87.3%。现在看来，中医中

---

① 金冠，陶熊，张朝卿，等编 . 气功精选 [M] . 北京：人民体育出版社，1981：2.

② 朱颜 . 中医对高血压症的认识和治疗 [J] . 北京中医，1953（7）：3-6.

③ 秦伯未，程门雪 . 从中医原有基础上发掘高血压病的理论和治疗方法刍议 [J] . 上海中医药杂志，1956（1）：3-6.

④ 上海市高血压研究所等 . 气功疗法治疗高血压的研究 [J] . 上医学报，1959，2（3）：341.

⑤ 陈灏珠，胡允平，郑湘蓉 . 高血压病中医中药治疗的初步报告 [J] . 中华内科杂志，1959（9）：856-862.

⑥ 安医高血压研究小组 . 臭梧桐地龙合剂治疗 163 例高血压病的疗效观察 [J] . 安徽医学院科学论文集（第二分册），1959：63-70.

⑦ 附属医院医疗体育科 . 中医综合疗法治疗顽固性高血压病的疗效初步观察 [J] . 安医学报，1960，3（4）：308-310.

药征服高血压，已为期不远了。"①

军队医院也在进行同类研究。1959 年举行的全军中医中药工作经验交流会议上，有关高血压中医诊治的论文有 11 篇，涉及 15 种中医疗法，但诊断标准、分期标准和疗效标准均不统一，中医治疗多是一方一药的药物和针灸治疗。值得注意的是，解放军总医院内科高血压病治疗小组"认识到高血压病乃是中枢神经系统的原发性疾病，因此提出一个高血压病综合治疗方案，并获得较为显著的成就"。②该院的综合治疗方案包括一般疗法、生活安排、降压治疗 3 部分，并将患者分成门诊、病房、机关 3 组。专家们认为综合疗法疗效较好，"一般来说，这还是一个新的概念，过去治疗高血压只知注意降压药物或镇静药物的使用和选择，而现在则超越了这个范围，须从思想、生活、环境等因素综合加以安排和处理。这是一个新方向、新方法，很值得各医疗单位进一步试行和推广的"。③

3. 神经衰弱治疗的探索

我国对神经衰弱等心因性疾病开展集体和个别的心理治疗并取得一定效果，始于 1953 年。④此后发展成以心理治疗为主，辅以药物和物理治疗、气功和太极拳的综合治疗方法。

由"综合疗法"变身为"综合快速疗法"发生在 1958 年争"放卫星"的背景上，是针对神经衰弱提出的。北京医学院等单位强调以心理治疗为主，其他治疗为辅的新疗法，据称"在短短一个月的时间内，使 80 名参与

① 佚名. 贯彻党的教育方针的几点体会 程门雪代表的发言 [N]. 人民日报, 1959-04-27 (9).

② 全军中医中药工作经验交流会议内科组. 中医中药治疗高血压病的经验初步总结及今后意见 [J]. 人民军医, 1959 (10): 785-790.

③ 同②.

④ 李心天, 许淑莲, 匡培梓. 医学心理学三十年 [J]. 心理学报, 1980 (2): 135-143.

治疗的大学生获得 100% 的好转率，其中痊愈和显著好转者占 81.2%"。[1] 在钢铁工人、军事机关干部的治疗中也获得同样疗效。

在此基础上，1958 年，中国科学院心理学研究所与北京医学院精神病学教研组共同创立了神经衰弱结合心理治疗的"集体综合快速疗法"，并在 283 个患者中进行了 4 次实验，证明结合心理治疗的集体综合快速治疗对各种职业背景的神经衰弱患者均有显效。其特点：①疗程短。全疗程仅需 24 ～ 30 天，患者在基本上不脱离工作、学习和生产的情况下，以门诊或门诊与夜间住院相结合的方式接受治疗。②治愈率高。第 4 次实验治疗的疗效尤其显著，痊愈与基本痊愈者共占比 86%。在病程 10 年以上的 24 人（最长 27 年以上）中，83% 以上达到痊愈或基本痊愈。③疗效巩固。随访治疗后一年的患者 79 人，72% 以上的疗效是巩固的。结合病因调查及大脑皮层机能状态的实验研究，学者们认为，神经衰弱是一种心因性疾病，心理因素在这种疾病的发生和发展上起着主导的作用，实验也证明了这一点。心理治疗可以改变患者大脑皮层的机能状态，改正患者的心理反应，打破病理恶性循环，促进药物治疗和物理治疗的作用。[2]

该疗法随后用于高血压和消化道溃疡的治疗。经过进行与神经衰弱症类似的综合快速治疗，在短期内，高血压患者血压下降、溃疡患者龛影消失，所获得的疗效比单纯药物治疗高。[3] 这一实践给受西方现代生物医学模式影响的临床医生以启迪，即不能把注意力全放在患者的身体病变上，也要治疗病态的心理症状。

学者们也留意到中医有关治疗方法[4]，并尝试在临床上采用中医疗法和方

① 李崇培，王明德，李心天，等.神经衰弱的快速治疗——北京大学神经衰弱学生（80人）四周快速治疗经验的介绍［J］.中华精神科杂志，1958（5）：351–356.

② 佚名.神经衰弱的新疗法［N］.人民日报，1959–11–16（7）.

③ 王镭，李心天.中华名医谈百病（心理健康与心身疾病）［M］.南宁：广西科学技术出版社，2000：217.

④ 赵瑜.祖国医籍中有关神经病学的记载［J］.中华神经精神科杂志，1958（2）：122–127.

药。^① 在观察了气功和中药疗法的效果后，决定将其纳入治疗方案。这在中医政策调整的背景上显得顺理成章；更重要的是，较之单纯西医疗法，针对神经衰弱的中西医综合疗法确实疗效更好。

二、综合快速疗法风行一时

（一）寻求新典型的焦虑

1959 年 1 月 25 日的《人民日报》社论《认真贯彻党的中医政策》，已在批评中医药"大跃进"的做法。1 月 26 日，卫生部通知全国各卫生部门学习《认真贯彻党的中医政策》。2 月 1 日，中华医学会、中华防痨学会、中华护士学会、中国生理学会、中国药学会、中国微生物学会和中国解剖学会联合召开扩大理事会，就上述社论开展座谈。^②《健康报》则开设了《积极学习〈人民日报〉社论　认真贯彻党的中医政策》专栏。

与此同时，"西医学习中医"运动迅速推开，为了实现 1958 年提出的"中西医结合，创造新医药学流派"的目标，按既往工作理路，此时亟需形成新的热点，产生新的典型。

自 1958 年秋，一些单位已开展神农丸等中医献方的临床研究，北京肿瘤医院则试用成都、德州、大连等地献方治疗子宫颈癌。^③1959 年初，中医研究院的 30 多位著名中医到中国医学科学院所属阜外医院和北京协和医院，

---

① 李继先."健脑丸"用于神经衰弱症 146 例的疗效［J］.中华神经精神科杂志，1958（1）：429-431.

② 佚名.中华医学会等七个学会联合召开扩大理事会　座谈"认真贯彻党的中医政策"社论［N］.健康报，1959-02-04（1）.

③ 胡正祥.普遍调查深入研究临床实验　西医中医一齐向肿瘤进军［N］.人民日报，1959-03-18（6）.

开始就高血压、内科、眼科和妇科疾病等与西医同行协作研究。[1] 林巧稚也开始跟中医王志敏合作研究妇科疾病的诊治。[2]

在血吸虫病治疗中，20 日疗法缩短为 3 日疗法。[3] 据称，1959 年用 3 日疗法治疗 3 百多万血吸虫病患者，平均有效率 70%，解决了治病和生产的矛盾，"尤其对侏儒症，经过治疗即继续生长发育，不孕的妇女又能怀孕，肝硬化经治疗也得以恢复"。[4]

与此同时，当时已完成 73 万多城乡居民的血压普查，证明地区、年龄及职业差异与发病率密切关联，并初步肯定精神神经因素在高血压病因及发病机制中的主要作用。用国产萝芙木全碱制成的"降压灵"试用后被认为是较好的降压药物。[5] 上海市高血压研究所采取的中西医药、针灸及气功相结合的综合疗法已取得显著的效果。[6] 当时，上海一些医疗单位正在总结中医中药治疗高血压、肿瘤、慢性肾炎等难治疾病的经验和规律，肯定了气功的降压特效，采用巴甫洛夫高级神经活动理论研究了中医理论，认为气功所谓的"意"和"气"，可以用巴甫洛夫学说中的大脑皮层与内脏相关的理论来阐明。他们还结合中西医的理论，采取中医辨证论治的优点结合西医检查诊断方法，进行了高血压病的中西医的分类工作。[7]

---

[1] 郭少军. 加速整理和提高祖国医药学遗产　医学科学院和中医研究院大协作 [N]. 人民日报，1959-03-10（6）.

[2] 江澄. 合作的开端——记林巧稚大夫与王志敏大夫的事 [N]. 健康报，1959-03-21（4）.

[3] 佚名. 以移风易俗改造世界的气概开展爱国卫生运动　卫生部部长李德全的发言 [N]. 人民日报，1960-04-05（3）.

[4] 佚名. 医学科学必须为生产建设服务　黄家驷代表的发言 [N]. 人民日报，1960-04-09（15）.

[5] 同④.

[6] 佚名. 党的中医政策的伟大胜利　程门雪代表谈上海市中医工作的成就 [N]. 人民日报，1960-04-08（14）.

[7] 佚名. 用科学方法探索祖国医学宝库　上海医务人员研究中医中药初获成果 [N]. 人民日报，1959-06-03（6）.

（二）"综合快速疗法"的推出

经历了 1959 年上半年中止"大跃进"的期待和下半年的"反右倾"后，尽早结束"大跃进"的时机再次错失。"1960 年的卫生工作，仍然是跟着生产的跃进而持续跃进的"，卫生部要求"大搞技术革新和技术革命的群众运动，展开共产主义大协作，高速度地发展医学科学研究工作。今年全国要组成一个强大的医药科学网，要抓住重点，抓尖端，积极迈向医药科学的高峰。特别是要进一步加强中西医团结，加速创造我国的新医药学派"。①

1960 年 2 月 22 日～3 月 4 日，卫生部召开全国"西医学习中医"经验交流座谈会，出席会议的有各省区市"西医学习中医"的代表和中医工作负责人两百多人。会上，国务院第二办公室副主任张稼夫作了指示，卫生部副部长徐运北进行了总结性发言。有别于以往，会议提出"对学术问题，要允许保留不同意见，通过学习和研究工作的时间来解决"，"在整理研究中医中药方面，要中西结合，更努一把力，采取理论结合临床，多种多样的方式，边研究边推广"，"为创立我国独特的新医药学派而奋斗"。②稍后，总后勤部卫生部作出指示，要求中医中药工作在 1960 年必须有更显著的成绩。③

7 月 16 日，《健康报》头版刊发报道，"运用综合快速疗法治疗高血压、神经衰弱、溃疡病和关节炎等，疗效高、疗程短，效果巩固"，并配发社论"积极推广综合快速疗法"。同期刊发了北京医学院精神病学教研组神经衰

① 佚名.以移风易俗改造世界的气概开展爱国卫生运动　卫生部部长李德全的发言［N］.人民日报，1960-04-05（3）.

② 佚名.树雄心立大志　努力学习　加强团结　创立新医药学流派　卫生部召开全国西医学习中医经验交流座谈会［N］.健康报，1960-03-12（1）.

③ 总后勤部卫生部.关于中医中药工作在一九六零年必须做出更显著的成绩的指示［J］.人民军医，1960（4）：1-2.

弱防治小组对"综合快速疗法"临床应用的长篇报道。① 由此掀起推广"综合快速疗法"的热潮。据称该疗法是在卫生部和北京市委的领导下，以北京医学院第一附属医院、中国医学科学院阜外医院、协和医院为中心，北京市各医疗单位协作开展的，最初主要是针对高血压和神经衰弱两种疾病。

《健康报》社论指出：②

> 北京医学院第一附属医院等医疗单位提出的"综合快速疗法"，就是在毛泽东思想指导下，把书本上关于发病因素的某些似是而非的解释，应用辩证唯物主义的思想观点和方法，找出其起决定因素及其相互关系的规律，因而有了新的看法，采取了新的"综合快速疗法"的措施，使得慢性病的疗效直线上升。

这篇社论随后被《江西医药》③《天津医药杂志》④《陕西医药卫生》⑤《江西中医药杂志》⑥转载，各地随即在既有的中西医临床合作基础上形成跟风热潮。

（三）推广中的不断拔高

综合快速疗法打破了1960年的沉寂气氛，引发各地医院跟风和媒体的狂欢，"放卫星"的做法死灰复燃。

---

① 北京医学院精神病教研组神经衰弱防治小组.综合快速治疗攻下神经衰弱症［N］.健康报，1960-07-16（4）.

② 社论.积极推广综合快速疗法［N］.健康报，1960-07-16（1）.

③ 《健康报》社论.积极推广综合快速疗法［J］.江西医药，1960（8）：1-2.

④ 《健康报》社论.积极推广综合快速疗法［J］.天津医药杂志，1960（8）：553-555.

⑤ 《健康报》社论.积极推广综合快速疗法［J］.陕西医药卫生杂志，1960（3）：245-248.

⑥ 《健康报》社论.积极推广综合快速疗法［J］.江西中医药杂志，1960（8）：1-2.

8月12日，中国医学科学院第一书记张之强在《人民日报》发表《中西医结合综合快速疗法的创造是毛泽东思想在医学上的胜利》一文，称应用该疗法"短时期内就形成了一个群众运动"。到6月底为止，北京市已有万余名高血压患者接受中西医结合综合快速治疗。以后又陆续开展了溃疡病、糖尿病、动脉硬化、瘫痪、青光眼、妊娠中毒症等30种疾病的中西医结合综合快速疗法，普遍取得了空前的疗效。如高血压患者经过1～3周的治疗，有效率达97.5%；神经衰弱经过15～18天的治疗，其中疾病基本痊愈的达到82.7%。[①]

此文迅即由《新华半月刊》[②]《人民军医》[③]《辽宁医学杂志》[④]《辽宁中医杂志》[⑤]《江西医药》[⑥]《云南医学杂志》[⑦]《江西中医药杂志》[⑧]转载。按照当年宣传工作之一般，如此大量的转载自非寻常，开展综合快速疗法的地方迅速增多。

此时，综合快速疗法的适应证已由最初的神经衰弱和高血压，扩展至关

---

① 张之强.中西医结合综合快速疗法的创造是毛泽东思想在医学上的胜利［N］.人民日报，1960-08-12（7）.

② 张之强.中西医结合综合快速疗法的创造是毛泽东思想在医学上的胜利［J］.新华半月刊，1960（16）：110-114.

③ 张之强.中西医结合综合快速疗法的创造是毛泽东思想在医学上的胜利［J］.人民军医，1960（9）：2-9.

④ 张之强.中西医结合综合快速疗法的创造是毛泽东思想在医学上的胜利［J］.辽宁医学杂志，1960（9）：1-6.

⑤ 张之强.中西医结合综合快速疗法的创造是毛泽东思想在医学上的胜利［J］.辽宁中医杂志，1960（9）：1-6，15.

⑥ 张之强.中西医结合综合快速疗法的创造是毛泽东思想在医学上的胜利［J］.江西医药，1960（9）：3-8.

⑦ 张之强.中西医结合综合快速疗法的创造是毛泽东思想在医学上的胜利［J］.云南医学杂志，1960（4）：8-26.

⑧ 张之强.中西医结合综合快速疗法的创造是毛泽东思想在医学上的胜利［J］.江西中医药杂志，1960（9）：3-8.

节炎①、溃疡病②、沙眼③等70余种疾病，甚至肺结核也被纳入。④9月，北京医学院第一附属医院编的《综合快速疗法论文集》由人民卫生出版社出版。北京市高血压病防治办公室则编印了《高血压病综合快速疗法参考资料》。

9月12日～10月15日，卫生部委托北京市卫生局举办一个中西医结合综合快速疗法学习班，来自26个省、市及工业、部队系统的107名医务人员参加学习。其中主任医师和主治医师32名。该班采取了理论与实际结合、集中讲课与分散实习的学习方法，学员们分别由北京医学院第一附属医院、第三医院、人民医院和中国医学科学院协和医院、阜外医院以及北京市地坛结核病医院指导实习。经过1个多月的实习，学员们基本上掌握了溃疡病、高血压、神经衰弱、关节炎等疾病的中西医结合快速治疗的方法，同时学会了气功、太极拳、捏脊和竹管疗法等。学习期间"卫生部李德全部长、贺彪副部长、钱信忠副部长和北京市卫生局谭壮副局长都给学员们作了指示和讲话。在10月15日举行的结业典礼会上，贺彪副部长还勉励学员们，把中西医结合快速治疗的经验带回各地，广泛传播，并在实践中不断总结和提高"。⑤

（四）各地推广的一般做法

从长春市的做法可窥见当年推广情况之一般。"从今年6月吉林医科大

①　北京医学院第一附属医院关节炎小组.中西结合快速征服关节炎［N］.健康报，1960-07-20（3）.

②　北京医学院第一附属医院溃疡病小组.高举毛泽东思想红旗，中西医结合，速战速决围攻溃疡病［N］.健康报，1960-07-23（4）.

③　佚名.中西结合　多快好省　消灭沙眼　安徽省卫生厅召开现场会推广芜湖市的经验［N］.健康报，1960-07-30（1）.

④　王安之.高举毛泽东思想红旗中西医结合综合快速疗法围攻肺结核［J］.云南医学杂志，1960（4）：64-68.

⑤　杨善栋.中西医结合综合快速疗法学习班结业［N］.健康报，1960-10-26（4）.

学临床学院、吉林省人民医院、长春市人民医院、铁路医院等首先钻研和推广北京等地用中西医结合综合快速疗法治疗疾病的先进经验以来，已有72个医院、工厂、企业、机关、街道卫生院等单位，根据不同情况，采取住院治疗和门诊治疗相结合、脱产治疗和业余治疗相结合的方式，运用中西医结合综合快速疗法治疗高血压、关节炎、溃疡病、神经衰弱、瘫痪和盆腔炎、青光眼等多种疾病。经过中西医结合综合治疗后，多半治愈或好转，一般比西医或中医单纯治疗的效果好、疗程短。如吉林医科大学第一临床医学院从1956年收治的89名瘫痪患者，只有20人能够站起来，平均疗程为49天；这次，他们第一批治疗的17名同型瘫痪患者，经治疗后就有15人能够站起来，平均疗程为13天。长春市人民医院收治的24名瘫痪患者，平均治疗14天后，也有16人治愈出院。"值得注意的是"长春市许多治疗单位在推行中西医结合综合快速疗法中，特别注意了疗效巩固情况的观察和分析。不少医院都有计划地随访了一部分患者。根据1个多月的随访观察观察分析，他们认为只要患者治愈出院后能做到三坚持（即第一，坚持政治挂帅、坚持不懈地向疾病作斗争；第二，坚持锻炼，坚持做气功和太极拳；第三，坚持合理安排生活），并注意继续消除病因，一般疗效都比较巩固"。[①]

军队单位也通过举办短训班加以推广。[②]有的医院则成立了专门研究小组[③]，甚至"中西医结合综合治疗快速化病房"。[④]

---

① 孙明.坚持政治挂帅　充分发动群众　长春积极推广中西医结合综等疗法［N］.健康报，1960-12-28（4）.

② 李惠.1623部队卫生营举办中西医结合综合快速治疗短期训练班［J］.人民军医，1961（1）：24.

③ 山东省立医院腰背痛研究小组.腰背痛综合快速疗法［J］.山东医刊，1961（12）：9-11.

④ 哈尔滨市第一医院内科.中西医结合综合治疗快速化病房工作体会［J］.哈尔滨中医，1960（12）：30-32.

三、花开花落两由之

（一）综合快速疗法的退潮

实际上，医学界对综合快速疗法夸大治疗中的主观能动性一直存在质疑。1960 年 11 月 11 日，韩佳辰在《光明日报》发文为此辩护。《健康报》（第 906 期）随后转载了此文。①

1961 年 1 月，《健康报》仍在刊发有关综合快速疗法的报道。②, ③, ④ 2 月 10 日，徐运北在《人民日报》发表 "中西医团结合作，努力发展我国医药科学"。⑤ 但事情已经起变化，决定综合快速疗法走向的高层判决不久便见分晓。

1 月 21 日，《健康报》头版报道了 "中国共产党举行八届九中全会" 的消息。⑥ 2 月 23 日，中央宣传部检查了报刊中关于毛泽东思想的宣传报道后，向中共中央提交《中央宣传部关于毛泽东思想和领袖革命事迹宣传中一些问题的检查报告》。其中第一条提道："在对于毛泽东思想的宣传中，存在着简单化、庸俗化的现象。有些文章把某些科学技术方面的创造发明或发现，简单生硬地和毛泽东思想直接联系起来，或者说成是应用毛泽东思想的结果……去年七月十六日《健康报》的社论，把治疗慢性病的一种方法即'综

---

① 韩佳辰 . 主观能动性在疾病治疗过程中的地位和作用［N］. 健康报，1960-12-03（3）.

② 佚名 . 天津市人民医院、武汉医学院一院骨科认真贯彻党的中医政策 中西医结合研究推陈出新［N］. 健康报，1961-01-07（1）.

③ 程祺生，王志权，韩玉彩 . 平乐正骨学院组织院内大协作 研究"四肢骨折快速愈合"等重点［N］. 健康报，1961-01-07（4）.

④ 王强 . 中西医结合综合疗法获疗效［N］. 健康报，1961-01-11（4）.

⑤ 徐运北 . 中西医团结合作，努力发展我国医药科学［N］. 人民日报，1961-02-10（7）.

⑥ 佚名 . 中国共产党举行八届九中全会［N］. 健康报，1961-01-21（1）.

合快速疗法'，说成是'从理论上到实践上应用了毛泽东同志的《矛盾论》学说'的结果。"并提到"在有的出版物中，把毛泽东同志的战略战术思想，牵强附会地和医治疾病直接联系起来"。中央宣传部认为，在宣传中"必须防止上述各种错误和缺点，以免造成政治上的损失"。①

3月15日，中共中央批示同意中宣部报告中的意见，并指示将上述报告转发至县团级。中宣部的报告"希望各地党委和中央有关各部党组督促报刊书籍出版部门，认真对待这一工作，并将过去已经出版的出版物（包括革命回忆录）进行一次检查，分别各种错误、缺点的情况和程度，加以处理。有的应该停止发行，有的应加修正后才能再版。今后各地报刊书籍出版机关，在发表这类文章或出版这类书籍时，一定要经过省（市）委或中央有关各部党组的审查"。②

1961年10月，在全国高等医学教育会议和中国医学科学院院务扩大会上，钱信忠副部长用近500字篇幅谈及此事，认为："问题在于一切病都'快速'治疗，把'快速'当作指标，一批比一批要缩短疗程，搞得很紧张，方法简单粗糙，机械搬用，降低了综合治疗的质量。同时，由于面太广、记录不全，总结分析也困难。"③

随后的变化可想而知。在中国知网以"综合快速疗法"为主题词检索，1959年有1篇，1960年增至24篇，1961年降至5篇。此后尽管仍有综合快速疗法的报道，已经过有关部门的认真审查，文字明显地平实了许多。④、⑤

① 中共中央文献研究室编.建国以来重要文献选编（第十四册）[M].北京：中共中央文献出版社，1998：192.

② 同①.

③ 中华人民共和国卫生部医学教育司.医学教育资料汇编（三）[M].该司自印本，1961：33–40.

④ 俞长荣，俞素媛.中西医结合综合疗法治疗溃疡病108例疗效分析[J].人民军医，1962（2）：3–5.

⑤ 钱蕴秋，钱学贤，牟善初，等.中西医结合综合治疗高血压病88例初步小结[J].人民军医，1962（2）：12–14.

1961 年 2 月，《红旗》半月刊第三、四期发表社论"大兴调查研究之风，一切从实际出发"。①"百花齐放、百家争鸣"重新成为指导学术活动的方针。②

（二）综合疗法的持续研究

经历了波折后，回归神经衰弱治疗的"综合疗法"研究此后数年一直持续进行。其实，1958 年北京医学院联合在京医疗机构开展"综合疗法"时，心理治疗就占有重要地位。心理学家们反对千篇一律地盲目穷追多少年前的负性情绪体验，主张从解决患者现实存在的问题入手，引导患者积极面对疾病。③遗憾的是，综合疗法中运用心理治疗及较此前的疗法效果好、治愈时间缩短的特点，被表述成"发挥患者向疾病做斗争的主动性（或主观能动性）"，因而与当时提倡的"多快好省"及"解放思想，敢想敢说敢做"等吻合，才阴差阳错地成为典型。

数年后，北京医学院对数百位患者进行了随访，证实了综合疗法的远期疗效。学者们强调："我们所谓的发挥患者的主动性，就其内容讲，虽然涉及患者个人工作、生活、思想以及社会生活较多方面，但都是与疾病有关的问题。因此，我们并不认为心理治疗就完全等同于政治思想工作。"④同样继续

---

① 佚名.大兴调查研究之风，一切从实际出发——纪念《农村调查》出版 20 周年［N］.健康报，1961-02-04（1）.
② 佚名.在学术研究中坚持百花齐放百家争鸣方针　首都医药学界座谈《红旗》社论　中华医学会连续举行学术讨论会［N］.健康报，1961-03-25（1）.
③ 北京医学院精神病学教研组.七年半来神经衰弱综合治疗工作的经验总结［J］.中华神经精神科杂志，1966，10（2）：115-118.
④ 同③.

开展研究的还有王景祥 [①]、李从培 [②] 等人及中国纺织工人疗养院 [③] 等机构。

随着政治环境的改变，有关说法此后再度生变。1966 年初北京医学院的总结中强调坚持活学活用毛主席著作，是坚持开展综合疗法和不断提高疗效的根本保证，工作中若没有鲜明的无产阶级思想指导，不突出政治，资产阶级思想影响和洋框框、洋教条的束缚就不能彻底打破，必然工作做不好，甚至给患者带来危害。[④] 即使医务人员力图让综合疗法治疗回归本原，但环境的变化，使之最终被归结为"开展和坚持做好综合治疗关键的问题在于医务人员思想革命化"。1961 年 2 月曾受到中共中央宣传部批评的说法在同期论文标题中再度出现 [⑤]，预示着即将来临的风暴。

四、结语

正如 1958 年底全国中医中药工作会议想努力解决的问题那样，实际上，医学界对于"西医学习中医"的抵触情绪一直存在，只是在当时历史环境下，人们选择了口头上不再反对。由"西医学习中医"而提出"创造中国新的医药学流派"，自然也受到医学界的质疑。在这样的背景上，带有明显的"大跃进"印记的"综合快速疗法"引起医学界内外的人们的质疑就不足为奇了。推出该疗法更像是一次对医学界动员机制和媒体反应机制的全面测试，声势和速度丝毫不输"大跃进"高潮阶段。尽管尚未找到卫生部如何选

① 王景祥 . 神经衰弱综合治疗治疗原理的探讨 [J] . 中华神经精神科杂志，1964（1-4）：91-96.

② 李从培 . 神经衰弱防治工作中的几个问题 [J] . 中华神经精神科杂志，1965，9（1）：89-91.

③ 青岛中国纺织工人疗养院 . 神经衰弱 1，160 例疗养院治疗经验 [J] . 中华神经精神科杂志，1965（1-4）：163-165.

④ 北京医学院精神病学教研组 . 七年半来神经衰弱综合治疗工作的经验总结 [J] . 中华神经精神科杂志，1966，10（2）：115-118.

⑤ 四川医学院神经精神病学教研组 . 运用毛泽东思想指导神经衰弱的综合治疗 [J] . 中华神经精神科杂志，1966，10（2）：112-114.

中综合疗法的直接资料，1960 年 3 月总后勤部卫生部的指示间接证明了背后的原因[①]，军队医疗单位也确乎更为积极。1961 年初中共中央有关决定出台后，有关综合快速疗法宣传上的强调"快速"，自然会累及综合疗法本身，推广运动昙花一现的命运就难以避免了。

在没有被过度宣传之前，针对特定病种的综合疗法原本颇具临床治疗价值，尤其是神经衰弱这类心身疾病。实际上，有关该疗法的研究此后仍在持续，不但实现了临床心理学的中国化，并发展成日后临床应用更为成熟的悟践心理疗法。[②] 这或许才是融合中、西的临床研究真正应该有的路数和结局。

---

① 总后勤部卫生部.关于中医中药工作在一九六零年必须做出更显著的成绩的指示［J］. 人民军医，1960（4）：1-2.

② 李心天编.医学心理学［M］.北京：人民卫生出版社，1991：159-160.

当代中医抗疫史管窥

离合之间：1958～1959年流脑疫情及中医药参与防治的历史回顾

　　随着中医政策的调整，1954年后中医业者得以更多参与烈性传染病防治并取得了可喜的成绩。1958～1959年流脑的全国性疫情期间，中医业者积极参与防控，并与西医业者开展了深入合作。通过共同研究和临床观察，中西医合作治疗流脑形成基本的程式，西医对中医药理论与疗效有了新的认识，而得以接触医院式诊疗模式的中医业者则学会了规范的临床观察，并开始研究改进中药给药途径。

　　1958～1959年流行性脑脊髓膜炎（以下简称流脑）的全国性流行，是20世纪我国第二次全国性流脑疫情，也是1949年后第一次。尽管1955年前部分中医业者已在开展流脑治疗，"对待中医的正确政策"的落实才真正给中医业者参与流脑防治打开了大门。1958～1959年流脑流行高峰期间，中西医在流脑防治方面开展了密切合作，从而加深了双方的相互理解。

一、流脑及其流行情况

　　流脑（epidemic cerebrospinal meningitis）是由脑膜炎奈瑟菌（Neisseria meningitides，Nm）引起的急性呼吸道传染病，借飞沫传播，人群密集、疲劳与感冒也是该病诱因。带菌者的鼻咽部和患者血液、脑脊液、皮肤出血点，均可存在该菌。人是本病目前已知的唯一传染源。空气不流通处、2米以内接触者，均有被感染的危险。[①] 该菌可经鼻咽部感染后侵入血循环成败血症，再侵入脑膜引起化脓性脑膜炎。主要症状为头痛、发烧、咽痛、呕吐，皮肤出现瘀点或瘀斑，引起休克及脑膜炎症状。该病起病急，病情发展快，常在发病后 12～24 小时内引起死亡。

根据该菌表面特异性多糖抗原的不同，国际上将其分为 13 个血清群，即 A、B、C、D、X、Y、Z、29E、W135、H、I、K、L。国内 1896 年首次有细菌证实的报道。20 世纪 80 年代之前，我国出现的流脑流行主要是 A 群脑膜炎奈瑟菌引起的。健康人群抗体水平是评价人群免疫状况的一个重要指标，当人群免疫水平降低，人口大量流动，流行菌株发生改变时，可引起流脑散发或暴发流行。[②]

该病全年均可发生，但有明显的季节性。多发生在 11 月至次年 5 月，3～4 月为高峰。该病有周期流行的特点，20 世纪 80 年代普遍使用流脑菌苗之前，在我国每 3～5 年出现一次小流行，每 8～10 年出现一次大流行。20 世纪，流脑曾在我国范围内出现过 1937～1938 年、1948～1949 年、1958～1959 年、1966～1967 年、1976～1977 年共 5 次流行高峰。见图 1。[③] 1959 年发病率为 55.6／10 万，系 A 群 Nm 所引发，由我国的东北部地区向西南部地区扩散。[④]

---

① 王爱霞，翁心华.临床医护人员传染性疾病防治培训教材［M］.北京：人民卫生出版社，2003：19–20.

② 上海第一医学院.流行病学［M］.北京：人民卫生出版社，1981：200–205.

③ 中国医学科学院医学情报所.近年来我国流行性脑脊髓膜炎防治与研究工作概况［J］.人民军医，1978（2）：62–64.

④ 胡绪敬.流脑流行的检测与预防［J］.中国公共卫生，2004（5）：638–640.

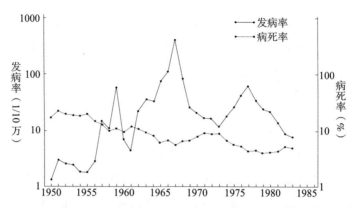

图1　1950～1983年全国流行性脑脊髓膜炎发病率及病死率 [1]

二、1959年前后中医治疗流脑之一般

（一）由"乙脑"而流脑

20世纪50年代初，除了应征参与种痘等预防注射外，中医参与烈性传染病防控相当有限。这一点，可以从郭可明治疗"流行性乙型脑炎（epidemic encephalitis B，简称乙脑）"的疗效认定过程窥见一二。即便卫生部以部务会议形式明令推行中医疗法，抵触和怀疑依然存在。1956年3～4月间，唐山市中医师高灈风根据温病卫气营血辨证方法和"清热、解毒、养阴"的治疗原则，"在该市党政领导支持和西医同行密切合作下"，在该市传染病院治疗14例流脑患者，全部治愈。河北省卫生厅中医处对此非常重视，随即将治疗观察总结发表在当年《中医杂志》第9期 [2]，文中列举银翘散、白虎汤、清瘟败毒散、化斑汤、安宫牛黄丸、至宝丹、紫雪丹等方剂及2则完整的病案，并详载西医检查数据，引起中、西医的关注。值得注意的是，高

---

① 黄树则，林士笑.当代中国的卫生事业（上）[M].北京：中国社会科学出版社，1986：344.

② 河北省卫生厅中医处.中医治疗脑脊髓膜炎的经验介绍 [J].中医杂志，1956（9）：459-461.

濯风本人撰写的总结迟至 1959 年 5 月才寄送《中医杂志》。文中除肯定中医辨证方法对头，方药确实有效外，对西医同行的支持有深切的认识，对于"此病服药后，趋于痊愈，究竟机体的生理机转是怎样的"，希望更多同行深入研究，言下颇为谦恭。[1]

1957 年春，河南省发生全省性流脑疫情（发病率定基比为 307.02%）[2]，伊川县"一个月左右时间，已死亡 70 余人，多为儿童"。洛阳专署急调医护人员赴救。当地因西药缺乏，多用阿司匹林及"天字"头痛粉等，中药多用九味羌活汤等辛温解表剂，效果不佳。后来的国医大师李振华也是防疫队的成员。他分析了患者症状后，主张"这种病只宜用清热解毒、息风透窍法治疗。"用银翘散合白虎汤加减，另服安宫牛黄丸治疗，取得明显效果。此举得到带队的洛阳专区人民医院业务院长陆介甫肯定，此后凡送到医院的患者都用中药治疗，西医输液支持和护理。"几天里我用中药治疗了 14 例患者，全部治愈。"[3] 不久，流脑在宜阳、三门峡、偃师、卢氏等县市流行时，李振华再随陆介甫赴救，先后用中药治愈了近百例患者。中药治疗不但大大降低了治疗费用，缩短了住院时间，也减少了后遗症的发生。后来，李振华将《中医对流行性脑脊髓膜炎的治疗》等论文先后发表在《新中医药》《江西中医药杂志》《中医杂志》上。次年由河南人民出版社出版了专著。河南省卫生厅为此在洛阳召开了治疗流脑的现场会，让李振华做了中医药治疗流脑的专题发言，并加以推广。

两个孤立的事件，在地方卫生主管部门的关注下，成为继中医治愈"乙脑"后又一个产生轰动效应的事件。随后，中医得以更多地参与流脑防治，专业医疗机构也主动邀请中医师合作开展治疗和研究。中西医之间由离而

---

① 高濯风 . 中医治疗脑脊髓膜炎的经验介绍 [J]. 中医杂志，1959（8）：38-40.

② 河南省卫生防疫站流行病学组 . 河南省 25 年流行性脑脊髓膜炎流行概况分析 [J]. 河南预防医学杂志，1976（1）：6-11.

③ 李振华，郭文，李郑生 . 走近国医大师李振华 [M]. 北京：中国中医药出版社，201：33.

合，借流脑防治的机缘成为可能。

（二）中药预防流脑的探索

1942 年后，国内众多学者已就药用植物抗菌效能开展过大量研究，到 1957 年已发表 50 余篇论文，涉及数百种中药和数十种病原体。[①]1958 年全国中医中药工作会议后，医疗卫生工作中党的领导进一步加强，学习推广中医药的群众性运动全面推开，在预防流脑方面也不例外。1959 年南京市流脑流行时，该市卫生防疫站选用银翘合剂、大蒜素片、贯众汤在发现病例的小学开展预防工作，证实有良好效果。[②]另一组研究者在南京市郊雨花台人民公社医院老中医马少伯指点下，用贯众明矾汤在该公社中心小学 1117 名小学生中开展服药预防工作，也取得满意效果。[③]常州市中医医院则改良民间验方，制成脑膜炎预防油（以煅皂矾、梅片研末，用凡士林调成膏），每日 3 次，涂抹鼻腔内。为证明其灭菌效果，该院还专门做了抑菌实验，效果明显；在市内 3 个集体单位施用，也取得满意效果。[④]

同年，赣州市卫生防疫站对黄柏、黄芩、百部、土牛膝、野菊花、柚子仁、明矾、硼砂、三月三等 9 种城乡易得、有抑菌作用的中草药，进行了 973 例脑脊髓膜炎带菌者水煎剂喷喉效果观察，发现硼砂、三月三和野菊花疗效较为突出，用 1～2 个疗程即全部痊愈，其他 6 种中草药亦均有不同

---

① 刘国声.十五年来中药抗生作用的研究概况［J］.中药通报，1958（4）：116-120.

② 赵勋皋.应用中药预防流行性脑脊髓膜炎的观察报告［J］.上海中医药杂志，1959（8）：21-23.

③ 刘忠林，姜洪滋，蔡文翔，等.贯众明矾汤预防流行性脑脊髓膜炎的效果观察［J］.中医杂志，1960（6）：21-22.

④ 屠揆先.流行性脑脊髓膜炎的中、西医综合治疗及中药预防［J］.江苏中医，1959（7）：14-15.

疗效，最长 5 个疗程转阴。① 大蒜的预防作用得到重视②，济宁专区卫生防疫站对 13 种中、西药物预防流脑的效果进行了连续 4 年共 5156 例的观察，并进行了实验室抑菌试验，证实大部分试验药物防治效果不明显，唯有生大蒜"在预防发病，治疗带菌者降低带菌率，维持时间上，仅次于磺胺噻唑，而且药源充足，价格便宜，群众乐意接受，适于农村大面积使用"。③

福建南安县中医研究所联合南安县防疫保健站，用三黄合剂（石膏、黄连、黄芩、大黄蒸馏提取液）进行人群注射预防，收到良好预防效果。尽管出现了 1 例休克，"注射过程良好，并无发生严重的反应"。④20 世纪 50 年代，中药注射剂预防性注射仅见南安县这一例。这为 1967 年更为紧迫的流脑防控中湖北中医学院用中药复方"流脑注射液"治疗流脑开启了前路，湖北的做法后来也在全国推广应用。⑤

（三）针刺疗法应用于流脑治疗

20 世纪 50 年代初，针刺疗法得到高层重视，沈阳和武汉也有用针刺治疗结核性脑膜炎⑥和乙脑⑦的报道。既然针刺可以治疗乙脑，而河北、北京等地中医治疗乙脑的效果随后也得到官方认可，用针刺疗法治疗流脑也成为中、西医新的研究课题。

---

① 严国华，梁铮声，刘景，等 . 九种中药对流行性脑脊髓膜炎带菌者 973 例疗效观察［J］. 中医杂志，1960（6）：20.

② 万西葵 . 大蒜预防流行性脑脊髓膜炎的效果介绍［J］. 中医杂志，1963（1）：13.

③ 流云，罗光明，曹洪奎，等 .13 种中西药物预防流行性脑脊髓膜炎的效果观察［J］. 山东医刊，1965（1）：12–14.

④ 南安县中医研究所，南安县防疫保健站 . 三黄合剂注射预防流行性脑脊髓膜炎一四六四例［J］. 福建中医药，1960（2）：27.

⑤ 湖北中医学院附属医院 . 中西医结合治疗流行性脑脊髓膜炎［J］. 山东医药，1971（3）：24–27.

⑥ 彭静山 . 流行性乙型脑炎的针灸疗法［J］. 中级医刊，1952（10）：852–855.

⑦ 王永生 . 针灸治疗流行性"乙型"脑炎二例［J］. 江西中医药杂志，1954（2）：22–25.

1957 年，淮安县人民医院根据老中医梁春余提供的"秘穴"——脑静，配以合谷、外关、列缺等清热镇痛的穴位，"经临床试用，初步观察 19 个病例，收到令人满意的效果"。该院证实针刺疗法可以替代镇静剂，迅速减轻脑膜刺激症状，对早期病例可以治愈或减少用药，但对重症患者是否能改变菌血期症状或节省磺胺类及抗生药物用量，虑及患者安全未遽尝试。[①]

1959 年 3 月，四川省盐边县人民医院组织全体职工学习针灸，并在院内开展各科患者的针灸治疗。在对流脑患者的治疗中，发现疗效较为显著，且节省了抗生素，减轻了患者负担，无后遗症发生，受到家属欢迎。[②]几乎同时，四川省璧山县人民医院用针灸治疗 17 例经确诊的流脑住院患者，除 1 例因合并肺炎给予青霉素外，其余病例均未使用任何抗生素。17 例经针灸治疗均告痊愈。[③]该院用针灸治疗的总住院天数平均为 6.7 天，且节约抗生素及磺胺药物，认为针灸疗法符合多快好省方针，值得推广采用。虽然正值"大跃进"时期，但上述案例均由当地人民医院组织实施，按西医诊断标准确诊后方用针刺疗法治疗，临床观察及统计颇为严格，有一定可信度。

除了急性期的救治，常熟县中医院孙俊华用针刺配合宣窍息风、潜阳活血中药治愈 1 例脑膜炎后遗症的患儿，为针刺治疗此类疾病开辟了新路。[④]旅大市"西学中"学员王允廷成功抢救 1 例重症流脑患者后，提出治疗过程中必须更早地配合针刺疗法，方能加速神经机能的恢复，缩短疗程。[⑤]

（四）流脑治疗中理法方药的探讨

1953 年，江西名中医潘佛岩（1913—1999）梳理东汉以降中医对流脑的

① 淮安县人民医院.针灸治疗流行性脑脊髓膜炎初步观察报告 [J].江苏中医，1957（6）：42.

② 李振炳.针治流行性脑脊髓膜炎的初步经验 [J].中级医刊，1959（12）：9–10.

③ 邢金潭.针灸治疗流行性脑脊髓膜炎 17 例疗效观察 [J].中医杂志，1960（6）：18–19.

④ 孙俊华.针灸配合中药治愈严重的脑炎后遗症 [J].江苏中医，1959（7）：24.

⑤ 王允廷.抢救一例重症流行性脑脊髓膜炎记实 [J].辽宁医学杂志，1960（7）：14–23.

认知及诊治、方药，他列举至宝丹、千金龙胆汤、紫雪丹及《证治准绳》牛黄丸 4 方，并分析了犀角、羚羊角、龙胆草、钩藤、僵蚕、全蝎、玄参、麝香、牛黄等药物的成分及药理作用。此外，他还辨析《金匮要略》所立治痉三方：葛根汤、栝楼桂枝汤及大承气汤不适于流脑治疗，而近代著名中医学家恽铁樵所创"安脑丸"实即《证治准绳》的牛黄丸。[①]

1957 年 3 月 23 日，江西医学院附属中医实验院举行流脑防治经验交流会。会后，廖家兴撰文辨析流脑各型症状与历代中医学病名"痉""惊风"的对照，认为流脑应按卫气营血论治，并提出两则中药预防方剂。[②]河南省卫生厅总结了该省中医辨证治疗流脑的规律，认为应以清热、解毒、滋阴立法，并分成轻、重、极重三型，与卫气营血的阶段划分相吻合，并提出适用的主要方剂和随症加减药物。尤为可贵的是，该厅指出误用伤寒辨证和发汗剂的危害，列出中医治疗用药的 5 种禁忌，对基层中医更具指导作用。[③]同样认为流脑应"属于温病学中的瘟疫类，不属于痉证范围"还有高邮中医江韵樵。[④]

江苏宜兴的许良培于流脑高峰的 1959 年 3 ~ 6 月，根据当时流行病的类型和气候情况，以及患者的症状舌脉，断为阴寒，按《金匮要略》的"刚痉"论治，用葛根汤治疗 13 例，均告治愈，为这一时期所仅见以阴寒论治者。[⑤]

各地中医选用的方剂，江西丰城胡秉章以紫金锭为主，伍用银翘散及针

---

① 潘佛岩. 中医对流行性脑脊髓膜炎的证治研究［J］. 江西中医药杂志，1953（3）：12–19.

② 廖家兴. 流行性脑膜炎的探讨［J］. 江西中医药杂志，1957（4）：15–19.

③ 河南省卫生厅中医处. 中医治疗流行性脑脊髓膜炎的初步经验介绍［J］. 上海中医药杂志，1957（9）：24–29.

④ 江韵樵，王琦. 龙胆清脑汤治疗流行性脑脊髓膜炎 37 例的临床小结［J］. 江苏中医，1965（12）：22–24.

⑤ 许良培. 用葛根汤治疗流行性脑脊髓膜炎的临床介绍［J］. 江苏中医，1964（11）：17–19.

刺疗法①；湖南衡阳颜文明则以银花解毒汤合三黄解毒汤为主治疗②；江西进贤焦远亮初起以"清热平脑剂"辛凉透解，患者神昏动风采用安宫牛黄丸、至宝丹、紫雪丹息风开窍，后期用新订竹叶石膏汤益气生津。③

当时正值献方采风高潮，各地也"涌现"了一些治疗流脑的土方草药，如福建漳浦的"牛顿草"④和福建莆田的"蒲公英汤"⑤等。

三、中西医合作治疗流脑

（一）最初的合作尝试

早在 1955 年 11 月，张钧衡就主动延请甘肃当地中医师王农夫会诊，参与流脑救治。在使用青霉素、磺胺嘧啶 4 天后，用加减犀角地黄汤治愈患儿。虽然仅有 1 例不满 2 月的婴儿验案，中药的确切疗效和低廉费用仍给西医留下深刻印象。⑥

"大跃进"期间，由于大型农田水利工程及大炼钢铁集中上马，造成人群聚集，工地卫生条件恶劣，加之当年处于流行高峰年份，造成各地流脑疫情出现。⑦1959 年，上海市中医学会召集中医耆宿，会商应对之策，老中医

---

① 胡秉章.紫金锭治疗流行性脑脊髓膜炎简介［J］.江西中医药杂志，1960（11）：33.

② 颜文明.银花解毒汤为主，治疗 13 例"流行性脑脊髓膜炎"经验介绍［J］.上海中医药杂志，1959（6）：24–25.

③ 焦远亮.治疗流行性脑脊髓膜炎 57 例经验介绍［J］.江西中医药杂志，1959（12）：7.

④ 张士横.牛顿草治疗流行性脑脊髓膜炎有效［J］.福建中医药，1961（5）：8.

⑤ 福建省中医研究所，莆田县医院.蒲公英汤治疗流行性脑脊髓膜炎三十例临床观察［J］.福建中医药，1959（6）：18–19.

⑥ 张钧衡.加减"犀角地黄汤"治疗"流行性脑脊髓膜炎"介绍［J］.中医杂志，1956（5）：257–258.

⑦ 福建医学院流行病学教研组，南平市卫生防疫站.南平市脑脊髓膜炎流行情况调查［J］.福建医学院学报，1959（1）：78–82.

献计献方，积极响应。[①]湖南平江县人民医院采用该省"除害灭病"办公室组织编印的《中医药防治几种主要疾病成方选集》中的"石膏合剂"和针灸治疗部分患者，取得满意效果。该院总结认为，中西合治"不仅疗效满意，无副作用，且中药价廉，容易办到"，可以减少很多治疗操作，减轻患者痛苦，节省人力；在病情危急时，西医进行急救或补液，则确保患者安全。[②]

（二）中西医合作的基本样式

1958 年 1～6 月，芜湖市第一人民医院中医师朱涛如与该院传染病室配合，中西医共同诊断、中药治疗流脑患者 73 例，痊愈出院 70 例，治愈率达95.9%。该案中，经西医确诊后的患者均投以"清温安脑汤"，主要症状均在一周内消失。慎重起见，芜湖市卫生局和安徽省卫生厅同年 4 月先后派专业人员到该院现场观察及病案分析，确认疗效良好。随后，此事作为典型，出现在 9 月在北京举行的全国医药卫生技术革命经验交流会上[③]；朱氏的总结发表于次年《中华儿科杂志》上，引起医学界的关注。此后医学界开始更为自觉地开展流脑的中西医合作诊治，并取得可喜的成绩。[④]

1959 年 2 月，南通市中医院与南通医学院附属医院通力合作，分别以纯中药、中西药混合、先中后西等方案治疗流脑 120 例，其中纯中药治疗 30例。该院吸收朱涛如效方，并自拟三首方，进一步证实了中医药的有效性。同时，中医师们注意到，医院"在护理方面，亦非过去单纯用中药治疗所能及。例如神志昏谵不能服药时，即予鼻饲；而营养的维持，亦可通过注射或

---

① 上海中医学会会讯.召集中医专家献方 [J].上海中医药杂志，1959（11）：封四.

② 平江县人民医院.流行性脑脊髓膜炎 80 例临床分析报告 [J].中级医刊，1959（6）：16-17.

③ 佚名.清温安脑汤治脑膜炎效果好 [J].中药通报，1958（11）：386-387.

④ 朱涛如.我对治疗流行性脑脊髓膜炎和传染性肝炎的体会 [J].中华儿科杂志，1959（1）：8-9.

鼻饲得到解决，使正气得以维持不堕，为治疗创造了有利条件"。^①

1959 年春，大连医学院和旅大市传染病医院"在中医师指导下，对 17 例流行性脑脊髓膜炎进行了治疗，全部病例皆获痊愈"。所用银花解毒汤、加味清营汤、清瘟败毒饮、至宝丹等及针刺诸穴皆循温病辨证进行。^② 随后，旅大市传染病医院将收治的流脑患者分为中药、西药、中西药合用等 5 个组，更系统地开展了中西医合作研究。该项研究临床资料翔实，诊断标准明确细致，取得令人信服的成绩。所收治的 326 例流脑患者，治愈率为 96.67%，死亡 12 名，死亡率为 3.33%；中药组 45 例均告痊愈。这样的合作使中西医合作治疗流脑的方案更臻完善，而清热解毒、凉血息风治则的效果也得到较大样本的临床证实。其中 1 例阳虚的脱证患者以参附汤治愈，也使西医进一步理解了中医辨证论治的灵活性。^③

除了流脑一般证型的合作治疗外，镇江市还对 1 例暴发型流脑出现华佛二氏综合征的患者开展了中西医协作治疗，并取得满意的疗效。^④

此次流脑流行高峰期间，中、西医共同探索，合作治疗流脑形成了基本程式，临床治疗、观察和实验室检查都更为规范，西医不再轻视中医药的效能，而得以接触医院式诊疗模式的中医业者则学会了规范的临床观察。经过数年的探索，中医也总结出切合实用的流脑治疗方案，证治方药已运用纯熟；同时，已掌握了流脑临床诊断的基本要素。到下一个流脑流行高峰到来

---

① 南通市中医院 . 用中药治疗流行性脑脊髓膜炎的疗效小结［J］. 江苏中医，1960（9）：10-12.

② 章克，陆佚，于洪信，等 . 流行性脑脊髓膜炎中医治疗的初步观察［J］. 辽宁医学杂志，1959（4）：8-9.

③ 旅大市传染病医院 . 中西医合作治疗流行性脑脊髓膜炎 326 例临床疗效分析报告［J］. 辽宁医学杂志，1960（8）：9-13.

④ 张济生，汪章藻 . 中、西医协作治疗华佛二氏综合征一例报告［J］. 江苏中医，1960（5）：42-43.

时，一般中医业者也能有效应对了。①

（三）中、西医双方的收获

在合作中，中医认识到"在确定诊断方面，脑脊液、血液的检查及急救方面，输氧输液的操作，中医必需依靠西医同志，因此也说明中西医必须做到真诚团结，才能更好地完成任务，才能整理祖国医学遗产"。②此外，为降低口服给药带来的困难，双方还总结出先用磺胺嘧啶静脉或肌肉注射，俟药物达到血药高峰，再服汤药共同取效的办法。③

河南省卫生厅中医处注意到"通过中西医的密切配合，如依西医诊断中医用药，必要时再配以西药"，"不但治疗中少走弯路，并确实起到治疗迅速又少花钱的效果"。该处组织治疗的 5 例重症患者中，"中药费之最多的没有超过 15 元，甚至有不到 3 元的，比现在一般纯用西药抗生素治疗的简直经济得多"。④在偃师县的统计显示，"最严重的脑膜炎患者，最多住院 8 天，全部用药、住院、伙食等费用，均在 35 元以下，有的在 10 ～ 20 元左右。而在某医院用西药治疗，据统计一个患者，最多曾用到 316.62 元。"⑤朱涛如也提到"每一病例仅需中药费 5 ～ 7 元，能减轻患者经济负担"，也"能节约青霉素及磺胺药之供应量"。⑥

---

① 杨璧城.中医治疗四例流行性脑脊髓膜炎报告［J］.江西医药杂志，1966（3）：130-131.

② 高灈风.中医治疗脑脊髓膜炎的经验介绍［J］.中医杂志，1959（8）：38-40.

③ 耿天相，左崇贤，熊尚富.中西医结合治疗 310 例流行性脑脊髓膜炎的初步报告［J］.云南医学杂志，1960（4）：43-47.

④ 河南省卫生厅中医处.中医治疗流行性脑脊髓膜炎的初步经验介绍［J］.上海中医药杂志，1957（9）：24-29.

⑤ 陆介甫，李振华.治疗脑脊髓膜炎的初步经验介绍［J］.中医杂志，1957（11）：592-595.

⑥ 朱涛如.我对治疗流行性脑脊髓膜炎和传染性肝炎的体会［J］.中华儿科杂志，1959（1）：8-9.

此外，旅大市传染病医院收治的326例流脑患者中，中药治疗组（45例）平均住院时间仅7.2天，是5个组中用时最短的。[①]陆锦[②]和高濯风的报告中也提到这一点。为解决磺胺嘧啶的肾毒性，旅大市传染病院专设一组，先用磺胺嘧啶出现药疹或尿中磺胺结晶时加用或改用中医药治疗，"亦同样收到良好的疗效"。[③]

经过中、西医务人员的共同努力，加之磺胺类药物大量投入使用，流脑病死率已从50%～70%降至5%～10%，1958年后更降至3%～5%。[④]一说"平均病死率"降至3%～5%。[⑤]后者应该较为可信。

四、结语

中华人民共和国成立后第一个十年里，借助中医政策的调整，中医治疗烈性传染病的效果渐为医学界所认可。1958～1959年流脑周期的严重疫情，国内流脑疫苗研究滞后和磺胺类药物供应紧张，为中医发挥作用留下了空间，尤其是在广大农村。[⑥]1958年下半年全国医药卫生技术革命经验交流会及全国中医中药工作会议的相继召开，传染病医院也向中医业者敞开大门。这种改变，时人也有述及。1955年时，西医中"尚有一部分人，严重地存在懒汉思想，不愿学习中国医学，不愿请教中医先生们，怕丢面子；借口'中

① 南通市中医院.用中药治疗流行性脑脊髓膜炎的疗效小结［J］.江苏中医，1960（9）：10-12.

② 陆锦.治疗流行性脑脊髓膜炎的初步观察［J］.江苏中医，1959（7）：16.

③ 张威栋.流行性脑脊髓膜炎312例临床分析［J］.黑龙江医药，1960（4）：15-17.

④ 王子骧.磺胺嘧啶治疗流行性脑脊髓膜炎耐药性的几个问题［J］.山东医刊，1965（12）：35.

⑤ 李宗瑜.暴发型脑膜炎球菌感染的诊断与治疗［J］.中级医刊，1965（2）：69-71.

⑥《当代中国卫生事业大事记》编写组.当代中国卫生事业大事记［M］.北京：人民卫生出版社，1993：93，94，96，97.

药难掌握，怕出事故'，置之不理。另一部分人闹宗派主义，等等"。[1] 到了 1959 年，"由于党贯彻中医政策以后，医务人员通过学习，在提高的基础上破除迷信，解放思想，才能敢想、敢做、大胆创造"。[2] 在邀请中医业者合作治疗流脑的过程中，西医业者从开始时的怀疑到后来对中医药疗效的惊奇，再到自觉地探索和研究，正反映了 20 世纪 50 年代末中西医之间离合转换的微妙隐曲。

这是中华人民共和国成立后中西医之间的首度密切合作。此后的岁月里，随着中医医院的涌现，中西医回归各自的执业空间，在传染病防治中类似的合作不复得见。

在此次防治流脑过程中，中医业者循"卫气营血"辨证理论开展的治疗，使西医业者得以直观地认识和理解中医理论和方药，从而加深了对"祖国医学宝库"的认知。借此良机，中医业者学习掌握了规范的临床观察方法，并认识到给药途径的局限，由此开启了 20 世纪 60～70 年代中药注射剂研发和应用的高潮，为许多疾病的治疗提供了更多选择。

（南京中医药大学学报（社会科学版），2017（1）：71-77.）

---

① 张钧衡.加减"犀角地黄汤"治疗"流行性脑脊髓膜炎"介绍［J］.中医杂志，1956（5）：257-258.

② 陆锦.治疗流行性脑脊髓膜炎的初步观察［J］.江苏中医，1959（7）：16，24.

1966～1967年流行性脑脊髓膜炎疫情
及其防控的历史回顾

1966～1967年冬春全国范围的大串连，除了给沿途各地造成食、住、行方面的巨大压力外，数以千万计的人群流动引发了有史以来最严重的全国性流行性脑脊髓膜炎暴发流行。串连学生是该病的传播者和第一批患者。前所未有的疫情规模和范围，已遭到破坏的医疗卫生秩序等因素加剧了疫情，周恩来重启"群防群治"模式才逐渐控制了疫情。五十年后回顾那次流脑流行和防控的历史，诸多问题值得深长思之。

1966～1967年冬春，正值流行性脑脊髓膜炎（以下简称"流脑"）流行高峰，大串连的人流络绎于途的时候，流脑的幽灵也随之席卷神州。各地最先发病的几乎都是串连学生，疫情沿交通线暴发性扩散，并迅即形成全国性流行的局面。与此同时，各地防疫、医疗机构已陷入瘫痪，幸有军队医务人员及时填充了医疗防疫的空缺，"群防群治"模式再度发挥作用，疫情逐步得到控制。目前所见论及此次疫情者，有邓铁涛主编《中国防疫史》[①]及张晓丽、陈东林[②]的论文。前者主要收集了地方志中的相关内容，后者分析了流脑大流行的政治原因及防控措施，对了解这次疫情均有重要的参考价值。然而，对于这样一次波及全国的严重疫情，已有的研究还远远不够，仍有进一步发掘史料和深化研究之必要。

---

① 邓铁涛.中国防疫史［M］.南宁：广西科技出版社，2006：620-622.

② 张晓丽，陈东林.1966～1967年全国性"流脑"的暴发与防治［J］中共历史与理论研究，2017（2）：134-147.

一、红卫兵与大串连狂潮

（一）红卫兵与大串连

1966 年 8 月 18 日，毛泽东第一次接见红卫兵，并在天安门城楼戴上红卫兵袖章。这些影像迅即出现在中外媒体上，奔赴北京成为北京以外红卫兵显示革命决心的共同愿望。9 月 5 日，中共中央、国务院正式发出通知，决定从次日起组织外地高、中等学校的师生员工代表来京参观、学习"文化大革命"（以下简称"文革"）。赴京参观师生一律免费乘车，生活补贴由国家财政开支。至 11 月 26 日，毛泽东先后八次接见来京的全国各地师生和红卫兵共 10 批，计 1200 多万人。[①] 各地短途串连的人流则远不止此数。同时，北京红卫兵也离京赴各地串连。

当时北京常住人口 770 万人，而每天外地进京人数达 150 万。如此规模的人流，自然牵动各方，北京的学校、部队、街道都设立了接待站，迎送串连者。铁路、公路和内河航运面临巨大压力，铁路客、货运正常班次不得不让路给红卫兵专列，严重干扰了正常客、货运秩序，大批人员无票乘车（船）造成企业严重的经济损失，车站、港口还经常发生派别争执致秩序混乱。仅据芜湖港务局统计，1966 年 10 ～ 12 月疏运的无票"红卫兵"就有 27.5 万人。[②] 因为取暖煤运输列车不能及时发运，北京市供暖较往年晚了 1 个月，由于接待站取暖设施简陋，"死于煤气中毒的人比往年多些，其中部分是串连者"。[③]

---

① 当代中国研究所.中华人民共和国史稿（第 3 卷）［M］.北京：当代中国出版社，2012：25.

② 鲍亦骐.芜湖港史［M］.武汉：武汉出版社，1989：184.

③ 燕帆.大串连——一场史无前例的政治旅游［M］.北京：警官教育出版社，1993：103.

（二）大串连的实况和影响

10月初，有关方面决定再放手让学生串连一个月，要铁路部门按进出北京 150万～170万的学生人数安排运力。10月 26 日，中央工作会华东组会上，周恩来说北京接待串连学生计划在 150万人左右，随即被告知，要准备突破 200 万，甚至 300 人。①11 月的第 7 次和第 8 次接见红卫兵，人数分别达 200万、250万。

11 月 15 日，中共中央、国务院发出《关于革命师生进行革命串连问题的通知》，通知指出，从 1966 年 11 月 21 日起至 1967 年春暖季节，全国各地的革命师生和红卫兵一律暂停乘火车、轮船、汽车来京和到各地串连。红卫兵丝毫没有受到该通知的影响，纷纷组成"步行长征队"，继续向北京进发，滞留北京的"红卫兵和革命师生"有增无已。更常见的情形是，"步行长征队"采取步行一段，搭车（船）走一程的办法。11 月中旬，各地频现红卫兵拦截车船的事件。②

12 月 1 日，中共中央、国务院发出《关于大中学校革命师生进行革命串连问题的补充通知》，规定：③

（一）十一月二十六日前到北京的外地师生和红卫兵，必须在十二月二十日以前，全部离开北京返回原地。

（二）所有在外地进行串连的革命师生和红卫兵在十二月二十日以前返回原地。从十二月二十一日起，乘车、船不再实行免费。

（三）对未离京的师生和红卫兵，由解放军派人进行政治、军

---

① 中共中央文献研究室．周恩来年谱 1949–1976 下 [M]．北京：中央文献出版社，1997：69，83．

② 同①：91．

③ 同①：91．

事训练，尽早安排他们返回原地。

（四）凡返回原地的师生和红卫兵，中途不得停留。

据周恩来的工作台历统计，至 1966 年底，周恩来共接见全国各地来京的红卫兵及群众组织代表达 160 余批（次）。[①]

进入 1967 年，各地红卫兵步行串连的情况依然如故。2 月 3 日，中共中央、国务院发出《关于革命师生和红卫兵进行步行串联问题的通知》。通知指出：[②]

> 长途步行串联，在全国暂时停止。已到各地的步行串连队要迅速返回原地，返回时原则上应步行，串连期间的市内交通费、伙食费应自理。来北京的革命师生和红卫兵的食宿自二月八日起，不再免费。

大串联期间，红卫兵麇集韶山、井冈山、遵义、延安等革命圣地。以井冈山为例，高峰时期，"一天最多涌上 10 万红卫兵！那段时间，山上的接待办公室和 17 个接待站昼夜灯火通明！"[③] 如此规模的人流远远超出井冈山管理局的接待能力，大串连开始时准备的 100 万斤大米、200 万斤黄豆也在 11月初告罄，住宿、卫生设施全面告急，而大雪封山加剧了这些困难。更令人担忧的是，红卫兵从传单、号外里听到一则消息：12 月 9 日，毛主席要在井冈山接见红卫兵！20 万红卫兵滞留山上，始终不愿下山。万般无奈之下，井冈山管理局连发三封电报，向周恩来总理求救，后者组织广州、武汉、福州

---

① 中共中央文献研究室.周恩来年谱 1949—1976 下［M］.北京：中央文献出版社，1997：105.

② 同①：121–122.

③ 燕帆.大串连——一场史无前例的政治旅游［M］.北京：警官教育出版社，1993：259.

三大军区出动运输机 31 架次，在井冈山下厦坪空投了 3 天，共 100 万斤各种干粮，口粮危机方告解除。[①] 狂潮过后的 1968 年春，人们清点完结，才知道串连的人流究竟有多大规模，"不包括南昌至井冈山的沿线各接待站，仅井冈山，在这场红卫兵大串连里便耗资 250 万人民币，共接待红卫兵 100 余万人次"。[②]

二、流脑疫情及初步防控措施

（一）流脑疫情呈暴发性扩散

1966 年 12 月，广东已出现流脑病例。紧邻广州的南海县"因'大串连'，外来的'红卫兵'先后于 12 月 9 日、12 日发病，翌年 1 月就蔓延全县"。[③] 广东省内则沿各县市间的公路传播。除了外地到广东串连的学生，外出串连学生成了第一批受害者和病菌传播者。《花县志》载："1966 年'文化大革命'开始时，一个带菌的上海中学生来花县串连时发病，另一名花东中学女学生，在外县串连时染病归来，从此病患迅速传播，当年发病 46 例。1967 年 1 月上升至 249 例，其中外来学生 12 例，死亡 2 人。"[④]"电白师范 1 名学生从广州串连回到学校后于 1966 年 12 月 7 日开始发病，数天后同校学生相继发病，于 12 月下旬形成流行……至 1967 年 5 月底，全县共发病 9182 例，死亡 458 例。"[⑤]

同样的情形也发生在山西省。1966 年，山西省流脑发病率骤升至 81.52/10 万，全省 98 个市县中，有 96 个发病。阳泉市、大同市、太原市发

① 燕帆. 大串连——一场史无前例的政治旅游［M］. 北京：警官教育出版社，1993：261-262.

② 郭兵. 百万红卫兵井冈山大串连［J］. 党史文苑，2015（6）：17-21.

③ 南海市地方志编纂委员会. 南海县志［M］. 北京：中华书局，2000：1119.

④ 花县地方志编纂委员会. 花县志［M］. 广州：广东人民出版社，1995：802.

⑤ 广东省电白县地方志编纂委员会. 电白县志［M］. 北京：中华书局，2000：953-954.

病率分别高达 292.11/10 万、284.17/10 万、179.05/10 万。大串连使"流脑传播机会增加，流脑流行季节提前到 12 月份"。流脑始发于铁路沿线城镇，继而波及全省各地、市、县。至 1967 年该省流脑发病人数达 26616 人，发病率为 136.71/10 万。大同市发病人数最多，有 1812 人，发病率高达 337.27/10 万；发病人数在 500 人以上的市县有 9 个，100～500 人的市县有 63 个。"这是新中国建立后山西第二次流脑流行高峰，是山西历史上极为罕见的一次全省性大流行。"[1]

1967 年 2 月，以长沙、韶山为中心，流脑沿湖南铁路、公路沿线向外扩散，湖南省患者达 16 万多人，死亡 1 万多人。[2]

井冈山上，卫生状况随寒冬降临而变得更糟。暨南大学二年级学生林金凤，是井冈山上第一个发病的流脑患者，头痛、呕吐、皮肤瘀斑继而昏迷、死亡。流脑在串连学生中暴发流行，患者很快挤满了医院；随之而来的，是医务人员短缺，药物告罄……情急之下，动用直升机运来急需的药物，"上海来了医护人员，南昌来了医护人员，广州部队也派来有经验的大夫，在前后 200 多名脑膜炎患者中，死去的只有 6 人"。[3] 因为是在井冈山，得到的支援非同寻常，疫情才得以尽快控制。

至 1967 年 3 月，全国有 23 个省、市、区发病，河南、广东、山东、安徽、江西等省尤为严重。[4] 全国发病累计达 300 万人以上，发病率为 403/10 万。[5]

①　山西省史志研究院.山西通志·卫生医药志［M］.北京：中华书局，1997：455.

②　湖南省地方志编纂委员会.湖南省志·医药卫生志［M］.长沙：湖南人民出版社，1988：15，150.

③　燕帆.大串连——一场史无前例的政治旅游［M］.北京：警官教育出版社，1993：268-271.

④　邓铁涛.中国防疫史［M］.南宁：广西科技出版社，2006：620-622.

⑤　涂通今，张立平.新中国预防医学历史经验（第 1 卷）［M］.北京：人民卫生出版社，1991：281.

（二）疫情中的防疫、医疗机构

疫情如此严重的数月里，"文革"仍如脱缰的野马，横扫原有的制度和设置，医疗卫生机构也是重灾区。许多防疫站和专业机构被取消或合并，卫生技术人员被下放或改行；医院一些行之有效的管理制度，被视作"管、卡、压"的条条框框而被废除，实行"医护工一条龙""工人贫下中农管理医院"，影响到疫情初起时的防控，造成不必要的损失。

实际上，北京各郊县自 1965 年起就一直忙于防治流脑，是年北京的流脑发病率已达 164.6/10 万。1966 年更出现全市流脑大流行，全年发病率为285.4/10 万，是中华人民共和国成立后最高的年份。该市卫生防疫站组织力量赴疫情严重的大兴县和房山县救治。1967 年北京流脑发病率仍有 132.7／10 万，仅次于 1965 和 1966 年。① 与此同时，卫生防疫站被合并，人员被抽离。北京市卫生防疫站于 1965 年 10 月与市第一传染病院合并，"由一个党委领导，工作统筹安排，但各自名称和内部机构设置不变"，试行"防治结合"。② 各区级卫生防疫站也不能幸免。崇文区卫生防疫站的大部分业务骨干调出，去外地 10 人，下放农村 3 人，工作处于停滞状态。石景山区卫生防疫站 1966 年并入北辛安门诊部，更名为石景山区防治院，仅在院内设 6 人的防疫组。③ 北京如此，其他省份概莫能外。"文革"开始后，湖南"各级卫生防疫站被撤并，疫情报告制度被破坏，许多县、市收集不到疫情资料，缺报、漏报现象十分严重"。④ 辽宁省各级卫生防疫站工作处于瘫痪状态，对疫

① 张殿余.北京卫生史料 1949—1990 卫生防疫篇［M］.北京：北京科学技术出版社，1993：31.

② 同①：2.

③ 同①：11–13.

④ 湖南省地方志编纂委员会.湖南省志·医药卫生志［M］.长沙：湖南人民出版社，1988：150.

区传染源控制不力，预防投药不落实，致使流脑一直处于高发状态。①

不宁唯是，继 1966 年 9 月华东学生和红卫兵开始到医院串连后②，各地医疗机构受到严重冲击，医院的正常工作秩序遭到严重破坏，流脑救治大受影响。正是由于医疗防疫机构瘫痪，面对疫情严重、缺医少药和群龙无首的严重局面，广东大埔县"大麻（公社）群众曾拍电报给总理周恩来反映流脑疫情，周恩来亲自指示省、地领导，用飞机运送药物，并派出医疗队到县参加防治，疫情才得以扑灭"。③

（三）周恩来的部署

1967 年初，全国性流脑大流行的局面已经形成。3 月 7 日，就安徽、江苏、浙江、上海、江西、福建等地流行性脑膜炎一事，周恩来批示李富春、李先念：立即找卫生部孙正、钱信忠、崔义田、黄树则四同志和该部"红色造反团""革命造反队联合总部""东方红公社"三个造反派组织商谈防疫对策。最好建立一个防治脑膜炎办公室，以钱、崔二人和三个造反组织各出一人，马上开始工作。并嘱：这些人要全力以赴，不要以其他工作干扰他们。④3 月 9 日，1300 名医务工作者组成的广州地区卫生医疗队的首批 200 余人出发到各地农村"防病治病"，"用实际行动支援春耕第一线"。尽管报道中未提及流脑，但"中山医学院及其附属各医院等单位的下乡医疗队，还分别举行了有关防治疾病的报告会，从政治思想到医疗专业都作了必要的

---

① 辽宁省地方志编纂委员会办公室 . 辽宁省志·卫生志［M］. 沈阳：辽宁人民出版社，1999：76.

② 中共中央文献研究室 . 周恩来年谱 1949—1976（下）［M］. 北京：中央文献出版社，1997：69.

③ 大埔县地方志编纂委员会 . 大埔县志［M］. 广州：广东人民出版社，1992：56.

④ 同③：134.

准备"。①

3月19日，中共中央发出《关于停止全国大串连的通知》。《通知》说：中央决定，继续停止全国大串连，取消原定今年春暖后进行大串连的计划。24日，周恩来亲自召集卫生部党组成员和四个造反派组织代表开会，询问防疫情况，强调说："我点钱信忠、崔义田抓流脑办公室，四个组织都要支持抓防疫。这个工作是最紧急的，一天都不能迟缓。"②卫生部成立了流脑防治办公室，统筹全国防疫工作。同时，指示各地定期报告疫情，抽调医务人员分赴各地开展防疫，加紧生产、运输药物，并组织在京中、西医疗及防疫单位编印流脑防治手册。鉴于地方卫生防疫机构已陷于瘫痪，军队医务人员成为防疫的生力军。

组织医疗队分赴各地指导及参与防控是一项重要措施，对基层帮助很大。1967年，湖北疫情有增无已，卫生部先后派遣600多人的北京医疗队，奔赴湖北荆州地区各县工作。③是年钟祥县的总结中提到："上级支援钟祥医务人员147人（其中北京医疗队62人，湖北医学院16人，武汉医学院21人，武汉部队5人，荆沙43人）。"④

4月，北京市儿童医院、北京市卫生防疫站等单位合编的《流行性脑脊髓膜炎防治手册》由人民卫生出版社出版，随即大量印刷，分发各地疫区。此后，该手册数度修订，至1976年2月已是第4版第10次印刷。遗憾的是，前后各版本均未列印数和参编人员，这本凝结了一批中、西医专家心血的小册子的印数无从稽考，但无疑是个庞大的数字。

---

① 佚名.用实际行动支援春耕第一线　云南广州一批医务人员到农村防病治病［N］.人民日报，1967-03-12（3）.

② 中共中央文献研究室.周恩来年谱1949—1976（下）［M］.北京：中央文献出版社，1997：140.

③ 湖北省地方志编纂委员会.湖北省志·卫生（上）［M］.武汉：湖北人民出版社，2000：349.

④ 同③：350.

三、各地全面防控疫情

（一）各地防疫工作的组织、指挥

广西壮族自治区党委、区人委是 1967 年 2 月 20 日发出《关于切实做好防治流行性脑脊髓膜炎工作的紧急通知》的。当时正值"全面夺权"阶段，通知中充斥着"最高指示"，但所列防疫措施仍值得肯定。通知指出，要突出政治，加强领导；即时成立区防治流脑指挥部，下设办公室（设在区卫生厅）负责日常具体工作；组织力量，设置隔离区，就地防疫，及早控制疫情扩散；加强宣教，开展预防工作；尽量避免及减少人群聚集，组织传播；实行疫情报告制度，每三天电话或电报向区防治流脑指挥部汇报一次，每五天书面汇报一次，平级之间要互通信息，做好联防；同时，做好统筹，恰当地掌握人力、物力的使用调动。①

与广西的做法类似，出现疫情的各省、地、市（县）都成立了流脑防治指挥部或领导小组，统筹各地防疫工作；同时，抽调大批医务人员深入疫区，开展预防和治疗。3 月 26 日，《辽宁日报》编发社论，号召全省人民深入开展以预防流脑为中心的爱国卫生运动，推行"三晒"（衣服、被褥、人晒太阳）、"一开"（开窗换气），采用磺胺类药物预防投药，用 1：1000 青霉素溶液咽部喷雾等措施。②

在县级单位，东莞"县委及防疫部门立即成立了防治流脑指挥小组，拟出防治方案，抽调县级医疗卫生单位 180 人组成防治工作组，配合各公社卫生院开展防治工作。海军四二三医院和惠阳地区也派出流脑防治队支援。在

---

① 广西壮族自治区防治流脑指挥部，广西壮族自治区卫生教育所.区党委、区人委关于切实做好防治流行性脑脊髓膜炎工作的紧急通知（摘要）防治流行性脑脊髓膜炎手册[M].[出版地不详]：广西壮族自治区防治流脑指挥部，1967.

② 辽宁省地方志编纂委员会办公室.辽宁省志·卫生志[M].沈阳：辽宁人民出版社，1999：76.

流脑流行期间，各乡村尽量控制人口流动；普遍设立药物滴鼻站；学校、生产队统一煲煮清热解毒的中草药剂给学生及群众服食；对接触者及病家周围人群实行内服磺胺药 3 天等综合措施"。[1] 此外，各地还采取了就地设立临时隔离医院，进行疫点消毒等措施。

1967 年，各地普遍编印或翻印《流行性脑脊髓膜炎防治手册》，湖南、广西两省区还编印了《防治流行性脑脊髓膜炎经验汇编》，推广有效措施，为疫情防控提供支持。

（二）"群防群治"与早防早治

1967 年时还没有针对流脑的有效疫苗，重启"群防群治"模式就成为疫情防控的主要措施。江苏省推行"四基本"即"三开"（无窗开窗、小窗开大、有窗常开）、"三晒"（洗晒衣服、洗晒被褥、人晒太阳）、"三扫"（扫室内、扫室外、扫环境，重点是室内清扫）、"三隔"（患者隔离、病家隔离、疫区隔离，提倡戴口罩）。[2] 福建省则采用"三不"（不去病家、不去疫点疫区、不去公共场所）、"五要"（要防寒保暖、要多在户外活动、要戴口罩、要湿性消毒、要滴鼻漱口）等措施。[3]

早期诊断和及时处置是流脑救治的关键。各省都注意查访首发病例和苗头患者，及时送医院或隔离站（临时病院）进行检疫和治疗；对苗头患者给予磺胺类药物治疗 3～5 天。根据流脑最长潜伏期 10 天的特点，在流脑疫点周围检查苗头患者，10 天内未发现新发患者，才能停止检查工作。[4] 福建省强调了"四早"（早发现患者、早报疫情、早隔离治疗、早处理疫

---

① 东莞市地方志编纂委员会.东莞市志［M］.广州：广东人民出版社，1995：1279.

② 江苏省地方志编纂委员会.江苏省志·卫生志（下）［M］.南京：江苏古籍出版社，1999：298.

③ 福建省地方志编纂委员会.福建省志·卫生志［M］.北京：中华书局，1995：65.

④ 同②.

点）。①

各地结合该病呼吸道传染的特点，普遍采用小檗碱、三黄合剂、磺胺等滴鼻、喷喉预防。当时强调发挥中草药的预防作用，陕西"用大青叶、板蓝根、贯众等煎水当茶饮"②；湖北"群众还自发地用中草药预防。一个生产队固定1～2名卫生员采药、煎药、送药，要求看服到口，天天如此，坚持数月。预防使用最多的方子是三根汤（芦根、茅根、竹根）和松针汤"。但也提到"这些中草药的效果很难肯定"。③钟祥县"设滴鼻喷喉站1358处，用中草药80219公斤"。④

在广州，市、区两级均成立了"防治脑膜炎指挥部"，培训接待红卫兵单位的卫生员，对接待站的红卫兵、学生、居民每天进行滴鼻、漱口；电影院等集体场所进行空气消毒，用1%的漂白粉溶液喷洒地面；动员群众出门戴口罩，卫生部门做好患者隔离治疗与观察，防止交叉传播。其他措施包括熏蒸消毒、淡盐水漱口等措施保护易感人群，在港口、车站设医疗接待室，及时发现、治疗和就地抢救危重患者等，有效地控制了流脑的蔓延。⑤

（三）疫情中的中、西医务人员

1967年春，由于各地发病高峰同时出现，形势异常严峻，各地医务人员全力以赴，或坚守岗位救治患者，或奔赴农村指导防疫，充分体现出自身的

---

① 福建省地方志编纂委员会.福建省志·卫生志［M］.北京：中华书局，1995：65.

② 陕西省地方志编纂委员会.陕西省志·卫生志［M］.西安：陕西人民出版社，1996：187.

③ 湖北省地方志编纂委员会.湖北省志·卫生（上）［M］.武汉：湖北人民出版社，2000：348.

④ 同④：350.

⑤ 广州市越秀区地方志编纂委员会.广州市越秀区志［M］.广州：广东人民出版社，2000：706.

专业价值和职业操守。当时长沙各医院床位爆满，湘雅儿科赵祥文教授吃住在医院，"浑然忘了自身安危"。^①湖北"广大医务人员日日夜夜战斗在病房，湖北医学院的饶楚泽、潘彩平为抢救患儿进行口对口人工呼吸，小儿救活，潘却染上了脑膜炎"。[②]

1966年疫情严重时，广东郁南县卫生战线革委会成立由5人组成的中医科研组，应用清瘟败毒饮重用生石膏（50～250g），以水牛角、穿心莲替代犀角、黄连治疗流脑100例，治愈98例，死亡2例。在次年5月的广东省"中西医治疗'流脑'经验交流会"上，郁南县的经验被全省推广使用。[③]实际上，该县的病例有74%为暴发型，有29例入院后曾使用过磺胺嘧啶，也使用过阿托品、甘露醇，是中西医合作开展救治。[④]

临床救治中，流脑患者能否顺利口服汤药成了治疗成败的关键。在1966年就出现全省流脑疫情的湖北，湖北中医学院附属医院开展了更为系统的临床研究。该院一个医疗组1966年在沔阳县治疗流脑患者111例，其中纯用中药治疗39例，全部治愈，无1例出现后遗症，不仅治愈率高，疗效快，而且医药费用低。[⑤]该院不断完善治疗方案，并"由口服汤剂给药逐步过渡到肌肉注射和静脉注射，由治疗轻型病例开始逐步扩大到治疗重型和暴发型病例，取得了肯定的疗效"。其治疗方案和中药复方制备的"流脑注射液"也推广到恩施专区人民医院（1967年）、武汉市传染病院（1968年、1969年、1970年）和通城县人民医院（1970年），有效率有所提高。

---

① 祝益民.急救先锋——记赵祥文教授从医65周年［J］.中国小儿急救医学，2015，22（8）：590-591.

② 湖北省地方志编纂委员会.湖北省志·卫生（上）［M］.武汉：湖北人民出版社，2000：350.

③ 郁南县地方志编纂委员会.郁南县志［M］.广州：广东人民出版社，1995：838.

④ 广东省郁南县卫生战线革委会.中草药治疗流行性脑脊髓膜炎100例总结［J］.新医学，1972（2）：30-31.

⑤ 湖北省防治脑膜炎办公室.流行性脑脊髓膜炎防治工作简讯第二期［M］.［出版地不详］：湖北省防治脑膜炎办公室，1967：6.

该方案不排斥采用西药或并用西药，而在抢救休克、降低颅压时，则与西医协作处理。但该院总结中也提道，中药剂型的改进并不顺利，"少数病例，出现丘疹、药物热、关节疼痛、肢端水肿等"药物反应。究其原因，"副作用出现的多少，各批药物之间有极大差异，可能与药物制作工艺过程不稳定有关"。①

20世纪60年代初，国内已研制成功柴胡注射液等20余个中药注射剂品种。20年后更达到700余种，但绝大多数为医院自制制剂。限于各地技术水平、设备条件，制剂工艺和质量参差不一。②尽管如此，1970年12月在北京举行的"全国中草药新医疗法展览会"上，将湖北中医学院附属医院的上述成果进行重点展示，同时展示的还有河南中医学院、河南医学院及郑州市制药厂合作制备的清热解毒注射液及片剂。③1971年3月，卫生部军管会委托湖北省革委会民政卫生局在武汉召开了"中西医结合治疗流行性脑脊髓膜炎"的全国性经验交流会，向各地推荐该院经验，利用简陋设备制备各种中药注射剂的做法也更加普遍。

（四）军队医务人员是一支生力军

流脑疫情爆发时，中央和地方各级卫生部门大多处于瘫痪状态，影响了疫情初起时系统性防控措施的实施，造成疫情蔓延和病死率上升。为此，总参谋部、总政治部、总后勤部下发了《狠抓流脑防治保障春耕和战备的紧急指示》。各军区、各军（兵）种医护人员立即行动，迅速组成防治队奔赴疫区。全军共组成2600多个防治队，抽调23000余人，深入广大农村，帮助

---

① 湖北中医学院附属医院.中西医结合治疗流行性脑脊髓膜炎［J］.山东医药,1971(3)：24-27.

② 吴嘉瑞，张冰.中药注射液不良反应与安全应用［M］.北京：中国中医药出版社，2012：2.

③ 会务组.全国中草药新医疗法展览会资料选编技术资料部分［M］.［出版地不详］：会务组，1971：49-51.

开展防控工作。①

广州部队某部医疗队"来到驻地附近（广西昭平县）篁竹大队时，发现这个大队流行着一种急性病。这种病如果蔓延下去，就要影响当前的春耕生产"。于是他们组织群防群治，培训了18名卫生保健员，"采集中药，用简易有效的土方土法，给社员服预防药，及时地有效地制止了这种急性病的流行"。②在重灾区湖北钟祥县丰乐区工作的解放军161医院医疗队，有3个队员患了脑膜炎，其中王金华和李友香都已出现高烧、头痛、恶心、呕吐的症状，仍坚持工作。③

1967年11月28日，全国卫生防病会议在京召开，全面总结了流脑疫情防控的经验和教训。周恩来总理、李先念副总理到会讲话。会议要求部队要积极支援地方的卫生防病工作。会后全军各级卫生部门掀起了深入农村防病治病的高潮。到1969年底，全军派出农村医疗队4100多个，各种卫生技术人员32000余名，为群众治病2350万人次，抢救危重患者38600余名，帮助培训基层卫生人员26万余名。④

当时军队医疗队重点支援农村，是因为农村卫生条件较城市差，感染机会较大，农民的防病治病意识较薄弱。医疗队在农村开展工作的主要防治措施：①发现患者，立即隔离，以家庭病床形式进行治疗，用磺胺类和抗生素类药物控制和消灭传染源。②减少大型集会，控制人群流动。③进行健康带菌检查，对带菌者早期隔离治疗。④对儿童和青少年用磺胺类药物喷喉滴鼻，同时做好居室通风。实践证明，上述措施是切实有效的。到1967年5

---

① 涂通今，张立平.新中国预防医学历史经验（第1卷）[M].北京：人民卫生出版社，1991：543.

② 佚名.他们是毛主席派来的医疗队——记为春耕生产贡献力量的解放军医务工作人员[N].人民日报，1967-03-13（3）.

③ 湖北省地方志编纂委员会.湖北省志·卫生（上）[M].武汉：湖北人民出版社，2000：350.

④ 同①.

月，疫情基本得到了控制。[①]

四、结语

（一）流行性脑脊髓膜炎的流行规律、治疗药物

流脑是由脑膜炎奈瑟菌（Neisseria meningitides）引起的急性呼吸道传染病，健康带菌者和患者是本病的传染源。20 世纪 80 年代前，我国主要以 A 群脑膜炎奈瑟菌引起流脑流行为主。当人群免疫水平降低，人口大量流动，流行菌株发生改变时，可引起流脑散发或暴发流行。[②]

该病有明显的季节性。多发生在 11 月至次年 5 月，3 ～ 4 月为高峰。20 世纪，流脑曾在我国范围内出现过 5 次流行高峰。[③]1967 年是有历史记录以来发病率最高的年份，发病率为 403/10 万，全国共有 304.4 万人发病，死亡 16.7 万人，病死率为 5.49%。[④]

当年流脑预防，一般主张用 5% 磺胺嘧啶液滴鼻或喷喉。磺胺嘧啶自 20 世纪 40 年代应用于临床后，由于疗效好、毒性较低，成为当时临床广泛应用的流脑特效药，有口服片剂和用于肌肉或静脉注射的针剂。磺胺噻唑治疗范围与磺胺嘧啶相仿而疗效略差，药物反应发生率比磺胺嘧啶稍高，但易于大量生产、价格低廉，在临床上仍有应用价值。[⑤]20 世纪 50 年代是我国磺胺类药物生产高速发展的时期。东北制药总厂、太原制药厂等几

---

① 涂通今，张立平 . 新中国预防医学历史经验（第 1 卷）［M］. 北京：人民卫生出版社，1991：543.

② 上海第一医学院 . 流行病学 ［M］. 北京：人民卫生出版社，1981：200-205.

③ 中国医学科学院医学情报所 . 近年来我国流行性脑脊髓膜炎防治与研究工作概况 ［J］. 人民军医，1978（2）：62-64.

④ 黄树则，林士笑 . 当代中国的卫生事业（上）［M］. 北京：中国社会科学出版社，1986：344.

⑤ 胡麦赛，戴自英 . 磺胺类药物 ［J］. 中级医刊，1965（6）：377-379.

十家企业生产磺胺类药物，品种多达 30 余种，年产量上千吨。[①] 流脑病死率也由该药在我国应用前的 50%～70% 降至 5%～10%，1958 年后降至 3%～5%。[②] 一说"平均病死率"降至 3%～5%。[③] 但暴发型患者死亡率仍达 18.1%。[④]

由于磺胺类药物大量用于流脑等疾病预防和治疗，1960 年上海顾松鹤等在国内首次报告 6 例耐磺胺嘧啶的流脑，引起业界重视。[⑤] 1962 年，李景洲等又报告 6 例。[⑥] 1964 年 8 月在黄山召开的"全国急性传染病学术会议"上，重点讨论了暴发型流脑的治疗和磺胺耐药问题。所幸当时耐药最严重的情形中，仍有近 90% 患者对磺胺嘧啶是敏感的，同时，国内已能生产氯霉素和金霉素，青霉素早已实现了国产化，备选药物对流脑也有明确疗效。[⑦] 因此，1965 年时已有学者提出："对暴发型病例以采用磺胺嘧啶与青霉素或氯霉素联合治疗为宜。"[⑧] 买凯则提出建立二线抗菌药物以控制细菌对磺胺的耐药现象，确保临床治疗的有效性。[⑨] 因此，耐药性问题尚未影响流脑大流行时的用药。

---

① 张伦.磺胺类药物产销现状及趋势［J］.中国药房，2005（8）：571–573.

② 王子骥.磺胺嘧啶治疗流行性脑脊髓膜炎耐药性的几个问题［J］.山东医刊，1965（12）：35.

③ 李宗瑜.暴发型脑膜炎球菌感染的诊断与治疗［J］.中级医刊，1965（2）：69–71.

④ 欧阳宗仁，倪承瑞.暴发型流行性脑脊髓膜炎治疗方法的介绍［J］.中级医刊，1965（1）：17–19.

⑤ 顾松鹤，张富德.耐磺胺嘧啶的流行性脑脊髓膜炎六例报告［J］.中华内科杂志，1960（8）：62–63.

⑥ 李景洲，钟烈明，黄西平.耐磺胺嘧啶流行性脑脊髓膜炎六例（摘要）［J］.中华内科杂志，1962（10）：787.

⑦ 同②.

⑧ 同③.

⑨ 买凯.建立第二线抗菌药物以控制细菌耐药现象［J］.河南医学院学报，1965（22）：216–217.

暴发型流脑是造成流脑患者死亡的主要临床类型。1958年，北京友谊医院祝寿河等开始研究中毒型痢疾及暴发型流脑的感染性休克难题。1964年他们与医学科学院病理生理研究室协作开展甲皱微循环观察，发现上述两种病证类型共同特点是，发病早期即出现全身微动脉痉挛引起的急性微循环障碍。[①]

1965年1～5月，祝寿河等与中国医学科学院药物研究所协作，从青海高原的樟柳柽中提取有效成分"654"（山莨菪碱），此后化学合成物称"654-2"。两者均为抗胆碱药，具有解除微动脉痉挛、改善微循环的作用，其毒性比阿托品小，有效量与中毒量之间距离较大，不易引起中毒。临床应用简便，便于基层推广。[②]1965年祝寿河等将该药应用于临床后，使暴发型流脑病死率由中华人民共和国成立初期的60%～70%降至14.4%。该药可拮抗微血管痉挛，有效地抑制血小板聚集，减少弥散性血管内凝血（DIC）微血栓形成，改善严重的微循环障碍，因而成为抢救感染性休克的利器，大大提高了暴发型流脑治愈率。[③]遗憾的是，尽管北京友谊医院等单位在1965～1971年持续开展这方面研究和观察，机理更加清楚，但1967～1971年的各版《流行性脑脊髓膜炎防治手册》均未将这些成果列入，推荐使用的仍是阿托品。直到1976年2月第4版第10次印刷时，才增补有关山莨菪碱的内容。

需要指出的是，特效药磺胺嘧啶直至20世纪60年代后期仍属战备物资，在边远乡村仍然稀缺。[④]另一方面，由于各地卫生防疫站设备和技术条

① 祝寿河、方鹤松.对治疗暴发型流行性脑脊髓膜炎的一些新见解［J］.赤脚医生杂志，1979（12）：5-7.

② 同①.

③ 高伟.大剂量山莨菪碱抢救暴发型流行性脑脊髓膜炎的体会［J］.中国乡村医生，1992（10）：37-38.

④ 盖淑箴，胥顺修，饶仁凤，等.流行性脑脊髓膜炎176例临床分析［J］.中级医刊，1959（11）：14-16.

件所限，流脑病例的菌株分离、病原学诊断和流脑带菌者检测尚未全面开展，提前预测发病尚不可能；而流脑双球菌菌群的研究及菌苗研发也处于较低水平，因而在基层流脑防控中给中医药的介入留下了空间。

（二）疫病与社会、政治环境的关联

流脑是一种世界性的流行病，与社会政治、人口流动有密切关联。20世纪的两次世界大战期间都曾引起流脑流行，该病历来与人群大量聚集、人口大规模迁徙和流动等因素有密切关联。至20世纪70年代，世界上仍有30多个国家出现流行。[①]《福建省志》也显示，1949年后该省的4次流脑疫情，均发生在社会运动、人口大流动时期。其中，以1967年的人群大量流动造成的流脑发病率最高，涉及面最广。该省发病92626人，死亡4628人。[②]

除正值流行高峰年份和流行季节外，此次疫情与数千万人全国范围的大流动有密切关系。全国26个发病的省、市的卫生志或地方志中，几乎都记载此次流脑是当地发病率最高的一次，一些卫生志更是明确指出，此次疫情的直接起因就是大串连。[③]

天安门广场的接见拍摄成的大型彩色纪录片，在各地及港、澳放映[④,⑤,⑥]，报刊上整版刊登接见红卫兵和串连学生照片，这些都促使更多的青

① 黄树则，林士笑.当代中国的卫生事业（上）[M].北京：中国社会科学出版社，1986：343.

② 福建省地方志编纂委员会.福建省志·卫生志[M].北京：中华书局，1995：65.

③ 同②：543.

④ 佚名.永远跟着毛主席　海枯石烂不变心　毛主席第二次第三次接见革命师生的大型彩色纪录影片在各地上映　广大群众一致表示，毛主席给我们最大信任最大关怀最大鼓舞[N].人民日报，1966-10-17（3）.

⑤ 佚名.香港三十万人喜看影片《毛主席和百万文化革命大军在一起》广大观众满怀激情地欢呼：我看到毛主席了[N].人民日报，1966-11-18（2）.

⑥ 佚名.《毛主席和百万文化革命大军在一起》影片在澳门放映港澳同胞一看见毛主席就万分激动[N].人民日报，1966-10-14（3）.

年学生加入大串连的行列，也直接加剧了疫情的扩散。

毫无疑问，乱局中周恩来总理和卫生部排除各种干扰，组织全国残存的医疗、防疫和政治资源，包括军队医务人员，奔赴各地防控疫情，对于迅速扑灭疫情是至关重要的，及时重启的"群防群治"模式也确实发挥了作用。1967年5月下旬，疫情尚未结束，北京某高校造反派组织将钱信忠、崔义田、黄树则、张凯、贺彪等卫生部主要领导揪去关押，严重影响疫情防控，周恩来不得不放下其他工作，与造反派谈判。5月28日，周总理接见卫生部系统造反派代表，批评他们未经中央批准，先斩后奏，随意揪走卫生部几位负责人的行为，要求各派联合起来，共同商量从司局长中找出几个人来抓业务。说："卫生部不同于文化部、教育部，卫生部不能停止工作，这么多医院，停下来问题就严重了。"① 两天后，造反派才将卫生部的几个部长放回来。为稳妥起见，周总理嘱咐联络员将几位卫生部领导先带到国务院，等总理接见后再回家。6月1日，周总理又接见卫生部各派代表，解释说："……钱信忠、崔义田、黄树则、张凯、贺彪等暂时在国务院写材料。因为卫生系统工作不能停。"②

此外，当时各地防疫、医疗机关瘫痪，延误救治时机，造成人为蔓延，发病人数激增。③1965年前已降至5%以内的病死率，在许多省份的地方志记载中也都有抬升。

（三）卫生防疫体系的废立与疫情的关系

1952至1956年底，我国的卫生防疫体系参照苏联经验和做法初步建立。除有些少数民族和边远地区外，全国29个省、自治区、直辖市及其所属地

---

① 中共中央文献研究室.周恩来年谱1949—1976（下）［M］.北京：中央文献出版社，1997：157.

② 同①：158.

③ 广东省连县县志编写委员会.连县志（内部发行）［M］.［出版地不详］：连县印刷厂，1985：357.

（市、州）、县（旗）都建立了卫生防疫站；铁路及较大的工矿企业，也成立了卫生防疫站。[①] "大跃进"时期，许多地区将卫生防疫站合并到其他机构中去，大量卫生防疫专业人员被迫改行或调走，致使不少传染病发病率又有所上升，给人民健康带来很大的影响。

1962年后，各地、各级卫生防疫站的工作有所加强，在组织上相继得到恢复并有所发展。据1965年底统计，全国共有卫生防疫站2499个，职工49079人，其中卫生防疫技术人员40527人。在卫生技术人员中，公共卫生医师（技师）6428人，占全国医师（技师）总人数的4.5%；与1952年相比，机构增加16倍，医师（技师）增加11倍。[②]

本次流脑大流行时，北京市卫生防疫站及时做出了反应，联合十余家在京单位编印了防治手册，分发各地。各地卫生防疫人员也奔赴疫区防控疫情。1967年11月28日，全国卫生防病会议在京召开。周恩来总理、李先念副总理到会讲话。[③] 遗憾的是，尽管疫情防控形势如此严峻，各地卫生防疫站在1968年下半年再度遭撤销。

此次流脑大流行及随后发生的流行性乙型脑炎、痢疾、疟疾的流行，促使政府重新审视防疫机构和防疫人员的作用，以此为契机，各地卫生防疫站于20世纪70年代初陆续恢复。

（四）中、西医的共同努力至关重要

在这场波及全国的严重疫情中，发病的300余万人中，病死率只有5.49%，大大低于中华人民共和国成立初期的50%～75%，与中、西医务人员的努力是分不开的。经查阅大量文献，确证上述记录是基本可信的。

---

① 涂通今，张立平.新中国预防医学历史经验（第1卷）[M].北京：人民卫生出版社，1991：281，293.

② 同①：281，294.

③ 同①：540.

实际上，在 1958 ～ 1959 年流脑流行高峰时，由于中、西医务人员的积极努力，在治疗流脑的药物研究、临床治疗方案总结、中西医合作诊疗等方面已取得众多成果，无论西医、中医或中西医合作防控流脑均已有相当的把握，在缺乏稳定可靠的疫苗的情况下，流脑已不再是无法制服的传染病。西医防治流脑已有相当成熟的方案，病死率已降至 5% 以内；中医药疗效得到医学界认可，并在减少后遗症、降低治疗成本和缩短治疗时间方面具有一定优长；中、西医在流脑疫情防控过程中加深了相互理解，并开展了卓有成效的合作。[①] 同时，各地中、西医合作防治流脑方面的成功做法借助当时的政治环境得到全面总结和及时推广。湖北中医学院附属医院综合运用中、西两法的经验得到重视和推广。1970 年和 1971 年，卫生部继续推广中西医结合治疗流脑的经验，20 世纪 70 年代大量印行的"新医疗法"手册均有流脑防治内容，对于 1976 ～ 1977 年的流脑疫情有巨大帮助，更多的人因此得以保全。上述事实，对于理解 1966 ～ 1967 年流脑疫情防控是非常重要的。

尤其可贵的是，医学家研究、发现和应用山莨菪碱，不但有效降低了暴发型流脑的病死率，也开启了我国微循环障碍研究的新领域。1979 ～ 1984 年，共举行了 4 届全国急性传染病学术会议，有关微循环的研究大大深化，研究成果在更大范围得到推广。

1972 年我国试制成功流脑 A 群提纯多糖菌苗，1976 年在流行现场选点观察，保护率达 60% ～ 75%。1979 年试制 24 万人份精制 A 群多糖菌苗，经测定各项指标均达到世界卫生组织的规程标准。1980 年正式投产。1982 年以来各地用此菌苗预防流脑，取得较好效果，这对于最终打破流脑流行周期，削平峰值，起到了决定性的作用。

（中华医史杂志，2020，50（2）：21–29.）

---

① 李剑. 离合之间：新中国第一次流脑疫情与中西医防治［J］. 南京中医药大学学报（社会科学版），2017，18（1）：26–32.

疫情、献方和药物短缺背景上的"土中药"应用

——以土牛膝为中心

20 世纪 50 年代末，随着献方和采风运动的开展，一批地方习用"土中药"借助各种媒介引起医学界注意，并得到更多试用机会。随后的白喉流行高峰年份，计划免疫制度尚未完善、生物制品和抗生素短缺等因素，为中医药参与防疫及"土中药"的采用提供了空间，土牛膝因此得到广泛应用。

一、1949 年后第一个十年白喉的流行与防治

白喉曾是严重危害儿童的急性传染病，1953、1955、1959、1960 和 1964 年，我国有过 5 次大流行。20 世纪 50 年代是白喉发病人数、发病率和死亡率最高的 10 年。以广东省为例，20 世纪 50 年代平均发病率为 12.38/10 万，平均病死率为 15.27%；到 20 世纪 70 年代分别降为 3.10/10 万和 9.19%。根据广东省 1959～1962 年统计，城市发病率高而病死率低，农村则相反。[①]西安的统计数据反映了同样的趋势和特点。[②]

20 世纪 50 年代，我国仍处于白喉自然流行时期，除了生物制品生产技术落后外，预防接种也不够顺利，仅有天津、徐州等城市开展全程预防注射。1964 年国产白喉类毒素研制成功，儿童中才普及接种。实行计划免疫后，白喉发病率从 1949 年的 23.1/10 万持续下降至 1991 年的 0.02/10 万，降低了

---

① 罗迪文.广东省白喉病 30 年的流行病学分析［J］.广东卫生防疫资料，1981（2）：16-21.

② 李惟君，张俊杰.西安地区 25 年来白喉的变迁［J］.陕西医学杂志，1988（1）：22-24.

99.91%。[①] 白喉的治疗主要靠白喉抗毒素及青霉素。20 世纪 50 年代白喉抗毒素价格昂贵，质量还不稳定，有发生过敏反应及血清病的可能。[②] 当时大连和兰州生物制品所生产的白喉抗毒素血清过敏反应的出现率也不一致。[③]

中医方面，清代郑梅涧创制养阴清肺汤，是后世中医治疗白喉的首选。19 世纪上半叶，该病流传甚速，引起医家重视。至 1936 年，白喉证治方面的专著已有 50 余种。清代中期以后，治疗白喉的理法方药渐趋一致。理主养阴镇润，忌表散升提。法有内服、外吹和针灸。主方有三：养阴清肺汤、神仙活命汤、除瘟化毒汤。[④]

二、献方运动背景上涌现的"土中药"

（一）出自民间单方的"土牛膝"

1955 年秋冬，安徽部分地区发生白喉疫情，金镕甫中医师奉命到合肥市传染病医院治疗 40 例。"均经培养阳性反应，将菌种送安徽省卫生防疫站作毒理测验，证明大都毒力较强，经采用养阴清肺汤治疗，获得痊愈出院。"金镕甫依据郑梅涧方法，配合麻杏石甘汤及皂荚苦酒煎涌吐，锡类散吹喉，收到较好疗效。[⑤] 按照西医学研究的理路，安徽省卫生防疫站做了养阴清肺汤体外杀菌试验，证实该方无体外杀灭白喉菌作用。[⑥]

---

① 严有望 . 我国白喉流行病学研究现状［J］. 疾病监测，1993（3）：52-54.

② 孙毓柏，王淑芳，王振忠 . 21 种中药对白喉杆菌的抑菌试验及白喉预防新药的探索［J］. 天津医药杂志，1960（4）：255-258.

③ 徐汉杰 . 白喉抗毒素反应调查报告［J］. 生物制品通讯，1959（2）：50-53.

④ 陈国清，吴开宇，陈品蘅 . 22 种中药（见于经典的及福建民间的）对白喉病作实验室疗效观察初步报告［J］. 福建医刊，1958（4）：4-12.

⑤ 金镕甫，凤照昌 . 用养阴清肺汤治疗白喉 40 例报告［J］. 中医杂志，1959（2）：15-16.

⑥ 高毅成，金镕甫，倪大石 . 用养阴清肺汤治疗白喉初步观察［J］. 中医杂志，1958（2）：95-98.

次年 3 月，《健康报》（第 431 期）刊发了安徽五河县用养阴清肺汤治白喉的报道，并加了编者按。[①] 编者按提到，安徽六安县用土牛膝治愈白喉 45 例。这则报道随后转载于《中医杂志》。鉴于此前中医治疗"乙脑"的临床疗效曾出现的争论，安徽省卫生厅特地派了一个工作组到五河县协助该县卫生院进行"比较详细和有系统的中医治疗白喉的效果观察研究"。对白喉的流行病学诊断，养阴清肺汤的构成及煎煮法、用量，收治患者全过程都作了详细记录，肯定了养阴清肺汤的疗效。文中提道："最好是配合使用青霉素，可收到缩短病程的效果。"[②] 养阴清肺汤的疗效此后得到各地的反复证实，而此前寂寂无闻的土牛膝也借疫情进入医学界的视野。

据安徽省卫生防疫大队罗宗极称，土牛膝用于治疗白喉，源自 1954 年黄鹤年的《白喉》中收录的安徽含山县民间单方，"因而引起了各地医疗卫生部门的注意，才开始被试用到白喉病的治疗"。[③] 罗氏也在合肥试用土牛膝治疗白喉 35 例。上述报道中各地所用土牛膝系苋科植物，罗氏认为土牛膝与川牛膝、怀牛膝之别仅是产地不同。1956 年出版的叶橘泉《现代实用中药》也收入该药。上述两书所载用法，一为煎液喷喉，一为嚼化，均非后来的水煎内服。

与此同时，何兴"介绍土牛膝治疗白喉"发表在《中华医学杂志》上[④]，引起关注。其法单用土牛膝煎煮、顿服，大量使用会引起腹泻，但以此治疗者无一例死亡。何氏所用土牛膝亦苋科植物。中医界关注土牛膝则是在《上海中医药杂志》转载何兴报道之后。[⑤]

---

① 佚名. 用中药养阴清肺汤治白喉［N］. 健康报，1956-03-30（3）.

② 邓炳昕，牛秀峰，施培福. 用中药养阴清肺汤治白喉［J］. 中医杂志，1956（5）：234.

③ 罗宗极，黄士雄，刘堃. 中药土牛膝治疗白喉的初步临床观察［J］. 上海中医药杂志，1957（12）：32-34.

④ 何兴. 介绍土牛膝治疗白喉［J］. 中华医学杂志，1956（2）：149.

⑤ 何兴. 介绍土牛膝治疗白喉［J］. 上海中医药杂志，1956（5）：39.

到 1959 年白喉疫情高峰时，土牛膝已成为中医治疗方案中的重要选项。浙江温岭某公社卫生院以土牛膝根、六神丸、巴豆朱砂膏、养阴清肺汤、青霉素及其他支持疗法治疗白喉，所用土牛膝根系鲜品水煎。该院所用者，当地名山苋菜，"民间呼为鼓槌风、鸡脚梗"。[①] 建德县的疗法与温岭相仿。通过观察，何云光提出用土牛膝根治疗白喉须服至痊愈为止，以免反复。[②] 以上两例，均是西医业者学习试用中西医综合疗法，试用后都肯定了土牛膝的疗效，所用的土牛膝均为苋科；而限于条件，均无法对土牛膝进行进一步研究。饶有兴味的是，瑞安县第一人民医院起初不太放心土牛膝的疗效，均以小量白喉抗毒素配合治疗。给他们留下深刻印象的是，100mL 土牛膝水煎剂所费仅 0.2 元。[③]

（二）土牛膝疗法的广东源头

1955 年白喉流行严重时，广东新会县中医业者黄华庭公开了土牛膝治疗白喉验方。佛山专区第二人民医院与新会县人民医院随即试用，均认为有显著效果。该验方刊发于 1958 年《广东中医》第 1 期后，各地同行纷纷函询，并讨取土牛膝根样本。黄氏称，用土牛膝治疗白喉系受《重楼玉钥》的启发，他曾在本县采得土牛膝的茎、叶、根分别试验，确认土牛膝根的功效显著。黄氏分白喉为阴热、阳热、风热 3 型，分别以养阴清肺汤、神仙活命饮、清瘟化毒汤治疗，再加土牛膝根。"总而言之，土牛膝根一味，对白喉症的治疗，自始至终确不可缺少。"[④] 佛山及邻近市县用此方法，至 1958 年 7

① 温岭县箬横人民公社卫生所. 应用土牛膝根、巴砾膏治疗白喉经验介绍 [J]. 浙江中医杂志，1959（10）：34–35.

② 何云光. 用土牛膝根治疗白喉须服至痊愈为止 [J]. 浙江中医杂志，1959（10）：36.

③ 池如勋，张国珍. 用土牛膝治疗白喉 32 例临床观察 [J]. 江西中医药杂志，1960（1）：25–27.

④ 黄华庭. 我对用土牛膝复方治白喉的经验和体会 [J]. 广东中医，1958（7）：7–14.

月的 3 年中治疗白喉 526 例，治愈 434 例，治愈率达 82.1%。[①]

1957 年在粤中区白喉防治经验交流会上，相关医院交流了经验，推广了这一疗法。1958 年 6 月，佛山专区举行土牛膝疗法治疗白喉经验交流会议，除该专区中西医院、卫生所代表外，高要、韶关、惠阳等专区人民医院，广东省中医药研究委员会亦派员参加。这次会议的内容，随后刊发于《广东中医》，进一步扩大了影响。[②]

（三）白喉疫情中各地的中医疗法、方药

疫情中的安徽注意采用"歙县民间单方""安徽省中医座谈会方"，但选用前贤有效方剂居多，即以养阴清肺汤配合临证加减为主，辅以吹药、针灸及外敷的治疗方案。[③]

镇江市传染病院等采用中药朱砂与巴豆治疗白喉，也取得满意的疗效。[④]采用板蓝根煎剂则是 1961 年报道的。[⑤]

白喉散吹喉系西安市老中医吴湛如 1956 年献出的祖传秘方。西安市传染病院选取较轻型患者 32 例对该方疗效进行了细致观察，30 例有效。对重症患者是否有效，则未尝试；但较之白喉抗毒素 2 万单位 6 元，用白喉散仅需 1 元。[⑥]当时西安使用大连、兰州生产的白喉抗毒素，一年后兰州生物制

---

① 广东省中医药研究委员会.土牛膝根合剂治疗白喉有显著疗效的报告［J］.中华寄生虫病传染病杂志，1958（4）：216.

② 佚名.佛山专区土牛膝疗法治疗白喉经验交流会议总结（初稿）［J］.广东中医，1958（7）：3.

③ 黄从周.白喉的诊断和治法［J］.中医杂志，1959（2）：19-20.

④ 镇江市传染病院.巴豆朱砂膏治疗白喉 206 例临床疗效总结［J］.江苏中医，1959（11）：23.

⑤ 郑如快.板蓝根煎剂治疗 12 例白喉病的观察［J］.广东中医，1961（6）：71.

⑥ 郗雅俐.白喉散治疗白喉 32 例的疗效观察［J］.中医杂志，1957（5）：239-240.

品研究所的徐汉杰调阅了该市千余份白喉病历，注意到白喉散卓越的疗效。[①]
河南医学院附属医院设置了科学、严格的临床观察标准，发现白喉散对确诊
非重笃型白喉患者有效，但体外抑菌试验无效。重症则配合青霉素注射，重
型晚期配合白喉抗毒素。[②] 与此类似的还有河北省成安县中医高志金的验方
"牛黄白喉散"吹喉疗法。天津市卫生防疫站 1959 年用该方治疗 4 例患者并
与青霉素治疗的 2 例作了对照，证实两者均能治愈白喉；该站用该方做了抑
菌试验，证实其具有杀菌作用。[③]

除使用药物外，南通市中医院曾用针刺治疗白喉，取阙上、太冲、合
谷、少商等穴，试治白喉 52 例，50 例痊愈。[④]

三、中西医共同研究的新发现

（一）关于土牛膝原植物的歧见

牛膝最早见载于《神农本草经》，被列为上品。历经两千余年演变，目
前已有怀牛膝、川牛膝、红牛膝、白牛膝、杜牛膝、麻牛膝、广东土牛膝等
品种。目前所见 20 世纪 50 年代土牛膝治疗白喉文献中，各地均认定采用的
是苋科牛膝属的多年生宿根草本植物。赵思兢曾研究土牛膝生态及其功效，
认为土牛膝和怀牛膝、川牛膝等同是苋科牛膝属的多年生宿根草本植物并附
有图片。[⑤] 同年，佛山专区第二人民医院检验室对苋科土牛膝的化学成分进

---

① 徐汉杰. 白喉抗毒素反应调查报告［J］. 生物制品通讯，1959（2）：50-53.

② 王立兴. 中药白喉散治疗白喉 41 例疗效观察［J］. 郑州大学学报（医学版），1958（2）：
11-16.

③ 刘锦春，刘庆山，杨国钧."牛黄白喉散"对白喉杆菌作用的观察［J］. 天津医药杂志，
1960（7）：551-552.

④ 波. 针刺治疗白喉［J］. 江苏中医，1960（1）：封四.

⑤ 赵思兢. 土牛膝生态及治疗喉症的文献探索［J］. 广东中医，1958（7）：28.

行了初步分析，证实其中含有生物碱、胆固醇等。[1]

1958 年，广州市药品检验所曾到新会县采得当地一种土牛膝，与苋科属植物完全不同，而与在《广东中医》上所发表的土牛膝的图片很相似。为此该所人员访问了广东省中医药研究委员会，确认黄华庭治疗白喉的土牛膝与赵思兢所发表的相同。随后，该所从赵思兢处取得土牛膝的原始标本，"始知该植物不是苋科植物"。[2] 该所会同中国科学院华南植物研究所，根据植物性状特征确定广东土牛膝是菊科植物 Eupatorium chinense Linn 华益兰的根部，系多年生草本，并与同名异物的苋科植物倒扣草、牛膝作了鉴别。这是当年唯一认为广东所用土牛膝应属菊科植物的文献。此后，广东省所用土牛膝被认定为菊科植物 Eupatorium chinense Linn 华益兰，并改称"广东土牛膝"，至今仍用于治疗咽喉肿痛等证。[3]

（二）抑菌试验与临床疗效未尽一致

中、西医理不同及作用途径不一，也在疫情中逐步为中、西医业者所体认。换言之，能用于治疗白喉的中药未必能在体外抑菌试验中显示理想的结果。

广东土牛膝的化学药理试验，跟献方中出现的当地草药如了哥王、辣蓼根一样，也曾遇到临床治疗有效而动物实验无效的问题。对此，赵思兢建议像中医研究院研究石膏一样："最好先掌握中医药理论和临床使用经验，结合现代医药科学知识，创造出一种新的整理研究方法，以解决草药药化药理的理论问题。"[4]

上海市立传染病院中医科钟英等用白喉散治疗白喉带菌者时，也加入了

---

① 陈普祺.中药土牛膝化学成分初步研究摘要［J］.广东中医，1958（11）：14–15.

② 广州市药品检验所.广东土牛膝的调查及其品种鉴定［J］.药学通报，1959（7）：327–329.

③ 梅全喜，吴惠妃.广东土牛膝的药用历史及现代研究概况［J］.医药学刊，2005（11）：1995–1996.

④ 赵思兢.继承整理草药经验杂谈［J］.广东中医，1962（8）：26–28.

土牛膝、金银花煎液含漱剂，但体外抑菌试验中并未包含该煎剂，临床试用的病例数亦较少。① 天津则对白喉散中的 21 种中药做了抑菌试验，以寻求能预防白喉的特效中药，但未包括土牛膝。②

（三）"土中药"用于白喉预防

土牛膝根水煎用作预防，黄华庭之子黄兆栋已在应用。凡有患者求治，黄兆栋均给予土牛膝根 3 两，令煲成凉茶与家人同饮，作预防传染之用。③佛山专区第二人民医院曾在新会县某村做过 242 名小儿生土牛膝根水煎液预防用药。证明其预防作用属于短暂的被动免疫，仍有服过药的儿童发病，未见有抗药反应。④ 邓树棠也曾将水煎剂用于预防，据称控制了疫情蔓延。⑤ 赣州市采用土牛膝治疗带菌者和预防白喉，证实了土牛膝的治疗和预防作用，并总结出早期用药收效更好的结论。⑥

此外，各地还尝试将木槵子⑦、黄连水溶液⑧、鹤虱⑨用于预防。上海市立传染病院中医科则用自创"白喉散"配合土牛膝银花煎剂治疗白喉带菌者

① 钟英，宋乃明，龚守诚，等."白喉散"治疗白喉带菌者及咽白喉的疗效［J］.上海中医药杂志，1959（12）：24-26.

② 孙毓柏，王淑芳，王振忠.21 种中药对白喉杆菌的抑菌试验及白喉预防新药的探索［J］.天津医药杂志，1960（4）：255-258.

③ 黄兆栋.我对小儿白喉诊治的一些体会［J］.广东中医，1958（7）：24-25.

④ 佛山专区第二人民医院.三个月来对白喉病流行区的 242 名儿童进行土牛膝根汤预防白喉的观察［J］.广东中医，1958（11）：13-14.

⑤ 邓树棠.研究用土牛膝根防治白喉疗效与制剂的初步体会［J］.广东中医，1958（7）：24-28.

⑥ 曾茂芫，钟震.用土牛膝防治白喉［J］.江西中医药杂志，1959（1）：24.

⑦ 佚名.用木槵子治白喉效果显著［J］.广东中医，1958（12）：25.

⑧ 胡家瑶.黄连对白喉健康带菌者的应用［J］.江西中医药杂志，1959（1）：23.

⑨ 朱龙骧.试用"白喉预防糖"初步观察［J］.江苏中医，1961（1）：21.

及咽白喉。①

福建省中医研究所应用民间草药万年青制成醋酸液，动物预防试验效果很好，后在福州与"土牛膝煎液""鲜橄榄汁"等进行临床对照观察。认为土牛膝煎液、鲜橄榄汁对白喉预防有一定作用，但前者易引起腹泻，后者易发霉变质。1959 年 1 月，该所在福州市郊城门公社 16 个自然村进行万年青醋酸液预防推广。据称，疫情得到控制，发病人数骤减，未做此项预防的邻村疫情仍然蔓延。该所也注意到，万年青能兴奋迷走神经中枢，使心脏搏动徐缓；长期使用与洋地黄一样，有蓄积中毒作用，大量服用较洋地黄易发生中毒。福州观音井门诊部即有 4 例因脉搏变迟而中途停药者。②

（四）纳入治疗常规与剂型改进

1959 年南通市白喉流行时，南通市中医院已总结出养阴清肺汤加土牛膝治疗和预防白喉方案，经南通医学院附属医院试用 36 例，疗效显著。在该院及邻近的平潮试用均有效，后向该市卫生局建议分发各县参考试用。文中强调，"土牛膝根各处使用均有效。"③无锡县推广的《中药治疗白喉方案》也采用苋科土牛膝，临床上既有单用，也用于复方。④

进入 20 世纪 60 年代，西医医院也已采用中医治法方药，养阴清肺汤是内服药的首选，但仅用于轻型、局限型咽白喉，同时配合局部吹药和涂

---

① 钟英，宋乃明，龚守诚，等．"白喉散"治疗白喉带菌者及咽白喉的疗效［J］．上海中医药杂志，1959（12）：24–26.

② 福建省中医研究所临床研究室．9940 名儿童内服万年青醋酸液预防白喉初步总结［J］．福建中医药，1959（11）：8–10.

③ 南通市中医院．祖国医学对白喉的理论与辨证论治的体会［J］．江苏中医，1960（1）：7–10.

④ 施伯阳．治疗白喉小结［J］．江苏中医，1960（1）：18–19.

药。① 上海市传染病院也采用了此法。②

南京曾将苋科土牛膝制成水泛丸剂和片剂，用于白喉带菌者管理，据称效果显著。③邓树棠也针对白喉病势峻急的特点，先后尝试了水剂加酒精、糖浆剂、可溶性干浸膏等剂型，第四次用生淀粉熟流膏合成半溶解性粉剂，加 5% 甘油作防腐剂，"保存容易，配剂快，可作口服及吹喉用"。他还提取土牛膝可挥发性成分制成注射剂，但考虑到用药安全，仅用于治疗猪丹毒，未用于人体。④

四、"土中药"广泛应用的成因

（一）白喉治疗用药短缺

20 世纪 50 年代白喉疫情发生时，白喉抗毒素短缺的报道所在皆有。何兴就提到："起先我院是应用白喉抗毒素进行治疗，以后因为脱货，我们不得不向其他方面寻求代用药物，在寻求中发现一民间秘方——蛾子草，中药名曰土牛膝（又名对节菜、山苋菜），这种草根煎成汤后对白喉疗效甚佳。"⑤

新会县人民医院当时每一病例需用白喉抗毒素 4 万～6 万单位，严重的至 10 万单位，才能治愈出院。自使用土牛膝根中药治疗白喉后，使用抗毒素剂量大大减少。此举既节约大量白喉抗毒素，也为患者减轻经济负担。

---

① 毛俊鹏，丛景曜，孟宪东，等.白喉 2020 例临床分析［J］.中级医刊，1964（2）：89-91.

② 陈光铎，陈振华，邬尧清，等.中医药治疗白喉 97 例的疗效初步观察［J］.上海中医药杂志，1965（11）：7-9.

③ 赵勋皋，李鹤云.应用中药土牛膝马齿苋大蒜片及西药碘甘油治疗白喉带菌者的实验报告［J］.江苏中医，1961（1）：25-26.

④ 邓树棠.研究用土牛膝根防治白喉疗效与制剂的初步体会［J］.广东中医，1958（7）：24-28.

⑤ 何兴.介绍土牛膝治疗白喉［J］.中华医学杂志，1956（2）：149.

"在白喉患儿发热的情况下，我院选择使用土牛膝根、桑葛汤治疗，至热退后，改用养阴清肺汤加土牛膝根。"只有"遇有极严重病例，并深度中毒征象的，即于入院时先注射白喉抗毒素2万单位一次，同时服用土牛膝根桑葛汤5天后，改用养阴清肺汤，并注射青霉素，以防感染及并发症；其余一般的病例，只使用土牛膝根中药也收同样疗效"。① 同样，由于价格昂贵，疫情严重时经常断供，揭阳县河婆人民医院只用于急重病例，139例中使用白喉抗毒素的仅24例。②

江西赣县（1958年秋）也受到药物短缺的困扰，改用中药后，连生地黄及川贝母也脱销，只好弃用。③ 1959年8月，曲靖专区医院"在无抗毒素条件下，中医献出了'急救散'验方，治患者15例，疗效显著"。④ 四川成都为应对疫情，"在中医老师的帮助下，开办了一个生产中药制剂的东风制药厂。几个月来生产的品种有100余种，不仅配合了中医治疗，大大减少了西药的消耗，把行之有效的验方广泛的应用于临床"。⑤

上海市立第二传染病院药房的统计表明，1949年冬至1953年秋，该院治疗白喉主要用白喉抗毒素和青霉素，每个患者的平均总剂量分别是4万单位和300万单位，住院平均天数为20天。该院提出，白喉抗毒素是治疗白喉的主要特效药，青霉素只有辅助的作用，时值青霉素紧缺之际，建议"在治疗白喉时，还以单独应用白喉抗毒素较为切合实际"。⑥ 广州市传染病院结

---

① 新会县人民医院.土牛膝治疗白喉40例临床初步小结报告［J］.广东中医,1958（7）:22-24.

② 揭阳县河婆人民医院.白喉139例病案分析及中药椰棵树根的疗效介绍［J］.广东中医, 1958（12）:6-9.

③ 徐先炳，陈纪文.应用加味养阴清肺汤、六神丸与白喉抗毒素治疗白喉的初步观察［J］.江西中医药杂志, 1959（11）:8-10.

④ 曲靖专区医院.中西医合治十五例白喉病的观察［J］.云南医学杂志, 1959（4）:40-41.

⑤ 郭同致.想办法挖潜力做好药品供应［J］.药学通报, 1959（8）:400-401.

⑥ 陈寿椿.一个传染病院药房的用药概况［J］.药学通报, 1954, 2（3）:98-105.

合国内外文献和大量临床观察，提出 6 种临床类型白喉抗毒素的使用剂量参考标准，也出于同样目的。^①

（二）经济条件的限制

早期报道中就提到"用中药治疗白喉，如每一患者服用 3 剂，费用仅在 1.2 元左右，只及抗毒素三分之一的价钱。而且，这些中药一般到处可以供应"。^②据 1959 年天津市立传染病医院的治疗方案，咽白喉、咽喉白喉需注射白喉抗毒素 2 万～4 万单位，Ⅰ度中毒性咽（喉）白喉需 4 万～6 万单位，Ⅱ度需 6 万～8 万单位，Ⅲ度则需 10 万～15 万单位。以当时每万单位 5 元计，由轻到重的白喉患者，仅白喉抗毒素一项需 10～75 元。^③

由于药物匮乏，佛山第二人民医院用蒸馏水冲洗青霉素空瓶，给患者及陪护者喷喉。相比之下，土桑汤每剂值 0.6～0.8 元，土牛膝煎液价钱更低廉，且未发现有害的药物副作用，也没有血清反应的意外危险。^④

1955 年冬，扬州白喉流行，苏北人民医院采用针灸治疗亦缘于此。当时针灸师们也没有十足把握，起初都配合了青霉素或抗毒素，并以锡类散吹喉。该院对患者是有选择的，用针刺加局部喷锡类散治疗者仅 3 例，均告痊愈。^⑤

安徽医学院耳鼻喉科教研组在该省广德县用土牛膝救治 6 例白喉患儿

① 李钜泉，朱汝梁，刘芹，等 . 白喉 1312 例的临床分析 ［J］. 中华寄生虫病传染病杂志，1958（1）：45-49.

② 邓炳昕，牛秀峰，施培福 . 用中药养阴清肺汤治白喉 ［J］. 中医杂志，1956（5）：234.

③ 杨大峥，张迈仑，寇立华，等 . 白喉 140 例临床分析及综合治疗效果的观察 ［J］. 人民保健，1959，1（12）：1127-1132.

④ 佛山专区第二人民医院小儿科 . 中药土牛膝加桑葛汤治疗白喉 148 例的临床分析 ［J］. 广东中医，1958（7）：15-20.

⑤ 朱复林，谢紫石，练道吾，等 . 应用针灸配合其他疗法治疗 23 例白喉的介绍 ［J］. 上海中医药杂志，1956（9）：26-30.

后，"初步观察认为土牛膝的疗效，不亚于白喉抗毒素，但其经济代价，还不及白喉抗毒素的百分之一，在安徽农村遍地可采，且应用方法简单，无需设备，毒性又极轻微"。①

江苏六合县人民医院采用中药为主的办法后，减少了气管切开的例数，"药费显著降低，由原来须要30余元减低到10余元"。②六合的做法后来也被南京市立传染病医院采用。③

（三）政治层面的考量

1955年9月2日，卫生部扩大部务会议决定推行中医治疗"乙脑"的经验。10月7日，《健康报》（第405期）发表社论《推广中医治疗经验必须扫除思想障碍》。12月19日，卫生部举行奖励大会，表彰"继承和发扬祖国医学遗产有成绩的"石家庄流行性乙型脑炎治疗小组、重庆痔瘘医疗小组等单位和个人。④1958年后，卫生工作中强调"土洋结合，以土为主"，中草药更受到前所未有的重视，南京、福建、江西都组织了中草药的推广工作。

广东省中医药研究委员会等机构参与了土牛膝防治白喉的全过程，并适时给予指导。在确定原植物，开展实验室检测，刊发有关进展及组织推广方面都积极支持。广东省中医药研究委员会还专门编印了《土牛膝疗法治疗白喉》。当年在该委员会任职的赵思兢负责献方的整理和中医药采风。他注意到，由于乡村中医诊疗习惯及中西医理论的隔膜，其效果远不如媒体宣称的那么理想。一方面，有效方药治病的成绩如何总结，"怎样按中医辨证施治方法来总结出某方某药治某病的使用规律，大都缺乏材料"。另一方面"某方某药在某单位获得初步显著疗效并公开介绍，但一推广使用，疗效便降

---

① 陈永.土牛膝与青霉素配合治疗白喉的报告［J］.安医学报，1959（2）：129-130.

② 王叔平.我院是怎样开展中医治疗白喉工作的［J］.江苏中医，1961（1）：5-6.

③ 杨少仙.应用中药"精制利喉散"代替气管切开术［J］.中医杂志，1960（3）：52.

④ 新华社.卫生部奖励继承和发扬祖国医学遗产有成绩的医务工作者［J］.中医杂志，1956（1）：6.

低，有些甚至无效，因而对继续使用失却信心"。① 其推广的真实意图值得玩味。"由于土牛膝疗法对治疗白喉的成功，和中医治疗乙型脑炎、破伤风等病的成功经验一样，纠正了过去一些人认为中医只能治慢性病不能治急性病的错误观点，为今后广泛大胆运用中医经验实用中药去对其他急性传染病进行系统实验打下思想基础。"②

南通专区在采风访贤运动中，访得南通县农民黄善珍等三人擅用推拿疗法治疗白喉，遂请到南通医学院附属医院等单位试治白喉。据称黄善珍在南通医学院附属医院两个多月里，不用任何药物，仅用推拿疗法治愈100余例。事前事后均经该院实验确诊。③ 但南通医学院附属医院的报告提到，黄善珍收治的78例白喉，确无1例死亡，但有相当数量病例曾加用白喉抗毒素或青霉素。除了保障医疗质量，很难说其中没有政治方面的考量。④

五、结语

20世纪50年代白喉流行猖獗时，生物制品和抗生素生产尚不能完全满足防治需要，尽管白喉类毒素1958年的产量为1952年的15.6倍。⑤ 当年除大连、兰州外，上海生物制品研究所生产的白喉类毒素已在试用观察，但二次皮下注射抑或三次注射效果更好，仍有争论；国产磷酸铝沉淀纯白喉类毒素、精制吸附白喉类毒素均已试制成功，但迟至1964年才用于预防。⑥ 临床治疗只能中、西医药并用，尤其是乡村。同时，1955年11月卫生部奖励腹

① 赵思兢.继承整理草药经验杂谈［J］.广东中医，1962（8）：26-28.

② 佚名.佛山专区土牛膝疗法治疗白喉经验交流会议总结（初稿）［J］.广东中医，1958（7）：3.

③ 静.南通专区采风访贤做得好推拿治白喉疗效相当高［J］.江苏中医，1960（1）：50.

④ 南通医学院附属医院.推拿治疗白喉病的分析报告［J］.江苏中医，1960（2）：2-5.

⑤ 卫生部生物制品委员会.十年来生物制品事业的发展［J］.生物制品通讯，1959,4（3）:1.

⑥ 祖丕烈.白喉类毒素的免疫效果及接种次数、初次接种年龄、接种季节的商榷［J］.生物制品通讯，1959（3）：45-49.

水草、枯痔疗法和中医治疗乙脑，1958 年 9 月全国医药卫生技术革命经验交流会对"土法""土中药"的强调，20 世纪 50 年代两次献方热潮，从而共同构成了"土中药"广泛应用的历史背景。

除土牛膝等之外，各地还采用了卤地菊、万年青、无槵子、山大颜、益母草、瘦风轮等草药。但疗效评价较为困难，一则病情万状，轻重不一；一则病例数往往不多；有的案例还伍以其他中、西药物，对照组设置亦不够严格。当时环境下，采用单方治疗白喉，又缺乏毒理试验，药量掌握不准确，曾出现诸如番木鳖碱中毒的事例。[①]

实际上，尽管涌现出许多"土中药"，多数地方依据的仍然是传统医药资源，采用临床证实确有疗效的养阴清肺汤、神仙活命汤、除瘟化毒汤等方内服，白喉散外用的方案。天津后来研制成的抗白喉合剂也以此为基础。[②]单用土牛膝治疗白喉，无论中、西医，对其疗效都没有确实把握；另一方面，临床观察也证实土牛膝还不能完全替代白喉抗毒素的作用，土牛膝根单品煎剂后来仅用于轻症的治疗。[③]

［南京中医药大学学报（社会科学版），2019（2）：71–77.］

---

① 彭永，谭昌荣，谭长明. 马钱子治疗白喉引起中毒一例［J］. 中华儿科杂志，1963（6）：350.

② 佚名. 中医中药研究成果鉴定会议在津举行［J］. 天津医药杂志，1965，7（12）：封二.

③ 张文英，常俊. 中西医结合治疗 1070 例白喉临床经验［J］. 江苏中医，1965（12）：12–16.

当代医学教育史反思

从中医进修到中医温课

在"中医科学化"方针指引下，全国多数地方20世纪50年代初都开展了中医进修工作，以使中医业者提高政治和业务水平，能够承担更多的医疗预防工作。1954年后，"对待中医的正确政策"逐步得到贯彻执行，"中医科学化"方针被否定，而组织西医学习中医成为新的政治任务。在西医学习中医过程中，中医本身的学术水平不断受到质疑，遂有吕炳奎倡议中医温课，此后各地普遍开展中医温课。分析中医进修到中医温课演进的曲折历程，以及中医进修内容的反复，有助于更好地理解中华人民共和国成立初期中医政策的变迁。

关于民国时期"中医科学化"由思潮演变为党领导的根据地卫生工作方针的一部分，再变为中华人民共和国成立初期指导中医工作的重要方针，学者已有大量研究。这项与"西医中国化"并称的卫生工作方针，在延安时期即已确立，并得到党领导集体的普遍认同。面对中华人民共和国成立初期繁重的医疗预防工作任务，中医业者成为重要的补充力量，"中医科学化"因而被具体化为组织中医补习基础医学和预防医学基础知识的中医进修。最初三年里，中医进修取得了一定成效，也成为日后饱受诟病的话柄。1954年后，中医进修仍在大部分地方进行，而进修内容已发生深刻变化。1955年后，随着第一批西医脱产学习中医，中医师资成为决定此事成败的关键，也迫使中医界检视自身的学术水平，中医界由中医的科学性受质疑的不安转变为自身学术难以传授、业者学养不足产生的担忧。吕炳奎适时地提出中医温课，极具针对性，中医界才免于陷入更大的尴尬。中医温课的重点是中医经典，此前数年遭废弃的基础医学和预防医学基础知识再次回到中医进修学校（班）课程表中，短短十年间的曲折轮回耐人寻味。

一、中华人民共和国成立初期的"中医科学化"语境与中医进修

（一）中华人民共和国成立初期"中医科学化"的所指

1949 年，第一届全国卫生行政会议上制订的《中央人民政府卫生部一九五〇年工作计划大纲》中"加强团结与改造中医工作"项下，已明确"拟将北京国医学院改为中医进修学校，收容已开业而自愿进修之中医，授以社会科学、生理解剖学、细菌学、流行病学及防疫卫生等课程，毕业后得自愿从事防疫卫生医疗工作。此外并责成各行政区、省、市卫生机关，普遍举办中医进修班，课程与中医进修学校同"。[①] 尽管上文未见"中医科学化"的字眼，但组织中医进修显然意在"中医科学化"，也得到了卫生工作领导者们一致认同。

1950 年 5 月 30 日，北京中医学会成立。这是中医行业制度化的开端，中医学会也被卫生部视为推进"中医科学化"的助手。[②] 在成立大会上的讲话中，贺诚分析了医疗卫生面临的繁重任务，指出："以现在的人力物力，只能选择危害人民最大的首先去做……要解决这些问题如果只依靠现有的二万个正式西医是不够的，是无法担负起这个责任的。另一方面，这些病很多是传染病，如果单靠未经提高的中医来进行预防治疗工作，在科学技术上也是不够的。因此，摆在面前的任务，就必须两万西医和几十万中医团结起来共同合作，互相协助，才能解决这个问题……过去的中医没有这个条件，其他使得中医科学化的补充知识，也是不多的。今天，要担负这个新的任务，就

---

① 佚名.中央人民政府卫生部一九五〇年工作计划大纲［N］.健康报,1950-05-04（2）.
② 佚名.中央卫生部发出指示组织中医学会等推进中医科学化［N］.人民日报,1952-01-20（3）.

一定要解决进修提高的问题。"① 这是卫生部领导层真实想法和政策理据的首次完整表述。北京中医学会方面也确实自命为"中医进修的领导机关"，并视"中医科学化"为学会的重要任务之一。②

在稍后举行的第一届全国卫生会议上，李德全对"中医科学化"作了正式界定："所谓中医科学化，主要包括下面几个含义：第一要学习医学科学的基本知识，懂得生理、解剖、细菌、病理和传染病管理；其次与科学家配合研究中药，分析成分，确定性能。研究中国的针灸，发掘古代的临床经验使之科学化，这些都需要有一定的现代科学知识。"并指出，"我们举办中医进修学校，就是为了这个目的。"③ 通过这次会议，由"中医科学化"而中医进修的逻辑理路成为更多管理者的共识。

（二）回到延安传统的反复提醒

实际上，紧张筹备建国的毛泽东，在 1949 年 6 月与贺诚的谈话及 9 月与军队卫生领导者们的谈话中，已反复强调中西医的团结合作和医疗卫生国情。当时沉浸在全国胜利的喜悦中的军队卫生领导者们，显然未能理解毛泽东所关注的重点所在。《贺诚传》作者认为："贺诚对中医的认识同毛主席的指示存在一定的距离。"④ 毛泽东一再强调医疗卫生国情，要求遵循五年前由他提出并经由陕甘宁边区政府确立的"中西医合作"方针，是因为 1944 年 10 月李富春已代表中共中央强调该方针"不仅适用于边区与现在，而且适用于全国与将来"。⑤ 第一届全国卫生行政会议所制订次年工作计划大纲中虽提

① 佚名.中西医团结与中医进修问题——贺诚副部长在北京中医学会成立会上的讲话 [N]，健康报，1950-06-08（2）.

② 潘兆鹏.北京市中医学会年来的发展 [J].北京中医，1951（01）：25-29.

③ 佚名.中央人民政府卫生部在第一届全国卫生会议上的报告 [N].健康报，1950-08-17（1）.

④ 冯彩章，李葆定.贺诚传 [M].北京：解放军出版社，1984：146，148-153.

⑤ 卢希谦，李忠全.陕甘宁边区医药卫生史稿 [M].西安：陕西人民出版社，1994：298.

及对中医的团结和改造，但卫生工作方针缺少处理中、西医关系的原则，造成政策连续性的缺失。①

为了提醒卫生干部重视延安时期确定的卫生工作方针，《健康报》在1950年7月20日头版重刊1944年陕甘宁边区文教大会通过的《关于开展群众卫生医药工作的决议》;《第一届全国卫生会议筹备工作资料汇编（第九集）》(即《中医进修问题专刊》)将毛泽东在延安有关讲话的段落置于醒目位置②，而该报及上述资料汇编是当时卫生工作领导干部案头的标配。③

在第一届全国卫生会议开幕式上，中央人民政府副主席朱德在讲话中着重讲了"中医科学化、西医中国化"问题，并表扬了延安时期开始学习针灸的鲁之俊。他的话主要在说服西医，当时别无选择：广大乡村缺医少药，连中医都没有，农民自然迷信巫神。在这样的环境下，过分挑剔地争吵科学的资格毫无意义。④政务院副总理郭沫若也展开谈了"中医科学化、西医中国化"的必要性。⑤傅连暲副部长在闭幕式上也强调："团结中医，是我们卫生部门一项非常重要的工作。今天全国的西医不到两万，中医呢? 几十万，如果我们不注意团结中医，就等于帮助了巫神，帮助了迷信，使老百姓的健康无法获得保障。这是毛主席几次都曾指示我们的，所以我们今天要强调地、不怕重复地再谈一下。"⑥提醒卫生领导者回到延安时期确立的政策基点是他们讲话的共同点。同样，他们也都没有反对卫生部通过进修对中医业者加以

---

① 朱潮，张慰丰.新中国医学教育史［M］.北京医科大学；中国协和医科大学联合出版社，1990：104.

② 第一届全国卫生会议筹委会秘书处.第一届全国卫生会议筹备工作资料汇编（第九集）［M］.北京：第一届全国卫生会议筹委会秘书处自印本，1950：1.

③ 同②：3.

④ 佚名.为群众服务并依靠群众是卫生事业发展的正确道路——朱副主席在第一届全国卫生会议上的讲话［N］.健康报，1950-08-10（1）.

⑤ 佚名.郭沫若副总理的讲话［N］.健康报，1950-08-10（2）.

⑥ 佚名.傅副部长的闭幕词（续）［N］.健康报，1950-08-24（4）.

提高的设想和方案，因为那是延安时期想做而未能做成的。

（三）中医进修政策的确立

第一届全国卫生会议筹备阶段，中医问题的争论再度现身，引起卫生部领导的警觉。在第一届全国卫生会议第五次筹委会扩大会议上，卫生部领导批评道："关于团结中医的问题，要从政策上、当前客观现实进行考虑，至今还有些地区在谈论'中医不科学'。事实上中医是有不科学的部分已无需争论，问题在于当前有中医存在，广大农村的疾病又多是中医治疗，如果为广大人民利益着想，如何团结改造中医为人民服务与如何补充其科学知识更好的工作。"[1]鲁之俊在《团结和改造中西医》一文中从"方便、经济、有效"三个方面对比中、西医，指出中、西医各有优缺点，应该"实行中央人民政府卫生部所指示的中西医合作道路，是团结，不是分裂"。[2]显然，延安时期确立的"团结、教育、改造"中医的方针，加上当时国情的考量，决定了政府中医政策的取向，1949年底受到批评的卫生部领导层显然已从更高的层面加以考虑。

关于"改造中医"，当时医务界的意见有两种：一部分人主张用西医学改造中医，一部分人则主张中医自身的改进。前者以第一届全国卫生会议筹备委员会华东分会为代表，主张"授予科学医学之简要基础知识、简要预防知识及指定专科防治技能，而可转成科学医卫人员"。该分会提案所拟的进修课程中，西医内容占课程总学时的三分之二。[3]后者以河南省卫生厅为代表，提出应选择古代医书精华，汇编各科标准讲义，以便改进中医学术，求得中医自身的进步；并应把中医纳入各级卫生行政机关中，以便改进而利卫

---

① 第一届全国卫生会议筹委会秘书处.第一届全国卫生会议筹备工作资料汇编（第二集）[M].北京：第一届全国卫生会议筹委会秘书处自印本，1950：4.

② 第一届全国卫生会议筹委会秘书处.第一届全国卫生会议筹备工作资料汇编（第五集）[M].北京：第一届全国卫生会议筹委会秘书处自印本，1950：40.

③ 同②：11.

生保健工作之推行。[①] 卫生部领导层更倾向华东分会的提案内容。

1950 年 9 月 8 日，卫生部长李德全提交的《关于全国卫生会议的报告》获得中央批准。该报告提出，为能真正做到"中医科学化"，需要在各省市有计划地设立中医进修学校或中医训练班，"以达到在二三年内使全国中医大批地获得初步科学训练，作为乡村的医务人才"。[②] 可见，组织中医业者学习西医学基本知识和技能，提高其科学水平的必要性已是 1950 年时党领导层的共识，此时并没有人对"中医科学化"而中医进修的逻辑理路提出批评。"西医中国化"的口号则在此后调整为"西医大众化"。[③] 至于中医进修的内容，1951 年 5 月公布的《关于医药界的团结互助学习的决定》中，明确"授以基本的科学医学知识和政治知识，如基础医学、预防医学、社会科学等"。[④]

二、最初三年的中医进修概况

（一）早期中医进修的基本做法和概况

在北京国医学院原址开办的北京中医进修学校于 1950 年 3 月 13 日正式成立，直属中央卫生部领导，也是全国中医进修的示范学校。该校学制初为 6 个月，后延至 1 年。其课程包括基础医学、预防医学和临床医学，以及政治课和中医课程。教员来自北京大学医学院、协和医学院、中央人民医院、华北人民医院等机构，钟惠澜、祝总骧、林振纲、周金黄、马文昭等赫然在

---

① 第一届全国卫生会议筹委会秘书处.第一届全国卫生会议筹备工作资料汇编（第五集）[M].北京：第一届全国卫生会议筹委会秘书处自印本，1950：22-23.

② 李德全.中央卫生部李德全部长关于全国卫生会议的报告[N].人民日报，1951-05-19（1）.

③ 佚名.中央人民政府卫生部关于医药界的团结互助学习的决定[N].人民日报，1951-05-19（1）.

④ 同④.

列，张锡钧甚至动员了协和医学院生理科及内科大夫十余人承担教学工作。[①]
该校起初招收北京市有开业执照的中医师；自1951年的第四期起，招收一部分北京市未能领照的西医，第五期是华北五省二市保送的师资班，第六期是全国各省市保送的师资班，该校由此成为培训全国中医进修师资的学校。[②]
其特点为"进修内容以讲授新医为主，时间要短期速成，方法是逐步提高。重点放在使中医迅速掌握新的医学理论与工具以补充旧有的不足，同时在普及的基础上逐步提高"。[③]1953年夏，为解决农村中医业者的进修问题，该校以华北和东北的农村中医为对象开办了函授班。

1951年10月，全国已建立了10个中医进修学校，34个进修班。这些中医进修学校或中医进修班，一般进修期间为6个月至1年，课程与北京中医进修学校相同。此时，"中央卫生部已会同中央教育部制定了课程标准，增加了中医临证研究和针灸、正骨等课程"。[④]省会及核心城市主要是成立中医进修学校，一般市、县多是中医进修班。鉴于当年能够作为中医进修师资的西医业者总数及分布特点，县级以下的中医进修工作与核心城市的情况差别很大，效果也不一样。"进修学校是比较高一级的，有固定校址和设备，要求毕业学员在技术上可作联合诊所的领导人；进修班是比较低一级的，无固定校址和设备，借用教材和地点，要求毕业学员在技术上作联合诊所的成员，并得进一步到进修学校去深造。"[⑤]1951年12月29日，卫生部出台《关于组织中医进修学校及进修班的规定》，规范教学和管理工作。

1952年，中央卫生部还从北京、上海、哈尔滨、沈阳4市及广东、湖南、湖北、陕西、四川、江苏、浙江7省招收43名具备一定中医临床经验

① 佚名.北京中医进修学校教学概况［J］.北京中医，1951（1）：42-49.

② 佚名.北京中医进修学校三年工作总结［J］.北京中医，1953，2（2）：30-36.

③ 孟昭威.关于中医进修工作一些问题［J］.北京中医，1954，3（3）：44-48.

④ 佚名.团结中西医与中医进修工作［N］.健康报，1951-10-04（2）.

⑤ 同③.

的学员，委托北京医学院进行为期 5 年的系统学习。该班最终毕业的 39 人中包括方药中、陆广莘、费开扬、施奠邦、唐由之等，但这一模式此后未再延续。[①]

选送医学院校培养、开办中医进修学校、中医进修班及函授班，便是早期中医进修的主要样式。

从全国来看，1950 年有 3 所中医进修学校，学员 338 人；22 处中医进修班，学员 1427 人。1952 年，全国中医进修学校毕业学员 1006 人，进修班毕业学员 13758 人。到 1953 年底，全国共设立 27 所中医进修学校，学员 3760 人；131 处中医进修班，学员 15720 人[②]。1953 年底时已有 2 万多学员毕业。[③] 而据 Croizier 统计，迄至 1954 年底，只有不到 25% 的中医业者学习了这些课程。[④] 该说法基本属实，以北京市为例，北京中医进修学校开办两年时，毕业学员仅有 223 人[⑤]，而 1950 年 9 月该市公共卫生局登记的中医有 1282 人。[⑥]

（二）中医进修的实际效果及受质疑的主要方面

1. 中医进修的实际效果

以"团结中西医"和"中医科学化"为指针的中医进修，从一开始就十

---

① 孟嬛，张大庆. 中医学习西医：权宜之计还是成功之路［J］. 医学与哲学（人文社会医学版），2008，29（4）：72-74.

② 孟昭威. 关于中医进修工作一些问题［J］. 北京中医，1954，3（3）：44-48.

③ 佚名. 第三届全国卫生行政会议在北京举行确定今后卫生工作的方针和任务［N］. 人民日报，1953-12-31（4）.

④ Croizier.Ralph C.Chinese Medicine In Modern China：Science，Nationalism，and the Tensions of Cultural Change［M］.Cambridge，Massachusetts：Harvard University Press，1968：266.

⑤ 张作舟. 中央卫生部北京中医进修学校举行成立两周年校庆纪念会彭泽民名誉校长号召全体学员加强政治技术学习［N］. 健康报，1952-05-29（2）.

⑥ 潘兆鹏. 北京市中医学会年来的发展［J］. 北京中医，1951（1）：25-29.

分注意消除中、西医间的隔阂，也得到西医们的热情帮助。以北京中医进修学校为例，"设备方面，凡是该校不能解决的，各院校就借给教师和实验室，供他们进行教学。在中国历史上，中医进大学医学院、医院的大门，还是第一次。"起初三年里，包括北京医学院、中国协和医学院、中央人民医院、中央卫生研究院及市立各医院等，实际上一直是这么做的。[①,②] 江西景德镇市有同样的反映。[③] 当然，也有部分地方的教员感到中医学员基础差，教学难度大，甚至言谈中流露出来。[④]

经过进修，中医业者政治觉悟大大提高。在抗美援朝运动中，北京中医进修学校师生全部捐款超过一千万元（旧币）；报名请赴前线的有 17 人。该校第 1～4 期毕业学员中参加各地政府工作的占 29.1%，第 5、6 期则全部成为公职人员。[⑤] 江西省进修后的中医业者 17 名响应卫生部号召，报名支援西北的建设工作。[⑥]

由于朝鲜战争等原因，毕业学员们随后成为各地防疫的重要力量。北京中医进修学校全体学员参加了 1951 年北京市第八区的春季种痘；1952 年，学员们又协助地方进行预防注射 3 万余人次；许多学员牺牲了个人业务，拿出个人器材，组织或参加巡回宣传队，积极支持爱国卫生运动。[⑦] 江西省萍乡、清江、高安三县举凡种痘、疫苗注射、饮水消毒、环境卫生、巡回医疗

---

① 韩劲风.中医进修师资的熔炉——记北京中医进修学校［J］.北京中医，1954，3（3）：38-39.

② 孟昭威.关于中医进修工作一些问题［J］.北京中医，1954，3（3）：44-48.

③ 佚名.景德镇市中医进修班工作收获和经验［J］.北京中医，1954，3（3）：35.

④ 汤泽民.中医进修的途径［J］.新中医药，1954（5）：8.

⑤ 同②.

⑥ 万友生.从中医学术系统谈到中医进修问题［J］.北京中医，1954，3（3）：18-20.

⑦ 韩劲风.中医进修师资的熔炉——记北京中医进修学校［J］.北京中医，1954，3（3）：38-39.

等，均由进修过的中医业者完成。^① "许多地区实际参加农村预防工作的绝大多数都是中医；在西南，全区的种痘工作都是由中西医精诚合作完成的；在东北，有不少中医参加了鼠疫防治工作。"^②

毕业学员还响应政府号召，组织了大量联合医疗机构，填补了城郊及乡村医疗布局的空白点。以北京中医进修学校为例，第 1 ~ 4 期毕业学员的40.8% 参加了京郊联合诊所，服务工矿和农村居民。^③

2. 中医进修受质疑的主要方面

限于当时医务人员的分布和总数，并非所有地方都实现了卫生部最初的设想。中医业者主要的担心是由此造成"中医西医化"，因为中医进修学校（班）的课程"几乎全部都是西医学^{④, ⑤}"，还有个别地方有进修完改行西医者。有中医业者据此认为："中医进修是要使中医西医化，消灭中医，把中医变成西药的推销员。"^⑥ 也有人担心造成邯郸学步的局面："新的不会用，旧的用不上，非鹿非马，不知所从。"^⑦

其次，对于中医进修及进修后的安排等问题，卫生部"都只有一些公文式的布置，没有很好的明确的下达到各地的卫生行政机构中"。^⑧ 部分地方卫生主管部门出现执行上的偏差。其中，既有广西禁止进修后的中医业者使用西药的做法，也有绥西陕坝镇中医进修班主办者"竟要求中医使用西药，批

---

① 万友生，朱楚帆，杨卓寅. 检查萍乡、清江、高安三县中医工作情况综合报告［J］.江西中医药杂志，1954（12）：1–7.

② 佚名. 团结中西医与中医进修工作［N］. 健康报，1951–10–04（6）.

③ 韩劲风. 中医进修的熔炉——记北京中医进修学校［J］. 北京中医，1954，3（3）：38–39.

④ 任应秋. 我对中医进修教育几点不成熟的意见［J］. 北京中医，1954，3（3）：10–14.

⑤ 蔡鑫培. 进修今昔［J］. 江苏中医，1958（3）：40–41.

⑥ 万友生. 从中医学术系统谈到中医进修问题［J］. 北京中医，1954，3（3）：18–20.

⑦ 方药中. 从"团结中西医"到中医进修工作中所存在的问题谈到中医学术系统问题［J］. 江西中医药杂志，1953（1）：17–23.

⑧ 孟昭威. 关于中医进修工作一些问题［J］. 北京中医，1954，3（3）：44–48.

判中医使用中药"。① 更有广东将中医业者当西医师使用等乱象。② 但北京中医进修学校副校长孟昭威辩称："由于进修而产生愿意放弃中医工作变为西医的还是很少数的人。"③

三、政策转换阶段的中医进修

（一）卫生部受批评与中医政策调整

1953 年初，随着以反对官僚主义为中心的"新三反"运动的开展，卫生部受到毛泽东的批评。6 月，中南区中医代表会议召开，这是第一次大区级中医代表会议，1952 年 11 月调任卫生部副部长的徐运北到会并讲了话，"证明领导上存在官僚主义"。④《人民日报》编辑部随后组织了一次座谈会，提出要"正确地对待中国医学遗产"。⑤ 11 月，毛泽东在中央政治局会议上发表重要讲话，要求："中西医一定要团结，西医一定要打破宗派主义。"⑥ 12 月，第三届全国卫生行政会议举行。"这次会议是今春以来卫生部门进行反官僚主义斗争的基础上召开的，是一次思想、政策的大检查，对改进今后工作将起重要的作用。"⑦ 贺诚在会议报告中，承认"对中医缺乏全面的认识，过分强调中医的缺点，因而对中医的团结和提高的工作做得不够，使中医的力量

---

① 孟昭威.关于中医进修工作一些问题［J］.北京中医，1954，3（3）：44-48.

② 佚名.广东中医进修学校的教学情况［J］.江西中医药杂志，1954（2）：54.

③ 同①.

④ 中南行政委员会卫生局.中南区中医代表会议报告材料汇编［B］.湖北省档案馆，档号：MNM345，1953：16-17.

⑤ 社论.正确地对待中国医学遗产［N］.人民日报，1953-08-26（3）.

⑥《当代中国卫生事业大事记》编写组.当代中国卫生事业大事记（1949 年—1990 年）［M］.北京：人民卫生出版社，1993：39.

⑦ 佚名.第三届全国卫生行政会议在北京举行确定今后卫生工作的方针和任务［N］.人民日报，1953-12-31（4）.

不能充分发挥。卫生部门领导工作中的主要缺点是政治领导薄弱，有严重的非政治观点和有忽视党的领导与监督的偏向"。在 5 天会议期间，"经过小组讨论和大会发言，自下而上地展开了批评与自我批评，揭发和批判了各种错误，并讨论了今后的方针任务"。①

进入 1954 年，各大行政区、省市先后召开卫生行政会议和中医代表会议。7 月 30 日，毛泽东对卫生部党组《关于加强中医工作的请示报告》作了指示，而其主旨则由国务院文教委员会秘书长钱俊瑞传达给 7～8 月间举行的第一次全国高等教育会议的与会者。②10 月 20 日，《人民日报》发表社论"贯彻对待中医的正确政策"；次日，该报发表社论"关键问题在于西医学习中医"。

10 月 26 日，国务院文化教育委员会党组向中共中央提交了《关于改进中医工作的报告》。改进措施中包括"改善中医进修工作"。"中医进修学校，要真正承担起提高中医业务水平的任务，应以中医各科课程为主，再加一些必要的生理卫生、传染病、流行性病等基础科学知识课程和适当分量的政治课。"③ 而在另一项重要措施"成立中医研究院"项下，提出"中央卫生部已决定从 1954 年医学院校毕业生中和医院的实习生中调一百人来学习中医，其中一部分人参加研究院工作。"④11 月 23 日，中共中央批转了上述报告，并特别指出："当前最重要的事情，是要大力号召和组织西医学习中医，鼓励那些具有现代科学知识的西医，采取适当的态度同中医合作，向中医学习，整

---

① 佚名.第三届全国卫生行政会议在北京举行确定今后卫生工作的方针和任务［N］.人民日报，1953-12-31（4）.

② Kim Taylor.Chinese Medicine in Early Communist China：A Medicine of Revolution，1945-1963［M］.London and New York：Routledge，2005：71-73.

③ 中华人民共和国卫生部中医司.中医工作文件汇编（1949—1983 年）［M］.北京：中华人民共和国卫生部中医司自印本，1985：50-51.

④ 同③：48.

理祖国医学遗产。"①12 月 23 日，卫生部发出通知，要求各省、市卫生厅、局及医药院校进一步展开有关中医政策的学习，改善中医进修和号召西医学习中医。②

1955 年 12 月 19 日中医研究院成立同时，第一个西医学习中医的脱产班在该院开学，由上述改变尤其是西医学习中医成为政治任务带来的问题是，合乎条件的中医师资和教材出现严重短缺。

（二）柯庆施的敏锐与吕炳奎的远见

第三届全国卫生行政会议后的 1954 年农历除夕，时任江苏省统战部副部长的吕炳奎作为数十位专家之一，受邀到江苏省委书记柯庆施家中一起过年。席间谈及中医问题，柯庆施提出江苏要创办一所中医院、一所中医学校，并指定抗战前曾操中医的吕炳奎负责此事，获到场专家们的赞同。③Taylor 认为："实际上这是一次精心安排的非正式聚会，讨论了 1953 年底召开的全国卫生行政会议上中央委员会所作的决议。"④

1954 年 3 月，吕炳奎以江苏省委统战部和省卫生厅的名义召开了江苏省第一次中医代表会议，70 余名中医专家参加了会议，大家都感到扬眉吐气。⑤会后，吕炳奎即着手创办中医院和中医学校。是年秋，吕炳奎调任江苏省卫生厅厅长。

① 中华人民共和国卫生部中医司.中医工作文件汇编（1949—1983 年）[M].北京：中华人民共和国卫生部中医司自印本，1985：43.

② 佚名.卫生部通知各地卫生部门进一步展开有关中医政策的学习[N].健康报，1954-12-24（01）.

③ 该书编辑委员会.新中国中医事业奠基人吕炳奎从医六十年文集[M].北京：华夏出版社，1993：5-6.

④ Kim Taylor.Chinese Medicine in Early Communist China：A Medicine of Revolution，1945-1963[M].London and New York：Routledge，2005：69.

⑤ 同③：6.

　　为编修中医药类教材，开展中医教育探索，江苏省中医学校集合了江苏省一批名中医，如邹云翔、叶橘泉、曹鸣皋、邱茂良等；同时指示各市县选派水平较高的青年中医参加中医师资进修班，加以重点培养。①

　　尽管有论者将上述事件视为江苏的自发行动，但参加了 1953 年 11 月中央政治局会议并明了毛泽东取向的柯庆施所起的作用无论如何不应忽视；吕炳奎在受命创办中医学校后，虽无先例可援，但他立即从最困难的中医师资培养和教材建设入手，显然抓住了问题的关键。两年后，待"西医学习中医"全面铺开，中医学院和更多的中医学校开办，江苏培养的 200 余名各科师资和数十种教材正好满足了这方面需要，也证实了柯庆施的敏锐与吕炳奎的远见。

　　此后，各地成立的中医学院基本上是借鉴江苏的中医教材和教学经验，甚至一些中医学院的教师也是从江苏选调的，支援北京中医学院的首批教师即有 15 位之多。1956 年 9 月，调任卫生部中医司司长后，吕炳奎为配合西医学习中医教学工作的需要，提出编写《中医学概论》的建议，要求从中医理论和临床实践相结合的角度，通俗易懂地阐明中医理论体系。此议得到部长助理郭子化的赞同，任务交给江苏省中医师资进修学校。《中医学概论》出版后，随即成为各地"西医学习中医"工作的重要教材，也是后来各地中医温课的主要读本。②

　　（三）中医进修内容的变化

　　1953 年初，便"产生了一个新的情况，即全国各地提出了新的意见，中医进修不但要在中医既有的基础上加以提高，而且还要有系统的学习中医本身的课程，这样才能成为中医进修学校。这个呼声很快得到响应，得

① 该书编辑委员会.新中国中医事业奠基人吕炳奎从医六十年文集［M］.北京：华夏出版社，1993：6.

② 同①：7.

到很多人的拥护"。① 为此，北京中医进修学校副校长孟昭威称："中医科学化决不是西医化，因为现在的西医还不够科学。中医必须学苏联医学才能达到科学……现阶段的科学化中若不学西医即成为空谈，无法科学化也就不能把中医中的优良部分批判的吸收到科学中去使之科学化起来。"②《北京中医》专门编发了"中医进修专号"，介绍各地中医进修情况，讨论出现的各种问题。

随着"对待中医的正确政策"贯彻执行，谈论"中医科学化"的人日渐减少，"西医化"问题也得到矫正。1955 年起，全国 20 所中医进修学校和143 个中医进修班，"基本上改变了过去不教中医药课或很少教中医药课的现象，中医药课程占整个学时数的 40% 到 60%"。③

并非所有人都认为基础医学和预防医学课程可有可无。以 1954 年 5 月成立的成都中医进修学校为例，该校开设有中医进修班、针灸进修班和函授班。中医进修班的课程主要是中医理论知识和临床医疗技术，配合必要的基础医学和预防医学知识。中医课程占全部时数的 70%。针灸进修班的第 1～3 班，因为学员主要是中医，在针灸课之外增开了生理解剖、中医病理与诊断、细菌常识与消毒法等课。函授班因急救、针灸、外科等主要是技术操作，不适于函授方式，没有开课外，其他和进修班相同。后该省卫生厅从各地聘请一些著名中医师到校任教，并增加了基础医学和预防医学的专任教师，并建有一个综合性的实验室，供生理、病理、诊断、细菌等示教实验用。④

---

① 孟昭威.关于中医进修工作一些问题［J］.北京中医，1954，3（3）：44-48.

② 孟昭威.论中医科学化［J］.北京中医，1953，2（1）：11-13.

③ 朱潮，张慰丰.新中国医学教育史［M］.北京医科大学；中国协和医科大学联合出版社，1990：43.

④ 成都中医进修学校教务处.成长中的成都中医进修学校［N］.健康报，1956-09-28（4）.

四、中医温课的提出与全面开展

（一）西医离职学习中医班初期遇到的尴尬

1955 年底到 1956 年初，北京、广州、上海、武汉、成都、天津等市设立了 6 个西医离职学习中医班，以两年半为期，初有参加者 303 人。其中，中医研究院主办的西医离职学习中医班是各地的样板。为了保证给该班提供最好的师资，筹办者付出了巨大的努力，来自全国各地的 30 多位年高德劭的老中医于 1955 年初集中到北京，其中有来自四川的蒲辅周、杜自明，来自浙江的韦文贵及湖北的冉雪峰等。已是 79 岁高龄的杜自明说这是他做梦都想不到的事，于是毅然启程赴京。[①] 接下来的问题是，面对数十位医学院毕业的学员，如何教、教什么。除冉雪峰等曾开办过中医学校外，这些被寄予厚望的名老中医大多没有系统讲授中医理论的经历。后来，杂乱无章的授课方式被证明存在不少问题。[②]

北京之外，情况也不乐观。"在开办之前，由于对中医师资的选择，力量调配，都未做充分计划准备，交代任务不清，更缺乏具体措施和支持，因之各地对这一工作的要求和目的不够明确，形成任务观点。"[③] 除了脱产班，"有不少地方在职西医学习中医班起初还很热闹，刚刚学完《内经知要》就垮台了，有的一二百人的学习班，到现在只有先生没有学生了。有些虽然仍在学习，但信心也不太高了"。[④]

学员方面，"各地选送学员时，多数省是简单粗糙，没有讲清政策，说

---

① 黄树则.中国现代名医传（一）[M].北京：科学普及出版社，1985：39.

② 中华人民共和国卫生部中医司.中医工作文件汇编（1949-1983 年）[M].北京：中华人民共和国卫生部中医司自印本，1985：105.

③ 佚名.卫生部总结中医研究班教学工作事实说明西医学习中医收获很大 [N].健康报，1957-09-17（1）.

④ 社论.坚持学下去 [N].健康报，1957-04-05（1）.

明道理，强调服从组织调配，忽视了自愿原则，致多数人对学习中医存在着严重的抵触情绪和怀疑态度"。[①]满腹疑虑的学员们一般都经历了"由不通到通，由通到热爱中医"三个阶段。"许多理论不能理解，许多道理捉摸不清，先生讲法不一，无所适从。中医语言确实费解，学习上是难免发生一些困难的。"[②]危北海回忆说："在学习中医经典著作时，由于文字古奥，词义难懂，我更翻词典、查考证，勤问多思，力求弄懂。对许多汤头和古典经文则强记硬背，诵读如流。每天像小学生一样起早贪黑，一字一句诵读有声。"[③]

主办者也承认，对这一新工作的艰巨性认识不足，开办前缺乏周密的准备。"如在教学上没有调配足够的教师，始终只有一两个专职教师，其余都是兼职。由于教师不固定，使一门课程的教师竟达一二十人之多，不能做到课前集体讨论，取得大体一致的意见，致讲的内容前后矛盾，互不联系，甚至有的教师自以为是，互相非难，使学员无所适从。"[④]北京市反映，"由于中医书籍难讲，教学无经验，一下子编不成适当的教材，更拿不出教学大纲来；尤其是因为组织教学无经验，缺乏大概的教学计划，集体备课又未能按期进行，致老师在讲解某点课程上发生分歧，如讲'经络'，有的按宋代的一家说法说'有病则有经络，无病则无经络'，而影响学员理解；也有的老师教学经验不足，讲课抓不住重点，或者过分发挥，离题太远；也有的在字句上兜圈子，教学时间不能很好掌握，有前松后紧的现象"。[⑤]

---

① 佚名.卫生部总结中医研究班教学工作事实说明西医学习中医收获很大［N］.健康报，1957–09–17（1）.

② 社论.坚持学下去［N］.健康报，1957–04–05（1）.

③ 危北海.我所走过的中西医结合道路［J］.中西医结合杂志，1986（6）：39.

④ 佚名.中央卫生部党组关于西医学中医离职班情况成绩和经验向中央的报告［J］.江苏中医，1958（10）：3–4.

⑤ 北京市西医学习中医委员会.组织在职西医学习中医的初步经验［N］.健康报，1956–05–18（2）.

教材建设也迫在眉睫。1954 年召开高等医学教育会议时，就曾有编制中医教材的提案，但"政府没有重视"。①1956 年 3 月 21 日，中医研究院中医教材编辑委员会成立，负责编修新中国第一版中医教材。② 这年晚些时候，该院编辑的《本草概要》《伤寒论语释》《金匮语释》和《中医政策学习材料之一》先后成书。但需求仍未能充分满足，上海中医学院一位学生抱怨没有合适的参考书。③ 直到 1957 年 9 月，江苏省中医学校编好了全部中医教材，教学工作最大的困难才得以解决。④ 而更适合"西医学习中医"和中医温课的《中医学概论》和《中药学概论》则迟至 1958 年秋才出版。

造成中医界窘迫的另一个原因是，1956 年度修订医药院校教学计划时，已要求增设中医药课程，但由于师资、教材存在的困难，到 1957 年底实际开课的医药院校为数很少。直到 1958 年中医师资状况好转，卫生部再次发出通知，要求当年在北京医学院等 6 校开设中医药课程，其余各校在 1960 年以前逐步开设。⑤

（二）吕炳奎提出并推动中医温课

上述种种形成了倒逼中医界提高中医教学水平和业者学术水平的局面。1956 年《江苏中医》的试刊号上，当时仍在江苏省卫生厅主政的吕炳奎提出："我们想在三年之内帮助现有的中医师，做一次全面的进修，这种进修与过去进修不同，主要是温习中医的基本理论，因为很多中医师虽然开业多年，并有一定的临床经验，但是对中医的经典著作读的不多，或者过去读

---

① 佚名 . 农工民主党北京市委会邀请著名中医座谈"百家争鸣"［N］. 健康报，1956-08-17（1）.

② 佚名 . 中医研究院制定编辑中医教材的计划［N］. 健康报 1956-03-30（1）.

③ 赵增午 . 多出版一些指导学习中医的小册子［N］. 健康报，1957-02-08（3）.

④ 徐维忠 . 江苏省中医学校编好全部中医教材针灸教材已交江苏人民出版社出版［N］. 健康报，1957-10-01（1）.

⑤ 佚名 . 卫生部发出通知高等医药学院增设中医药课程［N］. 健康报，1958-01-24（1）.

过，现在丢了，甚至有许多人没有读过，缺乏根底，全凭经验，这样就限制了技术水平的提高，因此温习经典著作，对中医界来说是刻不待缓的事，我们希望中医界同道努力。"至于温习的办法，吕炳奎建议采取集体进修与函授二种，后者已在常熟试办过。①1956 年 7 月 23 日，江苏省中医编辑委员会正式成立，由该省著名中、西医 19 人组成。吕炳奎为主任委员，江苏省中医院院长叶橘泉、江苏省中医学校校长承淡安为副主任委员。②9 月，江苏省中医学校开办中医师资班（80 名）和针灸师资班（60 名）各一班，学员对象为该省年在 25～45 岁，开业 5 年以上的中医师。③

同年 9 月，吕炳奎出任卫生部中医司司长。随后几个月里，他拿出很大精力处理北京中医学院的办学条件问题，该校教师和教材匮乏问题最终正是借助于他在江苏开办的中医学校才得以解决。④这次经历更加深了吕炳奎的忧虑。

吕炳奎开展中医温课的构想，随后发表在 1957 年第 1 期《中医杂志》上。他指出："中医界对中医学术非但认识不一致，说法也不统一，各执己见，互相抵触，甚至互相排斥。这种现象在中医界普遍而严重地存在着，在工作中形成了许多本来可以避免的混乱现象。"他提到，西医学习中医的教学辅导及中、西会诊时，由于中医业者各说一套，矛盾百出，使西医费解，致怀疑中医是否有理论。提出："中医界必须重视和提高中医的学术水平，应该拿出相当的时间进行较为全面而系统的温课学习。"⑤1957 年 3 月举行的全国政协二届三次全体会议上，上海中医代表石筱山也疾呼："全体中医界必须

---

① 吕炳奎.团结全省医务卫生技术人员发挥革命热情积极为建设社会主义而努力（草稿）[J].江苏中医，1956（试刊号）：3–8.

② 张继泽.江苏中医编辑委员会正式成立[J].江苏中医，1956（试刊号）：10.

③ 徐正昌，张继泽.中医进修动态[J].江苏中医，1956（试刊号）：13.

④ 该书编辑委员会.新中国中医事业奠基人吕炳奎从医六十年文集[M].北京：华夏出版社，1993：8.

⑤ 吕炳奎.中医界必须重视温课学习[J].中医杂志，1957（1）：1–2.

消除成见，不可割断任何一个环节，全面地温习中医学，并努力保持其完整性。"① 各地中医界深有同感，中医界自觉自愿的温课学习运动由此展开。

1963 年第 1 期《中医杂志》上，吕炳奎告诫中医界必须认清自己的责任，强调通过温课系统学习，全面掌握中医学，是完成西医学习中医教学工作、培养新生中医力量、总结临床经验等任务的重要基础。②

（三）第一次西医学习中医教学工作会议及其成果

1957 年 4 月，第一批西医离职学习中医班结束理论课学习，进入临床学习阶段。为了解"西医学习中医"情况，《健康报》编辑部和上海市卫生局在 5 月 31 日和 6 月 1 日分别召开上海市在职西医"中医学习班"的部分组长和脱产西医"中医研究班"各位组长参加的"西医学习中医"问题座谈会。③ 8 月，卫生部召开了北京、成都、上海、天津、广州、武汉 6 个"西医学习中医"研究班负责人会议，研究总结教学和管理工作。各地普遍反映"教学组织不健全，教师质量低，未得充实调整；中医老师对中医政策认识不够，教师之间存在门户之见，缺乏整体观念等现象，也忽视了这方面的教育。此外，在课本的选择上也有缺点"。为此，会议提出："在教学领导上，必须组织坚强的教研组，贯彻集体备课，统一语言，系统辅导，实事求是地按照中医的学术理论体系进行讲解。对于脱产班的学员，必须严格选择，保证质量，以主治医师、讲师或具有相当程度的医师为宜。"④

为贯彻上述会议精神，江苏省卫生厅于 1957 年底召开中医工作专业座谈会，研究如何进一步做好"西医学习中医"的理论教学和临床实习工作。江苏省中医学校及南京等 7 个市"西医学习中医"班等 30 多个单位的代表

---

① 石筱山.对中医中药问题的意见［N］.健康报，1957-03-26（2）.

② 吕炳奎.中医界必须认清自己的责任［J］.中医杂志，1963（1）：1-3.

③ 靳地.上海参加学习中医的西医举行座谈会［N］.健康报，1957-06-21（1）.

④ 佚名.卫生部总结中医研究班教学工作事实说明西医学习中医收获很大［N］.健康报，1957-09-17（1）.

共 60 余人参加，历时 6 天。与会者认为西医学习中医工作对中医本身提高有促进作用，如备课找材料，丰富教学内容，等于重温旧课，系统地学习了一次中医理论，在临床上提高了医疗效果。一致表示会后在重温旧课的基础上提高技术水平，积极开展医疗、教学、研究工作。卫生部中医司司长吕炳奎和该省卫生厅副厅长顾尔钥到会作了指示和总结。[①]

1958 年 3 月，卫生部发布关于组织中医温课的通知，要求各地根据具体情况有计划地组织中医进行温课，并订出当地中医温课计划。到 1958 年 7 月，北京市公共卫生局和辽宁、四川、山西、浙江、江西、河南、黑龙江、湖北等省卫生厅已先后订出了中医温课计划。新疆维吾尔自治区、内蒙古自治区和广东、甘肃、云南、河北等省也向专、市卫生局、科传达了卫生部 3 月份发布的关于组织中医温课的通知，要求各地根据具体情况有计划地组织中医进行温课，并订出当地中医温课计划。[②]

为改善中医教学质量，卫生部委托江苏省中医学校举办的第二期教学研究班于 1958 年 5 月 27 日开学，来自上海、山东、安徽、浙江、福建、湖北、湖南、江西、广东、广西、贵州、云南 12 个省市的中医学院教师、中医进修班教师和中医院医师等 80 人参加。开学时，中华人民共和国卫生部郭子化部长助理亲临讲话。他们学习的主要任务是：统一教学方针、集体研究改进教学方法和整理教材。规定在一年内学习政治、医史、内经、伤寒、金匮、温病、本草、方剂、内科、针灸 10 门课程。[③]

（四）政府主导中医温课的江苏模式

到 1957 年 9 月，江苏省中医学校已经在 47 个县、市轮训了中医 4000

---

① 徐上池.贯彻卫生部西医学习中医会议精神江苏省卫生厅召开中医工作专业座谈会[J].江苏中医，1958（1）：46.

② 佚名.提高医疗质量研究祖国医学各地积极组织中医温课[N].健康报，1958-07-21（6）.

③ 言凡.江苏省中医学校第二期教研班开学[J].江苏中医，1958（4）：44.

多人；另有针灸巡回教学班及中医函授进修班学员 1700 多人。"中医们通过学习，首先巩固了专业思想，如苏州的学员，学习前一般都使用西药，学习后已完全改用中药处方。"[①]

到 1958 年底，江苏省中医学校共举办了中医进修班、函授进修班、教学研究班、针灸师资班、西医学习针灸专修班、针灸巡回教学班、西医学习中医辅导员训练班、中医研究班、五年制的本科班和中药师进修班等 105 个班，已经毕业的有 90 个班，计学员 5415 名。该校采取"集体创作，发挥专长，积极编修，逐步提高"及"以祖国医学理论体系为依据，理论结合实践"的原则，结合"通俗浅显，明白易懂"的要求，对中医药学进行了系统整理。共编写了 15 类、40 余种教材和参考资料，约 2000 万字。当时，该校主要教材都已经过三次以上的修订，已经出版和正在出版的共计 25 种。[②] 同时，受卫生部委托举办的中医师资班到 1958 年已办了两期，培训对象扩至更多省份，师资班的做法也在各地推开。[③]

该校的主要经验是：①注意选拔优秀学员留校任教。全校 65 名教师中，有 56 名教师是从学员中选拔出来的。②结合教学编修教材。有些教材还根据函授、培养师资、中医进修等不同对象分别编写，当时已有山西、甘肃、青海、吉林等 10 余个省市的中医学校、医学院求购教材。③积极摸索和改进教学方法。该校采用集体备课、预讲，使教学方式日臻纯熟，教学效果普遍提高。④开展函授教育，帮助基层中医业者集中温课。1956 年 4 月起，该校先后在常熟、太仓、上海、南汇、泰县、启东等县市举办了中医函授进修班，学员达 1000 多人。函授班学习年限为一年半，采取逐科进修的方式。[④]

---

① 杨农.发展中的江苏省中医学校［N］.健康报，1957-09-06（2）.

② 王贤珪.我院中医教学工作的体会［N］.健康报，1958-12-10（4）.

③ 佚名.培养中医教学师资第二期教学研究班开学［N］.健康报，1958-06-07（4）.

④ 杨农.发展中的江苏省中医学校［N］.健康报，1957-09-06（2）.

　　此外，江苏各地也举办了一些中医进修班。镇江专署卫生科 1957 年开办的第一期中医进修班，用 4 个月系统地学完了内经、伤寒、金匮、温病、医史、针灸 6 门功课。①1958 年 3 月，扬州、镇江、徐州三个专区中医进修班先后开学，内容为内经、伤寒、金匮、温病、医史和政治，镇江专区第二期中医进修班为了推广针灸，还增加了针灸课。②1958 年 4 月 28 日的江苏省中医工作跃进会议上，全体代表向全省中医工作者的倡议书中，提出："积极组织全省中医温课，提倡民办中医业余进修班，以提高本身业务水平，更好地为人民保健事业服务。"③

　　进入 20 世纪 60 年代，江苏省中医温课仍在进行。1961 年第 1 期《江苏中医》的新年社论指出："中医的温课提高工作，愈来愈显得迫切需要了，因为中医政策的深入贯彻，西医学习中医，中西医结合的研究工作，中医学说整理提高及临床经验的总结等工作，均对中医师们提出了愈来愈高的要求，中医师若不积极地提高自己的水平，就很难适应这个形势发展的需要。"④1964 年，《江苏中医》的新年社论仍然要求："为了提高现有中医学术水平，所有中医必须加强自学钻研，并可适当地组织温课进修。"⑤ 各地基层中医业者都纳入了这项工作。⑥，⑦1957 年成立的南京中医学院也一直在举办中医进修短期班⑧，到 1965 年 2 月已开办了五期。⑨ 部分市县还举办了中医进

① 政 . 镇江专区中医进修班结业［J］. 江苏中医，1958（1）：46.

② 继泽 . 扬州、镇江、徐州专区中医进修班开学［J］. 江苏中医，1958（4）：44.

③ 佚名 . 江苏省中医工作跃进会议全体同志向全省中医工作者的倡议书［J］. 江苏中医，1958（03）：2.

④ 社论 . 展望 1961 年的中医药工作［J］. 江苏中医，1961（1）：封二，1.

⑤ 社论 . 认真贯彻党的中医政策积极做好中医工作［J］. 江苏中医，1964（1）：封二，1.

⑥ 杨企云 . 昆山县中医坚持温课学习［J］. 江苏中医，1961（6）：封四 .

⑦ 胡启兴 . 积极提高基层中医业务理论水平［J］. 江苏中医，1961（9/10）：封四 .

⑧ 宗震 . 南京中医学院举办短期中医进修班［J］. 江苏中医，1963（3）：封四 .

⑨ 蒋永元 . 南京中医学院第五期中医进修班［J］. 江苏中医，1965（3）：封四 .

修函授学校。[①] 为确保这项工作的质量，该省组织了中医讲师团，并加强函授辅导教师的培训工作。[②,③]

（五）其他地方的中医温课

时有 4 万多名中医的河北省，采用的是卫生工作者协会（以下简称"卫协会"）主导的模式。1956 年，该省掀起举办中医业余学校高潮，各市、县迅速建立起来。该省卫协会主办的中医业余学校于 1957 年 3 月开学。在此基础上，1957 年开展了中医温课运动。中医业余学校在该省卫协会设总校部，专人管理，根据"统一领导，分级管理"的原则，由总校部制定概要计划，各县、市卫协会设分校部，下设学习班、组。一般是以区、镇或中心乡为班的所在地，不便于集中的地区则分片设组。组为业余学校学习的基层单位，组的学员数不强求一致。中医业余学校学习期限为三年，课程有中国医学史、本草、中医病理与诊断、伤寒论、金匮要略、中医内科学、内经、针灸、中医外科学等 9 门。[④] 据 1958 年上半年统计，该省共有中医业余学校165 所，909 班，4702 组，33957 人参加学习，其中中医学员 21609 人，西医学员 5761 人，中医徒弟 2586 人，药剂、护理、助产士等 3391 人。[⑤] 1958年的全国中医中药工作会议上，河北受到卫生部表彰的中医药"十大运动"中，就有"中医温课"运动。[⑥]

20 世纪 50 年代后期，卫生工作中加强了党的领导，各级党委通过各种

---

① 张绍铭.镇江市举办在职中医进修函授学校［J］.江苏中医，1964（2）：封四.

② 徐上池.江苏省西医学习中医班讲师集中备课［J］.江苏中医，1957（5）：4.

③ 朱克标.常熟市的中医函授学习［N］.健康报，1958-04-18（4）.

④ 河北省卫生厅.高举党的中医政策红旗前进介绍河北省中医中药工作经验［M］.石家庄：河北人民出版社，1958：55-59.

⑤ 佚名.河北三万多名中医参加中医业余学校学习［N］.健康报，1957-04-02（1）.

⑥ 孙祖年.发动群众发掘祖国医学宝库河北省开展中医工作十大运动成绩卓著［N］.人民日报，1958-11-24（6）.

方式推动包括中医温课在内的中医工作。1958 年 11 月，《人民日报》公布毛泽东关于第一批西医离职学习中医研究班报告的批示后，"西医学习中医"和中医温课迅速遍及全国。

上海市卫生局要求普遍组织中医温课，重点办好中医进修班。进修采取在职方式，一般为 20 ～ 50 人，在各区、县卫生行政部门统一领导下，委托卫协会或中医学会具体领导；师资以"能者为师"，互教互学，时间视不同情况酌定。进修班除设中医课外，还有一定比重的政治课及西医课。[①] 上海中医学院还举办了脱产学习的中医进修班，第一届 1959 年 10 月结业。[②]

1960 年初，福建省提出在已经开展中医温课工作的基础上，各市县要普遍开办中医进修班和组织中医温课，迅速从多方面提高中医理论水平，以适应卫生工作"大跃进"和"西医学习中医"的需要。[③] 云南省卫生厅也在 1960 年要求"进一步组织好西医学习中医和中医温课工作"。[④]

时值"大跃进"，中医温课和中医进修也被纳入跃进指标，出现"放卫星"现象。广西玉林县在 1958 年 6 月开办中医业余进修学校 21 所，共 26 个班（其中讲授班 25 个，函授班 1 个）。招收学员 821 名，以社会开业中医、半农半医及有一定医学基础的中医徒弟为对象。师资由公立医疗机构及社会开业医中技术较高、经验丰富的中医担任。岑溪县"中医进修工作原定三年才能分批轮训完毕，现在准备在半年内完成"。[⑤] 湖南省于 1958 年 11 月

① 何秋澄 . 几年来上海市中医中药工作基本经验总结和今后工作的意见——中共上海市卫生局党委书记何秋澄同志在上海市卫生工作会议上的报告（摘要）[J].上海中医药杂志，1959（3）：1–3.

② 黄文东 . 我在中医教学工作中的几点感想 [J].上海中医药杂志，1959（10）：5–6.

③ 福建省卫生厅中医处 . 把在职西医学习中医运动推向新高潮 [J].福建中医药，1960（2）：1–3.

④ 张其榜 . 张其榜副厅长在省、市、专、州医院座谈会上的讲话 [J].云南医学杂志，1961（2）：4–8.

⑤ 陈良才，覃迪贤 . 广西壮族自治区玉林等县掀起中医进修工作大跃进 [N].健康报，1958–07–21（6）.

订立三年计划：省中医进修学校专为专、县培养教学辅导和临床研究人员，并开办中医进修函授；各专署、自治州各开办短期脱产中医进修班；县、市卫协会或中医学会采取多种形式，如脱产进修、业余进修以及温课、专题讲习会、经验交流会等，进行中医进修和业务学习。[①]湖南省宁远、华容、浏阳、祁阳、平江、岳阳等19个县，纷纷提出"打破常规，不要求政府补助，大搞民办中医进修"。[②]

五、讨论

（一）关于回归政策基点

经中央领导层的反复提醒，1950年前后的卫生工作方针回归延安时期的政策基点，是因为1944年召开的陕甘宁边区文教大会是毛泽东亲自策划和主导的确立新民主主义革命阶段卫生工作方针的重要会议；而"中西医合作"也是当年确立的新民主主义革命阶段文教方针的一部分，因而在中央领导层看来，在仍处于新民主主义革命阶段的20世纪50年代初期，延安时期确立的"中西医合作"以及"中医科学化、西医中国化"，应继续发挥指导作用，而不是被弃置。[③]

从政策层面而言，无论是1950年通过的《中央人民政府卫生部关于医药界的团结互助学习的决定》，1954年国务院文教委党组《关于改进中医工作的报告》到1960年《中医杂志》的新年社论，都没有摒弃必要的西医学内容。第一届全国卫生会议后，"中医科学化"及其逻辑延伸的中医进修，已回归延安时期的政策基点，显然并非日后改组卫生部的真正原因。即使经

---

① 湖南省卫生厅.几年来开展中医工作的经验［N］.健康报，1958-11-01（4）.

② 佚名.提高中医政治和业务水平湖南省广泛组织中医进修［N］.健康报，1958-10-01（4）.

③ 李剑."团结中西医"方针的演变和确立［J］.中华医史杂志，2014，44（6）：341-347.

过了政策调整和人事变动，1954 年后也并未脱离延安时期确定的由西医帮助中医整理、提高的原有理路，只是 1955 年后选调参加学习中医班的西医业者带有明显的强制性，而非完全出于自愿。①

（二）关于"中医西医化"的担忧

早期中医进修衍生出的所谓"中医西医化"担心，缘于卫生部最初将中医业者培训成医助的种种表述及个别经过进修的中医业者改用西药的现象。从目前所见文献来看，1954 年前各地中医进修学校（班）的主办者对于"中医进修是中医科学化而不是中医西医化"的认知是清晰、明确的，并对"西医化"保持足够的警觉。② 有主办者还对进修后改用西药治疗，抛弃中医学术的偏差提出严厉批评。③、④

另一方面，中医业者在 20 世纪 50 年代初期确实希望借助中医进修提高业务水平。⑤ 1950 年 3 月，即有中医业者投书《人民日报》，询以进修途径及继续行医的可能。⑥ 反倒是一部分参加进修的学员对 1954 年后增加占总学时 1/3 的中医理论课"均有意见"。⑦、⑧ 1956 年，著名中医张菊人仍然认为："发扬祖国医学关键问题在于西医学习中医，但中医学习西医也是很重

---

① 佚名. 在九三学社座谈会上许多医学界人士说学习中医有困难学习苏联不要教条 [N]. 健康报，1957-05-14（1）.

② 佚名. 吉林市中医进修学校第一班教学方法和学生组织生活 [J]. 北京中医，1954，3（3）：34.

③ 张继有. 关于中医进修学习的几点意见 [J]. 江西中医药杂志，1954（4）：45-48.

④ 夏永新. 关于团结中西医问题 [J]. 江西中医药杂志，1956（复刊号）：2-7.

⑤ 王易门. 整顿中国医学的建议 [N]. 人民日报，1951-11-03（3）.

⑥ 佚名. 中医可以改造吗？现在可以开业吗？[N]. 人民日报，1950-03-23（6）.

⑦ 俞允祺. 谈谈目前中医进修的教育方针问题 [J]. 北京中医，1954，3（3）：24-25.

⑧ 沈刚如. 对于中医进修学校增加中医课程一些意见 [J]. 北京中医，1954，3（3）：14.

要的。"①1957 年，江西省卫生厅副厅长邓子华提出："中医进修，不但是温故，还要知新。也就是说，不仅要学习中医经典著作，还要学习基础医学知识。"②1960 年苏州市中医医院制定计划时，仍然认为"中医院的关键问题，就是要积极组织中医业务学习，迅速提高理论水平"，而"结合当前任务，根据条件，同时学习些现代医学基本知识。我们认为也是必要的"。③ 以此观之，中医进修的内容之争，事实证明无关宏旨。无论中医业者还是卫生管理者，都希望中医业者进修中、西两方面内容。1956 年后建立的中医学院也是兼具中、西，尽管有中、西课程比例的争论，但几乎没有人提出过完全摒除西医课程。

（三）中医温课是及时和有效的

"西医学习中医"是中医温课的直接动因。从最初 6 个离职班 300 人左右到更大规模的"西医学习中医"运动，提升中医药社会地位的同时，也带来合格中医师资的严重短缺问题，反过来证明当时社会及一般西医对中医行业的普遍看法绝非偶然。这也促使中医业者反躬自省，检视自身的学术水平，并着手建构符合时代要求的中医药学理论体系。"西医学习中医"教学工作中中医教师"各执己见，互相排斥"等现象，引起全国政协会议上中医界委员的严厉批评，倡议业界"必须消除成见，不可割断任何一个环节，全面地温习中医学，并努力保持其完整性"。④ 显然，只有借助全行业的中医温课，学术整理、教学和研究工作中出现的种种问题才有望解决。

吕炳奎提出中医温课无疑是必要和及时的。通过中医温课，广大中医

① 佚名.农工民主党北京市委会邀请著名中医座谈"百家争鸣"[N].健康报，1956-08-17（1）.

② 邓子华.党的中医政策照耀着中医前进的方向[J].江西中医药杂志，1957（9）：3-5.

③ 中共苏州市中医医院支部.认真贯彻党的中医政策继承整理发扬祖国医学遗产[J].江苏中医，1960（5）：6-10.

④ 石筱山.对中医中药问题的意见[N].健康报，1957-03-26（2）.

业者医疗业务水平和理论水平普遍有所提高，理论自信逐步建立，其中最重要的成就是借此完成了现代中医理论体系的建构，而最为明显的改善体现在中医师资和教材建设方面。到 20 世纪 60 年代中期，各地中医学院、中医学校、西医学习中医班及医学院校，已不再为合格的中医师资头痛，而师资训练班也成为此后中医师资养成和提高的重要途径。通过中医专家和教师们的共同努力，第一、二版统编教材的编修，包括整体观、辨证论治在内的现代中医理论体系建构工作基本完竣，从而结束了 20 世纪上半叶关于中医理论的大部分争论。

（四）一度废弛的行业管理

20 世纪 50 年代初期的中医业界状况，除了各地参加中医进修班的学员文化水平普遍较低、中医理论水平参差外[①]，实际上 1949 年华北人民政府卫生部在河北涿县的调查[②]、潘兆鹏对 1949 年前北京市中医界的调查[③]、任应秋对川东地区中医的调查[④] 以及河北省卫生厅工作组 1957 年对河北定县东亭区的调查结果[⑤]，都说明城乡中医业者提高业务水平的迫切需要，也是卫生部最初开展中医进修的政策依据。1954 年 10 月 20 日《人民日报》社论强调贯彻对待中医的正确政策的重要性，同时也提出："为了在西医的合作下加强研究工作，中医不但要经常钻研中医学理，掌握临床经验，而且要学习必要的基础科学知识，以便在整理和总结中医学理和实践经验中发挥更大的作用。"[⑥]国务院文教委党组《关于改进中医工作的报告》并不讳言这一事实。

---

① 万友生.从中医学术系统谈到中医进修问题［J］.北京中医，1954，3（3）：18-20.

② 涿县医疗防疫大队.从涿县卫生工作实验中说到中西医的团结与改造［N］.人民日报，1950-01-10（5）.

③ 潘兆鹏.北京市中医学会年来的发展［J］.北京中医，1951，（1）：25-29.

④ 任应秋.我对中医进修教育几点不成熟的意见［J］.北京中医，1954，3（3）：10-14.

⑤ 河北省卫生厅工作组.东亭区在乡医生的技术水平情况［N］.健康报，1957-06-14（2）.

⑥ 社论.贯彻对待中医的正确政策［N］.人民日报，1954-10-20（1）.

实际上，由于政策的反复，打断了中华人民共和国成立初期医疗卫生行业的制度化进程和中医进修的走向，造成了后来的乱象。1953年6月23日，贺诚在对高级卫生行政人员训练班学员的讲话中说："对中医管理尺度要放宽，考试科目主要是临床经验，不是理论，更不考科学理论。对中药管理，应放宽尺度，只要是没有毒性，要卖就准卖，有效的更应予以推广。"[①] 这种表述显然言不由衷。由于相关条例和中医行业准入考试的废弃，20世纪50年代后期各地普遍反映中医行业管理废弛的情况，即上海市亦不能免。[②] 有人说："从当前的观点看来，卫生部的政策已经由过去的'右'转向了'左'，那些以前不是中医，也没有学过中医的人现在都获得批准，堂而皇之地做起中医来了。"[③]1957年11月，北京市和江西省先后出台《开业中医管理暂行办法（草案）》和《中医执业管理暂行办法（草案）》，就是对这种状况的回应。[④] 为此，吕炳奎在《健康报》发表文章，历数各地中医行业管理出现的乱象，呼吁"在中央未公布统一规定前，各地可以根据实际情况，先自拟订管理暂行办法，报经省市人民委员会批准试行"。[⑤] 随后，各地采取措施，加强管理，清除游医、流动药贩，情况才有所改观。[⑥,⑦]

（中华医史杂志，2018，48（3）：164-175.）

---

① 广州市卫生局.有关广州市第一届中医代表会议的一些材料［B］.广州市档案馆，档号：176-46-8，1953：78-80.

② 靳地.上海参加学习中医的西医举行座谈会［N］.健康报，1957-06-21（1）.

③ 黄国昌.医疗工作中的一些问题［N］.黑龙江日报，1957-6-7（3）.

④ 佚名.北京卫生局和江西卫生厅制定《中医开业管理暂行办法》［N］.健康报，1957-11-29（1）.

⑤ 吕炳奎.加强中医管理工作［N］.健康报，1957-12-03（4）.

⑥ 佚名.陕西省加强对游医药贩的管理［N］.健康报，1957-12-06（4）.

⑦ 佚名.江苏宜兴县管理流动医药人员有成效 湖南岳阳县加强对流动医药人员的管理［N］.健康报，1957-12-10（4）.

医药院校开设中医课程的历史考察

——以《健康报》为中心

在医学院校增设中医课程是 1954 年改进中医工作的措施之一，但限于师资、教材等条件，这项政策措施在 1958 年底前并未全面执行。随着政治环境、师资条件的改变，此后高、中等医学院校逐步开设了中医课程，影响至今。

一、"医学院校开设中医课程"成为议题的背景

（一）中医政策调整的直接结果

中华人民共和国成立初期中医政策调整和卫生部人事变动，始于 1952 年底。11 月 28 日，原任贵州省委副书记的徐运北调任卫生部副部长，后来任卫生部党组书记。1953 年初开始的"新三反"运动中，卫生部受到点名批评；6 月，借中南区第一次中医代表会议之机，对卫生部中医工作存在的问题进行了初步定性；7 月，中央军委免去贺诚的军委卫生部部长职务；12 月底，第三届全国卫生行政会议上，贺诚代表卫生部对中医政策等方面的错误做了检讨。[1]

1954 年 6 月 4 日，毛泽东和有关人员谈话时指示，即时成立中医研究机构，罗致好的中医进行研究，派好的西医学习中医，共同参加研究工作。[2]

---

[1] 李剑. 国初中医政策的转折点：中南区第一次中医代表会议［J］. 中医文献杂志，2018，36（4）：59-64.

[2] 张斌. 历史上的卫生部（1949-2013）［M］. 北京：红旗出版社，2014：19.

10月26日，受命检查卫生部工作的中央文委党组提交《关于改进中医工作问题给中央的报告》，对当时中医行业的情况及中医工作中存在的问题进行了全面分析，指出："目前解决问题的关键，是要号召和组织具有现代科学知识的西医学习和研究中医的合理部分，经过中西医的合作，使中医得到整理和提高。"报告中提出改进中医工作的若干措施，其中第一项即"成立中医研究院"，其主要任务为"由中西医合作，对中医中药知识和中医临床经验进行系统的整理和研究……并为医学院校培养讲授中医课程的师资和编纂教材"。[①] 中共中央于11月22日批准了这份报告，并责成卫生部落实。中医研究院筹备处随即成立。

上述报告和批示精神不久出现在《健康报》社论中。社论指出，要组织西医学习中医，中医研究院"必须负担起对中医中药知识和中医临床经验进行系统的整理和研究，同时负责搜集和整理中医中药的书籍，并为医药院校培养讲授中医课程的师资和编纂教材的工作"。[②] 至此，作为改进中医工作的措施之一，为医药院校培养讲授中医课程的师资和编纂教材，就成为即将成立的是中医研究院承担的主要任务之一。

（二）中华人民共和国成立初期的医学教育基本情况

1954年，院系调整已告结束，全国高等医学院校由中华人民共和国成立初期的44所调整为32所，各校校舍、仪器设备、教师队伍得到了充实，招生人数迅速增加。1954年教师数增至5166名，全国医药院校在校生达27042名，相当于1949年前招生总数的37.3%。[③]1954年7月召开的全国第一届高等医学教育工作会议上，确定了高等医学教育的方针、任务和培养目标，开

---

① 中国药材公司.中药工作文件汇编［M］.北京：北京市药材公司印刷所，1982：8.

② 社论.目前中医工作的主要任务［N］.健康报，1955-01-07（1）.

③ 朱潮，张慰丰.新中国医学教育史［M］.北京医科大学；中国协和医科大学联合出版社，1990：9.

办专业定为医疗、卫生、儿科、口腔、药学、中医、中药 7 个，并统一了教学计划和教学大纲。就在这次会议上，政务院文委秘书长钱俊瑞传达了毛泽东、刘少奇有关中医问题的指示。[①]

与此同时，中等医学教育作为中华人民共和国成立初期重点发展的部分，规模迅速扩大。1950 年，全国有中等卫生学校 121 所，在校生 2 万人；1953 年增至 220 所，在校生 5.7 万人；1957 年全国中等卫生学校调整后仍有 182 所，在校生 8.1 万人。1954 年，卫生部颁布了医士、护士、助产士、检验士、药剂士等 8 个专业的试行教学计划。次年 6 月，卫生部又对上述教学计划进行了修订。修订后的医士、护士、助产士、检验士、药剂士、卫生医士等 6 个专业的教学计划中增设了中医课程，并规定自 1955～1956 年度新生班次开始执行。[②]

尽管医学院校学习苏联自解放战争时期的东北就开始了，按苏联做法制订的《全国高等医学院校教学大纲》到 1955 年 2 月才审定完毕。[③]1956 年后，口腔、药学两专业教学计划也都增加了中医、中药课程，审定工作中有中医研究院的参与。[④]

1956 年 3 月和 4 月间，卫生部分别在上海、北京举行座谈会，着重讨论中医工作及基层卫生组织问题。参加座谈会的有卫生部的部分司长和各省市的卫生厅（局）长。讨论"西医学习中医"时，卫生部强调：今后高、中级医学院校必须添设中医课程。[⑤]至此，高、中等医学院校都被要求开设中医

---

① 朱潮，张慰丰.新中国医学教育史［M］.北京医科大学；中国协和医科大学联合出版社，1990：41.

② 同①：27-28.

③ 佚名.全国高等医学院校教学大纲审订会议闭幕 完成医疗等三个专业 54 种教学大纲的审订工作［N］.健康报，1955-02-18（1）.

④ 佚名.高等医药院校口腔药学两专业完成教学计划和教学大纲审订工作［N］.健康报，1956-03-09（1）.

⑤ 佚名.卫生部在上海、北京召开座谈会 讨论中医及基层卫生组织问题［N］.健康报，1956-05-04（2）.

课程。

（三）首批开课的医学院校情况

由于高、中等医学教育规模迅速扩大的实际情况和师资等条件的限制，1956 年前能够开设中医课程的医学院校寥寥无几，而四川、武汉、湖北、兰州、苏州、河南、西安等地医学院校及上海第一医学院和延边大学医学院，则从 1956 年起开设了中医药课程。[①]

由于各地中医师资情况不一，各校开设中医药课程的情况各有特点。至于多数医学院校没能开课的原因，《健康报》也有谈及，据称有的学院担忧中医药课程会增加学生负担，有的学院则强调没有条件开课，有的学院的领导和教师抱有抵触情绪。[②]

《健康报》也刊载了武汉医学院和湖北医学院的经验，这两所高校的中医师资都是附属医院吸收的当地著名中医师。武汉医学院在医疗系三年级下学期开设了两个学期的中医课程，《中医概要》《中药知要》《方剂知要》课程教材由任课老师自编。教学目的是"希望学生通过学习这门课程对祖国医学有正确认识，对中医学术有基本了解，为进一步学习中医奠定基础"。教师们的理解是"教学要求有系统，有分析，门类清楚，章节分明，文字通俗，要全面扼要，不枝不蔓"。在课堂教学中，教师们尽可能用通俗浅明的语言和讲法解释中医术语，"在中医学说上属于存疑和说法太不一致的某些问题，以及教师自己还没有充分了解的部分，应该暂作保留，不做教材内容。不要牵强附会地结合近代医学。不要照本宣读和过分地引用古人原文。并且要随时征求学生对讲课的意见，和了解他们学习中医的体会，以了解学

---

① 佚名.认真贯彻政策　积极创造条件　四川武汉等医学院开设中医课［N］.健康报，1958-04-22（3）.

② 短评.关键在于认真贯彻中医政策［N］.健康报，1958-04-22（3）.

生的思想情况和学习情绪，也可以纠正讲课中的缺点，提高教学质量"。[①] 这样教学的效果也很好。

湖北医学院的中医课程，从中医学发展简史入手，再讲解中医学理论体系的基本学说如八纲、四诊、三因、八法等，伤寒六经和温病学只做概要讲授；而后讲授百余种常用中药的性味和主治，并结合讲解药物的配伍禁忌和处方原则。该院的中医教师注意学习西医同事的教学方法，根据教学内容划分单元、章节，每个单元、章节都作扼要的小结。"备课时一定要明确教学的目的、要求和熟悉教材内容，然后写出系统性的讲稿。用具体事例阐述问题时最好选择病房中用中药治疗的病例，让学生先阅读病历再看患者，才能生动而有力地说明问题。为了真正符合'教''学'一致，在备课过程中还要经常联系学生，深入了解听课学生的水平和要求，搜集问题与意见，或估计可能出现的问题事先进行分析研究，结合讲课予以解决。""应该注意避免用西医理论来解释中医学说；同时，讲解时要尽量通俗一些。"[②]

二、中医师资培训与师资需求的变化

（一）高等医学院校针灸师资培训班

师资进修班是解决中医师资匮乏问题的重要手段。在中医研究院正式成立前的 1955 年 7 月初，卫生部委托中央卫生研究院针灸实验所举办的高等医学院校针灸师资培训班已经开学。来自全国医学院校和其他单位共 37 名学员参加了学习。"37 个学员里，主要是来自各地高等医学院校的教授、讲师、助教或准备担任教学任务的医师，其中包括具有二十年教学经验的老教授……大连医学院的魏如恕教授……哈尔滨医大住院医师李明祥、河北医学

---

① 朱师墨 . 在医学院教中医课的点滴经验［N］. 健康报，1958-04-22（3）.
② 刘荣星 . 教学中的初步体会［N］健康报，1958-04-22（3）.

院高丕泰副教授。"① 培训班为期 6 个月，要求学员掌握针灸学术的理论和操作技术。教学工作主要由针灸疗法实验所担负，朱琏兼任班主任。卫生部一些领导和北京市著名中医也受邀作专题报告。针灸疗法实验所的 10 个治疗室中的 7 个作为学员们临床实习场地。

该培训班强调理论与实际相结合，学习内容包括中医政策、中国医学史、针灸理论和操作方法。主要教材是朱琏的《新针灸学》。"所有教学同志都为学员制订出了周详的教学计划，每个治疗室辅导实习的同志也都根据全面计划和临床情况，又订出了更详细的计划。"为使学员们从实践中获得信心，特别注重临床实习。该班结业时李德全部长在结业典礼上讲了话。此外，卫生部部长助理郭子化、中医研究院院长鲁之俊、中华医学会副理事长方石珊和名中医王文鼎等都在会上讲了话。当天晚上，国务院第二办公室副主任范长江、卫生部副部长徐运北、中医研究院负责同志，以及著名中医师等与学员们进行了座谈。可见卫生部对这项工作的重视。②

（二）江苏的教材编写和师资培训

1954 年开办江苏省中医进修学校时，吕炳奎便将工作重点放在教材编写和师资培养方面，使之成为最早的全国中医师资培训基地。开办之初，该校仅有 4 名教员。"当时符合要求的师资是很难物色的，因为旧社会中医学校少得可怜，从事中医教育工作的寥寥无几，许多老年中医，尽管有较高的学术水平和丰富的临床经验，课堂教育也缺乏经验。也有一部分老年中医，不善于用言语将他的丰富知识与经验表达出来，同时体力也受限制，就形成了鞭长莫及的现象。"该校的办法是从进修学员中选拔和培养师资，从而建立起 13 个教研组；具体培养采取"交替教学法"。"就是在党委亲自掌握老师

---

① 朱锡莹.把祖国医学遗产传播到高等医学院校去——访高等医学院校针灸师资培训班［N］.健康报，1955-09-23（2）.
② 佚名.高等医学院校针灸师资训练班结业［N］.健康报，1956-02-17（1）.

具体指导下，师生之间、学员之间、班与班之间、组与组之间，相互教学，学员本身既是学生，也是老师，老师讲、学生听，学生讲、老师听。课后共同讨论，展开争鸣，又分工整理提高，再又分工负责教学，循环步步提高。"即"互教互学，共同提高"方法。[1] 这种"交替教学法"，半个世纪后仍为主编《中医学概论》等教材的吴贻谷教授津津乐道。[2]

中医教材是该校组织学员与教员共同研究编写的。"1955 年暑期中我们便组织了少数学员留校，试编《内经》讲义，一月完成初稿。暑期后即以试编的讲义用于第二期进修班，叫编讲义的同学来进行试验性的教学，结果一致反映效果很好，纷纷在黑板报上发表感谢，提出表扬。"此后，不断总结提高，"采取了缺什么，编什么，以编写教材为主，适当编写参考资料，以及'集体创作，发挥专长，积极编修，逐步提高'的方法，同时提出'以祖国医学理论体系为依据，理论结合实践'的原则和'通俗浅显，明白易懂'的要求，进行大胆写作"。[3]

1957 年 9 月，江苏省中医学校已编好包括内经、素问、灵枢、伤寒、金匮、温病、本草、方剂、诊断、针灸、内科、外科、妇科等全部中医教材，针灸教材已交江苏人民出版社出版，其余各科教材也陆续付印。[4] 随即，卫生部又委托该校开办师资培训班，代山西、安徽、河南、四川、浙江、天津 6 省市培养中医师资 45 名。[5] 与此同时，该校抽调中医教师 20 多人支援北京中医学院，为该院建立起正常的教学秩序。[6]

---

① 王贤珏.我院中医教学工作的体会［N］.健康报，1958–12–10（4）.

② 汪少颖.继承创新　永争第一——南京中医药大学建校 50 周年侧记之教学篇［N］.中国中医药报，2004–10–13（4）.

③ 王贤珏.我院中医教学工作的体会［N］.健康报，1958–12–10（4）.

④ 佚名.江苏省中医学校已编好全部中医教材　针灸教材已交江苏人民出版社出版［N］.健康报，1957–10–01（1）.

⑤ 佚名.江苏省中医学校培养中医师资［N］.健康报，1957–11–08（4）.

⑥ 佚名.北京中医学院教学工作出现新气象［N］健康报，1957–10–15（1）.

在西医离职学习中医班的教学工作方面，江苏省也创造了一些好的经验。如强有力的领导和管理，师资力量的组织，集体备课制度的实施，并总结出"全面提示，重点突出，深入浅出，朴素介绍"的教学原则。[①]这些经验后来都在更大范围推广。那些年，南京中医学院共向全国输送了96名师资，北京、河北、山东等地中医学院的院长也是南京输送的。[②]

（三）"西医学习中医"对于中医师资的分流和补充

在6个核心城市举办的第一批"西医学习中医"离职班和更多的在职班自1955年12月开始教学工作。除了民国时期曾参与中医教育的有限存量师资外，增量部分尚在产生过程中。实际上，中医研究院的第一个"西医学习中医"离职班开课4个月后，该院中医教材编辑委员会于1956年3月21日成立，"确定编辑的教材中，有用现代汉语翻译的《内经知要》《伤寒论》《金匮要略》《神农本草经》；有编著的《内科学》《外科学》《针灸学》《中国医学史等》"。[③]

天津市对"西医学习中医"非常重视，由43名中医组成的天津市中医教学研究委员会于1956年5月25日正式成立，负责领导全市"西医学习中医"的教学工作。该委员会下设内经知要、伤寒论、金匮要略、本草经、医学史及临床各科等12个专科小组，每一小组由委员数人组成，集体负责备课和编写教材。委员均为该市中医学术素养较高的中医师，他们根据各自特长，分任各专科的教学工作。如该市公共卫生局副局长哈荔田对《金匮要略》素有研究，又有丰富的妇科临床经验，便承担了金匮要略和妇科的教学。研究医学史颇有心得的宋向元承担了医学史教学任务。陆观虎、邢锡

---

① 李国光.组织在职西医学习中医的初步体会［N］.健康报，1957–11–29（4）.

② 汪少颖.继承创新　永争第一——南京中医药大学建校50周年侧记之教学篇［N］.中国中医药报，2004–10–13（4）.

③ 佚名.中医研究院制定编辑中医教材的计划［N］.健康报，1956–03–30（1）.

波、赵寄凡、杨达夫、贺骥侪、张方舆、王文锦等津门名医，也都担任了中医经典著作的教学任务。①

第一批"西医学习中医"学员曾作为医学院校中医师资之一，但由于抽调参加学习时的不愉快经历，1957 年 6 月第一批"西医学习中医"班的代表参加座谈时，对于结业后承担中医教学任务并不情愿。"他们说：班里西医的大部分，都愿意在结业后一边研究，一边继续学习；如果马上去独立负责开中医课，恐怕吃不消。"② 8 月，在 6 个离职班教学工作座谈会上，卫生部也承认："对学员所关心的毕业后的工作、前途和努力方向，未早作明确交代，也多少影响了学员的情绪和教学工作的进一步发展。"但仍坚持"学员毕业后，原则上由卫生部统一分配，重点集中使用，做中医教学、研究等方面的工作，并适当照顾地方"。③

（四）中医进修学校和新办中医学院对师资的需求

中医政策调整后，全国 20 所中医进修学校和 143 个中医进修班，都改变了过去不教中医课或很少教中医课的现象，中医药课程占总学时的比例提高到 40% ～ 60%④，这也次生出对中医师资的大量需求。

尽管 1956 年 1 月的全国卫生工作会议已决定采取中医传统的带徒方式培养年轻人才，周恩来随后提出还要同时开办 4 所中医学院。3 月 20 日，卫生部党组提出《1955 年卫生工作基本总结及 1956 年的工作方针任务》，按照

---

① 佚名. 天津成立中医教学研究委员会［N］. 健康报，1956-06-01（1）.

② 靳地. 上海参加学习中医的西医举行座谈会［N］. 健康报，1957-06-21（1）.

③ 佚名. 卫生部总结中医研究班教学工作事实说明西医学习中医收获很大［N］. 健康报，1957-09-17（1）.

④ 朱潮，张慰丰. 新中国医学教育史［M］. 北京医科大学；中国协和医科大学联合出版社，1990：43-44.

周恩来的指示，列入在北京、上海、成都、广州筹办中医学院的内容。[①] 中医师资紧张局面，因此进一步加剧。

5月中旬，卫生部召集四省市卫生厅、局的代表座谈中医学院筹备工作，教师调配被列入议题。据称"四个省、市卫生厅、局的代表信心很大，都表示能克服筹建中医学院的一些困难，并表示要积累经验，以便迎接明年的扩大招生"。[②] 卫生部提出：各地有责任来给上述四个地方以热情的帮助，如各省市卫生厅、局应选调当地有实学的中医老师来担任中医课程的教学，随时整理提供1949年前那些热心办学的中医们所取得的办学经验，西医学基础课暂时需要就近的高等医药院校的教师兼任，教学大纲及教材需要中医研究院等单位来共同配合编订。[③]

由于高层指示联翩而至，卫生部确实应接不暇，4所中医学院开办时都是借用其他单位房屋。直到1957年1月，卫生部才决定"从1957年特别紧拙的基建投资总额中拨出200多万元（约可建二万五千平方米的房子）作为四所中医学院第一批基建资金"。[④] 教材也没有完全准备好，北京中医学院第一学期的课程教材就是张志纯、方鸣谦、栾志江、刘渡舟等中医老师牺牲暑假赶写出来的。[⑤]

除了师资和教材，第一批入学的中医学院新生对缺少适用的参考书不无抱怨。上海中医学院一位新生提道："目前不论是中医研究班也好，中医学校也好，都是一样的课本——《内经知要》《伤寒论》等，在参考书方面简直找不到适合的书。"而新生们感兴趣的陆渊雷编著的《伤寒论今释》和承淡安《伤寒论新注》则有很多地方还不易看懂，书价也贵。赵增午表示："关于《内

① 朱潮，张慰丰.新中国医学教育史［M］.北京医科大学；中国协和医科大学联合出版社，1990：46.

② 佚名.卫生部召开筹备成立中医学院座谈会［N］.健康报，1956-05-18（1）.

③ 社论.迎接中医学院的诞生［N］.健康报，1956-06-08（1）.

④ 黄拾.中医学院第一批基建资金已确定［N］.健康报，1957-01-11（3）.

⑤ 杨农.第一批学习中医的大学生［N］.健康报，1956-09-11（4）.

经》方面的参考书，我还没有看到合适的。"①

（五）医学家和卫生部的担心

1956年7月第一届全国人大第三次会议期间，卫生部曾邀请医药界全国人大代表座谈，吴执中代表对在医学院校普遍设置中医课程提出了异议。他说："我们要学习中医，但是鉴于目前中医师资的缺乏，教科书又没有系统地编写好，我们是否考虑在几个医学院校重点试行，过二三年，再在全国医学院校增设中医课程。"②另一位代表章央芬也有此议。③

实际上，经历了院系调整和效仿苏联高教体制制订教学计划等重大调整，严重影响了医学院校正常的教学秩序，全国医药院校的教科书编写工作计划迟至1956年9月才确定下来。包括医疗专业39种、儿科专业4种、卫生学专业7种、口腔医学专业4种、药学专业20种，总共74种教科书的编写工作到1959年才基本完成初稿。④

卫生部医学教育司对连年扩招和添设课程也有意见。1957年，季钟朴谈到，"我国高等医药学教育自1954年第一届高等医学教育会议以来，已有了相当大的发展；在校学生人数已增加了37%。经过了院系的调整以及增设了新的学校，医药学院已达38所。"由于当年强调学生中工农出身的比例，"招生任务过大，学生水平太低。许多理化和数学水平十分低的学生都被录取入学。据了解，某医学院今年所招600名学生中有86名学生上物理课有困难；另有某学院有200余学生要求免修国语。"而"按医药学院教师工作量草案所定编制，1956年补充教师数仅达需要数的40%左右。各校师资普遍感到紧张（尤其一年级各教研组只有一个或者三个教师，而一年级学生则

① 赵增午.多出版一些指导学习中医的小册子［N］.健康报，1957-02-08（3）.

② 佚名.卫生部邀请全国人大代表举行座谈会［N］.健康报，1956-07-03（1）.

③ 佚名.章央芬说：师资缺乏实在是个困难［N］.健康报，1956-07-03（2）.

④ 陈执谨.医药院校教科书的编写工作即将开始［N］.健康报，1956-09-17（1）.

达 500 或 600 人)。"他指出,"教学计划的主要毛病在于课程门数过多、过杂。医疗系教学计划 39 门,而儿科系则达 41 门。几乎是苏联六年制教学计划所有的样样都有,而我们的学制则比苏联的少一年。此外还增加了中国革命史、中医等课程。这样,主要课程也被压挤得很紧,达不到培养一个正规医师的最低要求,生产实习时间几乎缩短了一半。"他指出,"高等学校的教学质量归根到底决定于师资质量。某医学院对师资质量曾作了一个估计,有三分之一教研组较强,三分之一勉强,三分之一很差。这种情况大致可代表多数学校。因此,我们对于师资质量的提高还远远落后于发展的要求。"①

三、1958 年后医学院校全面开设中医课程

（一）《中医学概论》问世

1956 年卫生部修订医药学院各专业教学计划时,增列的中医药课程时数是:医疗专业 144 学时,儿科专业 139 学时,卫生专业 60 学时,口腔医学专业 64 学时,药学专业 51 学时。而中医研究院中医教材编辑委员会正在编修的《内科学》《外科学》《针灸学》《本草》和《中国医学史》5 部中医教科书,也计划供给高等医学院校中医课程教学之用。②

同年 9 月,新任卫生部中医司司长的吕炳奎提出编修《中医学概论》,以配合"西医学习中医"的需要。此议得到副部长郭子化赞同后,吕炳奎将其委托给江苏省中医学校。吕炳奎要求"从中医理论和临床实践相结合的角度,通俗易懂地阐明中医理论体系"。③

1958 年 10 月,《中医学概论》由人民卫生出版社出版,并被卫生部定为

---

① 季钟朴.当前高等医学教育中存在的问题是什么?［N］.健康报,1957-02-19（3）.

② 佚名.四部中医经典著作将译成语体文［N］.健康报,1956-06-01（1）.

③ 该书编委会.新中国中医事业奠基人吕炳奎从医六十年文集［M］.北京:华夏出版社,1993:6.

高等医药院校（非中医专业）试用教材。该书初版分上、中、下三篇，系统介绍阴阳五行、藏象、病因、诊法等中医基础理论及常用中药 250 种、方剂 208 首，并分述内、妇、儿、外、眼、喉科及针灸、按摩、护理、气功等的理论和诊治方法。同年 12 月，《中药学概论》也出版了。《中医学概论》初版发行了 68 万多册，《中药学概论》发行 37 万多册。

从 1959 年春开始的两书修订工作至当年底完成。《中医学概论》修订本改为上、下两篇。经此番修订，该书已达到吕炳奎当初的设想，适用于医学院校中医教学。《中医杂志》认为："这本书的出版，将使西医学习中医，医学院校增加中医课，以及中医温课、中医带徒弟的教材困难问题，基本上得到解决。"①《中药学概论》新增药物 70 余种，并对每种药物的配伍用法作了较详细的说明。②

（二）"大跃进"氛围中的二度推进

进入 1958 年，各行业都在酝酿开展"大跃进"，医学教育也有所动作。1 月 17 日，卫生部发布中医学院试行教学计划，这是在 1956 年版教学计划（修正草案）基础上，卫生部又组织中医学院教学工作负责人和在京中医专家讨论和修订的。③

同日，卫生部发出通知，要求高等医药学院增设中医药课程。

通知指出："1956 年修订医药学院教学计划时曾增列了中医药课程，但由于师资、教材等方面存在的一些困难，卫生部对各校具体帮助不够，要求不明确，目前已开设中医药课程的医药学院为数很少。卫生部认为，经过两年来的酝酿讨论、积累经验和创造条件，可以在有条件的医药学院逐步增设中医药课程。"其要求是"使学生对中医药学术理论及医疗技术具有初

---

① 评论.祝《中医学概论》出版［J］.中医杂志，1958（10）：720.

② 佚名.《中医学概论》和《中药学概论》修订本出版［N］.健康报，1959-12-02（4）.

③ 佚名.卫生部发布中医学院试行教学计划［N］.健康报，1958-01-17（4）.

步的基本概念，为毕业后学习中医药打下基础"。中医药课程的时数初拟为 60～100学时，各校可按具体情况自行掌握。当时《中医学概论》尚未出版，遂要求医疗、儿科、卫生、口腔等专业开设《祖国医学概论》，药学专业开设《本草学概论》。通知规定：1958年度，除已增设中医药课程的高等医药学院外，再在北京、上海第一、上海第二、中山、四川、南京医学院等6校开设中医药课程，其余各校均在1960年以前逐步开设。"目前尚未增设中医药课程的高等医药学院应为学生开设关于中医政策和中医药基本常识的讲座。"①

关于师资，通知提出3项措施：①从1958年度结业的"西医学习中医"研究班学员中分配一部分补充北京、上海、广州、成都、南京等地医药学院，每校2～3人。②1958年起，委托北京中医学院举办"中医教学研究班"，吸收各省市具有一定学术水平的中医师集中培训1年半，3年内基本补足各校所需师资。③调配或聘请各地具有教学能力的中医师到医药学院任教。对于中医药教研组的设立和医学院附属医院的中医工作问题，通知中也提出了具体意见。

上海第一医学院原拟在1958年秋季开设中医药课，在此形势下，便提前在春季开课，授课时数由原定的36小时增至72小时。苏州、河南和西安医学院则先后开设了针灸课程。②开办年余的上海中医学院则在该学院"跃进"竞赛指标中提出："积极支援兄弟医学院校，开设中医课程，不接受兼课金。"③

6月，"大跃进"已呈一日千里的态势，卫生部医学教育司也检查了"迷信西医、怀疑中医"的思想，承认"对医学院增加中医课程问题，这种情绪

① 佚名.卫生部发出通知　高等医药学院增设中医药课程［N］.健康报,1958-01-24(1).
② 佚名.认真贯彻政策　积极创造条件　四川武汉等医学院开设中医课［N］.健康报,1958-04-22（3）.
③ 本报讯.上海中医学院的竞赛指标［N］.健康报,1958-03-25（4）.

也暴露的很突出"。其表示："我们已着手组织医学院和科研机构的部分教授，系统学习中医，并计划在 1960 年前所有的医药院校均开设正规的祖国医学课程。"[1]

8 月 11 日，卫生部年内第二次就在医药院校开设中医药课程发出通知，要求各省、市、自治区卫生厅、局、全国高等医药院校、卫生干部进修学院、全国卫生干部进修学校尽快研究施行。[2] 通知强调，此举"是贯彻党的中医政策、继承与发扬祖国医学遗产的重要措施，是当前医学教育中带有根本方针性质的任务之一"。要求尚未开设中医药课程的高等医药学院，力争在 1958 年暑期后开设中医药课程，医疗、卫生、儿科、口腔等专业以讲授《中医学概论》为主，药学专业以讲授《中药学概论》为主。师资方面，"应大胆依靠当地中医力量，并可采取与中医教学、医疗、科研机构统筹协调的办法解决"。通知允许各院校根据不同条件采用各自办法，亦可按照"会什么，教什么；教什么，学什么"的原则，暂时先讲授一些中医药的常识。"一、二年后再逐步增加系统的中医药课程。开课时数：医疗、儿科专业一般不宜少于 100 学时；卫生、口腔专业不宜少于 80 学时；药学专业不宜少于 60 学时。"

至于中等医药卫生学校，"应积极创造条件，争取在 1958 年开设（个别学校确实有困难的可稍行推迟）。课程内容：除药剂学专业开设中药常识外，其余专业均可开设中医常识课，目前只开设针灸学的学校亦宜逐步增设中医常识课。上述课程的教学大纲和教材，则参考《中医学概论》《中药学概论》的大纲和教材自行制订与编写。课程时数参考卫生部 1956 年所颁发各专业教学计划，根据实际情况自行安排"。对各种干部进修院校（班），通知并未统一要求具体做法。

---

[1] 季钟朴.破除迷信 解放思想 使医学教育跨上千里马［N］.健康报,1958-06-21（2）.

[2] 佚名.中华人民共和国卫生部关于在医药院校开设中医药课程的通知［N］.健康报,1958-08-16（1）.

上述通知发出后，江西、山东、上海等地的中等医药学校迅速作出回应①，其他院校也不敢怠慢，纷纷跟进。

随后的中医教育行业"大跃进"中，全国由原来的4所中医学院、7所中医学校，发展到15所中医学院、23所中医专科学校。②其中有12所中医学院是在中医进修学校基础上发展起来的。③为跟上形势发展，由南京中医学院、北京中医学院和中医研究院制订的《中药学概论》教学大纲于1958年国庆节发出④；南京中医学院还组织校外教学组，并制定《中医学概论》教学进度计划供给各有关单位学习参考。⑤

（三）全国中医中药工作会议要求全面推行

1958年11月17日～12月2日，卫生部在保定举行全国中医中药工作会议（以下简称保定会议）。会议期间，毛泽东对第一批西医学习中医脱产班工作报告的批示公布，开展更大规模的"西医学习中医"运动遂成为会议部署的诸项工作之首。徐运北在会上提出："全国各医药院校、中级卫生学校，都要加中医中药课程，这不仅是西医学习中医的一个重要方面，而且是医药院校教学政策的一项根本性措施。"⑥

保定会议结束10天后，中共陕西省委发布了关于大力开展中医中药工

---

① 佚名.中等医药学校开设中医课 学生欢迎 实际有用［N］.健康报，1958-08-16（4）.

② 佚名.乘卫星 架火箭 卫生工作似闪电 一年来我国卫生事业 获辉煌成就［N］.健康报，1958-10-01（1）.

③ 朱潮，张慰丰.新中国医学教育史［M］.北京医科大学；中国协和医科大学联合出版社，1990：47.

④ 佚名.发出《中药学概论》教学大纲［N］.健康报，1958-10-01（4）.

⑤ 佚名.南京组织西医学习中医 中医学院组成校外教学组支援教学［N］.健康报，1958-11-12（1）.

⑥ 佚名.全国中医中药工作会议开幕 徐运北同志向大会作报告［N］.健康报，1958-11-19（1）.

作的指示，提出"各医药院校立即增设中医课程"。① 河北省卫生厅则提出："各医学院校和医士、护士学校要适当增添一部分中医课程。"② 总后勤部卫生部也发出学习中医中药指示："军医大学和军医训练班要增设或加强中医课程。"③

除了开课，中山医学院"新的教学计划把祖国医学的课程增加到 500 个学时。按原来的教学计划，各个年级的中医课程都增加了 70 ~ 100 学时。四年级的 66 学时中医课程，基本上学完了《中医学概论》的主要内容和几种常见病的诊疗和部分的中药的性能"。④ 上海第二医学院 1959 年中医学教学时数也超过 360。⑤ 中医同行们也积极配合，广州中医学院进修部主任罗元恺、教师邓铁涛和广东省中医实验医院院长梁乃津等都承担了中山医学院中医教研组的教学工作。⑥

西安医学院的中医课程是 1958 年 10 月起开设的，以《中医学概论》为主要教材，分两段授课。第一段在一年级讲授，主要内容是绪论、内经概要、病因、证候、诊法、治疗法则、药物方剂、针灸、伤寒和温病等，配合示教实习，共计 200 小时。第二段在三年级下期和四年级上期授课，主要讲授金匮要略，集中一个月授完。这一个月中，除听课外，学生还要在中医科病房和门诊实习。除增设中医课程外，该院还在原有各门医学课程中普遍增加中医内容。为此，"该院从院外聘请了有经验的老中医 17 人来校工作，并

① 佚名.中西医结合　创造我国新医学　为人民健康和社会主义建设服务　中共陕西省委发布指示要求大力开展中医中药工作［N］.健康报，1958-12-24（4）.

② 佚名.河北把中医工作推向新高潮［N］.健康报，1959-01-21（4）.

③ 佚名.解放军发出学习中医中药指示［N］.健康报，1959-01-21（4）.

④ 佚名.中山医学院进一步贯彻中医政策　增加中医课程学时［N］.健康报，1959-02-18（1）.

⑤ 吴少鹏，高志炎，丘祥兴.当前高等医学教育中的几个问题及我们的建议［J］.医学教育，1981（1）：2-10.

⑥ 新华社讯.密切合作互教互学共同提高　北京部分中医学习现代医学基础知识　广州名中医向西医传授治病经验［N］.健康报，1959-02-21（1）.

调派了其他教研组的教授、助教和住院医生 5 人到中医教研组学习和工作。另外，还聘请了本省、市著名中医 10 人兼任中医教研组的教师"。①

哈尔滨医科大学、天津医科大学、安徽医学院②、山西医学院、长春医学院、内蒙古医学院、青岛医学院、上海第一医学院、福建医学院、北京医学院、北京铁道医学院也纷纷开设中医课程，将《中医学概论》《中药学概论》作为主要教材。教学时数则从 540（北京铁道医学院）至 740（山西医学院）不等。③

师资问题也因此得到不同程度的解决。安徽医学院在保定会议后成立了中医教研组，"除由省卫生厅中医副厅长陈粹吾、王任之和省中医进修学校和该院中医担任教师外，'西医学习中医'研究班的部分学员和学习过中医的西医都将担任教师或辅导工作"。④ 西安医学院"访贤求贤，聘请中医来院工作，中医师资由二人增加到十多人，还聘请了兼任教师，加强了中医教研组"。⑤

"大跃进"时期，山东新办了 4 所医学专科学校和 17 所中等医药学校。1958 年决定在高等医药院校和中医学校开设中医课以后，中医师资短缺问题非常突出。山东省卫生厅于 1959 年开办了一期中医教师讲习班，抽调各医药院校和教学医院的中医师系统学习《中医学概论》，结合交流教学经验，拟定《中医学概论》教学大纲，才使中医教学质量有了提高。⑥

除开设中医课程外，部分医学院校在现代医学课程中增加了中医学内

---

① 佚名.进一步贯彻党的中医政策　医药院校增加中医药课程［N］.健康报，1959-02-21（4）.

② 同①.

③ 佚名.山西、长春等医学院增设中医药课程［N］.健康报，1959-02-25（4）.

④ 同①.

⑤ 赵石麟.西安医学院西医学习中医　理论联系实际初获成绩［N］.健康报，1959-05-16（4）.

⑥ 董志超.提高教师质量　壮大师资队伍　山东卫生部门措施　具体方法多样［N］.健康报，1961-06-07（1）.

容[1]，贵阳医学院则增设了祖国医学系。

（四）"大跃进"后对学时数的调整

1961 年 11 月，卫生部召开全国高等医学教育会议，要求贯彻党的"调整、巩固、充实、提高"的方针，着重讨论和研究高等医学院校如何以教学为主，努力提高教学质量的问题。报道中未提及中医课程。[2] 次年 4 月，卫生部和中华医学会召集参加"两会"的医药卫生界人大代表和政协委员座谈，提高高等医药院校教学质量也是重点议题，此时医药院校的教学秩序已经改观。[3] "三基"教学重新得到加强。[4]

1962 年 7 月 13 日，卫生部发出《对高等医药院校调整中医中药课程时数的意见》，指出医药学院各专业学习中医中药知识是必要的，但主要应学好西医药课程，中医中药课程时数不宜过多。学习中医中药课程主要是使学生初步了解中医中药的一般知识，掌握针灸技术（药学专业不要求掌握针灸技术）。为此，五年制、六年制高等医药院校单独开设中医中药课程以 100 学时以内为宜，其中医疗、卫生、儿科、口腔各专业的中医学课程以 80 ～ 90 学时为宜，药学专业的中（医）药课程以 70 ～ 80 学时为宜。[5]

---

① 佚名 . 系统学习　理论结合实际　边学边用边提高　西安医学院　西医学习中医运动继续跃进［N］. 健康报，1960-03-12（4）.

② 佚名 . 总结经验努力提高教学质量　卫生部召开全国高等医学教育会议［N］. 健康报，1961-11-04（1）.

③ 佚名 . 向医药卫生届人大代表、政协委员分别征求意见　卫生部、中华医学会召开座谈会［N］. 健康报，1962-04-21（1）.

④ 佚名 . 上海第一医学院举行教学工作会议　讨论结合教学加强思　想教育和基本训练问题［N］. 健康报，1963-06-22（1）.

⑤ 中华人民共和国卫生部医学教育司 . 医学教育资料汇编（四）［M］. 北京：卫生部医学教育司自印本，1962：40.

1963 年 8 月卫生部召开的全国中等医学教育会议[①]和 1964 年 1 月召开的全国医学教育工作会议[②]都将加强基本训练和提高教学质量作为主题，均未提及中医课程安排。

四、结语

医药院校开设中医药课程，是改进中医工作的重要内容之一，而这项措施在出台 4 年后仍无法全面落实，说明对当时中医行业的基本判断并不准确。实际上，直到 1957 年底，合格中医师资的增速仍无法跟上需求的增长。由于中医进修和中医温课、"西医学习中医"、新增中医学院等同时并举造成的供需缺口，卫生部医学教育司实际上也知道无法硬性要求。1958 年下半年后中医药课程教学时数的攀比，具有那个年代的典型特征。后来吕炳奎也说："医学院校的中医课有一百至二百学时就够了，多了无用，还会影响西医课。"[③]

南京中医学院对中医教材和师资的巨大贡献是这一历史事件中唯一的亮点。《中医学概论》和《中药学概论》的面世，有效地解决了医学院校的中医课程和"西医学习中医"的急迫需求；而中医各科教材的成书也帮助新办的中医学院建立起正常的教学工作秩序。该校通过培养师资稳固了中医高等教育的根基，并总结和传播了中医教学的南京风格。

（中医文献杂志，2019（5）：51-55. 及 2019（6）：51-54.）

---

① 佚名.为农村培养卫生人才　努力提高教学质量　卫生部召开全国中等医学教育会议[N].健康报，1963-08-17（1）.

② 佚名.加强基本训练培养又红又专医务人才　卫生部召开全国医学教育工作会议[N].健康报，1964-02-08（1）.

③ 崔义田.专家谈医学教育[J]医学教育，1981（1）：26-33.

建构集体记忆：《中医学概论》的编修与传布

1954 年后，中共中央关于改进中医工作的逐项措施次第落实，第一批"西医学习中医"脱产班遇到的问题，随后也在新开办的中医学院遇到，中医各科教材需求孔殷。已先期着手准备的江苏省中医学校应时而出，随后该校编成的《中医学概论》，解决了"西医学习中医"、医药院校开设中医课程和中医温课的基本教材问题。这部当年销量最大的中医图书，契合了改组后的卫生部，以及那个历史阶段的多方面需要，也初步实现了中医药学术体系的重构，影响所及，远不止一代人。一个甲子过去，诸多问题值得深长思之。

一、成为焦点的教材问题

（一）政策调整带来的问题

遵照中央文委党组关于改进中医工作的报告和中央的批示，1955 年底到 1956 年初，北京、广州、上海、武汉、成都、天津六大城市先后设立 6 个西医离职学习中医班，以图扭转歧视中医的局面和观点。总数 303 人的 6 个西医离职学习中医班先后开课后，除了缺乏合乎要求的师资，教材建设也迫在眉睫。尽管 1954 年召开高等医学教育会议时，就曾有编制中医教材的提案，但"政府没有重视"。[①] 这些离职班早期教学手忙脚乱的情况随后反映到卫生部。1956 年 3 月 21 日，中医研究院中医教材编辑委员会成立，负责编修新

---

① 佚名.农工民主党北京市委会邀请著名中医座谈"百家争鸣"［N］.健康报，1956-08-17（1）.

中国第一版中医教材。① 这年晚些时候，首批编辑计划中的《本草概要》《伤寒论语释》《金匮语释》《中医政策学习材料之一》先后成书。

造成中医界焦虑的另一个原因是 1956 年度修订医药学院教学计划时，已增列了中医药课程，同样由于师资、教材问题，到 1958 年 1 月时开设中医药课程的医药院校为数很少。1958 年 1 月和 8 月，卫生部曾两度发出通知，先是要求北京医学院等六校于当年开设中医药课程，其余各校在 1960 年前逐步开设②；后又要求全国高等医药院校、中医学校及卫生干部进修院校年底前开设中医药课程。③

1956 年《江苏中医》的试刊号上，当时仍主政江苏省卫生厅的吕炳奎就提出中医业者温习中医的基本理论："（这）对中医界来说是刻不待缓的事，我们希望中医界同道努力。"④ 同年 7 月 23 日，江苏省中医编辑委员会正式成立，由该省著名中西医 19 人组成，由江苏省卫生厅厅长吕炳奎为主任委员，该省中医院院长叶橘泉、该省中医学校校长承淡安为副主任委员。⑤ 9 月，江苏省中医学校开办中医师资班（80 名）和针灸师资班（60 名）各 1 班，学员为该省年在 25～45 岁、开业 5 年的中医师。⑥ 由此，形成了南、北两个中医教材编辑中心，南京更成为日后中医教材编修中心和中医师资培训的重要基地。

1956 年 9 月，吕炳奎调任卫生部中医司司长。为配合"西医学习中医"教学工作的需要，吕炳奎提出组织编写一部导论性的中医教材，"把中医学

---

① 佚名. 中医研究院制定编辑中医教材的计划［N］. 健康报，1956-03-30（1）.

② 佚名. 卫生部发出通知：高等医药学院增设中医药课程［N］. 健康报，1958-01-24（1）.

③ 佚名. 中华人民共和国卫生部关于在医药院校开设中医药课程的通知［N］. 健康报，1958-08-16（1）.

④ 吕炳奎. 团结全省医务卫生技术人员发挥革命热情，积极为建设社会主义而努力（草稿）［J］. 江苏中医，1956（1）：3-8.

⑤ 张继泽. 江苏中医编辑委员会正式成立［J］. 江苏中医，1956（1）：10.

⑥ 徐正昌，张继泽. 中医进修动态［J］. 江苏中医，1956（1）：13.

遗产作比较全面的概括介绍，以供西医学院校作为中医课程的参考教材之用，对一般造诣不深的中医提示一些补课的范围，给有志学中医的青年指出正确的途径"。[①]1958 年 9 月，《中医学概论》由人民卫生出版社出版，随即成为更大规模的"西医学习中医"运动的重要教材，也是高等医药院校中医课程和许多地方中医温课的教材。[②]

（二）江苏省中医学校的办学经验

自 1955 年 3 月开办江苏中医进修班，1956 年 4 月改为江苏省中医学校，1958 年 9 月扩充为南京中医学院，到《中医学概论》出版时，该校（院）仅有 3 年半的办学历史。其间共举办中医进修班、函授进修班、教学研究班、针灸师资班，西医学习针灸专修班、针灸巡回教学班、西医学习中医辅导员训练班、中医研究班、五年制的本科班和中药师进修班等 105 班，已结业共90 个班，计学员 5415 名。该校（院）也从最初的 4 名教师发展为 62 人，这还不算支援外地的近 50 人。当时该校（院）已编写各种中医教材 15 类，教材和教学参考资料共 51 种，约 2000 万字。主要教材都经过 3 次以上的修订，已经出版和正在出版的即达 25 种。[③]

由于办学的特殊缘起，该校从办学之初就注重师资、教材建设和教学方法研究。"当时符合要求的师资是很难物色的，因为旧社会中医学校少得可怜，从事中医教育工作的寥寥无几，许多老年中医，尽管有较高的学术水平和丰富的临床经验，课堂教育也缺乏经验。也有一部分老年中医，不善于用言语将他的丰富知识与经验表达出来，同时体力也受限制，就形成了鞭长莫及的现象。"该校的解决办法是，从进修学员中选拔和培养师资，组成包

---

① 南京中医学院.中医学概论：序言［M］.北京：人民卫生出版社，1958：1.

② 该书编辑委员会.新中国中医事业奠基人：吕炳奎从医六十年文集［M］.北京：华夏出版社，1993：7.

③ 王贤珪.我院中医教学工作的体会［N］.健康报，1958-12-10（4）.

括大部分学员参加的教研组，让学员帮助教师整理教学资料，研究改进教学方法，领导学员深入钻研课程，从而加速了教材建设进程。该校王贤珪副校长说："我们现有的13个教研组的人员，基本上都是这样培养起来的，并且支持了兄弟院校。我们具体培养的方法，是采取群众路线、交替教学法……就是在党委亲自掌握、老师具体指导下，师生之间、学员之间、班与班之间、组与组之间，相互教学，学员本身既是学生，也是老师，老师讲、学生听，学生讲、老师听。课后共同讨论，展开争鸣，又分工整理提高，再又分工负责教学，循环步步提高。"① 这种模式的成效显而易见，影响也不断扩大。1957年，卫生部委托该校举办第一期教学研究班，抽调8个省市的优秀在职中医200名参加学习；次年卫生部继续委托该校举办第二期教学研究班，来自云南、贵州、广东等12个省市的80名现职中医，包括中医学院、校的教师和公立医疗机构的中医师接受培训。②

该校教材建设亦复如此。"我们解决的办法是，大胆地依靠群众，组织学员与教员共同研究编写。1955年暑期中，我们便组织了少数学员留校，试编内经讲义，一月完成初稿。暑期后即以试编的讲义用于第二期进修班，叫编讲义的同学来进行试验性的教学，结果一致反映效果很好。"③ 自此，该校"边写、边教、边改"的中医教材编修模式逐步确立，包括中医经典和主干课程的数十种教材均依照这种模式编修成书。"在编写过程中，首先有专人负责分别摘集各门课程的有关资料，然后分交有编写特长的教师写成初稿，交分工负责的老师审阅，根据个人的学术见解和长期的临床经验提出修改和补充意见，再由有关的研究组和有关的同志参加集体讨论，热烈的争辩，意见取得一致者交原编写人修改后定稿，像这样的讨论和修改，往往对一门课

① 王贤珪.我院中医教学工作的体会［N］.健康报，1958-12-10（4）.

② 佚名.培养中医教学师资：第二期教学研究班开学［N］.健康报，1958-06-07（4）.

③ 同①.

程曾反复达四五次之多。"[1]

当年该校由昆、张克辉、王贤珪等校领导都曾在报刊上介绍办学经验，许多地方专门组织中医教学人员到南京参访，1957 年后卫生部指定该校举办中医师资培训班，学员来自各地，其影响不断扩大。

二、《中医学概论》的编修经过与内容

（一）《中医学概论》的编修经过

有了上述机制和经验，卫生部 1956 年秋将试编《中医学概论》的任务下达该校后，该校"即请各个教研组用试教修改的办法进行集体创作。于1957 年初草成初稿，即试用于南京市中医学徒班，作为正课前的桥梁读物。经试用后，作了一次修正和补充。嗣在南京医学院和江苏省卫生干部学校两处中医课内试教后，又加修改。现在为了定稿出版，又进行了一次较大的修改和补充"。[2]

实际上，1957 年初第一稿完成时，该书初名为《中国医学纲要》。《中医学概论》是反复讨论后，报经卫生部确定的书名。经试用和修订，"卫生部决定修改后出版，并布置了《中药学概论》的编写任务"。[3]

除了试用和编写人员间反复的讨论，江苏省卫生厅于 1957 年底召开中医工作专业座谈会，研究如何进一步做好"西医学习中医"的理论教学和临证实习。江苏省中医学校及南京等 7 个市"西医学习中医"班等 30 多个单位的代表共 60 余人参会，历时 6 天。"各地西医学习中医班的讲师体会较深，只有系统学习、全面掌握（中医学），教起来才能深入浅出，收到事半

---

① 唐辛伯，沈仲理.访江苏省中医学校观感［J］.上海中医药杂志，1958（1）：3-4.

② 南京中医学院.中医学概论：序言［M］.北京：人民卫生出版社，1958：1.

③ 夏登杰，沈劼，冯春富.藏龙卧虎地——南京中医药大学建校 50 年侧记之二（上）［J］.华人时刊，2004（6）：42-43.

功倍之效。""大家回顾了过去一个时期，通过'西医学习中医'工作，感到对中医本身有了很大提高，如备课找材料，丰富教学内容，等于重温旧课，系统地学习了一次中医理论，在临床上提高了医疗效果。因此，一致认为做好'西医学习中医'工作，是我们中医的关键所在。并一致表示，回去后在重温旧课的基础上提高技术水平，积极开展医疗、教学、研究工作。"会议结束前，卫生部中医司司长吕炳奎和省卫生厅副厅长顾尔钥分别作了指示和总结。① 实际上，这是一次听取各地西医学习中医班教员意见，进一步校准编修《中医学概论》方向的一次重要会议。

（二）内容与创编人员

首版《中医学概论》共 46 万字，分上、中、下三篇，上篇叙述中医学术的基本理论和医疗原则，中篇叙述中医临床各科的概要，下篇是关于内经、伤寒、金匮、温病学说的概述。"这本书的主要特点，是概述了中医学术的全貌，是按照中医理论体系，综合经典著作的主要精神实质，结合临床实践而加以概括编写的。虽然它是理论和实践统一的初步创作，但是，它确给学者指出了正确的学习方向，也给初学者提供了一条学习捷径。通过这本书的学习，可以了解掌握中医基本理论和一般临床知识，为深入钻研中医学打下良好的基础。因此，这本书不仅可以作为西医学习中医、医学院校教中医课的良好参考教材，也可供中医教徒弟、中医本身温课学习的参考。"②

因这部教材涉及内容面广量大，江苏省中医学校在编修过程中采取了"集体创作，发挥专长，积极编修，逐步提高"的原则，实际上成为一项全校教师参与的工作。吴贻谷受命主持编写工作，该校成立了吴贻谷为组长的

---

① 徐上池.贯彻卫生部西医学习中医会议精神江苏省卫生厅召开中医工作专业座谈会[J].江苏中医，1958，（1）：46.

② 佚名.向国庆献礼，中医工作放卫星：学习中医的教材《中医学概论》出版[N].健康报，1958-10-01（4）.

专职班子。①

首版《中医学概论》《中药学概论》署名南京中医学院，此后各版亦未见编写人员名单，但考虑该书涉及中医学项下 10 个以上二级学科内容，该校当年已设立 13 个教研组，集合全校精英共同编写书稿应该是当年的不二之选，其中包括部分后来奉调到外地执教的教师。②

1959 年春，南京中医学院接卫生部指示，开始着手修订《中医学概论》和《中药学概论》。修订后，卫生部又组织了中医研究院、北京中医学院、广州中山医学院、上海第二医学院等单位对这两书进行了全面的审查研究，并作了修订补充。

第二版《中医学概论》充分吸收各方意见，将首版的上、中、下三编改为上、下两篇。在初版上编阴阳五行章之后，增附"五运六气"一节；初版中编改为下篇，新增内科概要，眼科概要，气功概要三章；初版下编全部内容及附录中的"医德"一章，均已删去。对于上编的经络、病因、诊法、治疗法则及下篇的针灸、外科、儿科、伤科、按摩等各科概要均做了较多的增补和修改。③ 与首版不同，第二版封面加印"高等医药院校试用教材"，卫生部指定供医疗、儿科、卫生及口腔专业试用。

首版至第二版出版的一年中，《中医学概论》首版发行册数已达 68 万多册，《中药学概论》也发行了 37 万多册。④ 这个印数在当时出版的中医药类图书中首屈一指。

---

① 夏登杰，沈劼，冯春富.藏龙卧虎地——南京中医药大学建校 50 年侧记之二（上）[J].华人时刊，2004（6）：42-43.

② 李荣春.介绍印会河诊治泄泻经验[J].中日友好医院学报，1992（2）：59-60.

③ 本报讯.《中医学概论》和《中药学概论》修订本出版[N].健康报，1959-12-02（4）.

④ 同③.

三、初期影响及远期影响

（一）最初的"卫星"效应

《中医学概论》出版的消息首见于《健康报》第 679 期头版，那一天正好是 1958 年国庆节。当年，中医教育飞速发展，"由原来的四所中医学院、七所中医学校，发展到 15 所中医学院、23 所中医专科学校"，而"在编写教材上，南京中医学院编写《中医学概论》在整理中医理论上发射出第一颗卫星"。[①]

当天该报第四版上，配发了 3 则消息和 1 则评论。除报道《中医学概论》首版印行 10 万册、介绍该书内容外，其中 1 则消息指出，被称为《中医学概论》"姊妹花"[②] 的《中药学概论》也已编写完成。"《中药学概论》教学大纲是卫生部委托南京中医学院、北京中医学院和中医研究院制订的。"[③]

1958 年 10 月 11 日，中共中央对卫生部党组《关于组织西医离职学习中医班工作总结报告》做出批示。在随后召开的全国中医中药工作会议（以下简称"保定会议"）期间，该报告及批示刊发于《人民日报》和《健康报》，各地随即出现新一轮"西医学习中医"热潮。以南京为例，"南京第一医学院各基础教研组和临床教研组在院党委直接领导与支持下，都在积极学习祖国医学，先从中西医结合入手，进一步促进中西医合流。南京第二医学院、铁道医学院、鼓楼医院、军区总医院等九个单位在各级党委领导下，已经组织了 11 个学习班投入《中医学概论》的学习"。形势逼人，"南京中医学院组织校外教学组，并制定《中医学概论》教学进度计划供给各有关单位学习参

---

① 佚名.乘卫星，架火箭，卫生工作似闪电：一年来我国卫生事业获辉煌成就［N］.健康报，1958-10-01（1）.

② 谢宗万.推荐一本目前较好的中药学习参考书：中药学概论［J］.中药通报，1958（12）：558-559.

③ 佚名.发出《中药学概论》教学大纲［N］.健康报，1958-10-01（4）.

考"。①

在保定会议结束后的 1 个多月里，各省市（区）和军队等系统掀起一波学习中医的热潮，学习中医的教材均采用《中医学概论》和《中药学概论》。总后卫生部向全军各卫生机关发出关于学习中医的指示，总后勤部卫生部副部长饶正锡中将指示："要在一年内，从院长到全体医务人员都要学习完《中医学概论》《中药学概论》《中医护病学》三本书，行政、政工干部也要学习必要的中医知识。"② 中国医学科学院副院长白希清也提出："大搞'西医学习中医'运动，人人学，大家学，临床工作人员必须学，基础和预防部门的有关工作人员也必须学，医生要学，护士、化验员以及非医务人员也要学……临床方面的及与临床有关的人员，于 1959 年国庆节前，分批学完《中医学概论》。"③

1958 年 10 月前后开设中医课程的西安医学院、哈尔滨医科大学、天津医科大学、安徽医学院④、山西医学院、长春医学院、内蒙古医学院、青岛医学院、福建医学院、北京医学院⑤ 等医药院校均采用了卫生部指定、刚出版的《中医学概论》。

（二）不易察觉的反复

保定会议 1 个多月后，《人民日报》发表社论指出："研究整理祖国的医药学遗产，绝不是一件轻而易举的事情，而是一件长时间的艰苦的工作……

---

① 佚名.南京组织西医学习中医：中医学院组成校外教学组支援教学［N］.健康报，1958-11-12（4）.

② 高恩显.解放军卫生部门广泛开展学习中医运动［N］.健康报，1958-12-17（1）.

③ 白希清.坚决贯彻党的中医政策，促进中西医合流：为创立我国新医学而奋斗［N］.健康报，1958-12-17（2）.

④ 佚名.进一步贯彻党的中医政策，医药院校增加中医药课程［N］.健康报，1959-02-21（4）.

⑤ 佚名.山西、长春等医学院增设中医药课程［N］.健康报，1959-02-25（4）.

在这里，消极态度是不行的，急躁也是不行的。当然，除去集中一部分西医离职学习中医中药，以便专门从事对祖国医药学遗产的研究整理工作之外，还应当号召在职西医根据自愿和可能，在结合业务的原则下学习中医。但是不应当要求全体西医都无条件地研究中医中药，以免对于他们目前已经十分繁重的工作任务有所妨碍。"①

上述社论发表后半年里，此前"西医学习中医"的做法虽得到某种程度的修正，但这一运动的惯性仍很强大。如陕西省医院"举办了红旗夜大学，目前以学习《中医学概论》为主，每周五小时，以西医集体预习和中医重点讲解相结合的方式进行学习……药房西药人员已学完《中药学概论》的上篇"。②大连医学院医院"成立了中医教研组，聘请了22名民间老中医，定期经常到医院工作，增加了中医治疗和教学的力量。自去年11月起，还成立了'西医学习中医'班，以讲授《中医学概论》为主，系统学习中医理论"。③

1959年8月初，总后卫生部在京召开全军中医中药工作经验交流会议提道："全军绝大多数卫生医务人员采取在职学习为主的办法，掀起了学习中医学基本理论《中医学概论》《中药学概论》《中医护病学》三本书的热潮。会议提出，要总结经验，鼓足干劲，继续前进，并要求部队卫生医务人员在三年内学好《中医学概论》《中药学概论》《中医护病学》三本书，基本上掌握中医的辨证论治的规律。"④

从结果看，这个几乎与庐山会议同时举行的会议结束时提出的要求与庐

---

① 《人民日报》社论：认真贯彻党的中医政策［N］.健康报，1959-01-28（1）.

② 佚名.结合临床，系统学习理论：陕西省医院西医学习中医逐步深入［N］.健康报，1959-05-09（1）.

③ 宋长茂，杨春明.大连两医院西医学习中医进入新阶段：铁路医院西医学习中医辨证论治原则，医学院医院联系实际研究中医理论［N］.健康报，1959-05-13（3）.

④ 佚名.解放军后勤部卫生部召开中医中药工作经验交流会议：总结经验，鼓足干劲，继续前进［N］.健康报，1959-08-22（4）.

山会议的取向是一致的，此前一年"西医学习中医"的做法至少在军队卫生系统得以延续。此次会议的提法和要求也反映在《后勤杂志》的社论中。该社论指出："不能不看到，有些单位对党的中医政策学习和理解得不够深刻，思想基础还不巩固，在学习中医理论和辨证施治的过程中，遇到一些困难，就犹豫不定，畏难松劲，有的人甚至失去信心。这种情况，是今后继续深入贯彻党的中医政策的主要障碍。不坚决克服和纠正，就会使我军中医中药工作的开展陷于停滞不前，甚至半途而废的境地。"由于军队医务人员缺少中医业者的指导，该社论提出除每年抽调一定数量的西医比较长期地离职学习中医外，可以酌情开办短训班，而在职人员"必须根据'系统学习、全面掌握、整理提高'的方针，密切结合业务，采取边学边用边整理提高的方法进行学习。在学习内容上，对不同单位和不同对象，要提出不同的要求。只有这样，才能把学习成果落到实处"。①《人民军医》随后转载了这篇社论。

1959年1月《人民日报》社论发表前后，"西医学习中医"工作几经反复，实际上反映了高层对1954年出台的中医政策的不同观点，而部分西医业者的抵触情绪一直存在。

（三）《中医学概论》的传布

《中医学概论》问世后，各地反响强烈，出版社不断加印，南京中医学院也应邀派出教师传授讲授经验，甚至该校开办的师资班学员也分成若干组，到各地指导《中医学概论》的教学工作。②各地中医教育机构也迅速掀起学习热潮。③

保定会议后，浙江省卫生厅开办的西医离职学习中医班报名人数不断突

---

① 社论.深入贯彻执行党的中医政策［J］.人民军医，1959（10）：775–776.

② 南京中医学院教研班江西组.《中医学概论》教学体会［J］.江西中医药杂志，1959（5）：34–36.

③ 辽宁省黑山县人民委员会.提高医务人员技术水平的做法和体会［N］.健康报，1960-02-13（4）.

破，由 80 名增为 92 名，而浙江医学院也需要中医教师，于是该省卫生厅抽调该省中医药研究所、省中医院、省中医进修学校等单位具有教学能力的中医师在浙江医学院成立中医教研组，承担教学工作。《浙江中医杂志》也特约潘澄濂、董志仁、史沛棠、高镇五、虞孝贞、江德杲、吴颂康、詹起荪、马莲湘、管昌文等开列教学重点，补充所涉及的具体资料，在 1959 年连续刊布 12 期，以便《中医学概论》下一步的修订补充。①

《人民军医》也邀请北京中医学院刘浩江、中医研究院方药中等开辟专栏，连续刊布 4 期 "《中医学概论》问题解答"，对军队医务人员进行学习辅导。②,③汕头中医业者帮助驻军医务人员的内容之一，就是讲授《中医学概论》。④

为了交流《中医学概论》教学心得，中医药类期刊刊发了大量有关《中医学概论》中阴阳五行⑤、藏象⑥,⑦等理论难度较高的章节教学工作的心得；这些作者中有中医进修学校教师，也有医药院校教师及已经小有名气的教师。⑧,⑨

《中医学概论》出版后，各地普遍将其作为"西医学习中医"的基本教材，并提出学习要求⑩；高等和中等医学院校也按卫生部要求用作中医课程教

①　潘澄濂，董志仁."中医学概论"学习笔记［J］.浙江中医杂志，1959（1）：2-3.

②　刘浩江.《中医学概论》问题解答［J］.人民军医，1959（3）：222-223.

③　方药中.《中医学概论》问题解答（续）［J］.人民军医，1959（4）：302-304.

④　佚名.发扬共产主义协作精神：军队支援地方，地方帮助军队［N］.健康报，1960-02-03（3）.

⑤　尚志钧，杜一先，袁俊贤.学习中医学概论阴阳五行部分的初步体会［J］.药学通报，1959（7）：366-368.

⑥　陈梅芳，陈泽霖.对藏象教学的一些体会［J］.中医杂志，1960（7）：42-44.

⑦　蒋叔良.藏象篇所阐明机体的整体原则［J］.浙江中医杂志，1959（1）：4-6.

⑧　孟景春.西医学习中医教学工作中的备课与讲课［J］.江苏中医，1961（2）：30-33.

⑨　汪幼人，王绵之.从事中医教学工作的一点体会［J］.江苏中医，1958（2）：10-11.

⑩　佚名.中医西医由合作到合流：叶熙春代表谈浙江省中医工作的成就［N］.人民日报，1960-04-14（17）.

材。①1960 年 6 月举行的全国文教群英大会上，南京中医学院因编修的《中医学概论》等 68 种教材"风行全国，受到读者的普遍欢迎，有力地配合了开展西医学习中医的群众运动"而受到表彰。②

2013 年，作为"最好的通俗中医公开课经典教程"，《中医学概论》和《中药学概论》由湖南科学技术出版社重刊，据称"1958 年至今累计销售量分别超过 600 万册和 400 万册，并广泛流传到海外，对中医药走向世界产生了较大影响"。③

四、结语与评价

《中医学概论》的问世，有效地解决了 20 世纪 50 年代"西医学习中医"的教材问题，整体观、辨证论治、藏象学说等核心观念和理论阐释也借由该书传布给当年整个医学界，从而初步建构了新中国背景下中医学理论体系的根基。

实际上，20 世纪 20 年代后中医界已多次讨论中医教材问题，第一批现代意义的中医教材集中出现在 20 世纪 30 年代并非偶然；民国时期各地兴办的 70 多所中医学校，编写的 170 多种教材，已基本符合近代教育模式的要求，并为新中国中医药高等教育的勃兴奠定了基础。④ 以 1958 年任南京中医学院伤寒温病教研组组长的宋爱人为例，早在 1933 年当他协助编著《顾氏医径读本》时，已初步总结了现代文化背景上中医教材编写的若干原则，包括如何对待经典著作和内容选择的原则（"尊经学而崇实学""古今贯彻""鉴别精严""不尚空谈"），对教材文字提出的"文词简洁""易诵易读"

---

① 佚名.山东中医药工作的丰收：刘惠民代表的发言［N］.人民日报,1960-04-14（17）.

② 本报记者.教育革命满园春［N］.健康报，1960-06-11（4）.

③ 本刊通讯员."最好的通俗中医公开课经典教程"重刊［J］.中国中医药信息杂志，2013，20（11）：91-91.

④ 周鸿艳，李志平，李和伟.近代中医教育的反废止努力——以课程教材建设为例［J］.中医药信息，2010，27（4）：131-132.

原则等，都在南京编写的首批教材中有所体现。[①] 有了这批中医学者的大量理论思考、实践基础和在新中国背景下达成的共识，就不难理解该校编写的数十种教材何以能在短短两年内成书，《中医学概论》第二版后就基本定型，未再做过修订。

"西医学习中医"政策落实后，采用何种教材，如何开展教学工作，曾出现各种意见。[②] 在中华人民共和国成立的背景上如何编写中医教材，以及采用何种标准，在1957年前确是一个难题，尤其是经历了1954年的中医政策转变。在教材的选用上，起初中央卫生部曾指定先学习经典著作（内、伤、金、本草），但教学的实际效果差强人意。[③]

《中医学概论》是传统中医理论体系重构基本完成的一个重要标志。从1950年第一届全国卫生会议前后中医学术和中医业者都要实行"科学化"的众口一词，到1954年后冠以"祖国医学遗产"后的惶惑，组织"西医学习中医"之初的手忙脚乱，直到吸纳"辨证论治""整体观"，打通中医理、法、方、药的《中医学概论》问世，所有的局中人都大大地松了一口气——"中国医药学是一个伟大的宝库"终于坐实，尽管已经有无数事实和文献证明过这一点！毫无疑问，编修者们已经考虑到新国家的科学性和现代性要求，考虑到源自苏俄甚至德国的唯物论和辩证法的思维方法，也不可能不注意到几乎同时仍在进行的五行说存废讨论[④]，但《中医学概论》的编者们并没有废弃阴阳和五行说，而是借助唯物论和辩证法对阴阳和五行说作了更为自洽的阐释。《中医学概论》首版问世后，阴阳五行说逐渐站稳了脚跟[⑤]，此后数版全国统编中医教材均沿用其中的阐释方式和内容，也基本止息了持续半

---

① 王德.试析宋爱人的教材建设思想［J］.中医教育，1996（2）：45-46.

② 李墨荫.关于西医学习中医的问题［J］.中医杂志，1956（5）：273-275.

③ 佚名.改进中医中药工作：叶熙春的发言［N］.人民日报，1957-07-08（6）.

④ 严菱舟.关于中医五行学说的讨论［J］.中医杂志，1957（4）：201-204.

⑤ 葛洪九.我对五行学说的看法［J］.福建中医药，1963（1）：13-16.

个世纪的争论。当然，由于《中医学概论》包括中医学院现有课程十种以上的科目（如内经、诊断、中药、针灸、温病、伤寒、内、外、妇、儿科等），对教师提出了更高的要求。①

（中华医史杂志，2020，50（1）：33-39.）

① 许济群.试教"中医学概论"的几点体会［J］.江苏中医，1962（7）：23-28.

中医学院试用教材第一、二版编修始末

对于当代中医高等教育而言，第二版统编教材的地位和影响较为特殊，以至提起第二版统编教材，前后数版统编教材都黯然失色。时近一甲子，回顾第二版统编教材及作为其基础、几乎无人提起的第一版教材，对于理解当代中医学术体系的建构和当代中医高等教育的发展史，不无裨益。

一、20 世纪 50 年代编修中医教材的历史背景

（一）中医研究院的最初尝试

1951 年后各地的中医进修学校（班），基于"中医科学化"方针，主要开设基础医学和预防医学课程，中医课程极少。实际上到 1953 年底中医政策发生逆转时，中医进修课程究竟应设置哪些内容，甚至连讨论都很少。

1954 年第一届高等医学教育会议时，院系调整已经结束，调整后的 30 余所高等医药院校各仍其旧，尚无全国统编教材；曾一度提倡直接采用苏联教材的做法，也因内容不适合中国国情而作罢。[1,2] 这年晚些时候，成为中华医学会首批中医会员的施今墨撰文，认为新的中医政策出台正是实现其"中医科学化"夙愿的良机，倡议编修全国统一中医教材。[3]

---

① 吴一纯 . 关于西医学习中医的几点意见［J］. 江西中医药杂志，1958（1）：39–41.

② 佚名 . 农工民主党北京市委会邀请著名中医座谈"百家争鸣"［N］. 健康报，1956–08–17（1）.

③ 施今墨 . 编辑中医统一标准用书建议［J］. 中华医学杂志，1954，40（9）：668–669.

1956 年 3 月 21 日，中医研究院中医教材编辑委员会成立，负责编修新中国第一版供"西医学习中医"用的中医教材。确定编辑的教材"有用现代汉语翻译的内经知要、伤寒论、金匮要略、神农本草经；有编著的内科学、外科学、针灸学、中国医学史等。"[①] 由于中央指示学习中医药从古典文献学起，编辑计划中的《本草概要》《本草经语译》《内经知要语译》《针灸学》《伤寒论语译》《金匮语译》《中医内科学概要》《中医外科学概要》《中国医学史》于这年晚些时候成书，史称"中医研究院教材九种"，封面均冠以"未经审定教材草稿"字样。据余瀛鳌回忆，中医研究院编制教材及此后中医学院统编一版教材，都是卫生部部长助理郭子化倡议和推动的。[②]

中医研究院中医教材编辑委员会此时正在编写供高等医学院校中医课程教学用的内科学、外科学、针灸学、本草和中国医学史 5 种中医教科书，另外还承担着将《内经》《伤寒论》《金匮要略》《神农本草经》译成语体文的任务。[③] 已经开学的第一班西医脱产学习中医的研究班，"由于没有师资，没有教学大纲，没有集体备课制度，也没有教材，更没有举办过西医学习中医班的经验，于是边摸索边教学。"[④] 第一门课《内经知要》，学员们就遇到困难。"他们就耐心地查字典，不懂的地方共同研究，碰到实在难以解决的问题就虚心地向老师请教，不容易记忆的就编成歌诀。经过几个月的艰苦学习过程，他们终于打破了第一道困难，把《内经知要》学完，并且学习成绩都很好。"[⑤]

（二）联翩出台的政策措施

1956 年 3 月和 4 月，卫生部在上海、北京召开座谈会，着重讨论了中医

① 佚名.中医研究院制定编辑中医教材的计划［N］.健康报，1956-03-30（1）.

② 戚惠民，董助才.忆郭子化［M］.北京：中共党史出版社，1991：150-151.

③ 新华社讯.四部中医经典著作将译成语体文［N］.健康报，1956-06-01（1）.

④ 袁君，秦秋，邹乃俐.中国中医研究院人物志：第一辑［M］.北京：中医古籍出版社，1995：107.

⑤ 郎玉书.第一个中医研究班［N］.健康报，1956-06-08（3）.

工作等问题。会议认为，"西医学习中医"、妥善安排中医的工作和中医带徒弟是当时中医工作的重点，高等和中等医学院校必须添设中医课程。"会议认为，这是一件继承祖国医学遗产的有效措施，也是一件光荣的政治任务，卫生部门的各级领导干部要以高度的责任心，对西医做好思想工作和具体的组织工作，以保证这一措施的全面实现。"座谈会还提出，要依靠中医带徒弟在 7 年内培养大量的新生的中医力量。①

5 月 16 ～ 17 日，卫生部召开筹备成立北京、上海、广州、成都四个中医学院的座谈会。"会上一致同意四个中医学院在今年暑假各招新生 120 名。"并讨论了基建、编制、教学计划、教师调配等问题。② 一周后，"欢迎年青干部和学生来投考中医学院"刊登在《健康报》上。③ 随即引来热烈的回应 ④,⑤，一些地方报考人数超过招生数的数倍甚至十数倍。⑥ 对于筹办工作，卫生部要求四地给予热情帮助，而"教学大纲及教材需要中医研究院等单位来共同配合编订"。⑦

与此同时，各地"西医学习中医"全面铺开。以天津市为例，为筹备将于 6 月和 7 月开学的"西医学习中医"在职班和脱产班，该市于 5 月 25 日成立由 43 名中医业者组织的中医教学研究委员会，以负责领导全市"西医学习中医"的教学工作。该委员会下设:《内经知要》《伤寒论》《金匮要略》《本草经》《医学史》及临床各科等 12 个专科小组，集体负责备课和编写教材。"如市公共卫生局副局长哈荔田过去对《金匮要略》有研究，并且对妇

---

① 佚名.卫生部在上海、北京召开座谈会　讨论中医及基层卫生组织问题［N］.健康报，1956-05-04（2）.

② 佚名.卫生部召开筹备成立中医学院座谈会［N］.健康报，1956-05-18（1）.

③ 朱潮.欢迎年青干部和学生来投考中医学院［N］.健康报，1956-05-25（3）.

④ 李怀琳.我决心报考中医学院［N］.健康报，1956-06-01（2）.

⑤ 萧龙友.中医学院成立感言［N］.健康报，1956-06-08（2）.

⑥ 佚名.很多学生报考中医学院［N］.健康报，1956-07-17（1）.

⑦ 社论.迎接中医学院的诞生［N］.健康报，1956-06-08（1）.

科有丰富的临床治疗经验。这次担任了《金匮要略》和妇科的教学课程。宋向元大夫对医学史有多年的研究，这次担任《医学史》的课程。其他如陆观虎、邢锡波、赵寄凡、杨达夫、贺骧侪、张方舆、王文锦等人，都担任了中医经典著作的主要教学课程。"①

政策措施联翩出台，造成中医师资和教材骤然紧张，也给医学院校造成巨大压力。一届人大三次会议期间，人大代表们对上述安排提出异议。吴执中代表说：我们要学习中医，但是鉴于目前中医师资的缺乏，教科书又没有系统地编好，我们是否考虑在几个医学院校重点试行，过二三年，再在全国医学院校增设中医课程。②

二、第一版统编教材的筹备与编修

（一）《中医学概论》问世的影响

为应对医学院校对中医教材的需要，卫生部于1956年秋将编写"西医学习中医"用的《中医学概论》的任务交给江苏省中医学校。当时该校已自编了13种教材，反响很好，全国中医师资班也于1956年11月由该校承办。江苏省中医学校采取了"集体创作，发挥专长，积极编修，逐步提高"的原则，成立了吴贻谷为组长的专职班子，编修《中医学概论》实际上成为一项全校教师参与的工作。③

《中医学概论》初稿于1957年初完成后，在南京市中医学徒班、南京医学院和江苏省卫生干部学校试用和修订试用；定稿前，又进行了一次较大的修改和补充。④ 随即，卫生部又将《中药学概论》的编写任务交给该校。

---

① 佚名.天津成立中医教学研究委员会［N］.健康报，1956-06-01（1）.

② 佚名.卫生部邀请全国人大代表举行座谈会［N］.健康报，1956-07-03（1）.

③ 夏登杰，沈劼，冯春富.藏龙卧虎地——南京中医药大学建校50年侧记之二（上）［J］.华人时刊，2004（6）：42-45.

④ 南京中医学院.中医学概论：序言［M］.北京：人民卫生出版社，1958：1.

1958年3月19日，卫生部组织的"全国各省市除四害、讲卫生'大跃进'比先进协议大会"上，各地代表提出了许多设想，卫生部据此拟订了《卫生工作规划四十二条（草案）》，并于5月下发各地。其中，第二十六条是"培养中医师资和编写中医教材……卫生部拟成立中医教材编审委员会，负责中医教材编审工作。由各地组织学识经验丰富的中医师和学好中医的西医师，根据总的计划，分担教材编写任务。要求在三年内编好各科中医教材"。①

同年1月和8月，卫生部两度发出《关于在医药院校开设中医药课程的通知》，提出的要求越来越急迫。②10月，《中医学概论》和《中药学概论》出版，首次印数即达10万册。1年后，作为献礼建国十周年的成果，《中医学概论》和《中药学概论》修订版问世，封面印有"高等医药院校试用教材"字样，卫生部指定供医疗、儿科、卫生及口腔专业试用。两书印数合计已达105万册，成为新中国中医药类图书销量的翘楚。

解决了医学院校中医教材问题，给中医界极大鼓舞。由于仓促上马，中医学院"最初的中医教材均由各学院自编，水平参差不齐，科目不够统一，明显影响教学。有鉴于此，郭老（子化）主张以统编教材作为中医高等院校教学应用，藉以提高教学质量"。③1958年7月，《中医学概论》出版前夕，卫生部在南京召开座谈会，讨论和酝酿编写全国中医学院统一教材。④中医学院试用教材编写工作由此拉开序幕。

---

① 佚名.卫生部为发送卫生工作规划四十二条（草案）的通知［J］.卫生工作通讯，1958（11）：2-9.

② 李剑.医药院校开设中医课程的历史考察——以《健康报》为中心［J］.中医文献杂志，2019，37（5）：51-55.

③ 戚惠民，董助才.忆郭子化［M］.北京：中共党史出版社，1991：151.

④ 陆莲舫.高等中医教育的教材建设——高等中医教育四十年回顾之三［J］.中医教育，1997，16（2）：7-11.

（二）编修过程和效果

1959 年 4 月，卫生部在成都召开座谈会，讨论了编写中医课程教学大纲和教材编写计划及具体分工。会议认为，几年来各院校自编了许多中医教材，"已有可能在原来教学大纲和教材的基础上，编写出一套可供全国中医学院参考使用的大纲和教材"。会后，卫生部形成《关于编写中医学院课程教学大纲和教材的意见》，提出了总体思路。①

同年 6 月 8～24 日，卫生部在南京召开中医教材编写座谈会。北京、上海、广州、成都、南京等 5 所中医学院的负责人和教师共 40 余人出席。江苏省 10 所中医专科学校也派员列席。会议讨论和修改了《卫生部对编写中医学院教学大纲及统一教材的几点意见（初稿）》，以及五所中医学院分工起草的中国医学史、医古文、内经、中药学、方剂学、诊断学、伤寒论、温病学、内科学、外科学与伤科学、妇科学、儿科学、喉科与眼科学、针灸学、各家学说及医案选等课程的教学大纲和教材编写提纲草案。同时，确定了中医教材的编写原则。会上，对过去一些有争论的问题，基本上取得一致意见，统一了各科教材名称，确定了编写体例和具体内容。②会议开始时，江苏省副省长管文蔚、卫生部中医司司长吕炳奎、江苏省卫生厅副厅长顾尔钥到会讲话。会议结束时吕炳奎做了总结。他肯定了会议的收获，要求各学院立即组织力量，初步拟定 1959 年冬至 1960 年春分三批交稿，分批分点审稿。③

1960 年 3～6 月，卫生部召集北京、上海、广州、成都、南京 5 所中医学院，遵循"既全面、又简明"的原则，先后在上海、广州、青岛审定了共

---

① 陆莲舫.高等中医教育的教材建设——高等中医教育四十年回顾之三［J］.中医教育，1997，16（2）：7–11.

② 佚名.卫生部在南京召开座谈会 讨论中医教材编写提纲［N］.人民日报，1959–07–05（2）.

③ 佚名.为培养高级中医人才编写统一教材 中央卫生部在南京召开中医教材编写座谈会［J］.江苏中医，1959（7）：4.

17 门教材，于 1960 年 8 月至 1962 年 2 月间由人民卫生出版社出版，成为全国"中医学院试用教材"，史称"一版教材"。时人认为，"一版教材虽系草创，但由于它把祖国医学系统地画了一个前所未能画出的轮廓，因而它对提高教学质量起到了积极作用"。[①]

参加教材审查会议的卫生部中医顾问秦伯未说："感觉到在发展过程方面，是以新的观点与新的语言来写的，是以前所没有的。做到了整理提高的初步工作，为今后科学性更高的更完备的教材打下了基础，并对今后教学、医疗、研究的发展创造了有利的条件。"[②] 邓铁涛认为："教材从无到有，不仅解决了中医学院教学的需要，对于广大中医的温课提高及西医学习中医等，都起到很大的作用，这是中医事业的一个重大成就。"[③] 而在组织者吕炳奎看来，虽然当时缺乏经验，"第一版的教材，大体上把祖国医学的理论体系概括地反映了出来……这套教材的发行不仅使中医学院的教学有了统一的蓝本，而且对广大中医的温课提高等都起了很大的作用。"[④]

需要指出的是，第一、二版中医学院试用教材究有几种，历来说法不一。据 1959 年 12 月《卫生部组织的教材编写与出版情况》，"一版教材"确如上述的 15 种[⑤]；但查核 1960 至 1962 年《全国总书目》，"一版教材"除将中医外、伤、眼、喉科学 4 科分立外，还增加了《中医推拿学讲义》（见表 6）。"二版教材"则以《金匮要略讲义》取代了《中医推拿学讲义》。

① 陆莲舫.高等中医教育的教材建设——高等中医教育四十年回顾之三［J］.中医教育，1997，16（2）：7-11.

② 佚名.树雄心 攀高峰 大搞中医研究工作 秦伯未委员的发言［N］.人民日报，1960-04-08（20）.

③ 邓铁涛.祝全国中医学院教材第二版出版 继承发扬祖国医学的重大成就［J］.广东医学（祖国医学版），1964（1）：1-2.

④ 吕炳奎.整理提高中医教材的收获和经验［J］.中医杂志，1963（8）：1-3.

⑤ 中华人民共和国卫生部医学教育司.医学教育资料汇编第2辑［M］.北京：卫生部医学教育司自印本，1959：123-129.

表6　一版教材编著、出版情况

教材名称	编著单位	出版时间（年）	教材名称	编著单位	出版时间（年）
内经讲义	北京中医学院	1960	中医儿科学讲义	广州中医学院	1960
伤寒论讲义	成都中医学院	1960	中医伤科学讲义	上海中医学院	1960
中医诊断学讲义	广州中医学院	1960	中医眼科学讲义	广州中医学院	1960
中药学讲义	成都中医学院	1960	中医喉科学讲义	广州中医学院	1960
中医方剂学讲义	南京中医学院	1960	医古文讲义	上海中医学院	1960
温病学讲义	南京中医学院	1960	针灸学讲义	南京中医学院	1960
中医内科学讲义	上海中医学院	1960	中医推拿学讲义	上海中医学院	1961
中医外科学讲义	上海中医学院	1960	中医各家学说及医案选讲义	北京中医学院	1961
中医妇科学讲义	成都中医学院	1960	中国医学史讲义	北京中医学院	1962

（据《全国总书目》1960～1962年）

三、第一版教材的修订与第二版教材的诞生

（一）修订工作缘起

一版教材出版时，"大跃进"即将结束。1961年1月，中国共产党八届九中全会确定了"调整、巩固、充实、提高"的指导方针，国民经济随即转入调整时期。10月，全国高等医学教育会议在京召开，全面总结了1958年后高等医学教育工作。卫生部副部长崔义田在会上指出："教材内容，必须注意不断加深更新，充实材料，提高科学水平。"当时医学院校大多数课程都已出版或正在编写全国统编教材，但仍存在问题和缺点。崔义田提出，"我们准备在若干年内，组织编写一套质量比较好的、适合我国医学教育特点的教材。为了更好地保证教材质量，准备在卫生部领导下成立医学教材编审委员会和各门学科的教材评审小组，负责教材的编写和评审

工作。"① 上述会议精神随后也传达到各地中医学院。②

此时，1956 年办学的 4 所中医学院第一届学生即将毕业。1962 年 2 月 10 日，卫生部印发《关于总结中医学院的办学经验问题的通知》，要求各学院全面总结办学工作。③

同年 9 月下旬，卫生部在京召开中医学院教学工作座谈会，北京、上海、广州、成都、南京、湖北、山东、辽宁、河南 9 所中医学院和中医研究院的代表共 21 人出席。其中除正副院长和党委书记外，有名老中医 10 人。卫生部崔义田、郭子化出席了会议。会议期间，代表们总结和交流了几年来的办学经验，认真地检查了工作中的缺点。会议针对各地反映的"学生在中医业务上基础打得不够扎实，阅读中医古典医籍的能力较差，能背诵熟记的重要基本内容没有都能背诵熟记，方剂、药味运用得不够灵活"等问题，以及"五老上书"的内容，对中医学院的中、西医课程内容、总学时数和周学时数做了调整，要求学生以四年半的时间（包括一年毕业实习）学习中医，一年半用来学习政治、体育、古文等课程和现代医学课程。增加的中医课时数主要用于加强基本训练方面。此外，会议讨论决定课程中增列"金匮要略"，并把 16 门中医课程中的医经（内、难）、伤寒、金匮、药物、方剂和诊断列为重点，必须安排充分的时间学习。④

同年 12 月 5 日，卫生部印发《关于中医学院教学工作的几个问题和执行 1962 年修订的六年制中医专业教学计划的通知》⑤"经过几年来的教学实践

① 中华人民共和国卫生部医学教育司.医学教育资料汇编第 3 辑［M］.北京：卫生部医学教育司自印本，1961：40–48.

② 南京中医药大学.辉煌历程：南京中医药大学大事记 1949—2014［M］.南京：江苏出版社，2014：27.

③ 同②：28.

④ 佚名.总结交流经验 调整教学内容 卫生部召开中医学院教学工作座谈会［N］.健康报，1962–10–13（1）.

⑤ 中华人民共和国卫生部医学教育司.医学教育资料汇编第 4 辑［M］.北京：卫生部医学教育司自印本，1962：29–33.

和临床验证，各负责编写单位于 1962 年开始征集意见和进行修改工作。"① 一版教材的修订工作在此背景上展开。

（二）二版教材编修的过程

1. 第一次教材修订会议

1963 年 5 月 20 日～6 月 26 日，卫生部在庐山召开第一次中医学院教材修订会议。北京、上海、南京、广州、成都、湖北等中医学院的院长、主任和各科主编教师，和江西、辽宁、山东、河南、福建、天津等中医学院的主任、教师，以及特邀的陆真翘、吴棹仙、吴考槃、秦伯未等老中医和成绩卓著的西学中毕业学员黄星垣、许自诚、谭家兴、张大钊等共 71 人与会。据由昆回忆："这次会议，要求我们在学习掌握中医理论和总结教学经验的基础上，充分利用现代科学知识的有利条件，结合临床实践，对第一版教材的内容进行去芜取精的修改补充，以加强它的系统性、科学性和逻辑性，这就使教材质量获得了很大程度的提高。"②

除了延续第一版教材"既全面、又简明"的原则外，会议要求进一步充实教材内容的基本理论、基础知识和系统性。"在明确了继承和发扬的关系的前提下，加强整理提高工作，发挥了老年教师、中年教师和学过中医的西医的集体智慧，反复修改补充了中药、方剂、诊断、内科、内经、伤寒、温病等 7 门教材，并增编了金匮教材，约 200 万字。""这次修订的 7 门教材，有的做了反复修订，有的增加了概论，有的做了重写和补充，注释也作了修改。例如，中药、方剂两门教材，经过了反复修订；内经教材的概论部分，做了重新编写，原文的注释也作了较大的修改；伤寒教材增加了概论，原文也作了较大的补充；温病、诊断两门教材，不仅作了修改，而且几近重写。

---

① 邓铁涛. 祝全国中医学院教材第二版出版　继承发扬祖国医学的重大成就［J］. 广东医学（祖国医学版），1964（1）：1-2.

② 由昆. 参加全国中医学院第二版中医教材会议的感想和体会［J］. 中医杂志，1964（4）：4-5.

除此以外，这次修订后的七门教材的共同特点是：理论更加联系实际了，各门教材之间的呼应、系统性和条理性也有了增强，总之，从教材的体系来说质量有所提高。"[①]

"在这次教材修订的过程中，还对阴阳五行、六经、温病的伏邪和新感、证候分类的机制等问题提出了新概念。认为阴阳五行在祖国医学是用以说明脏腑经络的生理、病理等矛盾发展必须相对的平衡和各方面的相互关系，即用以认识和说明人体一切生理现象和病理变化的方法，而不是肌体和疾病变化的本身。证候分类是一个牵涉面较广的问题。伤寒有六经的证候分类，温病有卫、气、营、血和三焦的证候分类，杂病有脏腑的证候分类等等。这样各种不同的证候分类，是前人根据疾病发生和变化过程中的生理、病理机能紊乱的客观反映所作出的。从这些分类中可以反映出整个病机，这是祖国医学的生理病理观，是认识疾病的理论，而不是对整个机体割裂的孤立的分类。过去对内经、伤寒论的关系、伤寒与温病的关系，曾有分歧。这次从源流及实际应用方面，做了详细的说明，认为内经、伤寒与温病之间，既有继承，又有发展，有源有流。"[②]

2. 第二次教材修订会议

1963 年 10 月 20 日，卫生部在合肥召开第二次中医学院中医教材修订会议，修订了外科等 10 门教材。出席这次会议的，有北京、上海、成都、南京、广州五所主编教材的中医学院的副院长、教务长、教务处长、主任及各科主编教师，有天津、山东、辽宁、长春、黑龙江、湖北、湖南、河南、福建、安徽、云南、陕西、浙江等中医学院和中医研究院的研究人员；有西医学过中医的朱通柏副教授、张大钊医师、黄星垣主任、许自诚副主任、边天羽副主任、谭家兴副主任；还有南京中医学院曹鸣高主任、上海市龙华医院

---

① 由昆. 参加全国中医学院第二版中医教材会议的感想和体会［J］. 中医杂志, 1964（4）: 4–5.

② 佚名. 卫生部召开中医学院教材修订会议 认真修订内科等八门教材［N］. 健康报, 1963–08–10（1）.

徐仲才副院长、卫生部中医顾问秦伯未等共 70 多人。[①]

由于政治氛围宽松，党的"双百"方针得到贯彻，与会者工作热情很高，对各门教材都进行了反复讨论和多次修订，内容、质量显著提高，编写体例也有改进。第二批修订的中医教材有《中医外科学讲义》《中医伤科学讲义》《中医妇科学讲义》《中医儿科学讲义》《中医眼科学讲义》《中医喉科学讲义》《针灸学讲义》《中医各家学说讲义》《中国医学史讲义》《古文讲义》共 10 门教材，约 200 万字。修订后的 18 种教材史称"二版教材"，正式名称为"中医学院试用教材重订本"，由上海科学技术出版社陆续出版。

"这批修订的教材，以临床课较多，除继续保持'既全面、又简明'的特点外，都着重对总论部分进行了修改或增订，特别把各科理论的中心内容及特点，提纲挈领地揭示出来，这样既能比较系统全面地反映出祖国医学理论体系的丰富内容，又能各具特色，理论紧密联系实际地指导临床实践。例如《中医伤科学讲义》总论，就重点突出了诊疗上动静结合和内外兼治的整体观；《中医各家学说讲义》的总论是新增的，通过系统叙述，论证各家学说，并不是各成派系，自立门户，互不相关或者彼此排斥，而是在理论密切联系临床实践的情况下发展起来的；《中医儿科学讲义》的总论，把小儿生理特点概括为脏腑娇嫩、形气未充，生机蓬勃、发育迅速，病理特点为发病容易、变化迅速、脏气清灵、易趋康复等，且在理论上对这些特点做了较为系统的论述。其他各科总论，经过修订，也都有了较多的充实和提高。在各论方面，各科对每个疾病的重点、范围、病名和体例等，都做了仔细的分析研究，且都经过多次集体讨论和反复修改，从而达到了概念清楚，指标明确，理法有据，体例统一，前后呼应。在紧密结合临床实践方面，各科都注意到将切实可用、行之有效的经验加入，因此各科各论内容，也较前版更为丰富而实用。"[②]

---

① 张志昆. 中医学院教材全部得到修订 卫生部在合肥召开会议，修订了外科等十门教材 [N]. 健康报，1963-12-28（1）.

② 王永炎，鲁兆麟，任廷革. 任应秋医学全集：卷 5 [M]. 北京：中国中医药出版社，2015：2823-2824.

　　除了基本完成中医理论体系的重构，第二版比第一版总字数增加一倍多外，邓铁涛注意到，"这次参加的代表，除了原来五个学院之外，差不多全国十八个学院都有代表参加；此外还邀请了西医学习中医的高级医师和中西医学专家，前后参加的总人数达 140 多人。如果加上会议之前各学院参加修改和讨论提意见的人数就更多。这样庞大的队伍来修审中医教材，可以说是空前未有的。"①

　　主持这项工作的卫生部副部长郭子化和中医司司长吕炳奎每次会议均到会指导，并在会议上作了重要讲话和总结发言。

四、结语

　　由于院系调整等因素影响，医药院校迟至 1956 年暑期才开始编修各学科统编教材，全部 74 种教科书的编写工作计划在 1959 年内基本上完成初稿，1959～1968 年间逐年修订并完成全部教科书的编审出版工作。② 而此时 4 所首批创办的中医学院正在紧张筹建中，由于仓促上马，许多工作都是后来补的。1956 年，卫生部曾制订了中医学院教学计划（修正草案），发给各中医学院参考试行；正式的《中医学院试行教学计划》直到 1958 年 1 月才发布。③ 当年中医政策落实，上有压力，下有困难，"西医学习中医"、组织中医带徒弟、创办中医学院等多措并举，声势大，困难多，出现问题在所难免，合乎要求的中医师资和教材尤其紧缺。④

　　1958 年 10 月《中医学概论》面世之际，全国中医学院也由 4 所增至 15

①　邓铁涛.祝全国中医学院教材第二版出版　继承发扬祖国医学的重大成就［J］.广东医学（祖国医学版），1964（1）：1-2.

②　陈执谨.医药院校教科书的编写工作即将开始［N］.健康报，1956-09-14（1）.

③　佚名.卫生部发布中医学院试行教学计划［N］.健康报，1958-01-17（4）.

④　佚名.江苏省今年有 2400 名中医参加国家医疗卫生机构工作［N］.健康报，1956-07-13（1）.

所①，年底时该数字又有增加，中医院校对统编教材的需求更加强烈。所幸有各地原有的基础，尤其是江苏省中医学校前数年的努力及卫生部中医司的领导组织，中医高等教育的教材建设才跟上中医药超乎寻常的发展步伐，第一版中医学院试用教材方能以非常速度编写完竣。

正值国民经济调整时期，一版中医教材的修订工作在宽松的时间和气氛中完成，参与两次修订会议的中、西医业者和管理人员都对修订工作给予了乐观评价。第二版教材厘清了许多过去不明确的理论问题，增强了教材的理论性、逻辑性，各门教材之间前后呼应，系统完整，便于理解和掌握，达到了教者易教，学者易学，理论密切联系实际的目的。②对于此后中医学术地位的确立，中医高等教育的发展，第二版教材开创之功不应埋没。

当然，二版教材中的理论建构并非全无争议。比如中医的理论核心究竟是阴阳五行、脏腑经络抑或营卫气血的问题，二版教材采用了"脏腑经络、营卫气血是理论的核心，阴阳五行是用以说明脏腑经络、营卫气血在生理和病理情况下存在着相对的平衡和相互影响关系的理论"的说法，尽管这是学者们反复讨论的结果③，后来仍然引发了学术争论。④，⑤

（中华医史杂志，2021，51（6）：339–347.）

---

① 佚名.发扬祖国医学　培养中医人才　全国新设中医院校三十八所［N］.健康报，1958–10–04（4）.

② 邓铁涛.祝全国中医学院教材第二版出版　继承发扬祖国医学的重大成就［J］.广东医学（祖国医学版），1964（1）：1–2.

③ 曹鸣高.参加全国中医学院教材第二版审修会议的体会［J］.中医杂志，1964（4）：1–3.

④ 杨麦青.脏腑学说是中医理论体系的核心［N］.健康报，1963–05–08（4）.

⑤ 赵修诚.阴阳五行是中医理论的核心［J］.中医杂志，1980（8）：12–14.

"五老上书"：当代中医传承焦虑的最初表达

20世纪60年代初期，中医学院试用教材问世，中医高等教育渐入正轨，但教学工作并未体现中医办学特色。"五老上书"是中华人民共和国第一次主张中医办学特色的声音，反映了资深中医业者的担忧以及中医政策的反复带来的思想混乱。过往研究的焦点集中于"上书"文本的解读，关涉"五老"担忧的深层原因和当年办学环境者不多，从而影响了对事件的深入理解。

一、"五老上书"前的中医高等教育

（一）最初的办学努力和实际效果

尽管新中国成立后不断有中医业者提议设立中医学院，实际上首批中医学院开学时，中医高等教育的办学目标、课程和教材等重大问题，业界并无共识；首批中医学院因此经历了仓促上马、逐步完善的过程。

1956年，卫生部曾制订中医学院教学计划（修正草案），发给4所中医学院参考试行；正式的《中医学院试行教学计划》1958年1月才发布。[①]1957年，卫生部委托江苏省中医学校举办了第一期教学研究班，次年又举办了第二期教学研究班，来自20余个省市的280名中医业者，包括中医学院（校）教师和公立医疗机构的中医师接受培训，作为中医学院未来的师资。[②]教材亦复如此，卫生部拟议成立"中医教材编审委员会，负责中医教材编审工

---

① 本报讯.卫生部发布中医学院试行教学计划［N］.健康报，1958-01-17（4）.

② 佚名.培养中医教学师资　第二期教学研究班开学［N］，健康报，1958-06-07（4）.

作"是 1958 年 3 月的事情。① 作为医药院校开设中医药课程用的教材《中医学概论》出版前夕，卫生部在南京召开座谈会，讨论和酝酿编写全国中医学院统一教材。② 两年后，"中医学院试用教材"（即"一版教材"）才陆续出版。此时，全国共有高等中医院校 19 所，另有 3 所医学院设立了中医系；首批创办的中医学院的首届学生已完成课程学习。

以《中医学概论》为样板的"一版教材"遵循"既全面又简明"的整体风格，用于 6 年制中医学院实际教学，显然不敷足用。"二版教材"的总字数增加 1 倍多，各科教材均有扩增，也证实了上述判断。

另一方面，医药院校 1958 年后组织师生参加生产劳动和社会活动，挤占了教学时间。1959 年 7 月，为贯彻"教育与生产劳动相结合"的指示，卫生部刊发了《卫生部关于修订中医学院教学计划的几项原则规定》，其重点是，每学年教学周减为 38 周，劳动安排 8 周。"有的学校不分年级高低，全校停课一年，师生下乡防治疾病。有的学校听课搞技术革新、技术革命，听课编写教材，听课搞教学改革，等等。"某医学院 1961 年应届毕业班"在五年的学习过程中，只有一半的时间（约 30 个月）在校学习，其中有一半以上的时间边学习边搞运动。另有一半时间不在学校学习，除放假 3 个月以外，停课下放劳动和除害灭病工作约一年半，停课搞政治运动约四个半月。"③ 中医学院自不能例外。首届学生毕业时，《健康报》提道，他们 6 年来参加了政治运动、体力劳动锻炼、下乡除害灭病等。④ 北京中医学院首届毕

---

① 卫生部为发送卫生工作规划四十二条（草案）的通知［J］.卫生工作通讯,1958（11）: 2-9.

② 陆莲舫.高等中医教育的教材建设——高等中医教育四十年回顾之三［J］.中医教育, 1997（2）: 7-11.

③ 中华人民共和国卫生部医学教育司.医学教育资料汇编（第 3 辑）［M］.北京：卫生部医学教育司自印本, 1961: 24-28.

④ 本报讯.系统培养中医人才　继承祖国医学遗产　中医学院首届毕业生五百余名走上工作岗位［N］.健康报, 1962-10-31（1）.

业生的回忆录也证实了此节。因为缺课太多，"五老之一"的陈慎吾曾在家中给这届部分学生补课。①

（二）国民经济调整带来的变化

1961年1月，中国共产党八届九中全会确定了国民经济调整方针。文教方面，《高教六十条》等文件相继出台，高等教育逐渐恢复正常秩序。

8月，卫生部以（61）卫教贺字第169号文发布《卫生部关于中医学院教学计划的安排意见》，调整了教学、劳动、假期的安排及考试考查等工作。同年10月，全国高等医学教育会议在京召开，全面总结了1958年后高等医学教育工作。对于中医学院教学计划的安排，会议提出在第169号文的基础上，恢复每学年40个教学周，劳动减至4周。②这一时期，"三基"训练重新受到重视，教材建设受到重视。卫生部副部长崔义田在会议总结时提出，"我们准备在若干年内，组织编写一套质量比较好的、适合我国医学教育特点的教材。"③并拟成立医学教材编审委员会和各门学科的教材评审小组专司此事。上述会议精神随后传达到各地中医学院。④

1962年，首批开办的四所中医学院的第一届学生即将毕业。2月10日，卫生部印发《关于总结中医学院的办学经验问题的通知》⑤，要求各该学院全面总结办学工作，以准备下半年召开的全国中医学院教学工作总结会。各地中医学院结合国民经济调整，对办学中出现的问题进行了全面总结。"五老上书"就发生在这样的历史背景下。

① 晁恩祥.明医之路 道传薪火（第3辑）[M].北京：北京出版社，2013：405-408.
② 中华人民共和国卫生部医学教育司.医学教育资料汇编（第3辑）[M].北京：卫生部医学教育司自印本，1961：66.
③ 同②：40-48.
④ 南京中医药大学.辉煌历程：南京中医药大学大事记1949—2014[M].南京：江苏出版社，2014：27.
⑤ 同④：28.

二、"五老上书"与"五老"

（一）"五老上书"主要内容

1962 年 7 月 16 日，北京中医学院秦伯未、于道济、陈慎吾、任应秋、李重人 5 位中医教师就当时中医高等教育及首届毕业生存在的问题，向卫生部党组提交《对修订中医学院教学计划的几点意见》（以下简称《意见》），这就是当代中医教育史上著名的"五老上书"。

《意见》开篇便从即将毕业的学生谈起。"我院这批毕业生的中医学术水平，对常见疾病一般说可以独立诊治，对某些疾病也收到一定的疗效，中医理论概念虽较明确，但能熟读熟记的较少；掌握的方剂药物也还不够，特别是阅读中医古书还有困难，运用理法方药、辨证论治处理疾病，尚欠正确。看来基本功打得非常不够……总的看来中医理论和临证还学得不深不透。"①

鉴于此，"五老"认为中医学院教学计划有讨论修改的必要，并在信中提出了吸收中医带徒经验，调整培养目标，增加中医课程学时，提倡读书、背诵风气，加强基本功训练和医古文教学等 5 个方面的意见和建议。四千余言的《意见》，主旨是强调中医的办学主体地位和办学特色，增加中医课程学习的时间和强度，提升中国传统文化素养。

《意见》充分体现了"五老"对中医教育主体性被稀释、被边缘化的忧虑。《意见》指出，中医学院培养目标是高级中医师，设置西医课程是使中医师具备一些自然科学和西医学的基本知识，为将来医学科学的研究工作打下基础，是必要的，但必须在保证学好中医的前提下开设西医课程。"过去的教学计划两年半学完普通课和西医课，中、西课时数（不包括临床）的对比是一比一，这似乎是培养中西兼通的计划，因而西医没有学好，中医也没

---

① 任应秋．任应秋论医集［M］．北京：人民卫生出版社，1984：3.

有学深学透……我们意见，用一年半的时间学习中医基础课，用三年的时间学习中医临床各科，结合实习，共四年半学习中医。另一年半学习普通课和西医课。这样大体上可以保证学好中医。"①《意见》以近代中医名家为例，说明学生掌握古文的重要性。"我们的意见，《医古文选》的内容须大大扩充，可选百篇左右的古文和六十篇左右的医古文，其中还要包括一部分音韵训诂常识，熟悉和掌握一些词汇、音义，同时要求学生课余写些毛笔字，以便养成书写端正的习惯"。显然，"五老"深知研习中医离不开中国传统文化滋养的真谛，而当时的教学安排无法达成理想的效果。

（二）"五老"的个人经历

"五老"上书那一年，秦伯未 61 岁，于道济 67 岁，陈慎吾 65 岁，李重人 53 岁，任应秋 48 岁。在调入北京中医学院之前，他们或有办学经验，或有任教经历，对于如何体现中医办学特色，"五老"有思考、有体会，更有比较，这是他们提出《意见》的根本原因。

除却 20 世纪 50 年代后期环境对中医学院办学的干扰，"五老"强调的是如何遵循中医人才养成的规律培养人才。当年奉调进入北京中医学院，"五老"自是一时之选，更是文医融合的典范。

秦伯未（1901—1970）家学渊源，是丁甘仁的高徒，20 世纪 30 年代即被业界誉为"秦内经"，执掌上海中国医学院的教务。医学之外，秦氏诗、书、画无所不精，弱冠即以书名，尤精于赵孟頫行书；入柳亚子创立的南社，以诗律之工，构思之速，令人称奇，有"南社题名最少年"之誉；奉调入京，北京市中医学会举办的招待会上，秦氏即席赋诗，博得举座赞叹。②

陈慎吾（1897—1972）是陈宝琛侄子，自幼饱读诗书。1938 年在孔伯华开办的北平国医学院讲授《内经》《伤寒论》。1954 年参与创办中医研究院。

① 任应秋.任应秋论医集［M］.北京：人民卫生出版社，1984：4.

② 陈丽云，孙增坤.秦伯未学术经验集［M］.北京：人民卫生出版社，2017：152.

1956 年北京市政府批准其成立私立汇通中医讲习所，延请余无言、于道济、耿鉴庭、赵绍琴等大家授课，邀陈邦贤、施今墨、李振三、王伯岳、陈苏生等做专题报告，并亲授《伤寒论》与《金匮要略》。[①]

李重人（1909—1967）4 岁学书，12 岁能文，医书之外曾出版《龙池山馆诗》。[②]李重人与任应秋[③]及裘沛然[④]的诗词酬和，印证了中医与诗文天然的联系，他对中医教育提出更高的要求自然是情理中事。"一版教材"修订时，李重人正在卫生部中医司教育科科长任上；1962 年调任北京中医学院副教务长兼中医系副主任。[⑤]

于道济（1895—1976）曾任华北国医学院教务长，1950 年任北京中医进修学校教育主任；1954 年任中医研究院门诊部业务主任、编辑审查室主任。1956 年后任北京中医学院副教务长、北京中医学院东直门医院院长，是著名的中医妇科专家。[⑥]

"五老"中年龄最小的任应秋 20 世纪 40 年代已名满全国，曾力主中医业者参与医政管理。1950 年，任应秋曾提出"中医科学化"实施草案[⑦]；1958年元旦，他撰文回顾自己由服膺陆渊雷"科学化"主张转而强调"系统学习，全面掌握"中医学的心路历程，认为中医应该注重学习经典著作和老中医经验，继承是进一步提高的基础。并指出：中央提出的"系统学习，全面

---

① 温长路.话说国医·福建卷［M］.郑州：河南科学技术出版社，2017：142-144.

② 杨殿兴.中华医药史话 – 诗情　画意　墨韵［M］.北京：中国中医药出版社，2016：273.

③ 任应秋.和重人兄答友人绝句［J］.中医杂志，1958（8）：576.

④ 同②：274.

⑤ 柏世友.中国长江三峡大辞典［M］.武汉：湖北少年儿童出版社，1995：111-112.

⑥ 中国中医研究院.中国中医研究院人物志（第 1 辑）［M］.北京：中医古籍出版社，1995：26.

⑦ 任应秋."中医科学化西医中国化"方案的草案［J］.现代医学杂志，1950（1，2）：15-17.

掌握，整理提高"方针不仅适用于西医学习中医，同样适用于中医界。[①]

三、"五老上书"对教学计划和教材修订的影响

（一）"五老上书"对教学计划修订的影响

"五老上书"1个月后，卫生部在京召开中医学院教学工作座谈会。北京、上海、广州、成都、南京、湖北、山东、辽宁、河南9所中医学院和中医研究院的代表共21人出席，其中有名老中医和中医10人。卫生部崔义田、郭子化出席了会议。会议期间，代表们总结和交流了办学经验，认真地检查了工作中的缺点，并针对各地反映的"学生在中医业务上基础打得不够扎实，阅读中医古典医籍的能力较差，能背诵熟记的重要基本内容没有都能背诵熟记，方剂、药味运用得不够灵活"等问题，对中医学院的中、西医课程内容、总学时数和周学时数做了调整，要求学生以4年半的时间（包括1年毕业实习）学习中医，1年半用来学习政治、体育、古文等课程和西医学课程。增加的中医课时数主要用于加强基本训练。此外，会议讨论决定课程中增列《金匮要略》，并把16门中医课程中的医经（内、难）、伤寒、金匮、药物、方剂和诊断列为重点，必须安排充分的时间学习。[②] 显然，会议对中医学院教学工作的调整基本遵循了"五老"的意见。

在此基础上，卫生部于12月5日印发《关于中医学院教学工作的几个问题和执行1962年修订的六年制中医专业教学计划的通知》。当时全国有19所中医院校，内蒙古医学院、贵阳医学院和浙江医科大学设立了中医系，在

---

① 任应秋.从头学习，全面继承，打下发扬祖国医学遗产的坚固基础！［J］.中医杂志，1958（3）：151-155.

② 佚名.总结交流经验　调整教学内容　卫生部召开中医学院教学工作座谈会［N］.健康报，1962-10-13（1）.

校生共 9 千余人；18 所中医学院教师有 1700 余人，其中中医教师 745 人。[①]座谈会讨论认为，中医学院应当以学习中医为主，在保证学好中医的前提下，学生也应当学习现代医学的一般知识，但要求不能过高，时间不能太多。其目的是了解一些现代医学的解剖、生理、病理、微生物以及常见的内外科疾病和传染病的一般知识。"不可能要求他们毕业以后立即就成为中医专家；更不可能要求他们掌握中、西医两套本领；也不可能要求他们毕业后立即能够运用现代的科学方法整理研究祖国医学遗产并做出显著贡献。"[②]

关于教学计划，"会议决定增加学习中医的时间，并且接受了到会的几位老中医的建议，以相当于四年半的时间学习中医（包括一年的毕业实习）……到会的几位老中医，根据自己的经验认为，以四年半的时间学习中医，可以基本上达到培养目标的要求"。出于同样目的，课程设置上将《金匮要略》单列，取消了《卫生学和保健组织学》。经过调整，必修课程由 32 门减为 26 门。[③]

关于加强基本功训练，会议讨论确定了 6 项具体措施，包括：努力提高学生的古文水平、加强中医理论和基本技术训练、加强临床教学的指导、准备修订教学大纲及修订一版教材、做好师资培养工作、加强教学管理的制度化。这其中也充分体现了"五老上书"的主要指向。

（二）"五老上书"对一版教材修订的影响

基于上述会议精神，"中医学院试用教材"（一版教材）分 2 批进行了修订。首批中药、方剂、诊断、内科、内经、伤寒、温病及金匮要略 8 门课程的教材进行了较大改动。"有的做了反复修订，有的增加了概论，有的作了

---

① 中华人民共和国卫生部医学教育司. 医学教育资料汇编（第 4 辑）[M]. 北京：卫生部医学教育司自印本，1962：30.

② 同①：31.

③ 同①：31.

重写和补充，注释也作了修改。例如，中药、方剂两门教材，经过了反复修订；内经教材的概论部分，作了重新编写，原文的注释也作了较大的修改；伤寒教材增加了概论，原文也作了较大的补充；温病、诊断两门教材，不仅作了修改，而且几近重写。"[①] 第二批修订的外科、伤科、妇科、儿科、眼科、喉科、针灸、各家学说8门临床课程和古文、中国医学史等共约200万字的10门教材，内容都有了显著的提高，编写体例也有了改进。"如8门临床课，对某些较为繁杂的疾病，大多分为概说、病因病机、辨证论治三大项目。在辨证论治一项中又分为主证、证候分析、治法、方药等小目。这种编写体例显出理、法、方、药的系统性，更便于临床应用。"[②] 两批教材修订后，冠以"中医学院试用教材重订本"（即"二版教材"），由上海科技出版社出版。

"五老"都参与了一版教材修订工作，并在其中发挥了重要影响，像许多参与修订的中医学者一样，任应秋对一版教材修订工作给予了高度评价。[③] "二版教材"后来成为当代中医教材编订历史上的一座里程碑。

四、结语

上书言事，讽谏献策，历来有之。"五老上书"之后，当代中医界"八老上书""十老上书"所关注的也都是如何保全传统医药特色和属性，这从反面说明一代又一代中医前辈担忧的中医教育、人才培养中的中医主体地位问题始终未得到真正有效的解决。检视现今的中医教育，"五老"的担忧依然存在。

正值国民经济调整时期，言路广开，为"五老上书"提供了难得的历史

---

① 本报讯.卫生部召开中医学院教材修订会议　认真修订内科等八门教材［N］.健康报，1963–08–10（1）.

② 张志昆.中医学院教材全部得到修订　卫生部在合肥召开会议　修订了外科等十门教材［N］.健康报，1963–12–28（1）.

③ 王永炎，鲁兆麟，任廷革.任应秋医学全集（卷5）［M］.北京：中国中医药出版社，2015：2823–2824.

机遇，总结和解决中医学院早期办学过程中暴露出来的各种问题，中医主体地位才有可能得到加强。"五老"的意见经由中医司司长吕炳奎转交卫生部党组，显然一些问题已相当明显和严重，亟待加以解决。[①] 在随后的中医学院教学计划修订和"一版教材"修订工作中，"五老"的意见得到充分尊重，并得到各地中医学院的支持并非偶然。此后，有关中医办学主体地位的问题历经反复，更加证明了"五老"的卓识远见。

---

① 该书编辑委员会.新中国中医事业奠基人吕炳奎从医六十年文集［M］.北京：华夏出版社，1993：9.

普及抑或提高：1949年前后医学教育方针之争

中华人民共和国成立前后，采用怎样的医学教育方针和学制曾出现持续争论，直接影响新中国医疗卫生事业的发展。出于国情考量的根据地传统曾在最初四年占据上风，但办学理念冲突引发的这场争论随卫生部的改组而结束，专科重点制最终成为短命的实验。还原并剖析这段历史公案的前因后果，有俾于加深对中华人民共和国成立前后医学教育的理解。

一、根据地传统下形成的专科重点制

（一）根据地医学教育传统的延续

自土地革命时期始，中国共产党即注意开展医学教育，培养"政治坚定，技术优良"的医护人员，以应对长期艰苦的斗争。除举办的看护训练班、军医训练班外，1931 年 11 月在中央苏区创办的中国工农红军军医学校规模和影响最大，持续时间最长。尽管创办者力求教学内容更多、更全面，但限于战争环境，"学员文化水平通常都较低，大多都是满腔热情却仅粗通文墨的工农子弟。因此教学中主要采用的是形象教学与实物教学相结合的方法，把医学理论知识由繁变简，形象直观，通俗易懂。甚至把理论知识编成容易理解和记忆的诗歌。还提倡学员到医院观察患者，熟悉操作过程，互相交流诊断技术。在医院急、会诊时，让学员旁听教学，更直观的学习理论和掌握诊断方法，并让学员参加战地实际救护工作，将教学紧密结合临床，把教学活动多样化，让学员能牢固地掌握必须的医疗、预防知识。"[1]

　　抗日战争时期，中国共产党医学教育方针调整为"坚持为战争服务、为部队服务、为全体抗日军民服务"，举办短训班仍是医学教育的有效方式。据不完全统计，八年中晋察冀军区卫生学校、晋绥军区卫生学校、山东军区卫生学校、第十八集团军卫生学校和中国医科大学共培养医药卫生干部 3000余名，并加强了在职卫生干部的培训。[2] 战争环境下，八路军各旅及军分区办的训练班，多为 3～6 个月；纵队和二级军区的卫生训练队，一般 6～12个月；军区卫生学校，多为一、二年制。由中国工农红军军医学校发展而成的中国医科大学则开办了四年制医科班和三年制药剂班。[3]

　　这一时期教学条件仍非常简陋，教材、教具都是教员编制的。教学主要采取"少而精"，学以致用，理论联系实际的原则，尽量避免繁琐的理论。[4]专科重点制前身的"重点教育"即萌芽于这一时期。"它是得到白求恩大夫的启示的，它是吸收了白求恩大夫的思想与方法的。"[5] 其特点是"不实用的不讲，实用而目前当地办不到的少讲"。晋察冀白求恩医科学校实行了重点教育，缩短了培训时间，学员毕业后能够在实际工作中真正担负起任务。张文奇提到："抗战八年中，晋察冀区域内的医生，大部分是这样培养出来的，工作成绩是很好的，因此受到欢迎，这也说明重点教育的成功。但学校实行重点教育，也是经过与各种不正确思想斗争，才保证实现的。"[6] 环境窘迫显然是主要原因。新四军的情况大致相仿。[7]

---

① 张睿.革命战争时期我军医学教育研究［D］.第四军医大学，2014：20.

② 同①：22.

③ 朱克文，高恩显，龚纯.中国军事医学史［M］.北京：人民军医出版社，1996：251.

④ 同①：26.

⑤ 黄兰荪.编辑后记［J］.医药学，1951，4（11）：430–430.

⑥ 张文奇.抗战中的白求恩医科学校［N］.人民日报，1949–09–13（5）.

⑦ 高军.浅谈新四军卫生工作［J］.淮北职业技术学院学报，2011，10（6）：134.

（二）"专科重点制"的提出及确立过程

解放战争时期，上述原则和做法一直延续。1946 年 7 月，中国医科大学从延安迁至兴山（今黑龙江省鹤岗市）后，根据东北的办学条件提出"专而精"的重点教育；1947 年 10 月提出"专科教育"（即后来的"专科重点制"），并在短时期发挥了明显效能。据称 8～12 月学制毕业的学员，"一般地都能担负一定的工作，解决当时迫切需要医务人才的问题。"[①]

显然，这种学制并非医学教育的常态化设置，中国医科大学的教员起初也未达成一致意见。合并东北军医大学、东北大学医学院后，中国医科大学办学条件有所改善，但要实施专科重点制和形象教学法，仍有许多困难，师资、教材、教具均需专门组织，也对教员提出了非常高的要求。当时该校教员出身于 15 种以上的中外教育背景，对新学制和新教法自然看法不一。后来，"经过了学习毛主席《改造我们的学习》《反对党八股》《在延安文艺座谈会上的讲话》《新民主主义论》以后，教员打通思想，对于专科重点制的热心和拥护，不是资产阶级学校所能找得到的"。[②]病理学教授李佩琳也提到，开始时教员们的理解并未全部到位，该校通过师生评教才逐步统一了认识和做法。[③]

1948 年 1 月，中国医科大学的"专科重点制"和形象教学法取得成效后，东北军政委员会卫生部决定推广这一新学制和教法，以期更快更多地培养医务人员。最早介绍新学制的文章发表于《东北医学》1948 年第 4 期上。[④]1948 年 9 月，在东北 9 省（军分区）卫生部长会议上，东北军政委员会卫生部部长贺诚指出："专科化的问题，主要在于提高技术。我们现在的技

---

① 黄胜白. 东北医学教育参观记［N］. 人民日报，1950-07-25（5）.

② 阎德润. 如何团结医务工作者和执行专科重点教学制［J］. 医药学，1950，3（8）：179-179.

③ 李佩琳. 事实胜于雄辩［J］. 医药学，1950，3（10）：250-251.

④ 贺诚. 把专科教育与形象教学推广起来［J］. 东北医学，1948，2（4）：5-10.

术水准不高，要想完成大规模作战中的医疗任务是困难的。我们的医务干部在数量或质量上，都赶不上战争形势的需要。另一方面，战争不能等我们全都准备好了之后才打，因之，我们就同战争需要之间有了距离，为此我们需要解决技术人员的数量和质量问题，以缩短距离，并组成一支齐头并进的力量。"①

为了平息争论，对比新、旧教育制度的成效，上述会议期间举行了新、旧教育制度毕业学生的考试，参加者有中国医科大学专科重点制 8 个月的外科学生和长春医学院、沈阳医学院、辽宁医学院等国统区医学院的毕业生，主考是各军及二级军区医务干部，以及哈尔滨市的名医、教授。考试结果是基础课中国医科大学学生平均分数为 83.7 分，国统区的学生平均 31 分；后期课中国医科大学学生平均分数为 82.1 分，国统区学生平均分数为 24 分。②东北行政委员会随后召开的卫生教育会议上，全体通过了专科教育制与实际教学法。③

二、推行专科重点制的"质量之争"

（一）大规模战争和新中国建设的急迫需求

1949 年 3 月底，迁至沈阳的中国医科大学提出，为配合全国的胜利形势，将于 5 月 1 日开始"新型正规化教育"，将学制由一年改为四年。④4月，贺诚撰文指出："用专科教育计划和办法，求得在短期内培养出大批能解决专科问题的医生，乃估计到客观的急切需要，和主观的力量薄弱的现实国

---

① 佚名.卫生工作中的几个问题——军区卫生部贺部长在卫生部长会议上的总结报告（摘要）[N].东北日报，1948-09-08（1）.

② 考核委员会.全军卫教会议对医大总校执行专科教育计划的教育效果考核揭晓（附表）[J].东北医学，1948，2（4）：11-15.

③ 贺诚.专科重点制的高等医学教育 [J].江西卫生，1950（5）：33-35.

④ 佚名.沈阳中国医科大学积极进行各种准备 将于五月一日开始新型正规化教育 [N].东北日报，1949-03-31（2）.

家情况而定出的，是具备着现实性和群众观点的。我们不夸大，我们不好高骛远，我们只愿老老实实地为我们正受着疾病死亡威胁的群众，办点平常的事。"他强调，"我们对所实施的专科教育，并不当作永恒的真理"，俟条件改善，便开展正规化的医学教育，"我们竭诚的欢迎更好的教育原则和方法出现，足为我们所采用"。[①] 显然，面对复杂繁重的医疗卫生工作局面，普及与提高两个选项，只能以前者为重。

在东北卫生部领导下，依托东北既有的医学教育基础，形成了以中国医科大学、哈尔滨医科大学、辽宁医科大学、长春医科大学为主的医药院校集群，当时在校生总数达 4274 名，1949 年毕业生 1893 名。[②] 即便如此，辽沈战役结束后的东北，"生产建设已经成为我们东北头等重要的任务，近来工厂、农村、学校都纷纷向卫生部要医务人员"。而领导者们也清楚，"中国新医学教育史四十多年，只有正式医生一万三千人，但中国人口是四万万五千万人，若按每千人一个医生计算，所需要的医生数就是四十五万个"。"不仅数量相差太远太远，一般说质量也还是相当差的"。[③]

（二）形象教学法和专科重点制的推广

由于东北各医学院校培养的医学人才能切合军、地的急迫需要，加之其他地区尚未完成战争任务，东北医学教育的做法顺理成章地开始推广起来。

东北卫生教育会议结束不久，《东北日报》介绍了专科重点制和形象教学法。专科重点制"即是专攻一科，掌握中心，重点教学的教学计划。在课程的选排和编审上，要求达到最精练而又保持现代医学水平；附属的课程以及主要课程中不关重要的，非目前迫切需要的部分，大胆的删掉，以便在短时期内培养大批的政治坚定、技术优良、身体健康的人民医务工作者"。而

① 贺诚.关于两个医学教育问题［N］.东北日报，1949-04-20（4）.
② 佚名.东北三年来卫生工作［N］.东北日报，1949-09-09（2）.
③ 赵浩波.建议于开业医及护士工作者［N］.东北日报，1949-05-12（4）.

形象教学以各种实际的观察，以挂图、标本、模型、实验物件和患者的诊断、治疗、手术作黑板，以各种操作的医疗机器作粉笔，教学做完全而为一，充分体现"听不如见，见不如做，做不如多做"原则。①

新教学法需要教、学双方采用新的方式，时间压缩而教、学要求不减。为此，教员需要接受新理念，采用新教法；学员则组成 3 人钻研小组，全程互帮互学。②据该校第 39 期学员回忆，当年"校长兼政委王斌坚持参加外科教学和医院的手术工作；李亭植、陈应谦、季钟朴、任国祥等也都参加基础课或临床课的教学工作。"③

此后，到该校参观者络绎不绝，仅《人民日报》上刊载参访观感的，就有清华机械系学生④、北大医学院的师生⑤和华北医科大学的教职员。⑥

对于新的学制和教法，医学界的支持者并不乏人。1949 年 10 月北京大学医学院的教授会上，林宗扬教授曾比较各国医师数与总人口的比例，介绍英美医学家如 Sigerist 氏赞许的苏联公共卫生事业，依据苏联 30 年间迅速提高医师人口比的事实，主张在我国采用苏联路径。⑦医学世家出身的黄兰孙指出："旧有的医学教育制度在统治阶级支配下，矛盾多端，谬误百出，有心人早已认为不适合于国家人民的需要。1949 年以来，新的人生观，为人民服

---

① 张立吾.中国医科大学总校形象教学参观记——介绍一种新的教学方法［N］.东北日报，1948-10-25（4）.

② 孙琳，黄子和，田焕林.箭头钻研小组的学习：第四模范钻研小组总结［J］.东北医学，1948（4）：139-140.

③ 王雪.中国医科大学的诞生与发展——刘民安、焦德钧访谈录［J］.百年潮，2016（2）：18-29.

④ 清华机械系东北实习小组.参观了中国医大［N］.人民日报，1949-09-17（6）.

⑤ 佚名.北大医学院学生会学习东北医学教育经验 举行东北参观报告大会［N］.人民日报，1949-09-21（4）.

⑥ 孙宜之.华北医科大学北上参观团载满经验返校 将分别组织专题报告［N］.人民日报，1949-10-25（4）.

⑦ 林宗扬.我国公共卫生与医学之展望［J］.新医学报，1950，2（1）：1-14.

务的观点,已如雨后春笋般在医药工作者群的意识中滋生繁殖起来,事实已证明旧的医学教育制度绝对有改革的必要。"①

许邦宪认为,当时中国医学教育学制和教学计划各异,采用的教材和使用的语言文字都五花八门,新中国应尽早加以统一。他注意到东北医学院校缩短学制和重点训练,提出要质量兼顾,就要实行双轨制:"一种年限长的高级学校,专门造就质而不求量;一种年限短的低级学校,专门造量而不苛求质。前一种是师资的养成所,后一种是实地医家(尤其是乡村医师)的养成所。"②

1950年1月9日,东北人民政府卫生部召开的第一次高等医学教育会议上,决定统一教材和实行五年制医学教育计划。③3月1日,访苏归国途经沈阳的毛泽东视察了中国医科大学,为这所具有红色基因的学校及其专科重点制加上了重要的砝码。

(三)首届全国卫生会议筹备期间的争论

1949年9月,中央军委卫生部组织召开第一届全国卫生行政会议,研究讨论新中国卫生工作方针和任务。在这次会议上,贺诚"要求在全国医学院校推行'专科重点制',而且首先要在全军施行。"④

几乎同时,原国立南京大学医学院医学教育问题座谈会上,教师们认为:"不宜分科过早,要以全才应世"(助教会意见);"分科不宜过早,要造通才。人不可分割,所以科目也不可分得过早。科学是有系统的知识,所以不可分得过早"(教授会意见)。⑤实际上,1937年医学界亦曾有"质量之争",

---

① 黄兰孙.编辑后记[J].医药学,1949,2(11):封三.

② 许邦宪.我国医育制度刍议[J].医药学,1949,2(12):7–10.

③ 武衡.东北区科学技术发展史资料5解放战争时期和建国初期 医药卫生卷[M].北京:中国学术出版社,1988:411,300–305.

④ 专论.从贺诚同志的错误中吸取教训[J].人民军医,1956(2):1–5.

⑤ 周宗琦.新民主主义的医事教育实施方案原则[J].医药学,1950,3(3):49–50.

后来不得不屈服于客观现实，转以数量为先。林可胜开办训练班也曾遇到"谁愿意来干，谁就是医生"的窘境。① 而在全国卫生会议筹备委员会华东分会的有关会议上，上海医学院的教授们仍强调通才式教育。②

当时新解放区对专科重点制的议论集中在以下数端："医学各科有互相密切的联系，不宜于分科。""医学专科教育是对的，但分科不宜太早。""专科教育近乎粗制滥造，只合于教速成班，而不宜于正规医学。""专科教育虽能解决量的问题，而有减低质量的危险。""专科教育缩短年限，不能造就能思考能批判的高才。""专科教育仅能造就纯技术的医士，而不能造就师资。"③

长期在战争环境中奋斗的中国共产党卫生工作领导人对旧有的医学教育并无好感。谭壮对比了资产阶级和无产阶级的医学，强调新制度"为人民服务"的宗旨和学习苏联的必要；而对新解放区的医学教育和医学从业者，则目之为"资产阶级的"。这在当时有一定代表性。④

对于可想而知的抵触，中国共产党卫生工作领导人并未失去耐心，根据地内、外两种办学传统需要在中华人民共和国成立初期的背景上磨合。贺诚指出，"两种高等医学教育制的基本分歧点，是是否掌握了群众观点的问题，也即是否根据中国实况以解决广大群众要求的问题。为了处理这一分歧，取得一致，我们准备在高教会上，在各种座谈会上，在全国卫生会议上，将专科教育制的道理再加反复申说；同时继续组织未有参观过专科教育的到东北医大参观。从过去证明，凡是实地去参观过的，在这一问题的看法上，都有新的改变。"⑤ 的确，1949 年 10 月受邀参访东北三所医科大学的周金黄、张仓祥、周裕德对新医学教育制度的观感大为转变。⑥

---

① 周宗琦.焦点训练 [J].医药学，1950，3（2）：23–24.

② 周宗琦.关于医学基础与医学通才 [J].医药学，1950，3（6）：130–131.

③ 黄胜白.东北医学教育参观记 [N].人民日报，1950–07–25（5）.

④ 谭壮.我们如何区别于资产阶级的医学？ [J].科学大众，1950，7（1）：9–14.

⑤ 贺诚.专科重点制的高等医学教育 [J].江西卫生，1950（5）：33–35.

⑥ 周金黄，张仓祥，周裕德.新科学的医学教育 [J].新科学，1950，1（1）：1–2.

1950 年 4 月全国卫生科学研究工作会议后，卫生部邀请各地医学专家举行医学教育座谈会，会上公布了五年制医学院的重点分科课程草案。当时国内医学院校学制各异，与会专家提出了许多意见。座谈会总结时，贺诚说明了草案形成的过程，介绍了中国医科大学实行新学制的经验和成效，并希望与会专家去东北实地考察。会后随即组成东北医学教育参观团，报名参加者有 40 余人。后经核定，凡原来在京工作的专家暂缓参加，23 人成行。在 16 天的参访行程中，专家们非常认真地听汇报、听课、参加学生小组讨论、观摩操作试验。"比如参观团每到一系，团员们首先奔病历室，每人抓住一份或几份病历反复细看，细密研究。有时正遇到助手医师或实习学员们在检查患者，就紧挨着察看动作、记录、问答，看他检查，看他诊断，看他处理，多数还进行了个别的询问。最后都是一个短评：'不错'。"[1] 专家们也重点考察了形象教学法。"在关内也听到过许多人提出的疑问：将高深的理论用形象来表明，画些粗制滥造的图表来教学生，像是街头骗孩子的连环画，那简直是侮辱医学！"与这些传闻不同，专家们在沈阳、哈尔滨和长春看到，"各校的教材科或教材馆都有大量的专门技师在精心制作。他们所制成的各形各式标本模型，都是像舞台布景似的精彩动人。过去医校所可买到的模型无一不有，过去所未经提到的模型也不断地在创制。譬如心脏的声音能用扩音机广播，在大讲堂上一人心跳，可使千人同时听到……每一学校所有的模型都胜过一个科学仪器馆所有的数倍，使得所有参观的同志都惊叹不置。更看到他们已买了十几架电影放映机，又在上海聘请了大批摄制电影人才来东北参加形象教学法工作，更觉歆羡不置。这才明白形象教学法不仅是连环图画了。"5 月 3 日返京后，在卫生部组织的座谈会上，专家们畅谈参访心得，"大家在豁然贯通、心情愉快的状况下散会。"[2] 参访见闻随后发表在《健康报》与《人民日报》上。

---

① 黄胜白 . 东北医学教育的考验［N］. 健康报，1950-06-15（4）.

② 黄胜白 . 记东北参观团［J］. 医药学，1950，3（6）：126–129.

三、争论升级后的各项措施

（一）中国共产党高层的干预与卫生部的表态

由于协和医学院多数教授的反对，这场争论也惊动了中国共产党高层。1950 年 5 月 25 日，刘少奇就此写信给卫生部党组。信中指出，中央认为贺诚关于医学教育的意见，包括高等医学教育的意见在内，基本上是正确的，应当适当地加以宣传，并逐步地加以推行，但将此定为全国学制的条件尚不成熟。"贺提出的全国高级医学教育学制方案，在高教会议及全国卫生会议都不应当作决定通过，也不应当作为结论，而只应当作为一种意见，当作在若干学校中采用的学制去实行，并且还应当申明是一种试验性的实行。"① 同日，内容相类的信也寄给了毛泽东、朱德、周恩来、陈云，并对贺诚提出了批评。②

6 月 6 日，毛泽东主席在中国共产党七届三中全会上作《为争取国家财政经济状况的基本好转而斗争》的报告。报告指出："有步骤地谨慎地进行旧有学校教育事业和就有文化事业的改革工作，争取一切爱国的知识分子为人民服务。在这个问题上，拖延时间不愿改革的思想是不对的，过于性急、企图用粗暴的方法进行改革的思想也是不对的。"③ 新、旧制度之间的冲突普遍存在，不仅卫生工作一端。

1950 年 6 月 1～9 日，第一次全国高等教育会议在京召开，卫生部副部长贺诚在会上作题为"医学教育的改革"的报告。贺诚全面分析了卫生国情，指出改革医学教育的必要性和紧迫性。他说，若按旧的医学教育制

---

① 《当代中国》卫生卷编委会编 . 当代中国卫生事业大事记［M］. 北京：人民卫生出版社，1993：6-7.

② 中共中央文献研究室，中央档案馆编 . 建国以来刘少奇文稿（第二册）［M］. 北京：中央文献出版社，2005：190-192.

③ 同①：7.

度，必须千年以上，才能达到苏联当时的医师人口比。贺诚提出借鉴苏联经验，实行初、中、高三级医学教育，以满足新中国卫生事业的需要。在高等医学教育方面，他比较了旧制和专科重点制，提出实行专科重点制的理论依据、具体做法和中国医科大学实施的成效，并逐条剖析了六个方面反对意见。他强调，"对于医学教育的改革，我们所取的态度是熟思慎行，而不是草率从事。一件事情的改革，一定要经过多数人的观察和研究的过程。在观察研究中也自然会看法不一。因此我们医学教育界在团结的气氛中，进行商量讨论、修改、补充，是很自然而很必要的。对于已经实行新制度的，我们采取鼓励的态度；对于准备实行新制度的，采取欢迎的态度；对于尚不准备改革的，我们采取等待的态度，并不会以不执行或反对而有所歧视，这就是我们的态度。当一件事情经萌芽而后长成、茁壮起来的时候，它也就是具有最大说服力的时候。我们今天的任务，就是如何从各方面为它创设条件，促其发展，并吸收各方意见。对于这一改革问题，我们愿意继续听取各方面的意见。"① 显然，毛泽东的报告影响了卫生部的表态。

（二）首届全国卫生会议前的各项准备工作

遵照刘少奇指示，贺诚先后在《医药学》与《江西卫生》刊发有关专科重点制的文章 ②、③，争取医学界的理解和支持。华东区卫生部部长崔义田在《上海科代》（第 1 卷第 1 期）及《中华医学杂志》（第 36 卷第 1、2 期）发表《我国的医学教育》，说明三级制医学教育和分科重点制度。东北区卫生部部长王斌也在《医药学》和《健康报》刊发《论形象教学法》。《健康报》也发

---

① 贺诚.医学教育的改革（在全国高教会议的报告）[J].医药学，1950，3（5）：97-99.

② 贺诚.把专科教育与形象教学推广起来[J].东北医学，1948，2（4）：5-10.

③ 同①.

表社论，分析新学制的成效及当时卫生国情，说明加速培养医务人员的必要性和可行性，努力争取医学界的认同。[①]1950 年 12 月，黄胜白选辑《医药学》刊发的医学教育改革 16 篇论文，出版了《新的医学教育》。次年 8 月，西北卫生部副部长张查理选辑同类论文 15 篇，由上海中华书局出版了《医学教育的改革》，进一步宣传专科教育制与形象教学法。

1950 年 6 月 10～27 日，军委卫生部召开全军医政、教育、干部、防保四个专门会议，研究相关工作，准备全国卫生会议的提案。在全军教育会上，贺诚发表讲话，继续申述医学教育改革的重要性。[②]28～30 日卫生部召开的农村卫生座谈会上，焦点依然集中在农村医疗资源的短缺，尤其是人力资源的严重短缺上。[③]

8 月 3 日，卫生部医学教育司徐诵明在《健康报》发表《论新医学教育》，历数既往 50 年医学教育的不足，强调新中国对各层次医学人才的迫切需求，对卫生部即将提交首届全国卫生会议的医学教育学制和课程草案的基本原则，分七点加以说明。徐文重点说明在质量并重的原则之下，缩短学制的可行性，并以中国医科大学实施专科重点制的成效，提出高等医学教育应由通才型改为专才型人才培养模式。而在医药院校内附设二年制高级专修科，采用专科重点制发展中等医学教育。是"为配合五年内每县成立一卫生院，每院至少设内、外、小儿、妇产、眼耳鼻喉等科专科医师各一人和药师一人的计划。"并提出创办 65 所医助学校，充实旧有的 80 所护士学校，充实或添设 70 所助产学校，以充实农村基层的计划。[④]

---

① 《健康报》社论.向着专门化的路前进［J］.医药学，1950，3（5）：99-100.

② 贺诚.把专科教育与形象教学推广起来［J］.东北医学，1948，2（4）：5-10.

③ 张芹.农村卫生座谈会上说明了农村是卫生建设的重点［N］.健康报，1950-07-13（4）.

④ 徐诵明.论新医学教育［N］.健康报，1950-08-03（2）.

（三）首届全国卫生会议上的讨论

首届全国卫生会议筹备时，便将医学教育作为一项主要议题，并在提案审查委员会中设教育组，由朱恒璧任组长，成员有徐诵明、薛映辉、王素合、凌敏猷、陈应谦、季钟朴。至 8 月 14 日，会议共收到提案 866 件，教育组收到提案 201 件，仅次于公共卫生组的 243 件，足见医学教育受关注的程度。①

8 月 7 日的开幕式上，苏井观副部长讲到会议的四个核心议题时，医学教育位列第二。"卫生教育工作如何实施的问题。这是近一年来意见最多，争论也最多的问题。因为干部问题是卫生工作的基本问题之一，要培养什么样的干部？如何培养？经过讨论的结果，问题主要是集中在时间的长短上。当然，没有人会反对多学一些，但不要忘记人民的迫切需要，尤其在广大的农村中，人们没有西医，也没有中医，只好求巫神治病。所以，过去习用的教育方法就值得考虑了。今后的医学教育，要培养大量的卫生干部，而且不仅是高级教育，更要大量举办中级教育。新的教育应朝着这个方向。"②政务院副总理郭沫若指出，"我们要在医学教育上，目前都应该同时注重初、中级的教育，这样才能解决实际的需要。初、中级的干部在实际工作中积累了经验，在将来中国情况好转以后，再吸收他们到中级、高级学校去提高。毛主席讲得好，在普及的基础上提高，在提高的指导下普及。这是很要紧的。"③

医学教育是大会划分的 7 个大组之一，再细分为高等教育、专修科、医助、护士、助产、在职教育 6 个小组。除了正式会议外，8 月 11 日晚，李

① 佚名.全国卫生会议收到提案 866 件　组织审委会慎重审查处理［N］.健康报，1950-08-31（2）.

② 佚名.苏副部长的开幕词［N］.健康报，1950-08-10（2）.

③ 佚名.郭沫若副总理在全国卫生会议（开幕式）上的讲话［J］.医药学，1950，3（7）：172-174.

德全、贺诚、苏井观、傅连暲、姜齐贤等军、政卫生部领导与颜福庆、梁伯强、洪式闾、朱师晦、沈克非、朱恒璧等19位医学专家举行了近5个小时的茶话会。经过讨论和引导，与会专家对国情和卫生工作方针有了共识。"压缩学制，争取多出人才、早出人才是设计这套新制度的出发点；而在高等医学教育中推广专科重点制及重点发展中等医学教育是这一制度能够有效实施的关键。基于国情考虑，与会的部分医学专家基本同意卫生部的提议。"① 朱师晦后来说："过去反动派政府办了数十年的教育，都无法完成中国必需的医学教育任务，亦不能圆满解决医学人才的缺乏问题。今次的大会决定了5～10年内医学教育的方针，计划了高、中、初级的医学校制度，预定在5年内可以增加2万名正式医师和100万以上的卫生人员，这正是针对着广大农村内缺乏医师、药师、助产士、护士而必须解决的大问题。"② 会议结束后，随即组织了更大规模的东北参观团。③

（四）全国卫生会议形成的决定

在8月19日的会议总结报告中，贺诚系统地阐述了卫生部的设想和理据：④

> 在医学教育中我们所提出的高、中、初三级制，和高级医学教育的分科重点制，其出发点也完全是为了符合于前述的总方针。我们的教育方针是理论与实际的一致，普及与提高的结合；就目前情况，从全国范围来说，尤应该是以普及为主。
>
> 中国需要的是医师数量是几十万，现在正规医学校毕业的医

---

① 佚名.专家茶话会简记——是团结的会议，胜利的会议［N］.健康报,1950-08-17(8).

② 朱师晦.参加第一届全国卫生回忆观感［J］.中山医报，1950，5（7，8）：135-136.

③ 佚名.编辑后记［J］.医药学，1950，3（6）：113.

④ 中央人民政府卫生部编.中央人民政府卫生部卫生法令汇编（第一辑）［M］.北京：卫生部自印本，1951：46-47.

师不到两万，从两万发展到几十万，绝不是旧制医学教育的办法和速度所能解决的。高级医学教育的缩短年限，提前分科，改进教学方法，正是为了达到不脱离普及及基础的提高；这是很必要的，切合实际的，质量兼顾的……要解决全盘的问题，必须实行三级制的教育。在这次会议上，大家一致同意了医学教育的三级制和高级医学教育的分科重点制。对于分科重点制，今后的问题是如何更加深入传达，说明道理，准备条件，求其实现。

但是我们绝不可采取强制的粗暴的方法，求之于一朝一夕，而必须以说服的精神，根据自愿，有步骤地来进行，但也不应该拖延而不改革。希望会后各医校同志对这个问题，再加细心研究，依据各校不同的情况，提出具体方案和准备的步骤，汇交卫生部，进行综合研究。

对于中级教育与初级教育，在这次会上也进行了讨论。我们认为目前最应迫切着手进行的是中级教育，这是目前医务教育任务的中心环节。因为如果不大量培养中级卫生干部，不从县卫生院与区卫生所的建立着手，则提高与普及之间就没有桥梁，初级卫生人员的培养，也就难以做好。在中级教育所培养的人员数量分配上，我们认为目前应该采取的方针是：主要是医士，其次是助产士，再其次是护士与司药、技术员等……会议中订出的教育计划，我们认为是对的，我们要做的是提早完成这个计划。

会议闭幕时，军委卫生部副部长傅连暲强调，"在医学教育问题上，我们就不会单独地强调提高，或是只有看到了普及，而是在普及的基础上实行提高，在提高的指导下实行普及。"[1] 在提交给政务院的报告中，采用了会议

---

[1] 傅连暲. 第一届全国卫生会议闭幕词［J］. 医药学，1950，3（9）：247-248.

总结报告中贺诚的提法。①

1951 年 1 月 4 日公布的卫生部《关于一九五一年工作的原则》明确："医学教育应以中级教育为主，中级教育中又应以培养医士为主……对现有的高级医学院校应有步骤地进行课程改革，加强思想教育，改进教学方法，在可能条件下，逐渐采用分科重点制，并有计划地增办二年制专修科以适应目前的需要。"②《健康报》专门配发社论，要求各地大力发展医士教育。③

4 月 4 日，中央人民政府卫生部、教育部联合通告，公布《关于发展卫生教育和培养各级卫生工作人员的决定》。指出，在卫生教育工作上，应确定采取普及为主的方针，以发展中级卫生教育为当前首要的任务。"为了适应目前我国卫生建设事业的迫切需要，现行高级医学教育制度，需要逐步改革。若干高级医学校具有条件者，应着手试行分科重点制度"学制确定为五年和四年，附设的专修科学制为二年，医学专修科加主科实习半年至一年。④

自此，"专科重点制"改称"分科重点制"。

四、分科重点制的推广与终止

1950 年起，全国 43 所高级医药、牙医学院已逐渐采用分科重点制，招收新生数较 1949 年增加 138%。1950 年底全国共有医士学校 28 所，护士学校 201 所，助产学校 92 所，助产学校和护士学校多数已由三年制改为二年制。⑤

---

① 佚名.中央人民政府卫生部指示《关于一九五一年工作的原则》［N］.健康报，1951-01-04（1）.

② 社论.贯彻指示为开展伟大的人民卫生工作而奋斗［N］.健康报，1951-01-04（1）.

③ 同②.

④ 中央人民政府卫生部.中央人民政府卫生部卫生法令汇编（第一辑）［M］.卫生部自印本，1951：46-47.

⑤ 贺诚.中华人民共和国人民的保健和卫生状况［J］.保卫和平，1951（6）：100-107.

（一）东北区继续推行专科教育

1950 年 1 月，东北人民政府卫生部召开高等教育会议，确定了专科教育计划。在学制上，根据中央卫生部的指示，医学教育为五年制，药学教育决定为四年及三年。为了保持医学教育的连续性，保证每年有毕业生，当时保留了三年及二年制的旧学制，已入学的学生仍按旧学制，从基础课开始分科教育，以体现"基础服从临床、临床服从客观需要"的教学原则。

东北出台的五年制医学教育计划，将重点转为公共卫生及内科，大批培养公共卫生及内科医生，分配到工矿、乡村中工作。其次，实施专科教育的有 8 个专科，即：公共卫生、内、外、妇产、小儿、眼科、耳鼻喉及口腔等临床专科；药学分制药、药剂、分析 3 个专科。

值得注意的是，东北已根据中央卫生部的指示做了折中：基础课不分科，中级教育由 8 至 12 个月改为 18 个月。[①] 实际上，由于大批医务人员随军南下，以及招生人数不断增加，造成中国医科大学等校师资不足，学制已普遍延长。[②]首届全国卫生会议后，东北分科重点制医学教育的声调再度升高。[③]

（二）其他大区的推行情况

首届全国卫生会议后，北京大学医学院的教授们参加了东北考察团，返

---

① 武衡. 东北区科学技术发展史资料 5 解放战争时期和建国初期　医药卫生卷［M］.北京：中国学术出版社，1988：300-305，411.

② 佚名. 中国医大总结一年教学工作　贯彻新教学制度改进教学方法　各学院培养大批师资克服设备困难　给今后开展教学工作打下基础［N］.健康报，1950-09-21（1）.

③ 佚名. 哈尔滨医科大学年来建校工作完成　师资设备初步充实教学质量逐渐提高　贯彻分科重点制实行新教学法取得经验［N］.健康报，1950-10-19（1）.

京后教授们改变了观点[①]，该院也开始实行分科重点制。[②]至1951年，浙江大学、西北大学、河北大学、山西大学和山东医学院等已采用分科重点制，缩短了学制，增加师资、设备，扩大了招生人数。1951年全国医学院校在校生共19770人（不含军队系统），超过了过去69年所训练出来的医生总数，比1945年8600多名在校生增加了129%。[③]

1951年1月20日开始，卫生部受命接收协和医学院等接受外国津贴的医院共136所[④]，并在苏联专家比阔夫帮助下，按照分科重点制制订了一套医药学各专业的教学计划。[⑤]9月召开的全国中级卫生教育会议上，决定统一中级教育的学制、课程、教材、师资培养等。[⑥]10月1日，政务院公布《关于改革学制的决定》，分科重点制在各地普遍推行。[⑦,⑧]《人民日报》发表了署名文章，盛赞新中国的医学教育制度。[⑨]

中级医学教育也得到重点发展。至1951年上半年，全国医士学校和卫生学校的医士科，已由1950年的23所（在校生2600多人），增至90余所（在校生8400余人）。[⑩]

---

① 佚名.北京大学医学院近况［J］.新医学报，1950（9）：125–126.

② 佚名.精简课程改革教学制度 北大医学院实行分科重点制［N］.健康报，1950–10–19（4）.

③ 新华社讯.全国推行新医学教育制度获得成绩 今年全国医学校就学者超过已往六十九年所训练的医生总数［N］.人民日报，1951–11–03（3）.

④ 《当代中国》卫生卷编委会编.当代中国卫生事业大事记［M］.北京：人民卫生出版社，1993：16.

⑤ 佚名.中央高等教育部曾昭抡副部长关于修订高等学校医科教学计划的一些原则问题的报告［J］.高等教育通讯，1954（7）：1–4.

⑥ 同④：24.

⑦ 佚名.华东军政委员会发布指示 加强培养卫生人员［N］.健康报，1951–09–25（2）.

⑧ 黄忠灼.分科重点制在西北医学院［N］.健康报，1952–01–17（2）.

⑨ 高昌国.新中国的医学教育制度［N］.人民日报，1951–12–02（3）.

⑩ 同③.

至 1953 年底，全国高等医学院校（不含军队系统）的毕业生近 1.1 万名，在校生共约 2.8 万名。中级医药学校则增至 204 所，四年共有 5.2 万多毕业生走上工作岗位。发展最大的是初级医学教育，共培养出各种初级卫生工作人员 60 多万名。①

（三）1954 年前后的调整

1953 年，全国高校的院系调整基本结束，高等教育部成立。作为改革高等教育，提高教学质量的中心环节，该部随即提出修订高等学校统一的教学计划。

同年 12 月的第三届全国卫生行政会议上，清算了此前卫生工作中的"错误"。"在医学教育方面，我们曾片面夸大短期速成和专科重点的作用，忽视了从国家长期需要出发的正规医学教育，并曾盲目发展中级医学校，对医学院校也缺乏认真的管理……以上缺点和错误说明我们卫生部门领导工作中有严重的主观主义、官僚主义和分散主义。"会议提出，"培养卫生干部应以高级医学教育为重点，同时整顿、巩固和重点发展中级医学教育，并有计划地举办在职干部的进修和组织政治、业务的学习。"②

1954 年春，卫生部着手研究修订高等医药院校统一的教学计划。4 月，卫生部在京召开修订教学计划的学习会，明确了高等医药院校的方针任务、培养目标及制定统一教学计划的原则。③ 会上，高教部副部长曾昭抡提出，要学习苏联经验，也要贯彻"与中国实际情况相结合"原则，新的教学计划"应以苏联的教学计划为蓝本，加以合理的压缩，在学制上……医科由六年

---

① 新华社讯.全国各级医药学校四年来培养出大批医务干部［N］.健康报，1953-11-12（1）.

② 佚名.第三届全国卫生行政会议决议［J］.中华卫生杂志，1954（5）：335-339.

③ 卫生部医学教育司.认真贯彻高等医药院校的统一的教学计划［J］.高等教育通讯，1954（17）：3-6.

压缩为五年"。苏联专家直接参与了修订过程。[①]

同年 7 月，卫生部、高教部在京联合召开全国高等医学教育会议。7 月 29 日，贺诚到会做题为《高等医学教育的基本情况及今后的方针任务》的报告。当时，全国 31 所医药院校在校生总数为 27042 名，相当于 1949 年的 373%，教师总数也增至 5166 名。尽管如此，因为中医问题正在检讨的贺诚仍承担了责任，"首先是中央卫生部对高等医学教育重视不够，一方面忽视了国家培养高级专门人才中长期与短期正确结合的方针，对高等医学教育的改革存在急于求成的思想，过分地强调了短期速成的作用，产生了专修科的比重过大；另一方面在高等医药院校中不顾条件的变化，继续采用了战争时期的分科重点制，分科过细，专门化过早，重点过于突出……由于过分强调了专修科的作用，结果使若干学校由于班次繁多，分科复杂，负担过重，困难增多，造成忙乱现象、较低教学的质量。"[②]

次日，政务院文教委秘书长钱俊瑞传达了毛泽东关于中医工作的指示，成为压垮卫生部的最后一根稻草。[③]教育部副部长杨秀峰指出，过去几年由于生源、师资及学习苏联、进行教学改革等原因，高等学校培养质量不高，师生都觉得吃力。为此，国务院决定有计划、有步骤地改变高等医药院校学制，适当延长学制，逐步取消两年制和三年制的专修科。[④]

9 月 26 日，国务院发出《关于改进中等专业教育的决定》，规定医药类中等专业学校的学习年限为 3 年。10 月 6 日，高教部、卫生部联合发出高等医药院校统一教学计划，强调教学计划具有高度的严肃性，非经部

① 佚名.中央高等教育部曾昭抡副部长关于修订高等学校医科教学计划的一些原则问题的报告［J］.高等教育通讯，1954（7）：1–4.

② 何东昌.中华人民共和国重要教育文献 1949–1975［M］.海口：海南出版社，1998：356–360.

③《当代中国》卫生卷编委会编.当代中国卫生事业大事记［M］.北京：人民卫生出版社，1993：43–44.

④ 佚名.高等教育部杨秀峰部长的发言［J］.新华社新闻稿.1956（2206）：23–27.

批准不得随意更改。^①新中国医学教育中的专科重点制至此结束了短暂的历史。

五、结语

以专科重点制为核心的医学教育，是中国共产党医学教育的革命遗产，肇源于长期艰苦的革命环境以及中华人民共和国成立时迫切的现实需要。如果中华人民共和国成立时条件允许，出身于西式医学教育的中国共产党卫生工作领导人一样会选择协和式的长学制精英教育模式。今天看来，浩繁紧迫的医疗卫生工作，巨大的人力资源缺口，虽然为实行专科重点制提供了最有力的依据，中华人民共和国成立时医学教育原本可以不采取非此即彼的方案，而是贯彻"在普及的基础上提高，在提高的指导下普及"原则，即双轨制——长学制精英教育模式与专科重点制并行。全面学习苏联及1954年后更加强调自主性原则，也是造成医学教育学制消长的因素之一。

另一方面，作为国家事权之一，在中国革命全面胜利，旧有文化资源逐步整合的背景上，即便不是贺诚提出，医药院校的学制统一也只是时间问题。卫生部改组后专科重点制被否定，各级医药卫生教育周期拉长，造成医疗卫生人力资源缺口长期无法填补。^②实际上，仅仅过了两年，当农业合作化高潮提前来临时，《1956—1967年全国农业发展纲要（草案）》对医药卫生工作提出的新要求，暴露了卫生干部数量不足、质量不高的短板，甚至各大城市的中心医院和医学院校的附属医院的人力资源出现严重的"头重脚轻"现象，使人们怀念起"专科重点制"。^③卫生部1956年8月制订的《卫生干部训练七年规划（草案）》，在职医药卫生人员继续教育遵循

① 《当代中国》卫生卷编委会编.当代中国卫生事业大事记［M］.北京：人民卫生出版社，1993：45-46.

② 宫乃泉.进一步努力办好军医训练班［J］.人民军医，1957（9）：5-7.

③ 周毅胜.从实际情况出发做好卫生干部工作规划提高干部质量［J］.卫生工作通讯，1956（16）：18-20.

的依然是专科重点制。[①] 此后，开办业余医学教育、培训农村初级卫生人员、巡回医疗等举措力图解决的，仍然是贺诚们曾经面对的难题。[②] 办学理念冲突引发的这场争论随卫生部的改组而结束，专科重点制最终成为短命的实验。

---

① 佚名.卫生部卫生干部训练七年规划（草案）[J].卫生工作通讯，1956（13）：12–16.

② 《健康报》社论.采取革命措施　大力培养农村卫生人员[J].安医学报，1965，8（3）：145–147.

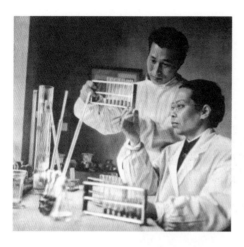

致力于针灸推广的朱琏（右）

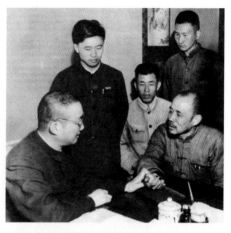

南京著名中医张仲梁（左起第一人）治好了许多血吸虫病人，并公开了两张医治血吸虫病的祖传秘方

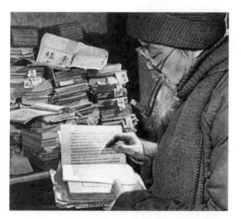

四川成都市老中医傅金鉴献出秘方656件

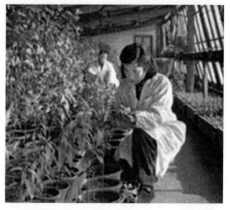

中医研究院药用植物室培育了300余种药用植物，以供研究－人民画报1955-03-14页

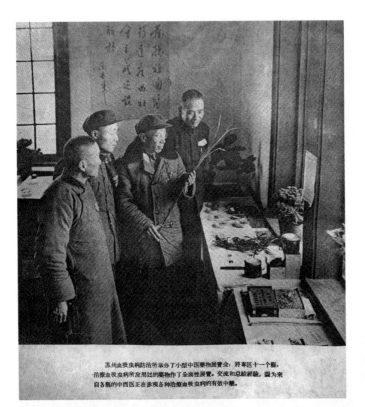

苏州血吸虫病防治所举办了小型中医药物展览会。将专区十一个县，治疗血吸虫病所应用过的药物作了全面性展览。交流和总结经验。图为来自各县的中西医正在参观各种治疗血吸虫病的有效中药。

苏州血吸虫病防治所举办治疗血吸虫病中药展览，交流治疗经验

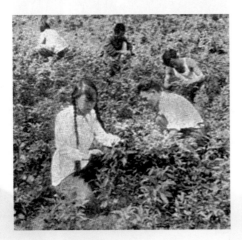

四川省国营南川药物种植场职工正在剪去白术的花蕾，以增进根部的产量和品质

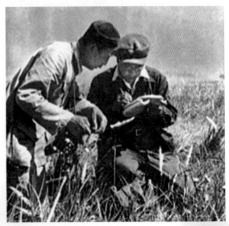

植物学家秦仁昌（左）与同事在新疆考察植物资源 – 人民画报 –1957–01–6 页

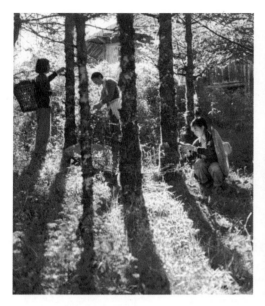

峨眉采药（敖恩洪摄影）人民画报1957-
10-封二

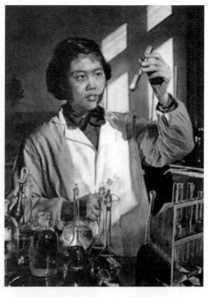

北京医学院医疗系学生周柔丽刻
苦钻研，提高了中医眼药化铁丹
的疗效－人民画报－1960-06-23

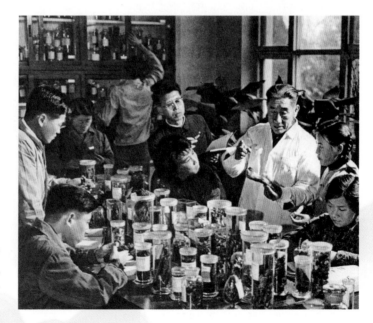

北京中医学院的
中药鉴定课－人
民画报－1963-
03-29

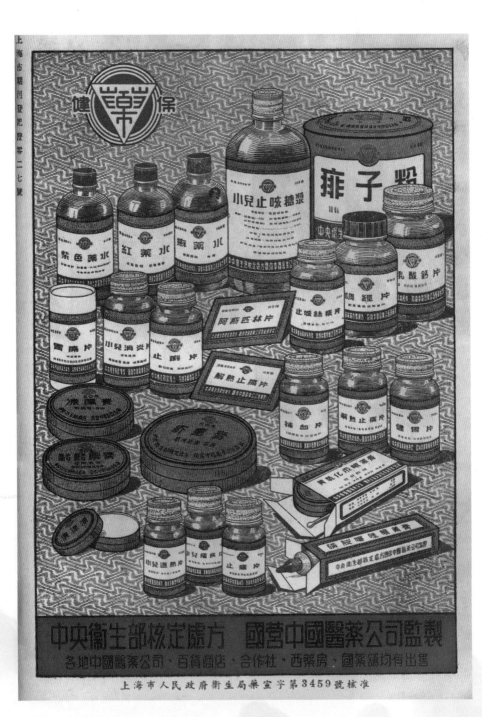

下乡药品海报（新中医药 1955-1- 封四）

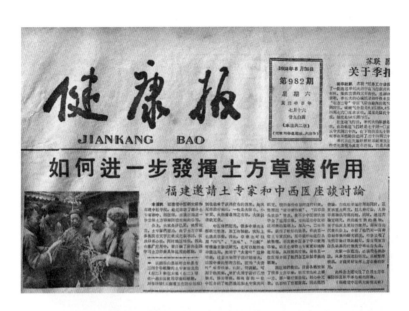

如何进一步发挥土方草药作用 福建邀请土专家和中西医座谈
讨论

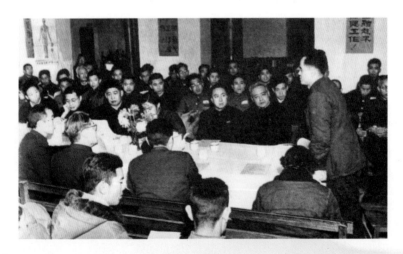

重庆痔瘘治疗小组的李开泰在中华医学会介绍中医枯痔疗法 –
人民画报 –1955–03–13 页

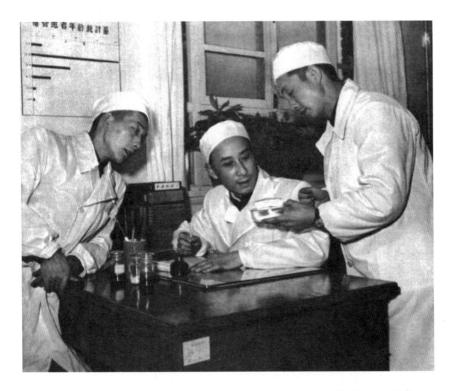

痔瘘小组的医师们在研究配制的"枯痔散"。左起：蒋厚甫、周济民、陈之寒。人民画报 1956-04-24 页

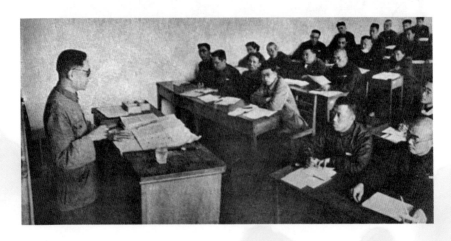

北京市中医进修学校上课情景。《中医杂志》1956 年第 5 期封三

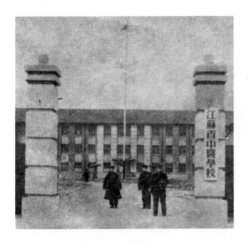

江苏省中医学校门首照片 –《江苏中
医》1958 年第 2 期封底

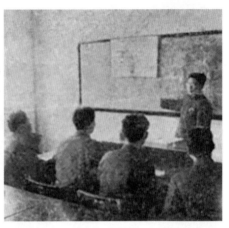

江苏省中医学校教员课前示教《江
苏中医》1958 年第 2 期封三

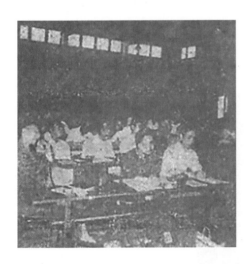

全国中医教材编写座谈会议在南京召
开《江苏中医》1959 年第 7 期封四

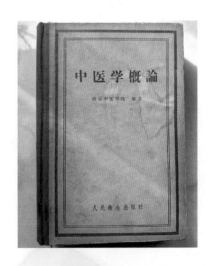

《中医学概论》照片

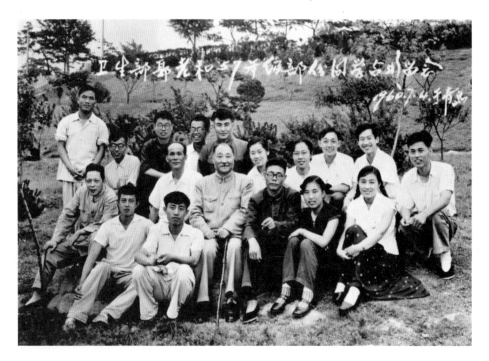

郭子化（中坐者）、吕炳奎（左二）与北京中医学院 1957 级部分同学合影

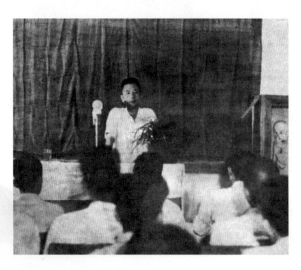

中医研究院鲁之俊院长在北京市针灸
学习班开学典礼上讲话